H. J. Diesfeld   G. Falkenhorst   O. Razum

T0281145

Gesundheitsversorgung in Entwicklungsländern

Springer
*Berlin
Heidelberg
New York
Barcelona
Hongkong
London
Mailand
Paris
Singapur
Tokio*

H.J. Diesfeld   G. Falkenhorst
O. Razum   D. Hampel (Hrsg.)

Gesundheitsversorgung in Entwicklungsländern

Medizinisches Handeln
aus bevölkerungsbezogener Perspektive

2. Auflage

Mit 49 Abbildungen und 42 Tabellen

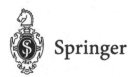 Springer

Prof. Dr. med. Hans Jochen Diesfeld
Gerd Falkenhorst
Dr. med. Oliver Razum
Dieter Hampel

Klinikum der Universität Heidelberg
Abteilung Tropenhygiene und Öffentliches Gesundheitswesen
Im Neuenheimer Feld 324, 69120 Heidelberg

ISBN 3-540-41812-1 Springer-Verlag Berlin Heidelberg New York
ISBN 3-540-61156-8 1. Auflage Springer-Verlag Berlin Heidelberg New York

Die Deutsche Bibliothek-CIP-Einheitsaufnahme
Gesundheitsversorgung in Entwicklungsländern: medizinisches Handeln aus bevölkerungsbezogener Perspektive / Hrsg.: Hans J. Diesfeld ... – Berlin; Heidelberg; New York; Barcelona; Hongkong; London; Mailand; Paris; Singapur; Tokio: Springer, 2001.
   ISBN 3-540-41812-1

Springer-Verlag Berlin Heidelberg New York
ein Unternehmen der BertelsmannSpringer Science+Business Media GmbH

http://www.springer.de

© Springer-Verlag Berlin Heidelberg 1997, 2001
Printed in Germany

Umschlaggestaltung: de'blik, Berlin
Satz: K+V Fotosatz GmbH, Beerfelden

Gedruckt auf säurefreiem Papier   SPIN: 10832792   22/3130/is – 5 4 3 2 1 0

Vorwort

Das Thema „Gesundheitsversorgung in Entwicklungsländern" stößt bei vielen im Gesundheitsbereich tätigen Menschen auf reges Interesse: Schwestern, Pfleger, Ärztinnen und Ärzte planen eine längerfristige Tätigkeit im Rahmen der medizinischen Entwicklungshilfe; vielleicht denken sie auch nur über einen Kurzzeiteinsatz im Rahmen der Katastrophenhilfe nach. Medizinstudentinnen und -studenten erhoffen sich von einer Famulatur oder der Ableistung eines PJ-Abschnitts in einem Entwicklungsland Erfahrungen und Impulse für ihre zukünftige Tätigkeit; ihre Kommilitoninnen und Kommilitonen aus Entwicklungsländern, die in Deutschland studiert haben, bereiten sich auf die Heimkehr und damit auf die Arbeit in einem ihnen vielleicht nur wenig vertrauten Gesundheitssystem vor.

Von ihnen allen wird erwartet, daß sie an ihrem neuen Arbeitsplatz mit einfachen Mitteln andere und komplexere Aufgaben übernehmen, als sie es von ihrer Ausbildung oder Tätigkeit in Deutschland her gewohnt sind. Nicht alle sind sich bewußt, daß dies auch mit einem *Zuwachs an Managementaufgaben* verbunden ist. In den von der Abteilung Tropenhygiene der Universität Heidelberg durchgeführten Vorbereitungskursen wird daher viel nach technischen Lösungen gefragt (die immer nur landesspezifisch sein können) und gefordert, Mängel der praktischen Ausbildung in Deutschland zu kompensieren (was in einem „Trockenkurs" nicht möglich ist). Die Dozenten sehen die Vermittlung von medizinischem Fachwissen nicht als höchste Priorität an. Sie erachten es aus ihrer praktischen Erfahrung in Entwicklungsländern heraus für weitaus wichtiger, neue Qualitäten der Wahrnehmung von Gesundheitsproblemen zu vermitteln und die Fähigkeit zur Entwicklung lokal angepaßter Konzepte und Strategien zu fördern.

Das zentrale Anliegen des vorliegenden Buches „Gesundheitsversorgung in Entwicklungsländern" ist es, diese Sichtweise nachvollziehbar zu machen. Das Buch führt in das *Verständnis von Gesundheitssystemen* ein und berücksichtigt dabei besonders Organisation und Management von präventiven und kurativen Gesundheitsdiensten auf Distriktebene. Der Begriff „Gesundheit" umfaßt hier nicht nur medizinische Aspekte, sondern das soziale, ökonomische und ökologische Umfeld der Bevölkerung, ohne das ein

Verständnis der gesundheitlichen Probleme nicht möglich ist. Das Buch will zur *Public Health*-Perspektive hinführen: Es regt an, auf der Ebene von Bevölkerungsgruppen zu denken, statt wie gewohnt nur den einzelnen Patienten zu sehen. Entsprechend steht die Prävention hier gleichberechtigt neben den kurativen Diensten.

Dieses Buch ist *kein Nachschlagewerk für Einzeldisziplinen.* Heute stehen für fast alle medizinischen Fachgebiete entwicklungslandbezogene Standardwerke zur Verfügung, in denen die jeweilige Thematik viel ausführlicher abgehandelt wird, als das in einem Handbuch wie diesem möglich sein kann. Jedoch werden technische und soziale Lösungen als *Beispiele lokaler Strategieentwicklung* vorgestellt. Um die gezielte Informationsbeschaffung zu erleichtern, findet sich am Schluß des Buches eine Bibliographie der Standardwerke zu einzelnen Fachgebieten.

Ein Buch wie das vorliegende kann keine fertigen Lösungen oder "Kochrezepte" bieten – dazu sind die Probleme zu vielfältig und die lokalen Situationen zu unterschiedlich. Vielfalt und Unterschiede spiegeln sich auch in den Beiträgen der Autorinnen und Autoren wider, die ihre Erfahrungen in verschiedenen (meist afrikanischen) Entwicklungsländern mit sehr verschiedenen ökonomischen Rahmenbedingungen gesammelt haben. Insofern sind unterschiedliche Sichtweisen und Meinungen nicht nur unvermeidbar, sondern beabsichtigt.

Unterschiedliche Auffassungen hatten wir auch hinsichtlich der Schreibweise der weiblichen und männlichen Formen von Berufsbezeichnungen. Wo „Schwestern" steht, mögen sich Leserinnen und Leser bitte auch „Pfleger" dazudenken – und wo „Ärzte" oder „Entwicklungshelfer" steht, natürlich auch Ärztinnen und Entwicklungshelferinnen. Viele der Autorinnen und Autoren hatten in ihren Texten ausdrücklich beide Formen vorgesehen, was von der Redaktion allein der besseren Lesbarkeit wegen an einigen Stellen geändert wurde.

Wir wünschen uns, daß die Nutzer dieses Buches darin Ermutigung für ihre Arbeit finden sowie vielleicht auch ungewohnte, zunächst nicht eingängliche, aber zum Diskutieren und Nachdenken provozierende Sichtweisen von „Gesundheitsversorgung in Entwicklungsländern."

HANS JOCHEN DIESFELD
GERD FALKENHORST
OLIVER RAZUM
DIETER HAMPEL

Abkürzungsverzeichnis

AIDS	aquired immunodeficiency syndrome
ANC	antenatal care
ARI	acute respiratory infection
BCG	Bacille Calmette-Guérin
BID	Interamerikanische Entwicklungsbank
BMZ	Bundesministerium für wirtschaftliche Zusammenarbeit und Entwicklung
CBR	crude birth rate
CDD	control of diarrhoeal diseases
CFT	case-finding and treatment
CPD	cephalo-pelvic disproportion
cSTD	classical sexually transmitted disease
CSW	commercial sex worker
DHMT	District Health Management Team
DIFÄM	Deutsches Institut für Ärztliche Mission
DMO	District Medical Officer
DNO	District Nursing Officer
DOT	direct observation therapy
DPT	Diphtherie-Pertussis-Tetanus-Impfstoff
DSM	direct sputum microscopy
DT	Diphtherie-Tetanus-Impfstoff
EDLIZ	Essential Drugs List for Zimbabwe
EPI	Expanded Programme on Immunization
ESAP	Economic Structural Adjustment Programme
FP	Familienplanung
GMP	Good Manufacturing Practices
GOBI-FFF	Growth monitoring, Oral rehydration, Breast feeding, Immunization – Food fortification, Female education, Family planning
GPA	Global Programme on AIDS
GPV	Global Programme for Vaccines and Immunization
GTZ	Deutsche Gesellschaft für Technische Zusammenarbeit
GZ	Gesundheitszentrum
HAI	Health Action International
HB_S	Hepatitis-B surface antigen
H(M)IS	Health (Management) Information System
HIV	human immunodeficiency virus

IBFAN	International Babyfood Action Network
ILO	International Labour Organization
INN	International Non-proprietary Names
INRUD	International Network for the Rational Use of Drugs
IOs	internationale Organisationen
IPV	inactivated poliomyelitis vaccine
IUATLD	International Union Against Tuberculosis and Lung Disease
IWF	Internationaler Währungsfond
KfW	Kreditanstalt für Wiederaufbau
MCH	mother and child health care
MMR	maternal mortality rate (ratio)
MUAC	mid upper arm circumference
NCHS	National Center for Health Statistics
NGO	non-governmental organization
NNT	neonatal tetanus
OMS	Organisation mondiale de la Santé (= WHO)
OPD	out-patient department
OPV	oral poliomyelitis vaccine
ORF	oral rehydration fluid
ORS	oral rehydration solution
ORT	oral rehydration therapy
PEM	Protein-Energie-Mangel
PEV	Programme élargi de vaccination (= EPI)
PFL	pour-flush latrine
PHC	Primary Health Care
PNC	postnatal care
SD	standard deviation
SMI	Santé maternelle et infantile (= MCH)
SSV	Schwangerschafts-Vorsorge
STD	sexually transmitted disease
TBA	traditional birth attendant
Tbc	Tuberkulose
TT	Tetanus-Toxoid
UN	United Nations
UNDP	United Nations Development Programme
UNFPA	United Nations Fund for Population Activities
UNHCR	United Nations High Commissioner for Refugees
UNICEF	United Nations Children's Fund
USAID	United States Agency for International Development
VIP(L)	ventilated improved pit (latrine)
WHO	World Health Organization

Inhalt

1 Gesundheit und Krankheit in Entwicklungsländern – Rahmenbedingungen und Konzepte

1.1 Sozioökonomische, politische und kulturelle Rahmenbedingungen von Gesundheit und Krankheit

Hans Jochen Diesfeld

1.1.1 Einführung

Wer als Arzt, Ärztin, Krankenschwester, Hebamme, Pfleger oder als Mitglied eines anderen Gesundheitsberufs für einige Jahre in einem Land der Dritten Welt tätig wird, wechselt in einschneidender Weise sein berufliches und privates Umfeld. Vertraute berufliche Selbstverständlichkeiten werden in Frage gestellt und/oder durch neue Einsichten und Kenntnisse, aber auch durch vielschichtige Sachzwänge verändert. Neue Prioritäten ergeben sich. Diese Infragestellung hält bis über die Rückkehr hinaus an. Nicht nur das eigene Berufsbild, auch die eigenen Wertvorstellungen, nicht nur auf den Beruf bezogen, werden einer Revision unterzogen.

Wenn auch wissenschaftlich begründete Medizin einen berechtigten Anspruch auf Allgemeingültigkeit erhebt, so ist doch die Tatsache nicht zu übersehen, daß die Voraussetzungen für ihre Wirksamkeit und Akzeptanz keineswegs überall gegeben sind. Vier Fünftel der Menschheit haben keinen ausreichenden Zugang zu dieser Medizin, und was von dieser Medizin unter den gegebenen sozialen, wirtschaftlichen und politischen Bedingungen übrigbleibt, ist häufig ein Surrogat, das dem gesetzten Anspruch keineswegs genügt.

Es geht hier in erster Linie um die Frage nach Voraussetzungen für die Erhaltung oder Wiederherstellung von Gesundheit unter anderen Bedingungen, nach gesundheitsrelevanten Faktoren im Vorfeld der Medizin und um die Frage nach der Rolle der Medizin hierbei. Weder die Medizin als System noch der Arzt („pars pro toto" für alle Gesundheitsberufe) sind die einzigen oder gar entscheidenden Garanten für Gesundheit, wenn dies auch oft, v.a. von Standesvertretern so dargestellt wird.

Dies kommt schon in dem meist falsch verwendeten Begriff „Gesundheitsversorgung" zum Ausdruck, die sich in der Realität von Praxis, Forschung und Lehre und den hierfür zur Verfügung stehenden Finanzmitteln zu über 80% als „Krankenversorgung" präsentiert. Zudem gilt zumindest für die armen Länder, sozialen Schichten und Bevölkerungsgruppen weltweit, daß die

Masse der Erkrankungsfälle und Krankheiten im wesentlichen durch „primäre Prävention", d. h. durch Beseitigung oder Verminderung mittelbarer Gesundheitsrisiken oder Krankheitsursachen, vermeidbar ist. Dieser Bereich der primären Prävention liegt im Vorfeld der Medizin, noch vor präventivmedizinischen Interventionen. Hygiene, Mikrobiologie, Epidemiologie und klinische Forschung haben Pionierarbeit bei der Aufklärung der natürlichen und sozialen Verursachungsketten von Krankheit und bei der hieraus abgeleiteten vorbeugenden Gesundheitspflege geleistet. Schon Johann Peter Frank und Rudolf Virchow im 18. bzw. 19. Jahrhundert haben in Deutschland Armut, Mangelernährung, Verstädterung, Industrialisierung, Migration wie auch die Verelendung der Landbevölkerung als bedeutende Krankheitsursachen erkannt. In den reichen Industrienationen ist dies in den letzten 50 Jahren mit Verbesserung der allgemeinen Lebensbedingungen, der sozialpolitischen und wirtschaftlichen Lage, aber auch mit den Errungenschaften der modernen Medizin, mit Antibiotika und Impfstoffen, in Vergessenheit geraten. Hieraus hat sich eine umfassende *effektive*, wenn auch nicht sehr *effiziente*, kaum mehr bezahlbare Medizin mit hoher Anspruchs- und Erwartungshaltung bei Anbietern und Nutzern entwickelt. Der Wunsch vieler Entwicklungshelfer nach einem Sprung – wenigstens vorübergehend – in eine andere Welt, die der Entwicklungsländer, ist hieraus verständlich.

In dieser Welt der Entwicklungsländer (vielfach ein trügerischer Euphemismus) fehlen viele dieser genannten Voraussetzungen für Gesundheit. Medizin im gewohnten Sinn bleibt häufig beschränkt auf städtische Bevölkerungen und einige elitäre Gruppen und Zentren. Vor allem im ländlichen Bereich, in dem immer noch 70% der Bevölkerung dieser Länder leben, muß mit einem Minimum an moderner Medizin vorliebgenommen, improvisiert oder innoviert werden.

Die in den 1960er Jahren erreichte Unabhängigkeit von kolonialer Herrschaft wird seit den 1980er Jahren zunehmend ad absurdum geführt. Heute finden sich viele Länder in einer weitgehenden ökonomischen und damit erneuten politischen Abhängigkeit von multinationalen und nationalen Interessengruppen und den von diesen ebenfalls nicht unabhängigen Geberorganisationen (s. auch Abschn. 1.1.6). Auch die Auflösung des Ost-West-Konfliktes hat hier nicht die erhoffte Befreiung von diesen Machtinteressen gebracht.

Die Tatsache, daß die meisten Entwicklungsländer in den Tropen liegen und dort sog. „tropische" Krankheiten endemisch oder epidemisch vorkommen, ist ein zusätzlich erschwerender Faktor, der von Ort zu Ort von unterschiedlicher, stellenweise sehr gravierender Bedeutung ist. Viele dieser Länder befinden sich jedoch bereits regional- und schichtspezifisch in einer Übergangssituation, in der zusätzlich die sog. modernen Zivilisationskrankheiten aufzutreten beginnen. Einige Länder Afrikas, Asiens und Osteuropas und der ehemaligen Sowjetunion finden sich derzeit in einer Situation, in der aufgrund politischer und ökonomischer Destabilisierung und Katastrophen der Trend der Gesundheitsindikatoren stagniert oder sogar rückläufig ist.

Der Bereich der „sekundären Prävention", d. h. Präventivmedizin, gewinnt unter diesen Umständen besondere Bedeutung. Dementsprechend bedarf es einer gesundheitspolitischen Konzeption, die die kurative Medizin in ein richtiges Verhältnis zur präventiven Medizin und Hygiene setzt, ebenso wie die Individualmedizin zu einer bevölkerungsbezogenen Medizin ins Verhältnis gesetzt werden muß.

In den vergangenen drei Jahrzehnten wurde in vielen Entwicklungsländern nicht eine den gesellschaftlichen Verhältnissen angepaßte, sondern punktuell „moderne" Medizin der 70er bis 90er Jahre eingeführt, gelehrt und zum anzustrebenden Standard erhoben. Hierdurch wurde der zweite vor dem ersten Schritt getan. Dieser Fehlentwicklung kann nur durch Rückbesinnung auf ein bewährtes gesundheitspolitisches Prinzip begegnet werden, welches durch moderne Medizin und Biotechnologie, durch Fortschritts- und Machbarkeitsglauben der zweiten Hälfte des 20. Jahrhunderts (vorübergehend) verschüttet wurde: *„Nur ein gemeinwesenorientiertes, an den Grundbedürfnissen und an den primären Ursachen von Krankheit ansetzendes, gesundheitsorientiertes Entwicklungskonzept kann die Länder der Dritten Welt aus Armut und gesundheitlichem Elend und damit zu einer gesunden ökonomischen und sozialen Entwicklung führen."*

Dieser Grundsatz, der sich bereits in den programmatischen Zielen des WHO-Gründungsdokuments von 1947 findet (Abschn. 1.3), wird seit der „Alma Ata Deklaration" von 1978 als „Primary Health Care" bezeichnet.

Die Rolle der Medizin in diesem Streben wird immer noch kontrovers diskutiert, obwohl eine logische, wissenschaftlich belegte und bewährte Verteilung zwischen Medizin und anderen gesundheitsrelevanten Sektoren sachlich vorgegeben ist: *„Primäre Prävention so viel wie möglich, sekundäre Prävention so viel wie nötig und kurative Medizin dort, wo Prävention nicht ausreicht oder nicht möglich ist."*

Um Gesundheits- und Gesundheitsversorgungsprobleme zu lösen, müssen verhaltens-, kultur-, und wirtschaftswissenschaftliche Erkenntnisse ebenso berücksichtigt werden wie die naturwissenschaftlichen, sofern sie den vorherrschenden Bedingungen angepaßt werden können.

Dies sind jedoch politische Herausforderungen, Entscheidungen und Prioritätensetzungen, die jenseits der Wirkebene des praktizierenden, insbesondere des ausländischen „Gastarztes" liegen. In seinem Zuständigkeitsbereich, etwa eines ländlichen Krankenhauses, bekommt er lokal jedoch ein durchaus maßgebliches gesundheitspolitisches Gewicht und eine Entscheidungskompetenz, auf die er nicht vorbereitet ist. Die Frage, wofür wieviel Geld oder Personal aus dem beschränkten Budget oder wofür irgendwelche eingeworbenen Mittel verwendet werden, liegt möglicherweise auch in seinem Entscheidungsbereich.

Ein wesentliches Element der Arbeit im peripheren Krankenhaus ist im Rahmen der derzeit in fast allen Entwicklungsländern laufenden Gesundheitssektorreform die Mitverantwortung für den gesamten Gesundheitsdistrikt (s. Abschn. 6.1). Damit kommen auf das medizinische Personal analytische, Planungs- und Managementaufgaben zu, auf die viele Entwicklungshelfer aufgrund ihres beruflichen Werdeganges primär ebenfalls nicht vorbereitet sind.

Wie immer auch die Aufgabe einer Gesundheitsfachkraft aussieht, sie wird diese nicht in Isolation, sondern in einem kulturellen, sozialen, ökonomischen und politischen Umfeld ausführen, in dem sie Fremder, bestenfalls

gerngesehener Gast ist und bleibt. Es ist somit wichtig, im Rahmen eines
Projekteinsatzes in der basismedizinischen Versorgung, etwa auf Distriktebene, sich mit den demographischen, epidemiologischen, ökonomischen, ökologischen, sozialen, politischen und v. a. kulturellen Variablen und ihren Einflüssen auf das vorherrschende Krankheitsspektrum und auf das medizinische Versorgungssystem zu befassen. Es ist gleichermaßen wichtig, das „eigene Projekt" in diesem Umfeld richtig einzuordnen, die mittelbaren und unmittelbaren Einflußgrößen zu erkennen, die auf die „Zielbevölkerung" im Zuständigkeitsbereich des eigenen Projekts einwirken (Abb. 1.1).

Zunächst ist die oberste aufsichtführende Behörde, das Gesundheitsministerium und die Ebenen der Exekutive in Provinz und Distrikt zu berücksichtigen (Abb. 1.1 A). Ihre Politik, Strategien und Programme bestimmen
das tägliche Leben im eigenen Arbeitsbereich. Personalstruktur und Personalpolitik der Gesundheitsverwaltung sind von entscheidendem Einfluß auf
die eigene Arbeit. Andererseits ist der Einfluß großer internationaler Geldgeber und Programmträger wie der Weltbank, UNICEF, USAID oder der Weltgesundheitsorganisation (WHO) nicht zu unterschätzen, die immer wieder
mit neuen Ideen zur Verbesserung der Gesundheitsversorgung aufwarten. Es
ist jedoch wegen der damit verbundenen Auflagen und Nebeneffekt einerseits
und der finanziellen Ausstattung andererseits notwendig, solche Ideen kritisch zu hinterfragen.

Die seit einigen Jahren im wesentlichen von der Weltbank initiierten
Strukturanpassungsprogramme treffen bei aller sinnvollen Reduktion der öffentlichen Ausgaben den Gesundheitssektor besonders schwer. Die mit der
Gesundheitssektorreform verbundenen Reorganisations- und Dezentralisierungsprogramme haben in vielen Ländern zu großer Verunsicherung beim
Gesundheitspersonal, aber auch zu ständigen Umschulungsprogrammen geführt.

In vielen Ländern gibt es inzwischen mehr im eigenen Land ausgebildete
Ärzte, als in der knapp bemessenen Zahl der Planstellen untergebracht werden können. Entwicklungshelfer erlauben dem Staat auf diese Weise, das
Planstellenkontingent knapp zu halten. Sie tragen damit ungewollt zur Arbeitslosigkeit ihrer einheimischen Kollegen bei. Nicht zu vernachlässigen ist
die Tatsache, daß die Gehälter im öffentlichen Gesundheitsdienst für alle Berufsgruppen oft unter oder am Rande des Existenzminimums liegen, wenn
sie denn überhaupt regelmäßig ausbezahlt werden. Ein Nebenverdienst ist somit unabdingbar. Dies fördert Abwesenheit vom Arbeitsplatz, Bestechlichkeit,
Unterschlagung und den ohnehin ausgeprägten Wunsch, eher in den zentralen Orten zu arbeiten als in der Peripherie. Dies hält eine Versetzungsspirale
in Gang, so daß der Einsatz von Entwicklungshelfern trotz jeweils relativ
kurzer Einsatzdauer ein gewisses Maß an Kontinuität garantieren kann.

Das tragende Element in der Peripherie der medizinischen Versorgung ist
und bleibt das nachgeordnete Personal, Krankenpfleger, Schwestern und Hebammen, die trotz schwierigster Arbeitsbedingungen Bewundernswertes leisten.

Im Kräftefeld der öffentlichen Gesundheitsdienste spielen die nichtstaatlichen, meist kirchlichen Träger gesundheitlicher Versorgung wie Diözesen,
Missionen und andere sowie die verschiedenen Organisationen medizinischer

Entwicklungszusammenarbeit mit ihren Konzepten und Vorgaben und zunehmend auch der private Sektor eine nicht unerhebliche und nicht immer zur Harmonie beitragende Rolle. Auch das „Erbe" des Vorgängers im Amt des nachfolgenden Entwicklungshelfers, positiv oder negativ besetzt, muß angetreten werden (Abb. 1.1 B,C).

Im Einzugsgebiet des eigenen Arbeitsfeldes gibt es noch andere Faktoren, die als Chance der gegenseitigen Hilfe und der Zusammenarbeit im Sinne eines gemeinsamen Auftrags gesehen werden sollten (Abb. 1.1 D,E). Es ist bemerkenswert, wie wenig man oft vom „Nachbarn hinter dem Hügel" weiß, zumal wenn er von einer anderen Organisation entsandt ist. Es gibt ermutigende Beispiele praktizierter „Ökumene". Es ist entscheidend für den eigenen Start, sich diesbezüglich umzusehen und Kontakte zu suchen.

Das eigentliche Ziel der Bemühungen ist die Gemeinde, die Bevölkerung im Einzugsgebiet der eigenen Wirkstätte, sei es über den Patienten im Krankenhaus, dessen Angehörige oder die Teilnehmer an den Vorbeuge-, Impf- oder Gesundheitsberatungsprogrammen (Abb. 1.1 F). Deren soziale, ökonomische, politische und kulturelle Struktur und ihre Dynamik muß zur Kenntnis genommen und in die eigenen Überlegungen mit einbezogen werden. Hierzu gehören selbstverständlich auch die autochthonen Vorstellungen von Gesundheit und Krankheit und die sich hieraus ergebenden „traditionellen Heilsysteme" (s. Abschn. 1.2), die ebenso dem Wandel unterliegen wie

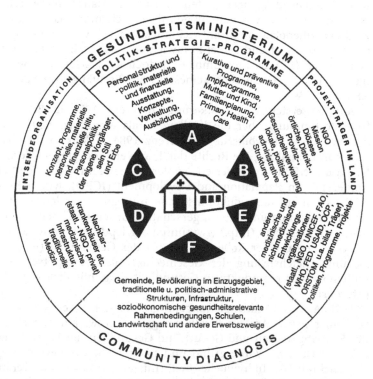

Abb. 1.1. Das „eigene Projekt" in Wechselwirkung mit den Einflußgrößen des Umfeldes

die „modernen" staatlichen und zunehmend auch privaten Anbieter medizinischer Dienste.

Diese aktive Wahrnehmung des Umfelds ist das, was als „community diagnosis" bezeichnet wird, die ebenso selbstverständlich gestellt werden muß wie die Diagnose bei einem neuen Patienten. Erst auf dieser Grundlage ist eine vernünftige, nachhaltige und sinnvoll in die lokale Bevölkerung und Struktur eingebettete Arbeit möglich.

Aus diesem Grund werden in den folgenden Abschnitten einige wichtige Rahmenbedingungen von Gesundheit und Krankheit aufgezeigt, die – ebenso wie die Qualität der Gesundheitsdienste – wesentlich die Akzeptanz der Dienste bei der Bevölkerung und damit ihre Inanspruchnahme bestimmen.

Auf die globale politische und ökonomische Problematik und ihre historische Dimension, der sich die Entwicklungsländer gegenüber sehen, kann hier nicht näher eingegangen werden. Ihre Auswirkung auf die Gesundheit der Bevölkerung ist jedoch nicht zu übersehen.

1.1.2
Bevölkerungsentwicklung

Geburtlichkeit, Sterblichkeit und Wanderungsbewegungen sind die großen Faktoren, aber auch Indikatoren demographischer Prozesse. Sie werden durch biologische, kulturelle, soziale, ökonomische, ökologische und politische Rahmenbedingungen gesteuert. Familien haben immer schon in Anpassung an diese Rahmenbedingungen ihre Nachkommenschaft „geplant". Heute wird „Familienplanung in Entwicklungsländern" von Familienplanungsexperten monopolisiert und genießt entwicklungspolitisch höchste Priorität. Familienplanung (FP) als Programm ist jedoch kein Ersatz für Bevölkerungspolitik und reduziert sich auch keinesfalls auf Empfängnisverhütung (s. Abschn. 5.8).

Auf der ersten Weltbevölkerungskonferenz 1974 in Bukarest wurde die freie Bestimmung über die Kinderzahl als Menschenrecht proklamiert. Auf der zweiten Weltbevölkerungskonferenz 1984 in Mexico City wurden in diesem Zusammenhang die Rechte der Frau verstärkt eingefordert. Auf der dritten von UNFPA organisierten Konferenz 1994 in Kairo, der „International Conference on Population and Development (ICPD), wurde Familienplanung in Reaktion auf die reduktionistische Auslegung der letzten Jahre auf Empfängnisverhütung und Schwangerschaftsabbruch umfassender definiert: In einem „Aktionsplan" (http://www.unfpa.org/icpd/index.htm) wird in erster Linie die Stärkung der Rolle der Frau in der Gesellschaft (empowerment), Erziehung, Gleichstellung der Geschlechter (gender equity), Gesundheit einschließlich der reproduktiven Gesundheit (einschließlich reproductive rights) gefordert.

UNFPA, das Familienplanungsprogramm der Vereinten Nationen, spricht von einer neuen Ära für Bevölkerung und Entwicklung. Sicherheit während der Schwangerschaft und Geburt und Gesundheit der Familie und des Individuums stehen im Vordergrund und nicht mehr die bevölkerungsstatistische Zahlenakrobatik. Individuelle Bedürfnisse, wie auch die Verantwortlichkeit und die Souveränität der Regierungen, werden betont, als Zurechtweisung auch der großen Geberorganisationen. Im Mittelpunkt sollen die Gleichberechtigung und das Recht der Frau stehen, über die Zahl der Nachkommenschaft mitzubestimmen. Reproduktive Gesundheit umfaßt demnach auch das alte Konzept von Mutter-und-Kind-Vorsorge und das „Safe Motherhood-Programm". Die organisatorische Trennung von Familienplanung, Kampf gegen Geschlechtskrankheiten und HIV/AIDS sollte überwunden werden. „Reproduktive Gesundheit" als Programm muß in den gesamten Entwicklungsprozeß integriert sein, da sonst die Voraussetzungen für eine Förderung des Entscheidungsprozesses, weniger Kinder haben zu wollen, und für die Annahme eines Angebots zur FP-Hilfe fehlen. Auf Nachfolgekonferenzen (ICPD+5) in Den Haag (1999) und auf der UN-Generalversammlung 1999 wurden die Ziele nochmals bestätigt. Nachhaltige Entwicklung, Ressourcenschutz und Friedenspolitik werden in Zusammenhang mit den Zielen von ICPD gebracht und sollen aufeinander abgestimmt werden.

Demographische Prozesse

Die großen demographischen Herausforderungen der kommenden Jahrzehnte sind nicht nur das, zwar langsam rückläufige, Bevölkerungswachstum, die internen Land-Stadt-Wanderungen und die durch politische, soziale und ökologische Katastrophen bedingten transnationalen Wanderungen in Entwicklungsländern, sondern auch der Raubbau an den natürlichen Ressourcen auch durch die überalterte, machtvolle Industriegesellschaft des Nordens zu Lasten des Südens.

Trotz deutlichen Rückgangs der Fruchtbarkeit und des Bevölkerungswachstums v. a. in den bevölkerungsreichen Regionen Südost- und Ostasiens und in Lateinamerika in den vergangenen 20 Jahren wird sich die Weltbevölkerung von heute etwa 6 Mrd. in den kommenden 20 Jahren je nach Schätzvariante auf 7,1–7,8 Mrd., d.h. jährlich um ca. 70–100 Mio. Menschen vermehren. Um das Jahr 2050 wird mit einer Stabilisierung bei 9 Mrd. gerechnet.

Der Bevölkerungszuwachs ist 1995 erstmals geringer ausgefallen als vorausgeschätzt. Dennoch wird die rasche Bevölkerungsvermehrung weiterhin mit schweren ökologischen, ökonomischen und politischen Belastungen einhergehen. Weltbevölkerungs-, Umwelt-, Sozial- und Klimakonferenzen diskutieren implizit und explizit dieses Problem im jeweiligen politischen Zeitgeist mit unterschiedlicher Gewichtung kontrovers. Die Diskussion ist jedoch viel älter: 1798 stellte Robert Malthus die damals sicher richtige These auf, daß sich die Bevölkerung Englands geometrisch vermehre, während die Nahrungsmittelproduktion sich nur linear steigern ließe, also ein zunehmender Versorgungsengpaß entstünde. Dieser sei nur durch Geburtenbeschränkung zu vermeiden. Als wichtigstes bevölkerungspolitisches Instrument galt zu seiner Zeit in Abhängigkeit vom Besitzstand und Einkommen bei Abhängigen die Regelung des Heiratsalters und der Eheerlaubnis. Bald nach seiner Zeit konnte durch verbesserte Agrartechnologie, Saatzucht, aber auch durch Importe und neue Nutzpflanzen aus den Kolonien die Nahrungsmittelversorgung – von einigen Ernte- und anderen Katastrophen abgesehen – gesichert werden.

Obwohl zu seiner Zeit und bis vor etwa 100 Jahren in Europa ein Viertel aller Neugeborenen vor Vollendung des ersten Lebensjahres starb – mehr als je in den letzten 30 Jahren in den Entwicklungsländern gemessen wurden –, nahm bei einer Geburtenrate von 40/1000 Lebendgeborenen die Bevölkerung z. B. in Deutschland zwischen 1875 und 1910 um 50% zu. Ab 1910 gingen Frühsterblichkeit wie auch Geburtenrate rasch zurück, und zwar ohne „Familienplanungsprogramm" und ohne moderne Medizin. Die einzelnen Ursachen hierfür und die Wechselwirkung zwischen diesen werden kontrovers diskutiert.

In Indien war bereits zum Zeitpunkt der Unabhängigkeit 1947 das rasche Bevölkerungswachstum gesundheits- und entwicklungspolitisches Diskussionsthema. 1952 begann ein nationales Familienplanungsprogramm. Auch Japan sah sich damals vor demselben Problem und begann zur gleichen Zeit ein Familienplanungsprogamm, v. a. mit Hilfe der Legalisierung des Schwangerschaftsabbruchs. In Japan sank im Zuge eines rasanten Wirtschaftswachstums die Geburtenrate sehr rasch. Das Bevölkerungswachstum war bereits 1960 auf unter 1% gesunken und liegt heute bei 0,2% pro Jahr.

In Indien hingegen lag es 1999 immer noch bei 1,9% pro Jahr. Die Bevölkerung verdoppelte sich von 500 Mio. im Jahr 1964 auf über eine Milliarde im Jahr 2000, obwohl in diesem Zeitraum Familienplanung jegliche Gesundheits- und Entwicklungspolitik in den Schatten stellte und nach Zeiten massiven Drucks heute durchaus in weiten Teilen der Bevölkerung akzeptiert und verfügbar ist. In den südost- und ostasiatischen Staaten, v. a. Thailand, Taiwan, Singapur, Südkorea und Indonesien haben sozial adaptierte und akzeptierte Programme, allerdings gepaart mit raschem wirtschaftlichem Wachstum, die Bevölkerungszunahme auf heute um 0,1% verringert. In China hingegen wird Familienplanung, ebenfalls seit den 1970er Jahren, unter hohem politischen Druck der Bevölkerung aufgezwungen (Tabelle 1.1).

Obwohl kaum zu vergleichen, fällt in den vier Ländern Indien, Indonesien, China und Thailand auf, daß bereits zum Zeitpunkt des Einsetzens von FP-Programmen die Geburtenrate fallende Tendenz zeigte, die sich auch im Laufe der Jahre, mit Ausnahme von China, kaum veränderte (Abb. 1.2). Auch fällt auf, daß der Unterschied in der Geburtenrate zwischen Indien und Indonesien bzw. zwischen China und Thailand nicht wesentlich ist. Bei ähnlichem Pro-Kopf-Einkommen ging in Indien die Geburtenrate mit nicht unerheblichem Zwang, aber ohne breitbasige und effektive Gesundheitsversorgung nur

Tabelle 1.1. Bevölkerungswachstumsraten, Verdoppelungszeitraum und Gesamtfruchtbarkeit der Bevölkerung nach Regionen. (Aus World Population Data Sheet, Washington, 2000)

Region	Wachstumsrate (in % pro Jahr)	Verdoppelungszeit (in Jahren)	Fruchtbarkeit – gesamt
Welt	1,4	51	2,9
Industrieländer	0,1	809 (!)	1,5
Dritte Welt (ohne China)	1,9	36	3,7
Subsahara-Afrika	2,5	27	5,8
Asien (ohne China)	1,7	40	3,3
China	0,9	79	1,8
Südamerika	1,7	42	2,7

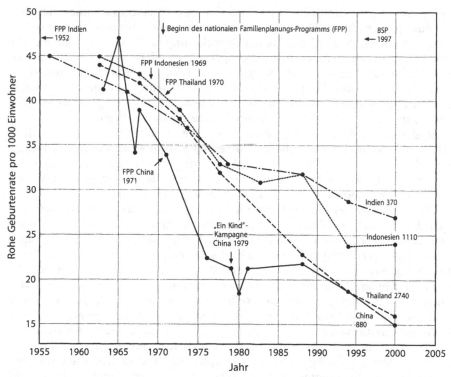

Abb. 1.2. Abnahme der Geburtenraten in Asien. (Aus Population Reports, Series J, No. 29, 1985 und Weltbank, Weltentwicklungsbericht 2000, Pop. Ref. Bureau, Washington, 2000)

langsam zurück, während in China mit breitem und effektivem Angebot von Gesundheitsdiensten und Zwang das Ergebnis zunächst sehr drastisch war. In Thailand, ebenso wie in anderen südostasiatischen Ländern, war das demographische Ergebnis der FP-Maßnahmen ohne Zwang, aber mit stark steigendem Pro-Kopf-Einkommen genauso gut wie in China.

Ein Geburtenrückgang kann aus einer Reihe anderer Gründe, als Folge von Wohlstand, hoher Kosten für die Erziehung und Ausbildung von Kindern, aber auch bedingt durch extreme Armut, einsetzen, unabhängig vom Angebot von Familienplanungsprogrammen, wie dies in Europa nach den beiden Weltkriegen, in Lateinamerika ohne antinatalistische Familienplanungspolitik oder in den GUS-Staaten nach 1989 beobachtet wurde.

Die von Robert Malthus angefachte Diskussion, ob Kindersegen die Folge oder die Ursache von Armut ist bzw. in welcher Wechselwirkung Kinderzahl und Wohlstand stehen, wurde für Europa ebenso eindeutig beantwortet wie in den letzten 30 Jahren für Südost- und Ostasien. Es ist ein komplexer Entwicklungsprozeß hin zu besseren Lebensbedingungen auf breiter Basis, der den gesellschaftlichen „Wert" des Kindes neu definiert. Diese These wurde bereits in den 1970er Jahren als „threshold hypothesis" von Rich (1973) oder als „development-fertility-continuum" von Easterlin (1975) vertreten. Da dem Absinken der Geburtenrate ein Absinken der Sterberate um etwa eine Generation vorausgeht, muß in dieser Zeit das Bevölkerungswachstum sich beschleunigen. In dieser Phase spricht man von einer Öffnung der „Bevölkerungsschere" (Abb. 1.3: Zuwachs der Bevölkerung in II. und III. Phase). Mit der Verbesserung der Lebensbedingungen vermindert sich das Risiko der Frühsterblichkeit relativ rasch. Säuglings- und Kindersterblichkeit sind empfindliche Indikatoren hierfür. Diese positive Erfahrung zusammen mit einer großen Zahl weiterer Faktoren führen zu einem veränderten generativen Verhalten, in dessen Folge dann die Geburtenrate zu sinken beginnt.

Moderne Familienplanung spielt hier eine zusätzliche, die Gesundheit schützende Rolle. Ihr wesentlicher Nutzen ist v. a. in einer weniger riskanten und eher akzeptablen Alternative zu Abtreibung bzw. zu illegalem, unprofessionellem Schwangerschaftsabbruch zu sehen und damit von großem Vorteil für Leben und Gesundheit der Frau und für die ganze Familie.

Eine Verschlechterung der Lebensbedingungen kann dazu führen, daß man sich den Wunsch auf Kinder versagt, so etwa in den Jahren unmittelbar nach dem Ersten und Zweiten Weltkrieg oder nach der „Wende" in Ostdeutschland.

Für hohe Fertilität gibt es aus Sicht der Demographen zwei gegensätzliche Erklärungsmodelle: Die einen halten den Vorteil für entscheidend, den Familien vielen Kindern beimessen, die anderen erklären hohe Fruchtbarkeit in erster Linie aus dem Mangel an wirkungsvollen und verfügbaren Möglichkeiten der Geburtenkontrolle. Je nach den gesellschaftlichen und ökonomischen Rahmenbedingungen dürfte die eine oder die andere oder beide Erklärungen zutreffen.

Es ist ein methodisches Problem und entspricht monokausalem, linearem Denken, wenn ein Rückgang bei demographischen Indikatoren wie Geburtenrate oder Säuglingssterblichkeit als Wert an sich betrachtet und versucht wird, diese isoliert etwa mit Mutter-und-Kind- oder Impfprogrammen zu beeinflussen. So kommt es, daß „Vertikalisten" der FP-Programme in den mehr oder weniger oktroyierten Methoden zur Geburtenregelung den Schlüssel zum „Erfolg" sehen. Der Weg zum „Erfolg" kann nur in der integrierten, sektorübergreifenden Entwicklung zur Verbesserung der Lebensbedingungen liegen, wie es zuletzt von ICPD+5 in Den Haag wieder postuliert wurde.

Der Rückgang der Geburtenrate (pro 1000 Einwohner) und der Fruchtbarkeit (Gesamtkinderzahl einer Frau am Ende ihrer reproduktiven Phase) hängt primär vom generativen Verhalten ab, d. h. von den dieses bestimmenden Lebensbedingungen, einschließlich Gesundheit, Heiratsalter, Geburtenabständen etc. Hieraus ergibt sich letztlich erst die Entscheidung für und die Akzeptanz von Angeboten von FP-Maßnahmen. Wenn also der Rückgang der Gesamtfruchtbarkeitsrate mit der Prävalenz von Kontrazeptiva eng korreliert, dann spiegelt dies das Ergebnis eines komplexen Prozesses wider, in dem beide Variablen zunächst nichts weiter als Indikatoren sind.

Dem Wunsch oder dem Bedürfnis nach Geburtenregelung bei Frauen, v. a. aber auch bei Männern, muß durch geeignete Aufklärung nachgeholfen werden. Männer sind in den existierenden Gesundheitsstrukturen, die Familienplanung anbieten, kaum gern gesehen.

Eine besonders vernachlässigte, aber extrem wichtige Zielgruppe sind Adoleszenten beiderlei Geschlechts. Hier steht nicht „Familienplanung" im Vordergrund sondern schlicht Verhütung ungewollter Frühschwangerschaften und von sexuell übertragbarer Krankheiten, einschließlich HIV im Vordergrund.

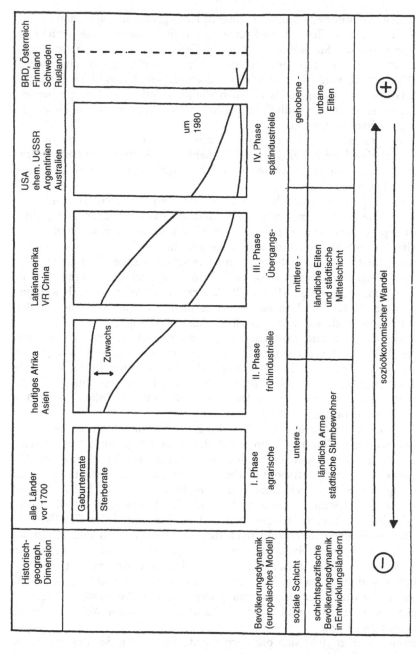

Abb. 1.3. Modell der Veränderung der Geburten- und Sterberate in Entwicklungsländern in historischer, ökonomischer und sozialer Dimension auf der Grundlage des europäischen Modells des demographischen Übergangs. (Nach Schubnell, 1980, ergänzt. Aus Diesfeld u. Wolter 1989)

Die üblichen Gesundheits- und Familienplanungsdienste sprechen diese Gruppe nicht an, auch ihre Klientel akzeptieren diese Adoleszenten nicht in „ihrer" Sprechstunde. Sie werden mit ihren Problemen der Sexualität allein gelassen. Nur der gewaltige und zunehmende gesundheitspolitische Druck durch HIV/AIDS vermag hier die Brücke zu dieser seit Jahrzehnten vernachlässigten Gruppe zu schlagen. Es ist zu bedenken, daß diese Gruppe bezüglich der reproduktiven Gesundheit eigentlich die wichtigste, weil noch rechtzeitig ansprechbare Gruppe ist.

In einer Agrargesellschaft mit noch relativ intakter traditioneller Sozialstruktur wird kindliche Arbeitskraft schon sehr früh ökonomisch bedeutsam. Der Wunsch nach vielen Kindern ist noch ungebrochen. Frühschwangerschaften sind eher legitim.

Der Übergang vom ländlichen zum städtischen „Aggregatzustand" ist durch erhebliche Turbulenzen familiärer, sozialer, ökonomischer und politischer Art geprägt. Die alten sozialen, kulturellen und ökonomischen Normen der ländlichen Großfamilie werden in Frage gestellt.

In einer städtischen und Industrie- und Dienstleistungsgesellschaft muß in lange Ausbildungsjahre investiert werden, bevor die nächste Generation zum Familieneinkommen beiträgt. Hier stellt sich rasch der Wunsch nach weniger aber gut ausgebildeten Kindern ein, wenn es nicht zu einer Verelendung der Familien kommen soll, wie in den „Gründerjahren" Europas.

Nicht nur in Asien und Lateinamerika, sondern seit einigen Jahren auch in einigen Ländern Afrikas geht die Geburtenrate zurück. Seit den 1960er Jahren ist die Fruchtbarkeit in Entwicklungsländern – außer in Afrika – um die Hälfte gesunken, von durchschnittlich 6 Kindern pro Frau auf 3 Kinder. Sie muß aber noch einmal um die Hälte, nämlich auf 1,5 sinken, wenn das Bevölkerungswachstum gegen Null gehen soll.

Die Frage nach der ökologischen Tragfähigkeit des Planeten oder auch nur eines umschriebenen Raumes kann nicht durch FP-Programme beantwortet werden. In erster Linie bedarf es endlich einer gerechteren Verteilung der Güter und einer Weltwirtschaftspolitik, die sich auch an den Bedürfnissen der Bevölkerung der Entwicklungsländer und nicht nur an der Habsucht der 20% der Weltbevölkerung orientiert, die 80% der Ressourcen der Erde für sich in Anspruch nehmen. Das „westliche" Überflußmodell der Gesellschaft, das wir weiterhin exportieren und nach dem die Regierenden und Eliten aller Entwicklungsländer streben, ist kein tragfähiges Modell für alle Menschen dieser Erde. Wir müssen unser Verhalten und unsere weitere Entwicklung ökologisch bewußter gestalten. Wir müssen uns stärker bewußt werden, daß wir es sind, die die Ressourcenverknappung und das Weltbevölkerungsversorgungsproblem schaffen und nicht die Länder der Dritten Welt mit ihrem Bevölkerungswachstum.

In diesem Kontext stellt sich die permanente Forderung der Reichen nach Familienplanung für die Armen als Zynismus dar und drückt die Angst vor zunehmender Süd-Nord-Wanderung aus. Nicht Familienplanung, sondern die „terms of trade" entscheiden über soziales, psychisches und physisches Wohlbefinden. Im Bereich der Gesundheitsdienste gilt unabhängig davon jedoch die klare Devise:

„Familienplanung" ist kein Ersatz für eine bevölkerungsbezogene Entwicklungspolitik.

Die medizinische oder soziale Indikation zur Kontrazeption oder zum Schwangerschaftsabbruch hat absoluten Vorrang vor einer demographischen Indikation.

Bevölkerung und demographische Variablen im Gesundheitsdistrikt

Es ist wichtig, sich diese demographischen Prozesse auf die eigene Arbeitsebene, den Gesundheitsdistrikt, zu übertragen. Die Bevölkerung im Zuständigkeitsbereich des Distriktgesundheitsteams stellt zusammen mit den geographischen Variablen den Bezugsrahmen seines Planens, Entscheidens und Handelns dar. Sowohl die Patienten im stationären und ambulanten Bereich wie auch die Zielgruppen präventiver Arbeit in statischen oder mobilen Programmen müssen stets als Teilmenge einer Gesamtbevölkerung und in einem räumlichen Bezug zu den Gesundheitseinrichtungen gesehen werden.

Die Bevölkerungsverteilung im Raum, d.h. Einwohnerzahl der Ortschaften, sowie die Bevölkerungsdichte pro Fläche (km²) in den tatsächlichen Siedlungsräumen (Siedlungsdichte) sind wichtige Variablen, die Einfluß nehmen auf die Nutzung von Gesundheitsdiensten (Abb. 1.4).

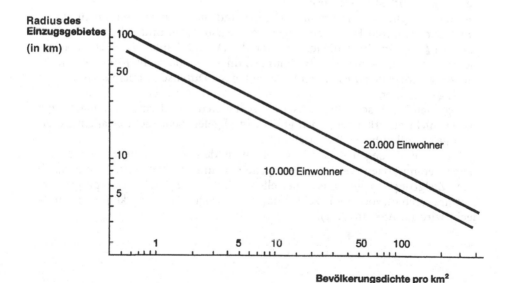

Abb. 1.4. Der Effekt der Bevölkerungsdichte auf den Radius des Einzugsgebiets, das eine Gesundheitseinrichtung umfassen muß, um eine gegebene Zahl von Einwohnern zu erreichen (Nach King 1966)

Auf dieser modellhaften Grundlage müssen wenigstens durch Stichproben die Wohnorte der ambulanten, stationären und Vorsorgepatienten ermittelt werden. Dabei wird in der Regel die von Maurice King 1966 getroffene Feststellung bestätigt, daß der Großteil der Patienten aus unmittelbarer Umgebung kommt und wenige von weiter her.

Altersstruktur

Zur Einschätzung von Bedarf und Leistung medizinischer oder gesundheitlicher Dienste ist es erforderlich, sich den Altersaufbau der Bevölkerung zu vergegenwärtigen. Häufig sind nur grobe Bevölkerungszahlen verfügbar. Bevölkerungspyramiden spiegeln die Alters- und Geschlechtsverteilung absolut oder prozentual sowie die demographischen Ereignisse über drei Generationen wider (Abb. 1.5). Alternde und jugendliche Bevölkerungen lassen sich abgrenzen, aber auch extreme Wanderbewegungen, die in den arbeitsfähigen Jahrgängen die Geschlechterrelation in betroffenen Bevölkerungen verändern (Abb. 1.5 ganz rechts).

Die Kenntnis der zahlenmäßigen Besetzung der einzelnen Altersgruppen ist wichtig zur Berechnung der Größe der zu erwartenden Zielgruppen präventiv medizinischer Programme und zur Planung des medizinischen Versorgungsbedarfs. Die Altersverteilung ist heute für fast alle Entwicklungsländer aus Zensuszahlen ermittelt. Diese finden sich in entsprechenden Veröffentlichungen der statistischen Büros oder der Planungs- oder Gesundheitsministerien (z.B. auch UN Demographic Yearbook).

Als Beispiel für ein afrikanisches Land sind die Zahlen aus Burkina Faso (Zensus 1986) wiedergegeben (Tabelle 1.2).

Geburten- und Sterbeziffern

Die demographischen Daten über Geburt und Sterblichkeit werden für jedes Land jährlich durch Hochrechnungen von Zensusdaten und Schätzungen ausgewiesen, z.B. im Weltentwicklungsbericht (World Bank 1995). Diese Parameter werden als sensible Entwicklungsindikatoren betrachtet und zeigen einen engen formalen Zusammenhang mit dem Durchschnittseinkommen der jeweiligen Länder.

Regionale und schichtspezifische Unterschiede sind aus den nationalen Zahlen nicht zu erkennen, auch gibt es in abgelegenen, nicht erfaßten Bereichen gelegentlich böse Überraschungen.

Bei Nicht-Vorliegen dieser Daten können demographische Standardparameter herangezogen werden. Diese genügen, um abschätzen zu können, ob eine Zielgruppe von einer speziellen Maßnahme (z.B. Impfprogramm, Schwangerschaftsvorsorge) zahlenmäßig ausreichend oder komplett abgedeckt wird (s. Abschn. 2.11).

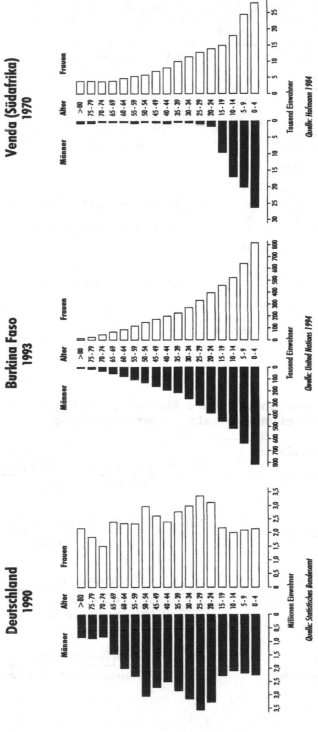

Abb. 1.5. Bevölkerungszusammensetzung in Industrie- und Entwicklungsländern

Tabelle 1.2. Altersverteilung einer afrikanischen Bevölkerung (Burkina Faso), bezogen auf 1000 Einwohner. (Zensus 1986)

Alter	Personen	
<1 Jahr	42	= 42 Kinder < 1 Jahr
1 Jahr	37	
2 Jahre	34	
3 Jahre	31	= 131 Kinder 1–4 Jahre
4 Jahre	29	= 173 Kinder < 5 Jahre
5–9 Jahre	133	
10–14 Jahre	116	= 422 Kinder < 15 Jahre
15–19 Jahre	102	
20–24 Jahre	89	
25–29 Jahre	77	
30–34 Jahre	66	= 438 Erwachsene 15–44 Jahre,
35–39 Jahre	57	davon
40–44 Jahre	47	219 Frauen in gebärfähigem Alter
45–49 Jahre	39	
50–54 Jahre	33	
55–59 Jahre	25	
60 J. und älter	43	= 140 Erwachsene über 44 Jahre
Geburtenrate =	50/1000	
Sterberate =	32/1000	
Zuwachs =	18/1000	

Demographische und epidemiologische Begriffe und Indikatoren zum Gesundheitszustand einer Bevölkerung

Definitionen:

$$\text{Prävalenz} = \frac{\text{Zahl der Erkrankten (zu einem Zeitpunkt)}}{\text{Gesamtbevölkerung}} \times 1000$$

$$\text{Inzidenzrate} = \frac{\text{Zahl der Neuerkrankungen pro Zeiteinheit}}{\text{Gesamtbevölkerung}} \times 1000$$

$$\text{rohe Geburtenrate} = \frac{\text{Geburten pro Jahr}}{\text{Gesamtbevölkerung am 30. Juni („Mittjahresbevölkerung")}} \times 1000$$

$$\text{rohe Sterberate} = \frac{\text{Sterbefälle pro Jahr}}{\text{Gesamtbevölkerung am 30. Juni}} \times 1000$$

$$\text{spezifische Sterberate} = \frac{\text{Anzahl an einer bestimmten Krankheit Verstorbener (pro Jahr)}}{\text{Gesamtbevölkerung am 30. Juni}} \times 1000$$

$$\text{Letalitätsrate} = \frac{\text{Anzahl an einer bestimmten Krankheit Verstorbener}}{\text{Anzahl der an dieser Krankheit Erkrankten}} \times 1000$$

$$\text{alters-standardisierte Sterberate} = \frac{\text{Anzahl der Sterbefälle einer bestimmten Altersgruppe (im Jahr)}}{\text{Population dieser Altersgruppe am 30. Juni}} \times 1000$$

$$\text{Säuglingssterblichkeit} = \frac{\text{Sterbefälle von Kindern unter einem Jahr (pro Jahr)}}{\text{Lebendgeburten (pro Jahr)}} \times 1000$$

$$\text{Kindersterblichkeit bis zum 5. Lebensjahr} = \frac{\text{Sterbefälle von Kindern unter fünf Jahren (pro Jahr)}}{\text{Lebendgeburten (pro Jahr)}} \times 1000$$

$$\text{Neugeborenensterblichkeit (neonatale Sterblichkeit)} = \frac{\text{Sterbefälle von Neugeborenen in den ersten 28 Tagen (pro Jahr)}}{\text{Lebendgeburten (pro Jahr)}} \times 1000$$

$$\text{perinatale Sterblichkeit} = \frac{\text{Anzahl der Totgeburten (nach 28. Schw.-Woche) + Anzahl der innerhalb von 7 Tagen Verstorbenen}}{\text{Anzahl der Lebendgeburten + Totgeburten (nach 28. Schw.-Woche)}} \times 1000$$

$$\text{Müttersterblichkeit} = \frac{\text{Sterbefälle von Frauen in Zusammenhang mit Schwangerschaft und innerhalb von 42 Tagen nach Ende der Schwangerschaft (pro Jahr)}}{\text{Lebendgeburten (pro Jahr)}} \times 1000$$

$$\text{allgemeine Fruchtbarkeit} = \frac{\text{Geburten pro Jahr}}{\text{Population der Frauen zwischen 15 und 44 Jahren}} \times 1000$$

Prävalenz und Inzidenzrate

Prävalenzen beschreiben den Anteil der an einer bestimmten Krankheit Erkrankten an der Gesamtbevölkerung zu einem bestimmten Zeitpunkt. Man gebraucht sie zur Beschreibung lange dauernder Krankheiten oder Ereignisse. Inzidenzraten beschreiben in einem bestimmten Zeitintervall neu auftretende Fälle; man gebraucht sie zur Erfassung kurzdauernder Krankheiten.

Rohe Sterberate

Sie wird stark von der Altersstruktur einer Population bestimmt. Sie kann nicht zum Vergleich mit anderen Bevölkerungen herangezogen werden, es sei denn, diese weisen sehr ähnliche Altersstrukturen auf. Im anderen Fall muß man eine Altersstandardisierung vornehmen (s. Lehrbücher der Epidemiologie bzw. Demographie).

Säuglingssterblichkeit und Kindersterblichkeit

Sie werden nicht nur durch die Effektivität eines Gesundheitsdienstes, sondern v. a. durch ökonomische, soziale und ökologische Faktoren beeinflußt. „Keine Statistik drückt den Unterschied zwischen einer Wohlstandsgesellschaft und einer Gesellschaft in Armut so deutlich aus wie die Säuglingssterblichkeit" (Newland 1982; vgl. Tabelle 1.3).

Tabelle 1.3. Demographische Daten im Vergleich

Parameter	Industrieländer (Beispiel: Deutschland)		Am wenigsten entwickelte Länder/LLDC (Schätzungen)
Geburtenziffer (pro 1 000 Einwohner)	1875:	40	
	1935:	19	
	1970:	13	30–50
	1999:	10	20–40
Sterbeziffer (pro 1 000 Einwohner)	1875:	28	
	1935:	12	
	1970:	12	10–30
	1999:	10	< 10–20
jährliches Bevölkerungswachstum (%)	1970–80:	0,2	1,8–3,6
	1980–93:	0,1	1,5–3,0
	1999:	–0,1	
Säuglingssterblichkeit (pro 1 000 Lebendgeburten)	1875:	243	
	1935:	68	
	1970:	10	100–180
	1999:	5	70–120
Kindersterblichkeit (pro 1 000 Lebendgeburten)	1999:	10	100–300
Müttersterblichkeit (pro 100 000 Lebendgeburten)	1956:	139	
	1966:	65	
	1988–96:	6	200–1000

Peri- und neonatale Sterblichkeit

Die perinatale Sterblichkeit wird v.a. durch Geburtskomplikationen, die neonatale Sterblichkeit mehr durch Infektionen (Neugeborenentetanus), Entwicklungs- und Reifestörungen und genetische Defekte beeinflußt. In vielen Gesellschaften spielen Infantizide noch eine bedeutende Rolle.

Müttersterblichkeit

Müttersterblichkeit ist ebenfalls ein sensibler Indikator für Ungleichheit gesellschaftlicher Entwicklung. Sie kann zur Abschätzung der Effektivität einiger Programme von Basisgesundheitsdiensten herangezogen werden (z.B. Schwangerschaftsfürsorge zur Identifizierung von Risikoschwangerschaften/Geburtsbetreuung) (vgl. Tabelle 1.3).

Lebenserwartung

Sie wird mit Hilfe von Sterbetafeln berechnet, die die Sterbeerfahrung einer Population zusammenfassen, d.h., sie beschreibt indirekt die Mortalitätsrate für jede Altersgruppe. Die Lebenserwartung korreliert mit sozioökonomischen Faktoren und auch mit dem Vorhandensein von Gesundheitsdiensten. Fülöp u. Reinke (1981) zeigten in einer vergleichenden statistischen Analyse aus 131 Ländern, daß größtenteils die sozioökonomischen Faktoren die unterschiedliche Lebenserwartung erklären. Sterbetafeln verlieren bei langfristiger Veränderung dieser Faktoren ihre Gültigkeit.

Todesursachenstatistik (Mortalitätsstatistik)

Die Todesursachen geben an, ob die Bevölkerung an „Krankheiten der Armut" oder an „Wohlstandskrankheiten" leidet. In den ärmeren Ländern der Dritten Welt stehen an der Spitze der Todesursachen Durchfallerkrankungen und akute Infektionen des Respirationstraktes, während in sozioökonomisch entwickelteren Ländern Herz-Kreislauf-Erkrankungen und bösartige Tumoren überwiegen (s. Abschn. 5.7).

Morbiditätsstatistiken

Sie sind im allgemeinen noch ungenauer als die Mortalitätsstatistiken, da sie nur einen Bruchteil der Krankheiten wiedergeben, nämlich den, der in Gesundheitsdiensten – v.a. in Krankenhäusern – diagnostiziert, behandelt und registriert wird.

DALY

Disability Adjusted Life Years (DALY) ist ein Konzept, mit dem die Anzahl der durch Krankheit oder Behinderung verlorenen Jahre geschätzt werden. Analog hierzu werden DALE für die Lebenserwartung und die Krankheitsbürde („burden of disease") in verlorenen Jahren altersspezifisch durch die verschiedensten Krankheiten und Behinderungen geschätzt (Einzelheiten bei Murray u. Lopez (1993/1997).

Das Problem mit diesen neuen Indikatoren von Morbidität und Mortalität ist nicht nur der unterschiedliche Grad der Unzuverlässigkeit der Daten und damit die relative Unvergleichbarkeit der Länder untereinander und der verschiedenen sozialen Schichten innerhalb der Länder (dies gilt für alle Gesundheitsindikatoren, wenn sie zu hoch aggregiert sind), sondern das besondere gesundheits- und entwicklungspolitische Gewicht, das internationale Entscheidungsträger, vorab Weltbank und jüngst auch WHO, diesen Indikatoren zumessen.

1.1.3
Ländliche Lebensbedingungen, Produktivität in der Landwirtschaft und Gesundheit

In einer bäuerlichen Bevölkerung stehen Gesundheit und Arbeitsproduktivität in enger Wechselwirkung mit der Agrarstruktur (d. h. dem Gesamtgefüge aller wirtschaftlichen, politischen, sozialen und technischen Bedingungen) und mit den natürlichen Gegebenheiten, die die landwirtschaftliche Produktion und Vermarktung ermöglichen.

Negative Wechselwirkungen können in einem labilen Ökosystem, d. h. auch Wirtschaftssystem, rasch zu gesundheitlichen Katastrophen führen. Es sind nicht nur die Verfügbarkeit von Land, ausreichende Fruchtbarkeit, Niederschläge und Ernteerträge, sondern auch die Beziehungen zu einem Markt und sein Einfluß auf Produktwahl und Produktivität, die hier von gesundheitlicher Relevanz für eine bäuerliche Bevölkerung sind. Armut, Mangelernährung und Krankheit, in ihrer eigenen wechselseitigen Bedingtheit, wirken sich wiederum auf die produktiven Altersgruppen aus und damit auf die Gesamtbevölkerung.

In einem derartigen agraren Ökosystem gibt es Krankheiten, deren Altersverteilung oder deren Saisonalität mit besonderen Anforderungen an die Produktivität zusammenfallen. Weiterhin gibt es Produktionsmethoden, die die Verbreitung von Krankheiten in der landwirtschaftlich produktiven Bevölkerung begünstigen. Einige Beispiele aus der traditionellen Subsistenz und der modernen marktorientierten Landwirtschaft und der Agroindustrie seien hier genannt:

Krankheiten, die die Produktivität in der Landwirtschaft beeinflussen

Das jüngste dramatische Beispiel ist AIDS, welches in erster Linie jüngere Erwachsene dahinrafft, dadurch in der Familie der Betroffenen die Landwirtschaft zum Erliegen bringt und unversorgte Waisen und Alte hinterläßt. Andere „klassische" Beispiele sind Tuberkulose, Lepra oder in entsprechenden Endemiegebieten Frambösie, Hakenwurmanämie, Erblindung durch Onchozerkose oder Trachom. Sie treffen v. a. die landwirtschaftlich aktiven Altersgruppen und damit ebenfalls wieder die gesamte Familie (Abb. 1.6).

Von besonderer Bedeutung ist die Saisonalität von Krankheiten, die die Arbeitsproduktivität beeinträchtigen. In der Landwirtschaft hängt das Überleben von der Arbeitsfähigkeit während einiger weniger Wochen der Feldbestellung und der Ernte ab, in denen dann maximale Arbeitsleistung gefordert wird, gleichzeitig aber besondere saisonal bedingte Gesundheitsrisiken herr-

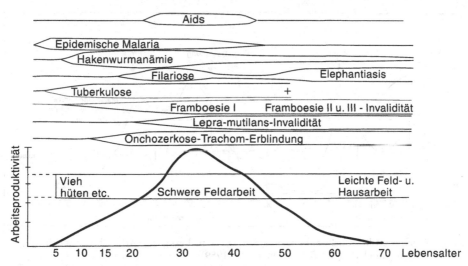

Abb. 1.6. Arbeitsproduktivität in der Landwirtschaft und altersspezifisches Morbiditätsniveau (Modell). (Nach Diesfeld u. Wolter 1989)

schen. Trotzdem sind die Krankenhäuser leer, weil sich niemand Kranksein „leisten" kann (vgl. Abschn. 3.4.3).

Gegen Ende des Landwirtschaftsjahres gehen die Nahrungsreserven zu Ende, zur Zeit maximaler Leistungsanforderung durch erneute Feldbestellung tritt saisonale Mangelernährung auf, das Körpergewicht erreicht den Jahrestiefststand. In dieser Zeit der einsetzenden Niederschläge ist die Klimabelastung durch Schwüle am größten. Die Arbeitskapazität der Landbevölkerung unter tropischen Klimabedingungen ist kaum untersucht, doch ist festzuhalten, daß autochthone Tropenbewohner zur Aufrechterhaltung ihres thermischen Gleichgewichts nicht anders ausgestattet sind als Bewohner gemäßigter Zonen. Ist bei körperlicher Arbeit die Wärmeabgabe wegen zu hoher Außentemperatur und hoher Luftfeuchtigkeit nicht gewährleistet, so geht die Arbeitsleistung zurück, sofern nicht andere Hilfsmittel zur Verfügung stehen wie energiesparende Arbeitsabläufe oder -techniken.

In Malaria-Endemiegebieten mit ausgeprägter Saisonalität der Niederschläge kommt es zum gehäuften Auftreten von Malaria. In solchen Gebieten ist Malaria nicht nur die wichtigste Todesursache bei Kindern, sondern auch die wichtigste invalidisierende Erkrankungsursache in der Landwirtschaft (Abb. 1.7). Ähnliches gilt für Drakunkulose (Guineawurm), die zu Beginn der Regenzeit in manchen Endemiegebieten Westafrikas ausbricht und zu wochenlanger Arbeitsunfähigkeit der davon Betroffenen führt.

Produktionsmethoden in der Landwirtschaft und ihre gesundheitlichen Auswirkungen

Agrarstruktur und Agrarverfassung wirken sich nachhaltig auf die Gesundheit aus, sei es positiv oder negativ. Die Fragen des Landbesitzes, der Verfügbarkeit von Boden, der Wahlmöglichkeit des Anbaus und der Vermarktung

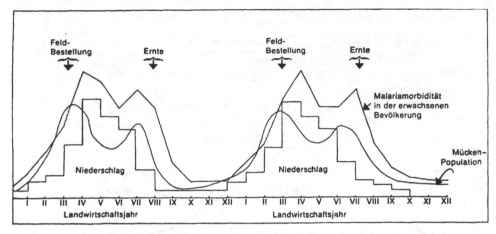

Abb. 1.7. Jahreszeitliche Schwankungen der Malaria in bezug zur Arbeitsbelastung in der Landwirtschaft (Modell). (Aus Diesfeld u. Wolter 1989)

von Agrarprodukten hängt eng mit Arbeitsproduktivität und Gesundheit zusammen. Landwirte auf eigenem Boden und landlose, abhängige Farmarbeiter sind hiervon unterschiedlich betroffen. Verlust von Land durch Verschuldung, Umweltkatastrophen oder Vertreibung haben Auswirkung auf die Gesundheit in der weiteren Definition der WHO.

In der traditionellen Subsistenzlandwirtschaft gibt es eine Reihe von Gesundheitsrisiken:

- Hackbau, in feuchtwarmen Klimaten, barfuß betrieben, führt bei fäkaler Verunreinigung des Bodens zur Übertragung von Hakenwürmern, die v. a. bei vorwiegendem Anbau von eisenarmer Kassava und Mais zur Anämie führen. Das Mulchen unter Kaffee- und Bananenstauden fördert die Verbreitung von Tetanussporen im Boden.
- Wanderhack- und Brandrodungsfeldbau können in Glossinen-infestierten Zonen zur Verbreitung von Schlafkrankheit beitragen.
- Überweidung führt in einer langen Verursachungskette zu Mangelernährung.
- Traditionelle Anbauweise und Fruchtwahl und das Sammeln wildwachsender Nahrungsmittel sichern im Gegensatz zu Monokulturen eine ausgewogene und mikronährstoffreiche Diät.
- Der Einsatz von Herbiziden, Pestiziden und Düngemitteln führt wegen der oft unsachgemäßen Verwendung, aber auch wegen der mangelnden Kontrolle ihres Vertriebs und mangelnder Bannung unzulässiger Substanzen zu zunehmenden Problemen der akuten und chronischen Vergiftung, sowohl direkt wie auch über die Nahrungskette.
- Bewässerungsfeldbau in traditioneller und moderner Landwirtschaft führt zur Zunahme wasserassoziierter Tropenkrankheiten wie Schistosomiasis und Malaria.

Ohne auf die Dynamik der Übertragung im Zusammenhang mit Bewässerung im einzelnen einzugehen, ist festzuhalten, daß v. a. kleine und kleinste Bewässerungsmaßnahmen, wie das Aufstauen von Bächen, kleine Kanäle und Wassertümpel mit Vegetation ebenso wie langsam fließende Flüsse und Stauseen, Biotope für die als Zwischenwirte dienenden Schnecken darstellen und geeignet sind, Schistosomiasis zu übertragen. Es sind v. a. die Kinder, die häufig im Wasser spielen und schon in jungen Jahren eine hohe Durchseuchung mit Schistosomiasis aufweisen. Die Nutzung all dieser Gewässer durch die Bevölkerung und ihre Kontamination mit Kot und Urin schließt den Übertragungszyklus. Im Bereich der modernen Bewässerungsagroindustrie, v. a. im Reis- und Zuckerrohranbau, stellt sich das Problem ebenso. Wanderarbeiter übertragen das Problem von einer Anlage in die nächste.

Das gleiche gilt für die Zunahme der Malaria. Mit dem Bewässerungsfeldbau kommt es zur Bevölkerungsverdichtung und zur Vermehrung der Brutplätze der Anophelesmücken. Parasitenreservoir und -überträger nehmen hiermit zu, und der Verbreitung der Malaria steht nichts mehr im Wege.

Bewässerung bedeutet auch vermehrte Arbeitsbelastung durch mehrere Fruchtfolgen im Jahr. Trotz erhöhten Einkommens kann es zu Mangelernährung und Vernachlässigung der Kinder kommen, wie in mehreren Bewässerungsprojekten beobachtet wurde. Luxuskonsum geht zu Lasten ausgewogener Ernährung.

Wander- und Saisonarbeit in der Landwirtschaft ist seit Einführung kolonialer Plantagenwirtschaft für die Landarbeiter wie für die zurückgebliebenen Familien mit einer Reihe von Gesundheitsrisiken verbunden. Die Arbeiter können am neuen Arbeitsplatz mit bis dahin ungewohnten Infektionskrankheiten konfrontiert werden. Sie können ihrerseits Erreger in diese Gebiete einschleppen, die vorher nicht vorhanden waren, und hiermit neue Endemiegebiete schaffen. Dies gilt in besonderem Maße für Malaria und Schistosomiasis. Die hygienischen und sozialen Lebensumstände, Ernährung und Unterkunft bringen Gesundheitsrisiken mit sich, die nicht nur die Arbeiter, sondern auch mittelbar wieder ihre Familien betreffen, wie z. B. Tuberkulose, sexuell übertragene Infektionen, v. a. HIV, Hepatitis oder Poliomyelitis. Die Ernährung ist meist einseitig und kann zu erheblichen Mangelerscheinungen führen, klassisch ist hier Beriberi zu nennen.

Das Zerreißen traditioneller Lebensformen, die Trennung der männlichen arbeitsfähigen Altersgruppen von ihrer Familie kann oft nicht durch vermehrtes Bargeldeinkommen kompensiert werden, zu groß sind die hierdurch geschaffenen sozialen und gesundheitlichen Probleme. Auch fehlt die Arbeitskraft in den zurückgebliebenen Familien. Die Zahl der dann letztlich ständig alleinerziehenden Mütter nimmt immer mehr zu.

1.1.4
Urbanisierung und Industrialisierung

Urbanisierung und Industrialisierung bringen für Entwicklungsländer enorme Probleme und Herausforderungen. Bis zum Jahr 2000 wird die Hälfte der Weltbevölkerung in Städten leben. Lateinamerika und die Karibik sind heute schon mit über 70% städtischer Bevölkerung die am stärksten urbanisierten

Regionen. Aber auch in Afrika südlich der Sahara nahm die städtische Bevölkerung zwischen 1965 und 1990 bei einer Wachstumsrate von 4,5% pro Jahr von 40 auf 170 Millionen zu. Zur Zeit wird geschätzt, daß 37% der Bevölkerung Afrikas in Städten leben, in Südafrika sind es bereits 51% (Weltbank 1997).

Wenn auch nach wie vor die Mehrzahl der Armen im ländlichen Raum lebt, so schätzen WHO und UNDP, daß im Jahr 2000 die städtischen Armen 25% der Weltbevölkerung ausmachen. Es wiederholt sich hier eine Entwicklung, die ähnlich in Europa im 18. und 19. Jahrhundert ablief.

Aus gesundheitlicher Perspektive können städtische Wohngebiete in 4 Kategorien gegliedert werden:

- alte Stadtkerne mit hoher Bevölkerungskonzentration, mit teilweise überalterten, zerfallenden Gebäuden sowie überalterter und defekter sanitärer Infrastruktur;
- Wohngebiete der Mittelschicht mit mittlerer Siedlungs- und Wohndichte sowie angemessener und funktionierender Infrastruktur neueren Datums;
- Wohngebiete der Eliten mit entsprechender Infra- und Dienstleistungsstruktur;
- periurbane, dicht besiedelte, rasch wachsende Randzonen (Slums), die 70% der Zuwanderer auffangen. Hier ist die Infrastruktur (z.B. Sanitation) schlecht, oder sie fehlt ganz. Die Bevölkerung läßt sich gliedern in legal akzeptierte und siedelnde Bewohner, illegale Slumbewohner und instabile Gruppen.

Oft lebt die Hälfte der städtischen Bevölkerung in Slums, wie etwa in Nairobi. Diese „städtischen Armen" („the Urban Poor"), eine neue Zielgruppe internationaler Organisationen, leiden überproportional sowohl unter den „alten" Infektions- und Mangelkrankheiten der Dritten Welt wie auch unter den „neuen" Krankheiten, wie Herz-Kreislauf-Erkrankungen, psychosozialen und seelischen Erkrankungen, unbeabsichtigten und absichtlich herbeigeführten Verletzungen. In Bangladesh liegt zwar die Säuglingssterblichkeit im städtischen Bereich niedriger als auf dem Land (68 gegenüber 93/1000), in den städtischen Slumgebieten von Dhaka jedoch bei 134/1000 (Harpham u. Tanner 1994). Ähnliche Befunde hat die Weltbank in mehreren Städten Asiens, Lateinamerikas und Afrikas ermittelt (Weltbank 1993).

Die städtischen Bewohner sind im Wohn- und Arbeitsbereich wesentlich stärker den vom Menschen verursachten Umweltbelastungen und toxischen Abfällen ausgesetzt als die Bewohner des ländlichen Raums. Mangelhafte Abfall- und Abwasserbeseitigung können ein noch größeres Gesundheitsrisiko darstellen als eine unzureichende Wasserversorgung (s. auch Abschn. 3.1). Die Wohnsituation ist miserabel. Oft finden sich diese Wohngebiete in unerschlossenen, nicht entwickelbaren Zonen, in denen die Bewohner auch Naturkatastrophen ausgesetzt sind, wie in Überschwemmungszonen oder in Steilhanglagen mit Erdrutschgefährdung.

Die Lebensmittelversorgung ist prekär, Nahrungsmittelproduktion und Vermarktung sind unkontrolliert. Eigenversorgung wie auf dem Lande ist nur marginal möglich. Die unzureichende Infrastruktur führt dazu, daß die städtische Bevölkerung überproportionale Kosten für Wasser, Abfallbeseitigung, Mückenkontrolle, Malariaprophylaxe und -behandlung zu tragen hat. Durch die hohe Wohn- und Siedlungsdichte werden die von Mensch zu Mensch mittelbar oder unmittelbar übertragenen Infektionskrankheiten besonders begünstigt.

Der Übergang vom ländlichen Raum und seinen Sozialstrukturen und Lebensbedingungen in den städtischen Raum ist in jeder Hinsicht traumatisch gekennzeichnet durch unerfüllbare Erwartungen, Enttäuschungen, aber auch durch den jähen Umgebungswechsel in die städtische Enge. Dennoch organisieren sich die Ankömmlinge relativ rasch im Rahmen der bereits vorhandenen ethnischen, regionalen oder religiösen Gruppierungen. Dies führte sogar zu der Hypothese, Slums selbst seien gar nicht das Problem, sondern im Gegenteil eine mögliche Lösung des Problems der überstürzten Verstädterung (Hardoy u. Satterthwait 1989). Es bilden sich nämlich relativ rasch neue Organisationsformen der Gesellschaft mit einer eigenen, wenn auch unzureichenden Infrastruktur und einem eigenen Wirtschaftsraum mit einem neuen Konzept des Überlebens gegenüber der städtischen Verwaltung und den „Einheimischen".

Die Illegalität des Zuzugs, des Aufenthalts, des Wohnens, der Nutzung von Wasser und Elektrizität, von Arbeit und von Familienstrukturen führt zu einer neuen Identität als Minorität. Die städtische Bürokratie reagiert darauf mit Ausgrenzung, „Bulldozen" von Siedlungen, „Repatriierung" oder Marginalisierung der zweiten Generation.

Während Erwachsene, die mit einem, wenn auch vagen und illusionreichen Ziel in die Städte wandern, sich noch relativ rasch und gut adaptieren können, sind die Kinder den neuen Risiken der Slums schutzlos ausgesetzt. Die Folge sind Gewalt gegen und zwischen Kindern, ökonomische und sexuelle Ausbeutung, Drogenmißbrauch und Kriminalität. „Straßenkinder" mit allen seelischen, psychischen und körperlichen Folgen sind in diesem Prozeß in besonderem Maße die Verlierer.

Gesundheitsversorgung

Die ursprünglich weitgehend krankenhausorientierte medizinische Versorgung der Massen der Bevölkerung wird in einigen Städten unter Zugrundelegen des *Primary Health Care*-(PHC-)Konzepts und des Konzepts des ländlichen Distriktgesundheitssystems umgebaut. Die Dokumentation eines Workshops 1993 in Harare: „Urban Health in Africa" (Atkinson u. Merkle 1994) enthält hierzu interessante Beispiele.

Das Konzept von Primary Health Care ist im urbanen Bereich der einzig gangbare Weg zu „gesünderen Städten". Gerade auch hier ist die Einbeziehung der „Nachbarschaft" (community) eine Grundvoraussetzung. Wiederum wird deutlich, welche letztlich marginale Bedeutung kurative Gesundheitsdienste für die Gesundheit der städtischen Bevölkerung haben. Die Einführung des PHC-Konzepts in den Prozeß der Stadtentwicklung und Siedlungsplanung dürfte allerdings noch schwieriger sein als in die Gesundheitspolitik und Gesundheitsversorgung. Die „Urban Poor" sind inzwischen eine neue Zielgruppe zahlreicher internationaler und nationaler „Anbieter" von Konzepten zur besseren Gesundheit städtischer Bevölkerungen geworden. Beispiele sind das „Urban Basic Services"-Konzept von UNICEF, „Primary Environmental Care" der Umweltkonferenz von Rio 1992, das WHO-Programm „Healthy Cities" oder „Sustainable Cities".

Industrialisierung und Gesundheit

Unmittelbar aus dem Urbanisierungsproblem ergibt sich das Problem der Arbeits- und Industriehygiene. Industrielle Produktion ist von jeher mit spezifischen Gesundheitsproblemen behaftet. Ihre Verminderung oder Beseitigung erfolgte immer erst unter sozialpolitischem Druck, der wiederum von der gesamtwirtschaftlichen und gesellschaftlichen Entwicklung abhängig war.

In Entwicklungsländern sind die sozialpolitischen Rahmenbedingungen, die in den heutigen Industrieländern in den vergangenen drei oder vier Generationen erstritten und erreicht wurden, noch weit entfernt. Zwar sind in den vergangenen 20 Jahren in zahlreichen Entwicklungsländern entsprechende gesetzliche Rahmenbedingungen theoretisch geschaffen worden, v. a. durch internationale Organisationen wie etwa ILO und WHO. Die Umsetzung scheitert jedoch meist an den herrschenden politischen und wirtschaftlichen Kräfteverhältnissen. Diese wiederum sind weitgehend bestimmt von den internationalen Handels- und Produktionsbedingungen. Gesundheitliche und ökologische Katastrophen wie das Giftunglück durch einen internationalen Chemiekonzern in Bhopal, Umweltkatastrophen, hervorgerufen durch Giftmüllexporte durch Bergwerksgesellschaften (z. B. Guyana 1995) oder Ölkonzerne (z. B. auf dem Gebiet der Ogoni in Nigeria), sind nur Spitzen eines Eisbergs, die ans Licht der Öffentlichkeit gelangen. Viel weiter verbreitet und kaum bekannt sind die unwürdigen gesundheitlich wie sozial inakzeptablen Arbeits- und Lohnbedingungen, unter denen in Entwicklungsländern „preiswert" Textilien, Plastikwaren oder sonstige Industrieerzeugnisse produziert werden oder unter denen im Bergbau oder in der Agrarindustrie gearbeitet wird.

Die in diesen Sektoren erduldeten Gesundheitsrisiken und erlittenen Gesundheitsschäden, von Silikat- und Baumwollstaublunge über Schwermetall-, Lösungsmittel- und Pestizidvergiftungen bis hin zu Unfall- und Arbeitsplatzrisiken in Handwerk, Klein- und Großindustrie, sind in Einzelstudien dokumentiert. Konsequenzen werden jedoch hieraus meist nicht gezogen. Gesundheitsschutz am Arbeitsplatz, Mindestalter, geregelte Arbeitszeiten, Mindestlöhne, Mutterschutz, Bekämpfung der Kinderarbeit, soziale Sicherheit und vieles mehr stellen Herausforderungen auch an die Gesundheitsdienste in Entwicklungsländern dar.

Von diesen ökonomischen und ökologischen Problemen sind nicht nur die Arbeiterinnen und Arbeiter in den Industriebetrieben betroffen, sondern auch deren Familien in den Wohngebieten in der unmittelbaren Umgebung der Betriebe. Ein weiteres Beispiel ökologischer Folgen der Urbanisierung und Industrialisierung ist das Leben von und auf den Mülldeponien der Großstädte, auf denen auch toxische und sogar radioaktive Substanzen aus Handel und Industrie „entsorgt" werden. Die genannten Probleme existieren bereits in Lateinamerika und Asien, und sie nehmen auch in Afrika rapide zu.

1.1.5
Migration, Flucht, Vertreibung

Migration, Flucht und Vertreibung sind die herausragenden Merkmale der 90er Jahre und stehen in krassem Gegensatz zu den Hoffnungen und Erwartungen, die an das Ende des Ost-West-Konflikts mit seinen Stellvertreterkriegen geknüpft waren. In den vergangenen Jahren erlebte die Welt eine nicht abreißende Folge von massiven Flüchtlingsbewegungen und menschlichen Katastrophen. Mehr als 50 Mio. Menschen sind durch Kriege, Kriegsfolgen und Unterdrückung derzeit entwurzelt und heimatlos. Ihre Zahl wächst täglich. Flüchtlingsorganisationen versuchen, den mit jedem neuen Exodus wachsenden Anforderungen standzuhalten. Katastrophenhilfe ist in dieser Situation mehr gefragt als Entwicklungshilfe.

In zahlreichen Krisen der letzten Zeit waren Massenvertreibungen nicht die Folge, sondern das erklärte Ziel kriegs- und bruderkriegsführender Parteien. Fünfzig Jahre nach Auschwitz beginnt man sich wieder an den Begriff der „ethnischen Säuberung" zu gewöhnen.

Lang anhaltende Flüchtlingsprobleme wurden in jüngerer Zeit durch eine Vielzahl von neuen Konflikten überschattet. Nationale Einheit und politische Grenzen, auf die man sich nach der Befreiung von Kolonialherrschaft geeinigt hatte, werden zunehmend in Frage gestellt. Das Spektrum des Terrors, seine Permanenz oder seine akuten Ausbrüche lassen sich mit Namen wie Angola, Sudan, Afghanistan, Somalia, Liberia, Sierra Leone, Ruanda, Burundi oder Jugoslawien benennen. Alle wenn auch noch so bescheidenen Entwicklungsbemühungen früherer Jahre werden zunichte gemacht.

1995 wurden von UNHCR in Afrika 12 Mio., in Asien knapp 8 Mio. und in Europa 6,5 Mio. Flüchtlinge betreut. Sogenannte Binnenflüchtlinge sind hierin nicht enthalten. Ihre Not ist u.U. sogar noch größer, weil sie keinen offiziellen Flüchtlingsstatus haben und im eigenen Land weiterhin der Willkür der Verfolger ausgesetzt sind und Hilfsorganisationen keinen Zugang haben. Das Problem von UNHCR z.B. ist, daß sie nur tätig werden können, wenn die Flüchtlinge ihre Landesgrenzen überschreiten und ein Aufnahmeland Hilfe anfordert. UNHCR hat ein Mandat nur für humanitäre Hilfe, jegliche politische Einflußnahme zur Beseitigung von Fluchtursachen ist nicht möglich.

Das wachsende Ausmaß und die Komplexität unfreiwilliger Migration machen die von humanitären Organisationen getroffene Unterscheidung zwischen Flüchtlingen, Rückkehrern, Binnenvertriebenen und der gleichzeitig in Not geratenen einheimischen Bevölkerung immer schwieriger. Der Umgang mit dem Flüchtlingsproblem, die Frage ihrer Unterbringung in Lagern oder ihre frühzeitige Integration in die aufnehmende Bevölkerung ist schwierig. Letzter Weg wird zunehmend öfter versucht, weil er beiden Seiten die Vorteile der internationalen Hilfe bringt.

Bei der Repatriierung und beim Schutz der Rückkehrer in ihren Herkunftsländern werden die Hilfsorganisationen ebenfalls vor große Probleme gestellt, abgesehen davon, daß Frieden und Entwicklung eine wichtige Voraussetzung hierfür sind. Oft kehren Flüchtlinge vorzeitig zurück, weil die Situation im Aufnahmeland unerträglich geworden ist, obwohl die Sicherheit bei der Rückkehr keinesfalls gegeben ist.

Medizinische Akutversorgung bei Naturkatastrophen und kriegerischen Auseinandersetzungen kommt wegen diplomatischer und bürokratischer Verzögerungen oft zu spät. Rehabilitation kriegsverletzter Zivilisten ist ein brennendes Problem. Vor allem Tretminenopfer sind hier besonders betroffen. In diesen Krisensituationen wird ganz klar Kriegschirurgie benötigt. Andererseits ist wegen der Langfristigkeit der meisten Flüchtlingsprobleme eine Verbesserung der medizinischen Grundversorgung ebenso erforderlich.

Die zahlreichen großen und kleinen Hilfsorganisationen stehen oft in einem bizarren Wettbewerb um die Probleme. Internationale Entwicklungszusammenarbeit in all ihrer Fragwürdigkeit wird zunehmend ersetzt durch Katastrophenhilfe, die ihrerseits wieder sehr problematisch ist. Es kommt zunehmend zu Kompetenzproblemen zwischen den verschiedenen Organisationen und ihren Ansätzen.

1.1.6
Die Bedeutung der internationalen Zusammenarbeit im Gesundheitswesen

Internationale Zusammenarbeit im Gesundheitswesen, zu Beginn der 60er Jahre als „medizinische Entwicklungshilfe" bezeichnet, baute zunächst auf den Erfahrungen der ehemaligen kolonialen Gesundheitsverwaltungen und auf der medizinischen Arbeit der christlichen Missionen auf. Sie unterstützte kirchliche und später staatliche Krankenversorgungseinrichtungen. Im übrigen diente in den ehemaligen britischen bzw. französischen oder sonstigen Kolonialgebieten die jeweils zum Zeitpunkt der Unabhängigkeit vorherrschende nationale Gesundheitspolitik der Kolonialmacht als Grundlage der autonomen Entwicklung. Vor allem der 1946 eingeführte britische National Health Service wurde für zahlreiche Entwicklungsländer ein Vorbild, weil er dem politischen Anspruch einer staatlichen, kostenfreien Gesundheitsversorgung entgegenkam.

Erst Anfang der 70er Jahre entstand ein Konzept auf der Grundlage genauerer Bedarfsanalysen. Eine wichtige Rolle spielte hier die medizinische Kommission des Weltkirchenrates. Sie nahm ab Mitte der 70er Jahre stärkeren Einfluß auf die 1946 gegründete Weltgesundheitsorganisation (WHO), die sich bis dahin mehr als technische Organisation zur Krankheits- und Seuchenbekämpfung verstand. Männer wie Maurice King, John Bryant oder David Morley begannen, konzeptuelle Überlegungen anzustellen und einzubringen. James Grant, der jahrzehntelange Direktor von UNICEF, und von seiten der WHO Kenneth Newell und Halfdan Mahler, der Generaldirektor der WHO von 1973–1988, und andere wurden auf der Grundlage ihrer Erfahrungen in Entwicklungsländern die Wegbereiter und Katalysatoren einer „Weltgesundheitspolitik" der WHO.

Bis Ende der 80er Jahre waren WHO und UNICEF, unterstützt von – oder auch in Konkurrenz mit – weiteren „Vordenkern", z.B. in Indien, Indonesien, Tanzania oder der VR China und Kuba und in den kirchlichen Organisationen (in Deutschland etwa DIFÄM und MISEREOR), die Triebfedern einer den Verhältnissen in Entwicklungsländern angemessenen Konzeption der Gesundheitsversorgung und einer hierauf aufbauenden Entwicklungszusammenarbeit. Eine bedeutende Rolle spielten hierbei auch die zahlreichen nationalen und internationalen Stiftungen, wie die Rockefeller Foundation oder die Aga Khan Foundation. Konzeptionelle und auch finanzielle Leistungen wurden v. a. von skandinavischen, britischen, niederländischen und amerikanischen Regierungs- und Nichtregierungsorganisationen erbracht. Diese befanden sich in konzeptionellen, politischen, strategischen und organisatorischen Fragen teils auf gleichem Kurs mit der WHO, teils in heftiger Konkurrenz und Opposition. Das Problem war und ist auch heute noch, daß die WHO als technische Organisation der UN an Beschlüsse der Weltgesundheitsversammlung, des „Parlaments" der Mitgliedstaaten, gebunden ist und auch nicht über größere Programmittel, sondern nur über ein operationales Budget verfügt (s. Abschn. 1.3.6). Die staatlichen und nichtstaatlichen „Geberorganisationen" ("donor agencies") verfügen hingegen gesamtheitlich über enorme Summen (Abb. 1.8), über deren Verwendung sie letztlich nur ihren jeweiligen Geldgebern, nicht aber den Empfängern Rechenschaft schuldig sind, wie etwa die WHO oder andere UN-Organisationen ihren Mitgliedstaaten.

Hierdurch entsteht ein außerordentlich heterogenes, pluralistisches und letztlich wenig kontrolliertes Gemenge von Anbietern und Angeboten an Empfänger, die ihrerseits sehr häufig völlig die Kontrolle über die externen „Wohltaten" verlieren. In Bereichen, die die eigentliche Gesundheitshilfe zunehmend an den Rand drängen, wie etwa Bevölkerungspolitik und Familienplanung oder neuerdings Katastrophen- und Flüchtlingshilfe sowie die Zu-

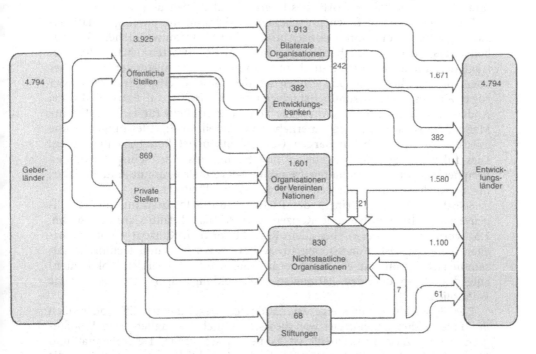

Abb. 1.8. Auszahlungen ausländischer Entwicklungshilfe für den Gesundheitsbereich, 1990 (in Mio. US$). (Aus Weltbank, Weltentwicklungsbericht 1993, S. 205)

wendungen an die Transformationsländer, werden die Verhältnisse für die Empfänger noch undurchschaubarer. Die Gesamtleistungen der Bundesrepublik Deutschland setzen sich zusammen aus:

- der öffentlichen Zusammenarbeit mit Entwicklungsländern (ODA; 1997: 10,156 Mrd. DM)
- der öffentlichen Hilfe an Übergangsländer (OA; 1997: 1,145 Mrd. DM),
- den sonstigen öffentlichen Leistungen (z.B. Exportkredite und Bürgschaften),
- der privaten Entwicklungshilfe (1997: 1,5 Mrd. DM),
- den privaten Leistungen zu marktüblichen Bedingungen (1997: 23,3 Mrd. DM).

Während die ODA-Ausgaben des BMZ zwischen 1990 und 1999 bei jährlich 10 Mrd. DM lagen, ging ihr Anteil im Bundeshaushalt im gleichen Zeitraum von 2,1% auf 1,5% und der Anteil am BSP von 0,42% auf 0,23% (Zielgröße 0,7%) zurück.

Der Anteil der sozialen Grunddienste ist seit 1998 von 18,9% auf 13,5% zurückgegangen, der darin enthaltene Anteil für die Gesundheitsdienste von 5,9% auf 2,1% (DWHH, Terre des Hommes Deutschland, 2000).

Seit Ende der 80er Jahre und massiv seit Beginn der 90er Jahre interveniert die Weltbank mit enormen Summen, verbunden mit drastischen Auflagen etwa im Rahmen der Strukturanpassungsmaßnahmen (Economic Structural Adjustment Policy, ESAP) des Internationalen Währungsfonds.

Die Frage, welchen freien Entscheidungsspielraum die jeweiligen nationalen Regierungen und ihre politisch und technisch verantwortlichen Gesundheitsministerien da noch haben, ist schwer zu beantworten. Nicht selten beträgt der Anteil der Fremdmittel internationaler oder bilateraler, staatlicher oder nichtstaatlicher Organisationen an den Gesundheitsprogrammen oder sogar am gesamten Gesundheitsbudget über die Hälfte, im Extremfall 80%. Andererseits beinhaltet die Annahme von Fremdmitteln für eine bestimmte Maßnahme stets einen nicht unerheblichen Anteil an Eigenleistungen. Diese müssen aus dem ohnehin kargen Gesundheitsbudget bereitgestellt werden. Dies führt zwangsläufig zu einer Umverteilung aus der nichtspektakulären Peripherie in die spektakulären fremdfinanzierten Programme und Projekte, mit nachteiligen Folgen für den laufenden Gesundheitsetat.

Selbst das auf dem Prinzip der Partizipation, Selbstbestimmung und Eigenverantwortung aufbauende Konzept von Primary Health Care (s. Abschn. 1.3) wurde den Ländern – bei allem Respekt vor dem Konzept – mit finanziellen Anreizen bzw. Konditionen für weitere finanzielle und technische Zusammenarbeit von „außen" (in internationalen oder bilateralen Abkommen) aufgedrängt, so daß den nationalen Entscheidungsträgern praktisch keine Wahl blieb.

Der Entwicklung einer eigenen nationalen Gesundheitspolitik oder auch nur Entscheidungskompetenz war dies sicher nicht zuträglich. Den Empfängern dieser „Zusammenarbeit" ist es bei dieser Breite, Heterogenität und Massivität des Angebots kaum möglich, den Überblick zu behalten, über die Fremdaktivitäten Rechenschaft zu erhalten oder sich auch notfalls dagegen zur Wehr zu setzen. Zu viele Vorteile der verschiedensten Art sind hiermit auch verbunden.

Im jeweiligen einzelnen Fall mag auf partnerschaftlichen Dialog und auf Respektieren der eigenen Vorstellungen Rücksicht genommen werden und auch eine fruchtbare Kooperation zustande kommen. In ihrer Summe hat alle Hilfe jedoch etwas Bedrückendes, auch wird zunehmend an ihrer Effektivität und Effizienz gezweifelt.

Dies betrifft auch die personelle Zusammenarbeit im Gesundheitsbereich, in dem inzwischen in den meisten Ländern die Situation des Fachpersonals qualitativ und quantitativ durchaus befriedigend sein könnte, wenn nur der Staat in der Lage wäre, diese Fachkräfte zu beschäftigen und so zu bezahlen, daß sie nicht gezwungen wären, einen Großteil ihrer Arbeitszeit für Nebenerwerb zu nutzen, um die unter dem Existenzminimum liegenden Gehälter aufzubessern. Dies ist einer der Gründe, warum z. B. im ärztlichen Dienst in der Peripherie Personalmangel herrscht, den man dann glaubt, durch externe Fachkräfte auffangen zu müssen. Auch wenn das ausländische Personal das Gehalt aus dem für das Land vorgesehenen Entwicklungshilfeetat bekommt, müssen dennoch erhebliche Nebenkosten aus dem nationalen Gesundheitsbudget zugeschossen werden. Unter dem Strich könnte für eine externe Fachkraft eine beachtliche Zahl einheimischer Fachkräfte bezahlt oder deren Gehälter ihrer Leistung entsprechend aufgestockt werden.

Eine kritische Überprüfung der Konzeption der technischen, finanziellen und personellen Zusammenarbeit im Gesundheitssektor wie auch in allen anderen Sektoren ist daher dringend geboten.

SWAP – „Sector Wide Approach" ist das Konzept eines Zusammenschlusses von Regierung, Regierungsorganisationen und Geber- und anderen Interessengruppen innerhalb eines Sektors, z. B. Gesundheitssektor in einem Land zur Förderung des Politikdialogs und einer Sektorpolitik („policy"), die die öffentlichen, privaten und Geberinteressen zusammenführt, ein gemeinsames Finanzierungskonzept („basketfunding") und Programmkoordinierung und Überwachungs- und Evaluierungskriterien entwickelt.

Das Ziel ist, die oft divergierenden, konkurrierenden und überlappenden Regierungs- und Geberinteressen zusammenzuführen. Es soll auch die Umsetzung der nationalen Gesundheitssektorreform unterstützen. Besonders angesprochen sind hier die ärmsten Länder Afrikas, die am meisten von fremder Hilfe abhängig sind, aber auch in Asien Bangladesh, Cambodia und Vietnam (WHO 2000, S. 123; Tabelle 1.4)

Die Idee stößt bei einer Reihe von Geberorganisationen auf Widerstand, weil sie ihre eigenen Prioritäten und Interessen bedroht sehen und die Kontrolle über die von ihnen zu verantwortenden Finanzmittel verlieren.

Zusammenarbeit im Gesundheitssektor kann nicht losgelöst von der gesamten internationalen Zusammenarbeit gesehen werden, und schon gar nicht abgehoben von dem Abhängigkeitsverhältnis, in dem sich die Entwicklungsländer von den Industrienationen befinden. Die ehemals politisch durch den Ost-West-Konflikt bestimmten Abhängigkeiten werden heute mehr und mehr durch wirtschaftspolitische Abhängigkeiten ersetzt.

Der UNDP-Bericht des Jahres 1992 konstatiert nachdrücklich, daß die reichen Länder und die Entwicklungsländer als ungleiche Partner in einem kei-

Tabelle 1.4. Geographische Verteilung der deutschen Entwicklungszusammenarbeit. Bilaterale Regierungszusagen für die finanzielle und technische Zusammenarbeit (*FZ* und *TZ*); in Prozent. (Nach DWHH u. Terre des Hommes 1999/2000)

	1996 %	1997 %	1998 %	1999[a] %	2000[a] %
Mittelmeerraum/Naher und Mittlerer Osten	18,0	19,6	20,0	19,7	24,7
Afrika südlich der Sahara	28,8	25,1	28,5	24,2	29,6
Lateinamerika	12,8	14,3	15,8	17,4	12,1
MOE/NUS-Staaten[b]	6,5	7,0	8,7[c]	8,3[d]	7,0[e]
Ost-/Südasien und Ozeanien	33,9	33,9	27,0	30,4	26,7
Bezugsgröße (regional gebundene Mittel, in Mrd. DM)	3,786	3,270	3,039	3,081	2,008

[a] Sollwerte.
[b] Mittel- und Osteuropa sowie Nachfolgestaaten der Sowjetunion.
[c] Zusätzlich TZ aus Titel 686 12 (Förderung der wirtschaftlichen und gesellschaftlichen Entwicklung in Ländern MOE/NUS; Verpflichtungsermächtigung 1998: 120 Mio. DM).
[d] Zuzüglich 140 Mio. DM TZ-Verpflichtungsermächtigungen aus Titel 686 12, 20 Mio. DM FZ-Verpflichtungsermächtigungen aus Titel 866 11 (Rumänien, Bulgarien) sowie 20 Mio. DM aus Transformprogramm.
[e] Zuzüglich 95 Mio. DM TZ-Verpflichtungsermächtigungen aus Titel 686 12.

Tabelle 1.5. Soziale Grunddienste. Bilaterale Regierungszusagen für die finanzielle und technische Zusammenarbeit (*FZ* und *TZ*), Sollwerte; in Mio. DM und Prozent). (Nach Terre des Hommes 1999/2000)

	1998		1999		2000 (a)		2001 (b)	
	Mio. DM	in %	Mio. DM	in %	Mio. DM	in %	Mio. DM	in %
Grundbildung	75,2	2,5	115,0	3,7	52,9 (+4)	2,8 (2,5)	80,0	3,3
Basisgesundheitsdienste	175,7	5,9	78,7	2,6	65,0 (+21,5)	3,4 (3,8)	51,3	2,1
Bevölkcrungspolitik	135,0	4,6	137,5	4,5	45,0 (+58,5)	2,4 (4,5)	87,5	3,6
Wasserversorgung und Abwasserentsorgung für Arme	171,8	5,8	193,5	6,4	108,8 (+21)	5,7 (5,6)	106,0	4,4
Summe soziale Grunddienste Für 2000 nach Erhöhung um 108 Millionen DM im Rahmen der Kopenhagen-plus-5-Konferenz (a)	557,7	18,9	524,7	17,3	271,7 (+108 =379,7)	14,3 (16,5)	324,8	13,5
Bezugsgröße (sektoral aufteilbarer Betrag)	2,955	100	3,039	100	1,917	100	2,409	100

nesfalls frei operierenden Weltmarkt konkurrieren und daß diese ungleiche Partnerschaft die Entwicklungsländer jährlich 500 Mrd. US$ kostet, zehnmal mehr als die gesamte Entwicklungshilfe, die sie erhalten.

Zum finanziellen Volumen der Zusammenarbeit auf dem Gesundheitssektor ist festzustellen, daß dieses in der Regel nicht mehr als 5% der Entwicklungshilfe ausmacht (Tabelle 1.5), etwa den Anteil, der auch in den jeweiligen Ländern im nationalen Haushalt für Gesundheit vorgesehen ist. Der Mittelumfang zeigt allgemein fallende Tendenz. Der Rückgang wird noch viel größer, wenn man den Kaufkraftverlust der Währungen der Entwicklungsländer gegenüber dem Weltmarkt einerseits und das Bevölkerungswachstum andererseits berücksichtigt.

Literatur (zu Abschn. 1.1)

Atkinson SA, Merkle A (Eds) (1994) Urban health in Africa: report of the WHO/GTZ workshop on „Urban Health in Africa" in Harare, 29 Nov.–3 Dec.1993. London
Deutsche Welthungerhilfe (DWHH) u. Terra des Hommes, Deutschland (1999/2000) Die Wirklichkeit der Entwicklungshilfe, 8. Bericht
Diesfeld HJ, Wolter S (Hrsg) (1989) Medizin in Entwicklungsländern. Lang, Frankfurt Bern New York Paris
Easterlin RA (1975) An economic framework for fertility analysis. Stud Fam Plann 6:54–63
Fülöp T, Reinke WA (1981) Statistical analysis of interdependence of country health resource variables, with special regard to manpower-related ones. Bull WHO 59:129–141
Grant JP (1983) The state of the world's children 1982–83. UNICEF, New York
Hardoy JE, Satterthwait D (1989) Squatter City. Life in the urban third world. London
Harpham T, Tanner M (Eds) (1994) Urban health in developing countries. Progress and prospects. London
Murray CJL, Lopez AD (1993/1997) In: Weltbank-Weltgesundheitsbericht 1993 und The Lancet 1997, vol 349, May 3, pp 1269–1276, May 10, pp 1347–1352, May 17, pp 1436–1442)
Newland K (1982) Infant mortality and the health of societies. World Health Forum 3:321–324
Rich W (1973) Smaller families through social and economic progress. Washington
UNDP (1994) Human development report. Washington
Weltbank (1993) Weltentwicklungsbericht 1993. Washington
Weltbank (1997) Weltentwicklungsbericht, Washington, 1997
WHO (2000) Weltgesundheitsbericht, Genf, 2000

1.2
Konzepte von „Gesundheit" und „Krankheit"

1.2.1
Einführung in Konzepte von „Gesundheit" und „Krankheit"

KATHARINA GREIFELD

Wenn wie hier im Titel zwei Begriffe, die für die Biomedizin zentral sind, in Anführungszeichen gesetzt werden, dann soll dies darauf verweisen, daß es sich nicht um universell gültige Konzepte handelt. Gerade „Gesundheit" ist ein Begriff, der bisher noch von niemanden hinreichend definiert wurde.

Im allgemeinen gehen wir davon aus, daß Krankheit, wie wir sie verstehen, überall auf der Welt gleich sei. Dabei übersehen wir meistens, daß es sehr unterschiedliche Blickwinkel auf die Befindensweise – Mißbefinden und Wohlbefinden – gibt.

Sicherlich kommt man mit dem Konzept der Befindensweise ein ganzes Stück weiter, denn es verlangt nach einer Erklärung. Diese Erklärung setzt „Krankheit" und „Gesundheit" in den jeweiligen kulturellen Kontext. Die Medizinethnologie oder, wie sie auch genannt wird: Ethnomedizin, beschäftigt sich u. a. damit, wie Menschen in den verschiedenen Kulturen im Falle einer Erkrankung handeln, welche Vorsorge sie treffen und wie sie Mißbefinden deuten und erklären.

Das Wissen um Konzepte von Gesundheit und Krankheit wird ganz besonders dort wichtig, wo man auf fremde und unbekannte Vorstellungen darüber trifft. Die medizinische Praxis bietet jeden Tag eine Reihe von Beispielen, wenn z. B. Migrantinnen kommen und vielleicht über diffuse Kopfschmerzen klagen. Für jeden, der seinerseits vor hat ins Ausland zu gehen, um dort medizinisch tätig zu werden, ist ein Nachdenken über die kulturellen Setzungen heilkundlichen Handelns wichtige Voraussetzung. Denn in jeden Körper ist Kultur mit eingeschrieben.

Krankheit ist nicht nur ein biologisches Faktum, basierend auf Dysfunktionen von Körperteilen, sondern vielmehr ein breites Geflecht auch philosophischer Vorstellungen über einen Bestzustand – was wir leichthin als Gesundheit bezeichnen. Medizinethnologie kann an diesem Punkt einsetzen, um zu etwas mehr Verstehen fremd- und eigenkultureller Phänomene beizutragen. Wie der Name schon sagt, beschäftigt sich die Medizinethnologie mit der Ethnologie der Medizin, vergleichbar mit Verwandtschafts- oder Musikethnologie, die die jeweiligen Vorsilben zum Thema haben. Insbesondere für diejenigen wird Medizinethnologie interessant, die sich im Rahmen ihres Berufes mit Heilen im weitesten Sinne auseinandersetzen.

Nehmen wir doch einmal als Beispiel den Schmerz. Die europäische Kultur ist darauf gerichtet, Schmerz so weit wie möglich zu vermeiden. Wer sich vorsätzlich Schmerzen zufügt oder zufügen läßt, wird als nicht ganz normal empfunden. In anderen Kulturen kann Schmerz allerdings sehr positiv bewertet werden. So wird beispielsweise bei den Beti in Südkamerun der Schmerz ganz gezielt eingesetzt, um während einer speziellen Initiationsfeier die Jungen zu Männern zu machen. Nur wer die Skarifikation, das Einschreiben des Schmerzes in den Leib, ohne Weinen oder Aufschreien über sich ergehen läßt, und das ist die Regel, wird zum Mann. Für Frauen gilt übrigens analoges für das Gebären. In anderen Kulturen wird Schwangerschaft nicht als Krankheit gesehen, die besonderer ärztlicher oder anders gearteter heilkundlicher Behandlung bedarf, vielmehr als üblicher Bestandteil des Frauenlebens. In Deutschland hingegen werden 60% aller Schwangerschaften als „Risikoschwangerschaften" bezeichnet, die gynäkologisch begleitet werden müssen.

Erst im 19. Jahrhundert begann sich die Schulmedizin in Europa durchzusetzen, nicht zuletzt aufgrund der großen Fortschritte in der Biologie (Claude Bernard, Louis Pasteur, Rudolf Virchow stehen hierfür). Als eigentlicher Wendepunkt in der Geschichte der europäischen Medizin gilt die Einführung des Kartesianischen Paradigmas. Vor Descartes (1596–1650) waren das Zusammenwirken von Geist und Körper von Bedeutung, wobei das Heilen auf die gesellschaftliche und spirituelle Umwelt abgestimmt wurde. „Descartes Beschreibung des menschlichen Körpers machte diesen zu einem Uhrwerk und schuf eine neue Distanz nicht nur zwischen Seele und Körper, sondern auch zwischen den Beschwerden des Patienten und dem Auge des Arztes. Im Rahmen dieser mechanischen Auffassung war der Schmerz ein rotes Warnlicht und die Krankheit eine mechanische Störung. Jetzt wurde die Systematisierung der Krankheiten möglich. Ähnlich wie Mineralien und Pflanzen klassifiziert wurden, so konnten nun die Krankheiten durch den Arzt-Systematiker isoliert und nach Kategorien geordnet werden. Damit war der logische Bezugsrahmen für neue Ziele der Medizin abgesteckt. Nicht mehr der leidende Mensch, sondern die Krankheit stand im Mittelpunkt des medizinischen Systems und konnte a) einer optimalen Verifikation durch Messungen, b) der klinischen Forschung und dem Experiment und c) der Bewertung nach technischen Normen unterzogen werden" (Illich 1977, S. 187).

In der Schulmedizin wurden das Heilen und der Mensch als Ganzheit immer mehr aus den Augen verloren. Eine Konzentration auf die Wiederherstellung kleiner und kleinster Teile setzte ein, die sich bis heute, in immer größerer Perfektion, fortsetzt. Mittlerweile ist es sogar schon so, daß beispielsweise in der Neurochirurgie nicht mehr ein Mensch, ein Arzt oder (wohl seltener) eine Ärztin, die Operation durchführt, sondern ein entsprechend programmierter Computer. Die Psychosomatik setzte zwar neue Akzente, aber auch sie bewegt sich im gleichen kulturellen Rahmen. Sie unterscheidet sich ganz beträchtlich von holistischen Verfahren anderer Kulturen, die über unterschiedliche Grundlagen verfügen.

Zwei zentrale Begriffe und Konzepte prägen die Auseinandersetzung in der Medizinethnologie. Das ist zum einen das Konzept des medizinischen Systems, zum anderen das Konzept der kulturspezifischen Syndrome. Beide Konzepte ermöglichen Erklärungen, die uns verstehen lassen, was andere mit Krankheit, Gesundheit, Wohlbefinden und Mißbefinden meinen. Der Vorteil beider Konzepte ist, daß sie über das naturwissenschaftliche Verständnis, das hierzulande unsere Medizin prägt, weit hinausweisen.

In den USA und Europa sind wir es gewohnt – und ganz besonders trifft das auf jene zu, die aus den eigentlichen medizinischen Berufen kommen –, diese Medizin als die einzig richtige und wissenschaftliche zu sehen. Sie wird, je nach Standort, als Biomedizin, Schulmedizin, kosmopolitische, westliche oder moderne Medizin bezeichnet. Moderne Medizin heißt sie deswegen, weil sie im Gegensatz zu vielen anderen Heilsystemen (etwa dem indischen *Ayurveda*) nur eine vergleichsweise kurze Geschichte in ihrer jetzigen Ausformung vorzuweisen hat, und außerdem, weil sie sehr in Mode ist. Die moderne Medizin ist weitgehend standardisiert und wird weltweit ähnlich ausgeführt.

Wer nicht von medizinischen Systemen sprechen will, nennt das „Gegenstück" zur Biomedizin sehr häufig in einer Art Kurzform „traditionelle Medizin". Anders als die Biomedizin ist die traditionelle Medizin je eine andere, von Region zu Region unterschiedlich. Sie erweist sich nicht so sehr traditionell und traditionsgebunden in dem Sinne, daß keine Neuerungen darin aufgenommen würden, als vielmehr viel spezifischer mit der Geschichte und Kultur einer Gruppe verbunden. Wer von traditioneller Medizin spricht, bedient sich also eines Kürzels – und sollte sich dessen bewußt sein. Häufig wird von *der* afrikanischen, *der* chinesischen, *der* indianischen traditionellen Medizin gesprochen. Aus dem eben Genannten ergibt sich, daß es so etwas nicht gibt.

Genauer wäre es also, wenn zum einen der spezifische Name dazu genannt würde (z. B. Ayurveda) oder aber von einem jeweiligen medizinischen System die Rede wäre (z. B. das medizinische System der Mayo etc.). Wie wir schon feststellten, ist das, was wir bisher kurz „traditionelle Medizin" nannten, mit der spezifischen Geschichte und Kultur einer Gruppe verbunden (was im übrigen auch für unsere Biomedizin gilt). In der Medizinethnologie findet der Begriff des medizinischen Systems Verwendung, um genau diesen Einflüssen Rechnung zu tragen. Es liegt auf der Hand, daß es neben dem medizinischen andere Systeme geben muß, die miteinander in Verbindung stehen: Das medizinische System ist Teil des kulturellen und sozialen Systems, nach der gängigen, klassischen Definition des Ethnologen David Landy. Er führt weiter dazu aus: „Die Medizin einer Gesellschaft besteht aus denjenigen kulturellen Praktiken, Methoden, Techniken und Substanzen – eingebettet in eine Matrix aus Werten, Tradition, Vorstellungen und Formen der ökologischen Anpassung –, die es ermöglichen, Gesundheit zu erhalten und Krankheit und Schädigungen zu vermeiden oder zu verbessern. Das medizinische System einer Gesellschaft ist damit die gesamte Organisation ihrer sozialen Strukturen, Technologien und Personen, die ermöglichen, ihre Medizin (wie oben definiert) auszuführen und zu erhalten sowie sie zu verändern in Abhängigkeit zu intrakulturellen und extrakulturellen Herausforderungen" (Landy 1977, S. 131, Übersetzung K.G.). Einfacher ausgedrückt: Das medizinische System ist Teil der jeweiligen Kultur und verändert sich entsprechend deren Bedürfnissen.

Das Konzept des medizinischen Systems ist so wichtig, weil dadurch die verschiedenen Aspekte, die zu Krankheit, Kranksein, Heilen, Gesundheit und Wohlbefinden dazugehören, mit ins Blickfeld geraten und gleichzeitig biologische Erklärungen alleine als nicht ausreichend deutlich werden. Allen, die in ihnen unbekannten Umgebungen arbeiten, sollte daher bewußt sein, daß Krankheit und Gesundheit nicht immer und überall gleiche Bedeutungen haben. Ein waches Auge, ein offenes Ohr für unterschiedliche Wahrnehmungen können verhindern, daß man sich in einer fremden Situation völlig verliert und aufgrund von Unverständnis zu Vorurteilen Zuflucht nimmt.

Das zweite wichtige Konzept innerhalb der Medizinethnologie ist das des „kulturspezifischen Syndroms". Hieran läßt sich ganz besonders deutlich die Rolle der Kultur, der Gesellschaft und anderer Faktoren herausarbeiten, die Krankheit und Gesundheit beeinflussen. Wichtig ist es auch in der Hinsicht, daß kulturelle Unterschiede in der leiblichen und geistig-seelisch-psychischen Wahrnehmung besonders deutlich werden, daß das, was wir u. U. in Mitteleuropa für gesund halten, es anderswo nicht unbedingt sein muß. Kulturspezifische Syndrome erlauben an einfachen Beispielen, die unterschiedlichen Wechselbeziehungen und Netzstrukturen, die sich um Kranksein und Wohlbefinden ranken, aufzuzeigen.

Früher ging man davon aus, daß es kulturspezifische Syndrome nur in anderen Kulturen als den abendländischen gebe. Der Grund hierfür lag in der

Ansicht, daß die euroamerikanische Biomedizin nicht kulturabhängig, sondern vielmehr als sog. Naturwissenschaft „kulturfrei" und damit allgemeingültig sei. Auch in Europa und den USA als den Zentren der Biomedizin, so weiß man heute, gibt es kulturspezifische Syndrome. Dazu zählen u. a. das prämenstruale Syndrom (PMS), Bulimie und Magersucht (Anorexia). In jüngster Zeit wird in den USA selbst „Jugend" zu den kulturspezifischen Syndromen gerechnet, weil Jugendliche dort unter ganz bestimmten „Störungen" leiden, wie etwa Hang zur leichten Fettsucht, Pickeln etc. Das heißt, eigentlich „normales" Verhalten und Sein wird immer stärker medikalisiert und damit als anormaler Zustand bewertet, womit es medizinischem bzw. psychiatrischem Zugriff offensteht (vgl. Hill et al. 1992).

Studien über kulturspezifische Syndrome in unserer Kultur sind erst im Anfang begriffen, während es über andere Kulturen und deren spezifische Mißbefindlichkeiten bereits eine ganze Reihe von Forschungen gibt. Das kulturspezifische Syndrom war früher sozusagen ein Kunstgriff gewesen, um für unser Denken und unsere Wahrnehmung Unerklärliches zu erklären. Das heißt, es wurde als etwas besonders Exotisches aufgenommen, um z. B. Zurückgebliebenheit oder Aberglauben in anderen Kulturen aufzuzeigen, von der sich die euroamerikanische Kultur auf diese Weise deutlich absetzen wollte.

Susto wird zu den kulturspezifischen Syndromen Lateinamerikas gezählt, wobei durch Schreck/Erschrecken eine Erkrankung ausgelöst wird. Es gibt viele verschiedene Symptome, die von Appetitlosigkeit, Schwäche, Antriebslosigkeit, Blässe, Diarrhöe, Ruhelosigkeit, Erbrechen, Depression, Unruhe, Fieber bis zum Tod reichen können. Die dafür zuständigen Heiler versuchen je nach kulturellem und sozialem Kontext die besten Mittel zur Heilung zu finden, deren Grundlage in der Denkfigur des „Seelenverlustes" wurzelt. Zu bedenken ist hierbei, daß nicht alle Kulturen dem christlichen Modell der Eine-Seele-Existenz folgen, vielmehr in deren Vorstellung mehrere Seelen in einer Person vorhanden sein können, so daß der Verlust einer Seele eine bestimmte Symptomatik und nicht notwendig den Tod zur Folge hat. Durch genau umschriebene Heilrituale kann die verlorene Seele wieder zurückgeholt werden und damit die Kranken wieder gesunden. In anderen Kulturen gibt es andere kulturspezifische Syndrome, wie etwa Naeng in Korea, Windigo bei kanadischen Indianern oder Latah in Indonesien, um nur die bekanntesten zu nennen.

Wohl überall auf der Welt findet sich das Konzept der ausgewogenen Elemente, die Gesundheit garantieren. In China gibt es das Yin-Yang-System, in anderen und sehr weit voneinander entfernten Regionen das Warm-Kalt-System. Für Europa wird in diesem Zusammenhang auch von der Humoraltheorie gesprochen, der Lehre der ausgewogenen Säfte. Sie geht zurück auf Hippokrates und war im 16. Jahrhundert die anerkannte medizinische Lehre. Danach gibt es folgende vier Körpersäfte: Blut, Schleim, gelbe und schwarze Galle. Jedem von ihnen werden bestimmte Temperamente zugeordnet, die aus Gegensatzpaaren bestehen: feucht/trocken, warm/kalt. Das Prinzip besteht darin, das Gleichgewicht zwischen den einzelnen Elementen zu halten, was Gesundheit und Wohlbefinden garantiert. Ein ähnliches Konzept, das aber nur bei oberflächlicher Betrachtung der hippokratischen Lehre entspricht, gibt es auch im südlichen Amerika. Jedoch kann mit Sicherheit festgestellt werden, daß viele Kulturen Harmonielehren kennen und diese in ihr Verständnis von Mißbefindlichkeit und Kranksein einfließen.

Ein weiteres wichtiges Konzept, das v. a. in der angelsächsischen Forschung seinen Niederschlag fand, ist das der Dreiteilung von Krankheit (*disease*), Kranksein (*illness*) und Erkrankung (*sickness*), wobei letzteres quasi ein Überbegriff für die beiden vorhergehenden ist. Diese Unterscheidung wurde zuerst von Fabrega (1971) eingeführt und später von Landy (1977) und Kleinman (1980) weiter ausgeführt, wobei Victor von Weizsäcker (1987) darauf aufmerksam machte, daß bereits um die Jahrhundertwende im deutschen Sprachraum auf diese Unterschiede hingewiesen wurde.

Krankheit gehört in die Begriffswelt der Schulmedizin und bezeichnet einen Zustand, der von den Normen abweicht, wie sie eben von ihr aufgestellt wurden. Es geht also um die körperliche Veränderung beim Kranken im Rahmen des schulmedizinischen Modells. Dazu gehört gleichfalls die Klassifizierung von Krankheiten nach biomedizinischem Muster.

Kranksein hingegen bezieht sich auf die Wahrnehmung und Erfahrung des Erkrankten sowie dessen sozialer Gruppe, die, wie wir bereits gesehen haben, kulturell bestimmt sind. Als Schulmediziner würde man den Unterschied wohl so formulieren, daß sich „Kranksein" auf die subjektive Erfahrung beziehe, während Krankheit „objektiv" sei. Tatsächlich aber entspricht Krankheit jedoch lediglich dem schulmedizinischen Modell. Hinzuzufügen ist weiter, daß jemand sich krank fühlen mag (Kranksein), ohne eine Krankheit zu haben, wie auch der umgekehrte Zustand denkbar ist. Hier treffen unterschiedliche Erklärungsebenen für einen Zustand aufeinander, also unterschiedliche Wahrnehmungen von Realität.

Obsolet wird diese Unterscheidung allerdings dann, wenn man akzeptiert, daß die Biomedizin als „Naturwissenschaft" gleichfalls voller kultureller Setzungen ist und damit nicht „die" Krankheiten schlechthin in eindeutige, objektivierte wissenschaftliche Kategorien bringt, wie es nach ihrem Anspruch geschieht. Vielmehr ist sie eine unter vielen Möglichkeiten gesundheitlicher Versorgung. Krankheit und Kranksein fallen in dieser Perspektive zusammen.

Wie wir auch aus unserer eigenen Kultur wissen, gibt es für bestimmte Mißbefindlichkeiten oder Erkrankungen jeweils „Fachpersonal", das in den einen bzw. anderen Fällen aufgesucht wird. Da gibt es innerhalb der Schulmedizin die verschiedenen Fachärzte mit ihren assoziierten „Hilfskräften", etwa Masseure, Krankengymnasten oder Psychologinnen. Je nach Selbsteinschätzung des Patienten wird der eine oder die andere konsultiert. Neben diesen gibt es hierzulande eine ganze Reihe anderer therapeutisch wirkender Personen, die z. T. Elemente der Schulmedizin in ihr Handeln integrieren. Dazu zählen u. a. die Psychotherapeuten der unterschiedlichen Richtungen, Chiropraktiker, Akupunkteure usw. Zum Teil bedienen sie sich auch anderer Heiltraditionen, wie etwa die Akupunkteure, die altes chinesisches Wissen hierzulande zur Anwendung bringen. Wer unzufrieden mit der einen Art der Behandlung ist, geht zu einem anderen Heiler – wobei hier der Begriff Heiler ganz weit gefaßt ist, als jemand, der sich um das Heil des Individuums kümmert. Das kann ein bestimmter Arzt sein oder vielleicht auch eine Aromatherapeutin. Wer wann aufgesucht wird, hängt zum einen von den Vorerfahrungen mit jenen Heilern ab, zum anderen aber auch von solchen mehr äußerli-

chen Faktoren wie Behandlungskosten oder Entfernung zum Heiler (Wege-
aufwand). Das ganze Phänomen wird als „healer shopping" bezeichnet.

Insbesondere für die afrikanischen und südamerikanischen Länder wurden darüber sehr genaue Studien angefertigt, die v. a. erklären sollten, warum nicht jeder gleich Einrichtungen der modernen Medizin aufsucht, wie etwa Krankenhäuser oder Gesundheitszentren, wenn sie doch schon aus mehr
oder weniger humanitären Gründen eingerichtet worden waren. Man konnte
sich die niedrige Akzeptanz vielfach nur dadurch erklären, daß die Betroffenen zu unwissend seien, um die Vorteile der modernen Medizin richtig einschätzen zu können. In der Folge wurden Studien durchgeführt, die versuchten, die Reihenfolge in der Benutzung des jeweiligen medizinischen Systems
zu erfahren. Wird zuerst der Arzt aufgesucht, dann der Heiler aus dem jeweiligen ethnischen medizinischen System, dritte Heilinstanzen oder umgekehrt
und bei welchen Erkrankungen? Das waren die Leitfragen, die die sehr persönlichen und überaus situationsbedingten Entscheidungen transparent machen sollten, um dann in einem weiteren Schritt gezielter über die Vorteile
der Schulmedizin informieren zu können. Es sollte auch dazu dienen, die
„traditionelle Medizin" in die moderne Medizin zu integrieren, wie es die
Weltgesundheitsorganisation in ihrem Programm „Gesundheit für alle im
Jahr 2000" (Alma Ata 1978) favorisierte. Grundlage war und ist also immer
die vorausgesetzte Überlegenheit der modernen Medizin gegenüber allen anderen medizinischen Systemen. Wie wir zu Beginn gesehen haben, ist ein
medizinisches System und die jeweils ausgeübte Medizin ein sehr komplexes
System, das die jeweilige Kultur und Gesellschaft direkt berührt. Spätestens
aus der Chaostheorie wissen wir, daß die Veränderung auch kleinster Teile
große Auswirkungen an u. U. ganz anderen Stellen zeitigen kann. Ethnische
medizinische Systeme sind direkt mit den jeweiligen Wertvorstellungen, Ansichten über die Welt, Theorien, Normen usw. verknüpft. Heiler sind ganz
häufig äußerst wichtige Personen, die im Erhalt der ethnischen Identität eine
große Rolle spielen. Wer sie wie Schulbuben behandelt oder wie nicht ganz
zurechnungsfähige Personen, die mit Blut und Federn irgendeinen „Hokus-
pokus" veranstalten, unterschätzt ihren Einfluß und ihr Wirken außerhalb
des unmittelbaren therapeutischen Bereichs. Ob eine Person oder Kultur
ernstgenommen und respektiert wird, merkt jeder sofort. Auch hiervon wird
die Heilerwahl direkt beeinflußt.

Wo es mindestens zwei medizinische Systeme gibt (der Fachjargon spricht
hier von *medizinischem Pluralismus*), etwa die Biomedizin und ein weiteres,
wissen die potentiellen Benutzer sehr genau zu unterscheiden zwischen den
Vor- und Nachteilen des einen oder anderen. Die Mayo z. B., eine indianische
Ethnie im Nordwesten Mexikos, verfügen über eine ganze Reihe „traditioneller" Heiler und haben sehr guten Zugang zur Biomedizin. Sie gehen sehr bewußt mit den ihnen zur Verfügung stehenden medizinischen Systemen um.
Die Mayo und ihre Heiler schätzen den Arzt als Operateur, da er ja gerade
dies während seiner Ausbildung gelernt habe. Doch seine Medikamente sind
der Kritik ausgesetzt, da sie, so sagen sie, nur beruhigend, aber nicht heilend
wirkten. Denn zum Heilen gehört mehr, nämlich die enge Beziehung von
Wohlbefinden und Gottesgläubigkeit, die in den Heilungen thematisiert wird.
Indem sie die Vorzüge der modernen Medizin für bestimmte Erkrankungen

schätzen, weisen sie ihr einen besonderen Platz zu und erhalten sich so ihr ureigenes Tätigkeitsfeld.

Ihre Situation ist eher durch ein Nebeneinander denn ein Miteinander bestimmt, wobei Konkurrenzsituationen kaum entstehen können, da jedem medizinischen System eine bestimmte Qualifikation zugewiesen wird und daher das eine nicht schlechter als das andere ist, nur eben anders. Hierfür spricht auch, daß häufig gleichzeitig ein Heiler und ein Arzt besucht wird, oder zuerst ein Heiler und dann ein Arzt oder umgekehrt, wofür sich zumindest bei den Mayo keine Gesetzlichkeiten aufstellen lassen – was Forscher sonst gerne tun –, zumal ihnen beide medizinische Systeme in gleichem Maße zugänglich sind (Greifeld 1985).

Heilerwahl, der Wechsel zwischen verschiedenen Heilern, das sog. Healer shopping, ist also ein weit verbreitetes Phänomen, das durch viele und sehr unterschiedliche Faktoren beeinflußt wird. Wann welches medizinische System verwendet wird, hängt allerdings nicht nur von persönlichen Vorlieben – wie in Europa – ab, sondern auch davon, was die Familie und wichtige andere jeweils meinen. Wer sich mit Befindensweisen in der eigenen und in anderen Kulturen beschäftigt, findet also schnell heraus, daß es nicht nur um die Beschreibung mehr oder weniger exotischer Praktiken gehen kann. Die kulturellen Grundlagen, die in der Heilung zur Anwendung kommen, die in ganz spezifischen Weltbildern und Philosophien wurzeln, müssen dabei notwendig mit ins Blickfeld geraten.

1.2.2
Mme Kulubali – ein Fall von *mara* in einem Krankenhaus in Bamako, Mali

RUTH SCHUMACHER

Die folgende Fallgeschichte wurde 1991 im Rahmen einer ethnographischen Feldforschung im dörflichen Kontext der Bambara in Mali aufgezeichnet (Schumacher 1993). Vorrangiges Ziel war ein verbessertes Verstehen der Krankheitsvorstellungen der Bambara am Beispiel des einheimischen Konzeptes *mara*. Dabei wurden die Wechselwirkungen, die sich aus zwei oder mehr koexistierenden Medizinsystemen ergeben, sowie ihre Kommunikationsprobleme deutlich. Die Begegnung mit einer *mara*-Patientin im Krankenhaus der medizinischen Hochschule in Bamako ergab sich bei einem kurzen Zwischenaufenthalt in der Hauptstadt.

Die im Rahmen dieser Studie durchgeführten offenen Interviews und Gespräche wurden in Bambara geführt, auf Kassette aufgezeichnet und möglichst wortgetreu von der Autorin ins Deutsche übertragen. Die kursivgedruckten Worte sind in der Originalsprache belassen, da sie im Deutschen keine passende Entsprechung finden.

Die Vorgeschichte

Mme Kulubali (Name geändert) kommt aus Segu, der zweitgrößten Stadt Malis, die rund 300 km östlich von Bamako am Niger liegt. Sie ist 39 Jahre alt und ist nach zehn Schwangerschaften Mutter von sieben lebenden Kindern. Mit der Einweisungsdiagnose „diffuse abdominelle Schmerzen" wird sie Anfang 1991 in das Krankenhaus in Bamako stationär aufgenommen, wo ich ihr nach ihrer ersten Woche auf einer inneren Station vorgestellt werde als eine Frau, „die sich für ihre Krankheit interessiert". Da ich zudem keinen weißen Kittel trage, weise ich mich eindeutig als nicht zum ärztlichen Personal gehörend aus.

Mme Kulubali ist eine einfache, freundliche Frau, die sich auf der Station nur selten mehr als einige Schritte von ihrem Bett wegbewegt, von der ungewohnten Krankenhausroutine offensichtlich irritiert. Aufgrund einer sechsjährigen Schulbildung spricht und versteht sie einige wenige Worte Französisch, die jedoch für eine Unterhaltung nicht ausreichen. Mich empfängt sie anfangs mit einer gewissen mißtrauischen Zurückhaltung, die jedoch schon ab dem zweiten Gespräch einem zunehmend herzlicher werdenden Verhältnis weicht, das sich später in der Begrüßungsfrage ausdrückt, warum ich „solange weggeblieben" sei. Sie ist v.a. froh, sich mit jemandem unterhalten zu können.

So erzählt sie bereitwillig, wie ihre Krankheit begonnen hat:

„Es hat am Kopf angefangen. Der Kopf tut mir sehr weh. Das war vor zehn Jahren. Ich habe die verschiedensten Arten von *fura* [Bambara: Mittel, Blatt, Behandlung] ausprobiert, aber das hat es nicht bessern können. Ich habe eine Bambara-Behandlung gemacht, das hat es etwas gebessert. [...] Ich habe das Mittel aufgekocht, um mich [mit dem Aufguß] zu waschen, um etwas davon zu trinken und um damit zu inhalieren. Zu dem Zeitpunkt, als ich den Heilkundigen aufgesucht habe, begann mein Kopf sich zu verändern. Böse Dinge sind mir vor den Augen erschienen: *wòklòw* [eine Art Buschgeist]. Das hat nicht aufgehört. Wenn ich schlafen gehe, wird mein *ja*[1] abgetrennt. Manchmal sehe ich nur den Kopf eines Menschen, manchmal Tote. Manchmal kommt jemand mit einem Messer, manchmal jemand mit einer [moslemischen] Gebetskette und setzt sich zu mir. Wenn ich mich hinlege, um zu schlafen, wird mein *ja*[1] abgetrennt und mein Körper zittert."

Frage: Hast Du Alpträume?

„Ja, ich habe Alpträume. Manchmal verwirrt/vernebelt [wörtl.: „vermengt"] sich mein Geist. Selbst wenn dann jemand zu dir spricht, geht das nur an dir vorbei."

Nachdem die beschriebene Behandlung keinen wirklichen Erfolg gebracht hatte, probierte sie weitere aus.

„Als ich von diesem Mann weggegangen bin, habe ich andere Bambara- [wörtl.: schwarze] Mittel genommen, um diese auzuprobieren. Ich bin zu einem anderen Heilkundigen gegangen. Von ihm sagte man, er könne *mara* heilen. Ich habe ihn nach meiner Krankheit befragt. Er hat gesagt, es sei *mara*. Er hat mir einige Mittel gegeben, aber das hat es nicht bessern können. In meinem Körper bewegt sich etwas Lebendiges und schwillt an [auch: Knötchen machen, knittern]."

Frage: Was ist das für ein Lebendiges?

„Das wandert in meinem Körper, überall in deinem Körper. Das wandert und wandert. Aber oft tut mir mein Kopf weh. Er wird schwer. Wenn ich ein Mittel nehme, wird es besser, aber nach einer gewissen Zeit fängt es wieder an [wörtl.: erhebt es sich wieder]."

---

[1] *ne ja bè tigè* – wörtl.: „mein *ja* (Schatten, Doppel des Menschen, Zentrum des Mutes, ...) wird abgeschnitten/abgetrennt". Oft wird *jatigè* auch nur mit „Angst" übersetzt.

Danach geht sie in Segu zum Arzt:

„Meines Mannes Vetter selber ist hier in Segu Arzt. Er selbst hat mich zu sich bestellt. Man hat mir Rezepte gegeben. Nachdem ich alle diese Medikamente gekauft hatte, war die Krankheit immer noch nicht beendet. Aber es hat etwas geholfen [wörtl.: etwas ist herausgetreten]. [...] Wenn ich die Medikamente genommen habe, sind die Kopfschmerzen besser geworden. Sie haben mir gesagt, daß es eine „chronische Malaria" sei."

Auf die Frage zu wie vielen *dògòtòrò* [schulmedizinische Spezialisten: ebenso Ärzte wie Krankenpfleger und -pflegehelfer, Apotheker] sie gegangen sei, antwortet sie, es seien sehr viele gewesen. Sie ergänzt:

„zunächst zu einem Krankenpfleger, dann, als es schlimmer wurde, zu Ärzten."
Frage: Wie bekommt man *mara*?
„Unsere Heilkundigen sagen: Wenn *sayi*[2] reif wird, wird es zu *mara*. Es tritt ins Blut ein und verändert sich zu *mara*.
Frage: Du sagst, daß man mara von *sayi* bekommt. Hast du selber schon *sayi* gehabt?
„Malaria habe ich gehabt."
Frage: Hast du Malaria nach mara bekommen oder vorher?
„Malaria habe ich noch vor *mara* gehabt, und die Kopfschmerzen."

Das Erklärungsmodell, daß mara aus einem gereiften „*sayi*" entstehe, wurde von keinem der von mir interviewten *mara*-Spezialisten genannt. Andererseits sind jedoch Bezüge zwischen verschiedenen Krankheiten bei den Bambara nicht unüblich. In diesem Dialog wird erneut die Problematik der interkulturellen Kommunikation deutlich: Mme gibt nur wieder, was sie von den Heilkundigen gehört hat. Ich versuche, diese Auskunft mit ihrer Erkrankung in Verbindung zu bringen oder wenigstens in eine zeitliche Logik zu bringen. Doch für Mme Kulubali spielt eine andere Logik eine Rolle, die ich nicht nachvollziehen kann. In diesem Dialog verlaufen meine Versuche „zu verstehen" ins Leere.

Ich lasse sie weiter aus ihrer Sicht erzählen, wie es mit ihrer Krankheit weitergegangen ist:

„Es ist schlimmer geworden, bis es in alle Seiten meines Körpers eingedrungen ist. Das lebendige Etwas bewegt sich überall in meinem Körper, bis es meinen Geist verwirrt. Bis hin, daß ich mich selber nicht mehr kenne. Ich bin zu Heilkundigen gegangen. Sie haben gesagt, es sei mara. Sie haben gesagt, es könne beim Menschen zu Verrücktheit [*fa*] führen. Sie haben es behandelt, das hat es gebessert. Aber selbst jetzt als ich gelegen habe, ist mein *ja* derart abgeschnitten worden, daß ich wie gehetzt aufgesprungen bin."

Hier taucht wie bei anderen interviewten *mara*-Kranken die Befürchtung auf, *mara* könne sich zur Verrücktheit entwickeln. Im Textverlauf besteht eine enge Verbindung zu *jatigè*, dem Abtrennen des *ja*, das als eine Vorstufe von Verrücktheit gesehen werden kann.

Damals hat sie dann den Heilkundigen Yusu in der Region Massina (d. h. mehrere hundert Kilometer von Segu entfernt!) aufgesucht. Bei diesem hat sie zwei Monate zur Behandlung verbracht. Aber obwohl er ein beachtliches Renommee habe und ihr auch etwas geholfen habe, sei die Krankheit doch nicht geheilt worden.

---

[2] *Der Begriff sayi* wird im allgemeinen im Französichen durch *jaunisse* („Gelbsucht") übersetzt, umfaßt jedoch für die Bambara ein sehr viel breiteres Spektrum von Bedeutungen, die u. a. auch „blasse Haut" und „Müdigkeit" miteinschließen.

In diesem Stil kann Mme Kulubali stundenlang von ihrer Odyssee zwischen schulmedizinischen Vertretern und traditionellen Heilkundigen erzählen. An einem Tag zeigt sie mir ein sauber zusammengebundenes Paket von (schulmedizinischen) Rezepten der letzten anderthalb Jahre. Diese decken ein weites Spektrum von Medikamenten ab, von Antibiotika, Vitaminpräparaten, Schmerzmitteln, Kortikoiden bis hin zu den verschiedensten Psychopharmaka. Die Gesamtkosten belaufen sich dabei auf umgerechnet fast 600 DM. Mme Kulubali klagt, daß sie alle finanziellen Mittel erschöpft habe, um diese Medikamente bezahlen zu können, dennoch hätten sie sie nicht geheilt.

Der Krankenhausaufenthalt

In das Krankenhaus wird sie von ihrem Vetter wegen „diffuser abdomineller Schmerzen" eingewiesen.

Die drei Wochen stationären Aufenthaltes haben einen nicht weiter ungewöhnlichen Verlauf. Bei der Aufnahme wird ein „bedeutender Gewichtsverlust in den letzten Monaten" sowie eine ständige Müdigkeit vermerkt, weiterhin ein diffuser abdomineller Schmerz und „permanentes, nicht quantifizierbares Fieber" (Krankenakte). Die klinische Untersuchung ist unauffällig. Es folgen nun zahlreiche Zusatzuntersuchungen, die auch eine Fibroskopie und die AIDS-Serologie mit einschließen, die jedoch alle keinen Hinweis auf eine Ätiologie geben, die den Beschwerden von Mme Kulubali zugrunde liegen könnte. So werden nach und nach die multiplen diagnostischen Hypothesen wieder verworfen, die von verschiedenen gastrointestinalen Krankheitsbildern über ein Kolonkarzinom bis zu parasitären, bakteriellen und viralen Infektionskrankheiten reichen. Mitte der zweiten Woche ihres stationären Aufenthalts entwickelt Mme Kulubali Fieber bis 39°.

Gegen Ende dieser zweiten Woche beginnt Mme Kulubali, ungeduldig zu werden. Sie klagt mir gegenüber, daß keiner mehr käme, um nach ihr zu sehen. Sie empfindet eher größere Müdigkeit als zu Beginn ihres Krankenhausaufenthaltes. Da sie keine Besserung ihrer Beschwerden feststellen kann, will sie wieder nach Hause.

Sie fängt an, mich zu befragen: „Was habe ich denn? Ist es nicht *mara*? Aber was ist es dann?" Sie erzählt, die Ärzte hätten ihr gesagt, sie hätte kein *mara* (für die Vertreter der Schulmedizin in der Bedeutung von Onchozerkose, der schulmedizinischen Übersetzung). Sie äußert den Verdacht, daß die Ärzte ihr vielleicht gar nicht die „richtigen" Medikamente geben wollten. Schließlich fragt sie in einem Gespräch mich, ob ich ihr nicht „Vitamine" mitbringen könnte, damit sie wenigstens dicker würde.

Ungefähr zu dieser Zeit bitten die Ärzte einen Psychiater um ein Konsil. Dieser notiert in die Krankenakte, die Patientin sei auf ihre Krankheit „zentriert" und lehne es ab, in die Psychiatrie überwiesen zu werden. Er äußert die Verdachtsdiagnose eines depressiven Syndroms und verschreibt ihr ein Benzodiazepin zur Angstlösung.

Zwei Tage später entschließt man sich, die Patientin zu entlassen. Die Entlassungsdiagnose lautet auf *„troubles psychiques"*, „psychische Beschwerden". Wenn sich auch ihre Beschwerden nicht weiter gebessert haben, so hindert dies Mme Kulubali nicht daran, mir die Neuigkeit bei meinem folgenden Besuch mit einem breiten Lächeln zu verkünden, froh, endlich ihre Kinder wiedersehen zu können. Wie die Behandlung ihrer Krankheit nun weitergehen werde, kann sie mir nicht sagen.

Zusammenfassung

Nach dieser Begegnung mit Mme Kulubali bleiben viele Fragen offen. Unsicherheit herrscht bei ihrer Entlassung nicht nur bei der Patientin vor, sondern auch bei den behandelnden Ärzten und Pflegern: An was ist Mme Kulubali nun erkrankt? Hat die Schulmedizin versagt? Aber nicht auch das Medizinsystem der Bambara? Und wie wird es mit ihr weitergehen?

Das Bambara-Medizinsystem gibt Mme Kulubalis Krankheit die Diagnose „mara", behandelt es als solches, kann es aber nicht heilen. Mara ist im Bambara-Verständnis eine chronische, unheilbare Krankheit. So ist die weitläufige Suche Mme Kulubalis nach Heilung, ihr healer shopping, nicht untypisch und führt früher oder später auch zu den Diensten des schulmedizinischen Systems.

Die Schulmedizin kann Mme Kulubalis Leiden an mara in ihrem System nicht einordnen: Es werden zwar immer wieder Verdachtsdiagnosen aufgeworfen wie Onchozerkose, chronische Malaria oder Kolonkarzinom, aber keines der in diesem System verwendeten diagnostischen Verfahren führt zu einer Bestätigung dieser Diagnosen. Somit fehlt auch die aus einer Diagnose resultierende Verhaltensanweisung für den Umgang mit Mme Kulubali: Sie wird nicht nur nicht behandelt, sondern Pfleger und Ärzte kommen auch nicht mehr, um nach ihr zu sehen. Sie können ihr nichts anbieten. Nicht zuletzt paßt auch die „traditionelle" Symptombeschreibung nicht in ihr – erworbenes – biomedizinisches Krankheitsverständnis und wird deshalb zur Kommunikation nicht genutzt.

Erschwert wird ihr Fall durch die Tatsache, daß mara landläufig mit „Onchozerkose" übersetzt wird, aber der Onchozerkose skin-snip negativ ist. So wird ihr in Rückübersetzung die Bambara-Diagnose mara abgesprochen, ohne ihr jedoch eine andere anbieten zu können. Schließlich, wie in vielen Fällen, in denen die Schulmedizin nicht mehr weiterweiß, werden als letzter Ausweg „psychische Beschwerden" angeführt. Die Odyssee Mme Kulubalis wird vermutlich weitergehen.

Literatur

Fabrega H (1971) Medical anthropology. Biennal Review of Anthropology 167–229

Greifeld K (1985) Die Heil-s-lehre der Mayo (Nordwest-Mexiko). Widerstand und Anpassung am Beispiel des medizinischen Systems. Lang, Bern Frankfurt New York

Hill RF, Fortenberry JD (1992) Adolescence as a culture-bound syndrome. Soc Sci Med35: 73–80

Illich I (1977) Die Nemesis der Medizin. Von den Grenzen des Gesundheitswesens. Rowohlt, Reinbek bei Hamburg

Kleinman A (1980) Patients and healers in the context of culture: An exploration of the borderland between anthropology, medicine and psychiatry. University of California Press, Berkeley

Landy D (Ed) (1977) Culture, disease and healing. Studies in medical anthropology. Macmillian, New York London

Pfleiderer B, Greifeld K, Bichmann W (1995) Ritual und Heilung. Eine Einführung in die Ethnomedizin. Reimer, Berlin
Schumacher R (1993) Qu'est-ce que 'mara' au Bèlèdougou ? In: Brunet-Jailly, Joseph (Ed.) Se soigner au Mali: Une contribution des sciences sociales. Karthala/ORSTOM, Paris, pp 49–81
Weizsäcker V von (1987) Gesammelte Schriften, Band 5. Suhrkamp, Frankfurt

1.3
Das „Primary Health Care"-(PHC-)Konzept

Hans Jochen Diesfeld

1.3.1
Grundlagen und Entstehung des Konzepts

1978 wurde mit dem Konzept von Primary Health Care (PHC) und der Deklaration von Alma Ata die Basis für eine erste „Weltgesundheitspolitik" gelegt (WHO/UNICEF, 1978). Das Konzept von PHC (am besten übersetzt mit „primärer Gesundheitspflege" und nicht zu verwechseln mit „primärer medizinischer Versorgung") setzt vielmehr den politischen Willen zur Reform der Gesundheitspolitik und des Gesundheitswesens, zu einer Demokratisierung und Dezentralisierung mit dem Anspruch und dem Ziel sozialer Gerechtigkeit, Stärkung der Teilhaberschaft der Bevölkerung an Entscheidungsprozessen, Verstärkung der vorbeugenden Gesundheitspflege, angepaßte Technologie und intersektorale Kooperation zwischen dem Gesundheits- und anderen gesunheitsrelevanten Sektoren voraus.

Die Deklaration von Alma Ata hat völlig neue gesundheitspolitische Perspektiven eröffnet und ist für viele Entwicklungsländer, die auf dem Weg waren, eine eigene Gesundheitspolitik zu entwickeln, zur Leitlinie geworden.

Der Originaltext der Definition von PHC (§ VI) ist auch heute, 22 Jahre später, von höchster Aktualität. Sie lautet (vom Autor übersetzt):

> Primäre Gesundheitspflege gründet sich auf praktischen, wissenschaftlich soliden und sozial annehmbaren Methoden und Techniken. Sie ist wesentliche Gesundheitspflege, allgemein zugänglich für Individuen und Familien der Gemeinschaft durch ihre Teilhabe und zu Kosten, die das Gemeinwesen und das Land auf Dauer und in jeglichem Stadium seiner Entwicklung im Geiste von Selbstvertrauen und Selbstbestimmung zu tragen imstande ist. Primäre Gesundheitspflege ist integraler Bestandteil sowohl des Gesundheitssystems, dessen Schwerpunkt sie bildet, als auch der gesamten sozialen und wirtschaftlichen Entwicklung eines Landes.

Entstehung und Entwicklung des PHC-Konzepts sind eng verknüpft mit der Entwicklung der Weltgesundheitsorganisation (WHO) und anderer Organisationen der Entwicklungsarbeit und Entwicklungszusammenarbeit im Gesundheitsbereich, wie etwa der Gesundheitskommission des Weltrates der Kirchen und seiner Mitglieder, zahlreicher lokaler, nationaler und internationaler Gruppierungen und nicht zuletzt von UNICEF, UNDP und Weltbank. Unerwähnt bleiben häufig die Akteure der Gesundheitspolitik und der Gesundheitsdienste der Länder in ihrer eigenen Rolle und als Mittler zwischen internationalen Gruppierungen und der Bevölkerung.

Nicht genannt wird meist auch der Anteil, den die Menschen hieran haben, um deren Gesundheit es geht, obwohl das große Wort der Partizipation ein Schlüsselwort von PHC ist.

Auf welchem Boden war die „Alma-Ata-Deklaration" gewachsen? Hat sich das Konzept bewährt oder als falsch erwiesen? Was ist seither erreicht worden, was nicht? Stellt sich die Frage nach einer Alternative?

Anfang der 70er Jahre wurde in mehreren Berichten und auf Konferenzen festgestellt, daß 25 Jahre nach Gründung der WHO die immer noch hohen Erkrankungs- und Frühsterblichkeitsraten in Entwicklungsländern Ausdruck seien von Unterentwicklung, niedriger Produktivität, hoher Arbeitslosigkeit, Mangelernährung, zerstörter Umwelt und fehlendem Zugang zu Bildung, Ausbildung und nicht zuletzt zu moderner medizinischer Versorgung.

Diese eminent politische Feststellung war der Ausgangspunkt für die Entwicklung des PHC-Konzepts, zu einer Zeit, als im Zuge der Entkolonialisierung Menschenrechte, Entwicklung und Demokratisierung der Basis und eine neue Weltwirtschaftsordnung international in der Diskussion waren.

In den 10 Punkten der Alma-Ata-Deklaration von 1978 wird deutlich, daß Gesundheit und Entwicklung in Wechselwirkung stehen und abhängig sind von zuträglichen politischen, wirtschaftlichen, sozialen und ökologischen Rahmenbedingungen. Die Weltbank hat diese Zusammenhänge explizit erst 1993 konstatiert.

Das Ziel des PHC-Konzepts war „Gesundheit für alle bis zum Jahr 2000" („Health for All/2000"). Dieses unglücklich gewählte verkürzende Schlagwort hat sofort zahlreiche Kritiker auf den Plan gerufen, die darin eine Utopie sahen.

Gemeint war jedoch damit im Volltext die „Erreichung eines bestmöglichen, akzeptablen Gesundheitszustands und Zugang zu Basisgesundheitseinrichtungen für alle bis zum Jahr 2000".

„Bestmöglich" war durch gesundheitsrelevante Zielvorgaben definiert, die es bis zum Jahr 2000 möglichst zu erreichen galt.

In § VII der Alma-Ata-Deklaration finden sich 7 **Prinzipien**, die noch immer Quelle ideologischer und politischer Debatte sind, weil sie überkommene professionelle und politische Strukturen in Frage stellen und praktische Grundlagen eines Demokratisierungsprozesses enthalten.

Die 7 Prinzipien des „Primary-Health-Care"-Konzepts

1. Die Primäre Gesundheitspflege sollte an den Lebensgewohnheiten und Lebensstilen der Bevölkerung, der sie dient, orientiert sein und sich an den Bedürfnissen des Gemeinwesens ausrichten.
2. Die Primäre Gesundheitspflege soll integraler Bestandteil des nationalen Gesundheitssystems sein. Die erweiterte Untergliederung der Dienste sollte den Notwendigkeiten entsprechen, die sich an der Basis ergeben; dies betrifft insbesondere die Verfügbarkeit technischer Möglichkeiten sowie die Aufgaben der Supervision und Beratung.
3. Die Aktivitäten der Primären Gesundheitspflege sollten voll integriert sein in die anderen Sektoren, die mit der Entwicklung des Gemeinwesens be-

faßt sind (Landwirtschaft, Erziehung und Ausbildung, öffentliche Dienste, Wohnungs- und Kommunikationsfragen).

4. Die Bevölkerung am Ort sollte sowohl an der Formulierung der Aufgaben als auch an den Bemühungen um die Problemlösung im Gesundheitsbereich aktiv beteiligt werden, so daß Gesundheitsversorgung den jeweiligen örtlichen Bedürfnissen und Prioritäten gerecht werden kann. Entscheidungen darüber, welches die Bedürfnisse des Gemeinwesen sind, die einer Lösung bedürfen, sollten sich auf den beständigen Dialog zwischen der Bevölkerung und den Mitarbeitern der Gesundheitsdienste gründen.

5. Die angebotenen Gesundheitsdienste sollten größtmöglichen Gebrauch machen von den im jeweiligen Gemeinwesen vorhandenen Ressourcen. Dabei sollten besonders die Möglichkeiten berücksichtigt werden, die bisher nicht in Anspruch genommen wurden; die angebotenen Gesundheitsdienste sollten ferner die zwingenden Grenzen für die Kosten achten, die es jeweils im Lande gibt.

6. Primäre Gesundheitspflege sollte sich um einen Ansatz bemühen, in dem präventive und kurative Maßnahmen ebenso wie der Rehabilitation und der Gesundheitsförderung dienende Programme gleichzeitig und in gleichem Umfang aus- und aufgebaut werden, und zwar zugleich im Blick auf Individuum, Familie und Gemeinwesen. Das Verhältnis, in dem diese einzelnen Dienste zueinander stehen, sollte sich je nach den Bedürfnissen des Gemeinwesens einpendeln, dabei mag es im Laufe der Zeit durchaus Veränderungen geben.

7. Der größte Teil der die Gesundheit fördernden Interventionen sollte auf der der Basis nächstmöglichen Ebene stattfinden und von Mitarbeitern ausgeführt werden, die für die jeweils erforderlichen Maßnahmen am besten ausgebildet sind.

Weiterhin finden sich in § VII *8 wesentliche Elemente* als technische Minimalforderungen, die aus der Perspektive der Gesundheitslehre (Hygiene im

Tabelle 1.6. Die 8 Elemente von Primary Health Care

1.	Erziehung zur Erkennung, Vorbeugung und Bekämpfung der örtlich vorherrschenden Gesundheitsprobleme	Intersektoraler Bereich (Grundbedürfnisse), primäre Prävention
2.	Nahrungsmittelversorgung und Sicherung der Ernährung	
3.	Trinkwasserversorgung und sanitäre Maßnahmen	
4.	Mutter- und Kind- Gesundheitsversorgung einschließlich Familienplanung	Präventivmedizin, integriert oder in vertikalen Programmen
5.	Impfungen gegen die vorherrschenden Infektionskrankheiten	
6.	Verhütung und Bekämpfung der örtlichen endemischen Krankheiten	
7.	Behandlung gewöhnlicher Erkrankungen und Verletzungen in angemessener Form	Kurative Medizin auf Dorfebene mit Referenzsystem
8.	Versorgung mit essentiellen Medikamenten	

klassischen Wortsinn) Selbstverständlichkeiten sind und für alle sozioökonomischen Daseinsstufen Gültigkeit besitzen (Tabelle 1.6).

Die aus diesem Konzept abgeleiteten *6 Fundamente von PHC* lauten:

- soziale Gerechtigkeit;
- vorbeugende Gesundheitspflege;
- Teilhabe der Bevölkerung;
- intersektorale Kooperation;
- angepaßte Technologie;
- Nachhaltigkeit der Maßnahmen.

Es wird hierdurch deutlich, wie sehr PHC ein Entwicklungskonzept darstellt und nicht, wie so oft reduktionistisch gesehen, ein Instrument der Dezentralisierung medizinischer Dienste unter besonderer Berücksichtigung des
Laiensektors. Das PHC-Konzept ging natürlich in den letzten 18 Jahren über
viele Höhen und Tiefen und hat mehrfache Modifikationen erfahren.

Das hauptsächliche sozialpolitische Ziel von PHC bis zum Ende des 20.
Jahrhunderts war, „für alle Bürger der Erde einen Gesundheitszustand zu erreichen, der ihnen erlaubt, ein gesellschaftlich und wirtschaftlich produktives
Leben zu führen." PHC sei der Schlüssel zur Erreichung dieses Ziels als Teil
einer Entwicklung im Geiste sozialer Gerechtigkeit (Alma Ata Deklaration).

Auf der Konferenz von Alma Ata wurde bezüglich der Prinzipien und Ziele dieser neuen Weltgesundheitspolitik Übereinstimmung erzielt; die Übersetzung in die tägliche politische Realität war jedoch etwas anderes.

Die praktische Seite der Diskussion reduzierte sich auf zwei alternative Ebenen:

- PHC als gesundheitsorientiertes Entwicklungskonzept, dessen zentrale Forderungen Teilhabe der Bevölkerung und soziale Gerechtigkeit (*participation* und *equity*) sind und das weitere gesundheitsrelevante Bereiche wie Bildung, Wirtschaft, Infrastruktur, Verwaltung und Politik ebenso umfaßt wie
  den Bereich des Gesundheitswesens.
- PHC als Reformprozeß der Gesundheitsdienste, weg von einer damals einseitig kurativ- und krankenhausorientierten Medizin und weg von vertikalen Krankheitsbekämpfungsprogrammen.

Es war die Zeit, in der die klinische Individualmedizin des Westens aufgrund
ihrer zweifellos spektakulären Erfolge öffentliches Gesundheitswesen, Hygiene und Präventivmedizin in den Augen der Ärzte, Politiker wie auch der Bevölkerung überflüssig zu machen schien. Es war die Zeit der politischen Auseinandersetzung zwischen professioneller Dominanz gegenüber Teilhabe und
Mitbestimmung der Bevölkerung an Gesundheitsentscheidungen, Ausdruck
der weltweiten politischen Auseinandersetzungen der 1960er und 1970er Jahre.

Aus dieser welt- und sozialpolitischen Ausgangslage heraus wurde mit vielen Rückschlägen, aber auch Erfolgen, gegen erheblichen Widerstand des politischen, ökonomischen und professionellen Establishments das Konzept von
PHC zu dem entwickelt, was wir im Zieljahr 2000 vorfinden.

1.3.2
Akzeptanz von PHC

Dem PHC-Konzept haben sich alle in Alma Ata vertretenen Unterzeichner-
staaten und Entwicklungsorganisationen verschrieben. Die Umsetzung, wie
Halfdan Mahler schon 1978 feststellte, bedarf eines festen politischen Willens
und der Durchsetzungskraft gegenüber konservativen Kräften. Eine wichtige
Triebkraft geht in jüngster Zeit von der Tatsache aus, daß kaum irgendwo
Staat und Gesellschaft in der Lage sind, ihre jeweiligen Gesundheits- bzw.
Krankenversorgungssysteme zu finanzieren, weder in Entwicklungsländern
noch in Industrienationen. Dies hat den Prinzipien von PHC Auftrieb gege-
ben, die Partizipation, Dezentralisation, Nutzung eigener Ressourcen – was
heute konkret Eigenfinanzierung der Gesundheitsdienste heißt – befürwor-
ten. Auch die Reform der Gesundheitsdienste, deren hohe Kosten und geringe Effizienz und Effektivität immer deutlicher wurden, orientiert sich an den
Prinzipien von PHC, v. a., was die Frage der Entscheidungsteilhabe und der
Kostenbeteiligung der Bevölkerung betrifft. So gesehen war das Konzept von
PHC zu früh ins Leben gerufen worden, zu einer Zeit, als man idealistisch
Politikveränderungen anstrebte und Realpolitiker dies als Utopie abtaten. Inzwischen ist, der Not gehorchend, die Einsicht gewachsen, daß der Staat
nicht in der Lage ist, den politischen Anspruch einer kostenlosen oder wenigstens hoch subventionierten Gesundheitsversorgung länger aufrecht zu
halten.

Das hohe Ideal der Partizipation, der Übergang vom paternalistischen
Health for the people zu dem basisdemokratischen *Health by the people* führte zu zahlreichen Versuchen, die Gemeinden und den Laiensektor für gesundheitliche Eigenverantwortung zu gewinnen. In manchen Fällen wurde der
dem chinesischen Vorbild nachempfundene „Barfußdoktor" zu einem Element der Befreiung von staatlicher oder politischer Bevormundung und somit zu einer Bedrohung der Herrschenden. „Dorfgesundheitshelfer: Lakai des
Staates oder Befreier vom Staat" war eine vehement diskutierte, aber auch
schmerzlich erlebte oder oft nicht überlebte Erfahrung.

Darüber hinaus waren Status, Rolle und Kompetenz der Dorfgesundheitshelfer als Dorfhygieniker, Gemeindegesundheits- und Erste-Hilfe-Helfer und
Dorfhebammen Diskussionspunkte. Bezahlung (wenn ja, durch wen?) oder
Freiwilligendienst war die Frage. Dorfgesundheitskomitees als Überwa-
chungs- oder Initiativgremium wurden eingerichtet. Die Frage der Kompe-
tenzverteilung zwischen diesen neuen nichtprofessionellen und den alten traditionellen professionellen Funktionsträgern der Gesundheitsdienste, „modern" wie auch „traditionell", war äußerst brisant. Ausstattung mit welchen
und wie vielen Medikamenten, die zu welchem Preis abgegeben werden sollten und mit welcher Gewinnspanne für wen, wurde zum Anlaß langer Debatten in allen Ländern, die sich diese Systeme einrichten.

Es wurde deutlich, wie sehr diese „Bewegung" von internationalen und bilateralen, von außen kommenden Gruppen – ganz gegen die Prinzipien von
PHC – gefördert wurde, oft an den politisch-administrativen Strukturen der
lokalen Verwaltung vorbei. PHC, wenn überhaupt toleriert, erschöpfte sich
oft in einer (auch nicht so gerne gesehenen) Mobilisierung der Gemeinden.

Inzwischen haben sich die Wogen geglättet, man hat die Vor- und Nachteile erkannt, die Rollen und ihre jeweiligen Grenzen lassen sich heute besser erkennen. Dorfgesundheitskomitees, Dorfgesundheitshelfer und Laienhebammen haben im jeweiligen nationalen und lokalen Kontext weitgehend ihren Platz gefunden. Man weiß, was man an Kompetenz erwarten kann und was nicht. Ebenso ist die Abgrenzung zur traditionellen Medizin und zur professionellen Ebene des modernen Gesundheitssektors deutlicher geworden.

Internationale Organisationen sind in diesem Sinn auch von Anfang an sehr stark in dieser Richtung aufgetreten. Schon 1979 trat hier als eine Art Gegenreformation das Konzept von „Selective Primary Health Care" dem PHC–Konzept entgegen (s. Abschn. 1.3.3).

Heute zeigt sich in den meisten Ländern, in denen das PHC-Konzept eine gesundheitspolitische Leitstellung einnimmt, daß PHC in der Reihenfolge der Priorität auf drei Ebenen akzeptiert und gelebt werden kann:

- auf politisch-administrativer, zentraler und peripherer Ebene,
- auf der Ebene der Distriktgesundheitsdienste und
- auf Gemeindeebene.

Es hat sich aber auch erwiesen, daß PHC im Gegensatz zur ursprünglichen Idee letztlich nicht im gesamtgesellschaftlichen und politischen Entwicklungskonzept mit dem Ziel Gesundheit verwirklicht werden kann, sondern daß es innerhalb des Gesundheitssektors angesiedelt ist und erst auf der Distrikt- oder kommunalen Ebene Chancen intersektoraler Zusammenarbeit bestehen.

Nach wie vor gilt, daß die *8 Elemente von PHC* (vgl. Tabelle 1.6) sich in ihrer Umsetzung an den *7 Prinzipien von PHC* (vgl. Übersicht S. 46) orientieren müssen, wenn sie sozial und kulturell akzeptabel und wirtschaftlich nachhaltig sein sollen.

Das *1. Prinzip*, „Orientierung an den Lebensgewohnheiten und Bedürfnissen der Bevölkerung", wird im Entwicklungsprozeß und im Alltag in allen Sektoren ständig verletzt. Es werden stets eher die Bedürfnisse der Eliten bzw. des medizinischen Personals zum Maßstab genommen als die Bedürfnisse der Bevölkerung.

Zwischen dem *2. und 3. Prinzip* besteht ein nicht unwesentlicher Widerspruch, obwohl beide von „Integration" handeln. Die sektoral abgeschotteten Verwaltungen lassen sich nicht dreinreden, schon gar nicht von dem in der Regel politisch schwachen Gesundheitssektor.

Partizipation der Bevölkerung, das *4. Prinzip*, wird bei einem von außen aufoktroyierten Programm leicht im Keim erstickt. Partizipation setzt demokratische Grundhaltung, Bereitschaft zur Delegation in die Peripherie und politisches Vertrauen voraus. Dies kann in den meist zentralistisch-bürokratisch-autoritär regierten Entwicklungsländern, gleich welcher politischen Grundkonzeption, nicht ohne weiteres erwartet werden. Die aktuellen Finanznöte im Gesundheitswesen lassen hier allerdings neue Hoffnung keimen.

Das *5. Prinzip*, „Nutzung lokaler Ressourcen", bedeutet Besinnung auf die eigene Kraft, nicht nur auf Nutzung lokaler Baumaterialien oder Heilpflanzen. Allerdings ist unter den herrschenden Wirtschaftsbedingungen, in dem ungleichen Kräftespiel der „terms of trade", Entwicklung aus eigener Kraft eine zynische Aufforderung. Wenn das PHC-Konzept unter „Nutzung lokaler Ressourcen" zur Erreichung primärer Gesundheitsversorgung bis zum Jahr 2000 auch die Einbeziehung traditioneller Medizin versteht, so ist dies mehr ein Eingeständnis des Scheiterns moderner Medizin zur Erreichung dieses Ziels als die Einsicht, daß traditionelle Medizin hierzu einen eigenen Beitrag leisten könnte (den sie de facto von jeher leistet). Diese Dienste sind zudem in das Gemeinwesen integriert (6. Prinzip) und peripher verfügbar (7. Prinzip).

In zwei Evaluierungsberichten untersuchte die WHO, inwieweit zwischen 1980 und 1993 die Versorgung der Bevölkerung mit den 8 Elementen von PHC fortgeschritten ist (WHO 1993, Abb. 1.9).

Die besten Ergebnisse finden sich bei der Abdeckung mit den wesentlichen Impfungen, während Schwangerenvorsorge, Geburtshilfe, lokale Gesundheitsdienste, Wasserversorgung und sanitäre Maßnahmen sich nur unbefriedigend verbessert haben. Die Elemente „Gesundheitserziehung", „Ernährungssicherung", „Familienplanung" und „Arzneimittelversorgung" werden in diesem Bericht als Indikatoren nicht erfaßt.

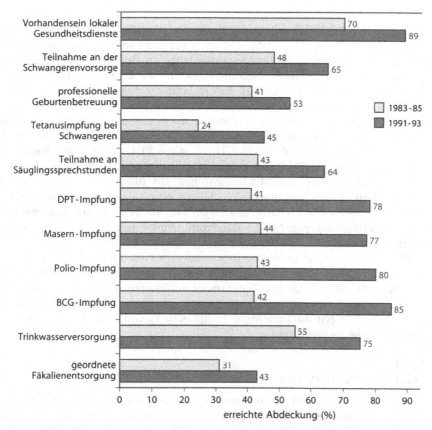

Abb. 1.9. Umsetzung der essentiellen Elemente von Primary Health Care in Entwicklungsländern. (WHO 1993)

Tabelle 1.7. Die Fülle der Internationalen Programme überschwemmt die Länder

- 1977: EPI, das Expanded Program on Immunization (WHO/UNICEF, s. Abschn. 5.4),
- 1980: Trinkwasserdekade (Weltbank und andere Entwicklungsbanken, z.B. KfW, s. Abschn. 3.1),
- 1982: GOBI-FFF (UNICEF, s. Abschn. 1.3.3),
- 1983: Essential Drug Program (WHO, s. Abschn. 7.2),
- 1987: Bamako Initiative (UNICEF, Weltbank, s. Abschn. 1.3.5),
- 1987: Definition des Health District als neue funktionale Einheit auf der WHO-Konferenz von Harare (s. Kap. 6),
- 1986 ff.: WHO-Global Program on AIDS, später UN-AIDS: laufende Koordination und Unterstützung nationaler AIDS-Programme (s. Abschn. 4.3),
- 1987: Safe Motherhood Initiative (SMI, s. Abschn. 5.6),
- 1992: Integrated Management for Childhood Illnesses (IMCI, s. Abschn. 5.3),
- 1993: Management fo District Health Systems Based on PHC (s. Kap. 6),
- 1994: Aktionsprogramm der International Conference on Population and Development (AP-ICPD, s. Abschn. 3.3–3.4),
- 1997: Jakarta Declaration on Leading Health Promotion into the 21st Century (s. Abschn. 1.3)
- 1998: Roll Back Malaria (RBM, Abschn. 4.1),
- 1998: Stop TB (Abschn. 4.2),
- 1999: SWAP: Sector Wide Approach (s. Abschn. 1.1).

In mehreren Folgekonferenzen untersuchte die WHO, inwieweit die 7 Prinzipien von PHC von den Mitgliedstaaten rezipiert und in die Tat umgesetzt wurden und inwieweit sie im Laufe der Jahre an Bedeutung gewonnen oder verloren haben. Verbunden hiermit waren immer auch Absichtserklärungen der Ländervertreter und Appelle an die Politiker zur Verfolgung der Prinzipien von PHC im eigenen Land (z.B. Ottawa Charta zur Gesundheitsförderung 1986; Adelaide 1988 zu gesundheitsfördernden Politiken; Zwischenbilanz 10 Jahre nach Alma Ata 1988 in Riga; 1991 Konferenz zu gesundheitsfördernder Umwelt in Sundvall; PHC21 20 Jahre PHC, in Almaty, Kazakhstan 1998 und zuletzt die Deklaration der WHO im Jahresbericht 2000).

Zusätzlich zu diesen Politikdiskussionen auf hohem internationalem Niveau wurden in den vergangenen 20 Jahren eine Unzahl von fremdfinanzierten Programmen den Ländern angeboten (s. Tabelle 1.7), die diese neben allen bilateralen und von NGO-s durchgeführten Programmen und Projekten völlig überfordern.

Es darf aber nicht unterschätzt werden, wieviele lokale Mittel die einzelnen Länder selbst aus ihren Gesundheitsbudgets beisteuern müssen, um diese international geförderten Programme realisieren zu können. Diese Programme entziehen dem regulären Budget erhebliche Personalkapazität und Finanzmittel, meist zu Lasten der peripheren Gesundheitsdienste, sofern sie nicht in diese integriert sind.

1.3.3
Selektives Primary Health Care (GOBI-FFF) vs. PHC

An diesem Beispiel soll gezeigt werden, wie sehr internationale Konferenzen, aber auch publizierte Meinungen Einzelner über die Köpfe der nationalen Verantwortlichen der „Empfängerländer" hinweg gesundheitspolitische Entscheidungen beeinflussen. Die Konferenz von Alma Ata zu PHC war kaum vorüber, da meldeten sich bereits Kritiker, die das Konzept in den Bereich von Utopia verlegten (Walsh u. Warren 1979) und spezifische Krankheitsbekämpfungsprogramme für Entwicklungsländer als *Selective Primary Health Care* vorschlugen. UNICEF entwickelte hierzu 1982 mit GOBI-FFF eine vertikale Offensive als *Revolution zugunsten der Kinder* mit „7 Maßnahmen, die Wunder wirken".

Abgesehen von einem Ideologiestreit „integrierte Entwicklung unter Partizipation der Bevölkerung" contra „Kampagnen gegen einzelne Krankheiten" war dies auch eine Auseinandersetzung zwischen UNICEF und WHO, v.a. auch um die Gunst der internationalen Gebergemeinde, von der beide Organisationen abhängen. Der Nachweis der Wirksamkeit in bezug auf die Senkung der Kindersterblichkeit ist jedoch mit Ausnahme der Impfkampagnen in beiden Konzepten schwierig zu erbringen. Auch bei GOBI-FFF sind die einzelnen Elemente in ihrer Wirksamkeit wissenschaftlich und praktisch unbestritten. Niemand bestreitet den grundsätzlichen Nutzen von oraler Rehydrierung, Stillen, Immunisierung, Familienplanung, Frauenbildung und ausreichender Ernährung. Kritisch gesehen wird die Art und Weise, wie diese nützlichen Dinge in vertikalen Programmen der Bevölkerung aufoktroyiert werden, ohne daß ihre Akzeptanz geprüft wurde. Die meisten Maßnahmen ließen sich wesentlich sinnvoller und wirksamer in die allgemeinen Gesundheitsdienste integrieren. Der Nachteil ist dann, daß sie als Einzelmaßnahmen nach außen nicht mehr sichtbar und werbewirksam sind. Diese krankheitsorientierten Kampagnen werden, indem sie die Frühsterblichkeit senken, dem Bevölkerungswachstum einseitig Vorschub leisten, ohne daß die allgemeine Entwicklung der Gesellschaft hiermit Schritt hält.

Im Endeffekt wird es zwischen integriertem und „vertikalem" Ansatz auf der Grundlage von Sachentscheidungen immer eine zweckdienliche Kombination geben können.

Welches Problem man auch herausgreift, in jedem Fall sollte anhand der 8 Elemente von PHC die beste Strategie ermittelt werden, und die 7 Prinzipien von PHC sollten jeweils berücksichtigt werden.

1.3.4
PHC auf der Ebene der Distriktgesundheitsdienste

Heute gehen die meisten PHC-Ansätze vom Gesundheitssektor aus. Dies bedeutet, daß dieser seine eigenen Strukturen und Funktionen hiernach ausrichten muß. Dies ist ein langwieriger Prozeß, wenn man bedenkt, daß einmal festgesetzte Ausbildungsinhalte ein erhebliches Beharrungsvermögen besitzen und daß alle Beteiligten auf Wahrung jeglichen Besitzstandes bedacht sein werden. Alle Mitarbeiter der Basisgesundheitsdienste und der Referenzebene müssen sich diesem neuen Konzept unterordnen. Es ist in den letzten Jahren im wesentlichen auf Druck der Weltbank und anderer – die Reorganisation der Gesundheitsdienste finanziell unterstützender – Organisationen soweit gekommen, daß heute erhebliche Bewegung, aber auch Verunsicherung in die Gesundheitsdienste gekommen ist.

Die verschiedenen Ebenen medizinischer Versorgung müssen sich noch mehr in Richtung Bevölkerung und deren Gesundheitsprobleme orientieren.

PHC kann auf Dauer nur funktionieren, wenn die medizinische Basisversorgung sichergestellt ist und das Vertrauen der Bevölkerung besitzt. Das Überweisungssystem zwischen Gemeinde, Erste-Hilfe-Station, Gesundheitszentrum und Referenzkrankenhaus muß funktionieren. Die Supervision der Gesundheitsdienste und die regelmäßige Weiterbildung der Mitarbeiter muß durch die übergeordneten Ebenen gewährleistet sein. Kurative und präventive Aufgaben müssen miteinander koordiniert und ein zweckmäßiges Gesundheitsinformationssystem muß installiert sein. Die letzten Jahre haben immer deutlicher werden lassen, daß es wesentlich an guter Verwaltung mangelt, weshalb diese als eine wichtige Voraussetzung für das Funktionieren von PHC angesehen wird (s. Kap. 6).

1.3.5
Bamako-Initiative

Die wirtschaftliche Rezession und die Weltbankstrategie der „strukturellen Anpassung" zu Lasten des öffentlichen, und hier besonders des Sozial-, Gesundheits- und Bildungssektors haben in den 1980er Jahren die Gesundheitsdienste extrem belastet. Auf der 37. Regionalkonferenz der afrikanischen Gesundheitsminister im Mai 1987 in Bamako, Mali, auf der WHO und UNICEF höchstrangig vertreten waren, stand unter diesen ökonomischen Aspekten wieder einmal die Umsetzung des PHC-Konzepts zur Diskussion. Die rationelle Nutzung des beschränkten Gesundheitsbudgets und eine stärkere finanzielle Beteiligung der Gemeinden zur Übernahme lokaler Gesundheits- und Krankenversorgungskosten standen zur Debatte. Außerdem stand der Vorschlag des Generaldirektors von UNICEF, James Grant, zur Diskussion, das Essential Drug Programme – es beinhaltet die Versorgung der Peripherie mit essentiellen Arzneimitteln – so zu organisieren, daß Medikamente tatsächlich und zu geringen Kosten an den Nutzer gelangen. Gleichzeitig soll durch Einführung einer Gewinnspanne ein Beitrag zur Deckung der Betriebskosten, zur Wiederbeschaffung und außerdem zur Verbesserung der medizinischen Grundversorgung in der Peripherie geleistet werden (s. Kap. 7).

Gemeindefinanzierte PHC-Aktivitäten durch Erhöhung der Arzneimittelpreise zu Lasten der Patienten war die nicht unwidersprochene Devise. Nutzergebühren und/oder Medikamentenkosten waren schon lange in vielen Ländern eingeführt worden, sofern überhaupt Medikamente in den staatlichen Gesundheitseinrichtungen und ihren Apotheken zur Verfügung standen. UNICEF war bereit, diese Initiative für die Jahre 1989–1991 mit insgesamt 380 Mio. Dollar zusätzlich zu unterstützen. Voraussetzung war eine klare Politik der Länder zur Dezentralisierung und zur Ausstattung der peripheren Gesundheitseinrichtungen.

Diese Initiative, wieder einmal von außen auf die Dienste und die Bevölkerung gestülpt und mit finanziellen Anreizen versehen, hat erneut zu großer Verunsicherung geführt, zumal aus der Sicht der Patienten und ihrer Familien Krankheit ohnehin mit einer Vielzahl unterschiedlicher und kaum tragbarer Kosten verbunden ist.

In der Folge sind eine Reihe weiterer Überlegungen angestoßen worden, wie die Gesellschaft für Gesundheit und Krankheit aufkommen kann. Weitere

Finanzierungsmodelle sind in Arbeit. Aus der zentralistisch-paternalistisch-autoritären Struktur der 1960er und 1970er Jahre heraus entwickeln sich mit zunehmender und eingestandener Zahlungsunfähigkeit dieser Systeme in den 80er und 90er Jahren Modelle in Richtung einer unausweichlichen Dezentralisation, Entstaatlichung und Privatisierung (Devolution, Deregulation) im Gesundheitsbereich, wie sie auch in anderen Sektoren zu beobachten sind. Aus der staatspolitischen Not wurde so eine gesundheitspolitische Tugend, die dem Konzept von PHC neue Hoffnung gibt.

1.3.6
Die Rolle der WHO im 21. Jahrhundert

Die Weltgesundheitsorganisation hatte in den 1990er Jahren, durch interne personelle und strukturelle Probleme geschwächt, konzeptionell und weltgesundheitspolitisch massiv Terrain an die Weltbank verloren, die seit ihrem große Aufmerksamkeit erregenden Jahresbericht 1993 „Investing in Health" einen sehr viel stärkeren ökonomischen und Managementansatz von Gesundheit verfolgte.

1998 jedoch, durch die Wahl von Frau Dr. med. Gro-Harlem Brundtlandt zur neuen Generaldirektorin, gewann die WHO einen dringend erforderlichen Vertrauensvorschuß für die Aufgaben, die das viel beschworene neue Jahrhundert von ihr erwartet. In den ersten beiden Jahren ihrer Amtszeit wurde deutlich, daß die WHO ihr weltgesundheitspolitisches Mandat wieder aufgenommen und auch das Konzept von „Primary Health Care" für das 21. Jahrhundert neu belebt hat.

Die WHO sieht ihren komparativen Vorteil in einer zunehmend pluralistischen und hierfür stärker sensibilisierten Gesellschaft in dreierlei Hinsicht:

1. Die WHO kann als *wissensorientierte („knowledge-based") Organisation* mit einem globalen Mandat Informationen über die Wechselwirkung von Gesundheit mit gesamtgesellschaftlicher und wirtschaftlicher Entwicklung dokumentieren und geeignete Instrumente und Maßnahmen anbieten.
2. Durch Partnerschaft in der internationalen Gemeinschaft kann die WHO eine *armutsorientierte („Pro-poor"-)Gesundheitspolitik* fördern.
3. Durch ihre Beziehungen zu den Mitgliedsstaaten kann die WHO auf die nationalen Regierungen einwirken, eine stärker *armutsorientierte Politik* zu verfolgen.

Folgende Strategien werden mit dem Ziel der Armutsverminderung in den kommenden Programmperioden eingeschlagen werden:

• Gesundheitsversorgungssysteme sollen insbesondere auf ihre Angemessenheit und Zugänglichkeit für die armen und benachteiligten Sektoren der Bevölkerung überprüft und verbessert werden.
• Einfluß soll genommen werden auf *Entwicklungspolitiken*, die von besonderer Gesundheitsrelevanz sind, wie z. B. Arbeits-, Handels-, Agrar,- und Kleinkreditpolitiken.

- *Gesundheitsrisiken* sollen durch einen verstärkten Ansatz zur Hebung des Standards der allgemeinen Umwelthygiene, Wasserversorgung und -entsorgung und der medizinischen Präventionsprogramme vermindert werden.
- *Qualitätssteigerung* und Sicherung der Gesundheitsdienste sollen auch in Hinblick auf die Versorgung der armen und benachteiligten Sektoren der Bevölkerung verbessert werden.

Bei der Durchsetzung dieser Strategien will sich die WHO von Prinzipien leiten lassen, die durchaus im Geist und im Sinn des ursprünglichen Konzepts von *„Primary Health Care"* sind:

- Sicherstellung einer national verantworteten und geleiteten (nicht fremdbestimmten), an den lokalen Bedingungen orientierten *Politik,*
- *partnerschaftliche Zusammenarbeit* mit allen Sektoren der Regierung, mit lokalen Nichtregierungsorganisationen, der Zivilgesellschaft und Koordination der UN und anderen internationalen Organisationen mit Schwerpunkt Armutsverminderung,
- sehr viel stärkere Einbeziehung von *Geschlechter-(„gender"-) und Menschenrechtsperspektiven* in die Strategie der WHO.
- *Den Armen Gehör schenken:* Bessere Nutzung der Kapazität und der Fähigkeiten der Armen zur Selbsthilfe.

Folgende *8 Schwerpunktbereiche* wurden im Mai 2000 von der Weltgesundheitsversammlung für die kommende Planperiode ausgewählt. Jeder ist für sich äußerst komplex, und es wird schwer sein, die Ergebnisse an den hohen gesundheitspolitischen Ansprüchen zu messen, die sich die WHO gesetzt hat:

1. Stärkung der Gesundheitssysteme,
2. Malaria, HIV/AIDS und Tuberkulose,
3. Kampf gegen Tabakkonsum auf breitester Front,
4. Müttergesundheit, der größte Unterschied zwischen Arm und Reich,
5. Sicherung des Bluttransfusionswesens und der Qualität von Blutprodukten in Ländern, in denen hierin noch große Defizite bestehen,
6. seelische Gesundheit – ein wesentlicher, weitgehend vernachlässigter Bereich,
7. Krebs, Herz-Kreislauf-Erkrankungen, Diabetes und chronische Erkrankungen, die zunehmend auch in Entwicklungsländern beachtet werden sollen,
8. Nahrungsmittelsicherheit, ein ständig mit Armut wachsendes Problem.

Auch wenn diese krankheitsspezifischen Programmbereiche von allgemeiner Bedeutung sind, so sind sie gerade für die ärmeren Sektoren der Bevölkerung von besonderer Relevanz, denn die von der WHO hierzu entwickelten Strategien und Empfehlungen und die in diesem Zusammenhang erforderlichen Maßnahmen zur Förderung von Forschung und personellen Qualifizierungsmaßnahmen sind alle unter der Prämisse der Unterstützung der Armutsverminderung konzipiert.

Literatur

King M (1966) Medical care in developing countries. A symposium from Makerere. Oxford University Press, London Nairobi

Sanders DS (2000) PHC 21 – Everybody's Business. In: WHO: Primary Health Care 21. An international meeting to celebrate 20 years after Alma Ata. Almaty, Kazakhstan 27–28 November 1998, Genf, pp 51–77

Walsh JA, Warren KS (1979) Selective primary health care: An interim strategy for disease control in developing countries. N Engl J Med 301: 967–974

WHO (1993) Implementation of the global strategy for health for all by the year 2000. Second evaluation, Vol. 1   Global review. Genf

WHO/UNICEF (1978) Alma Ata 1978, Primary health care, Report of the International Conference on Primary Health Care. Genf

WHO (2000) World Health Report 2000, Genf

Literatur

2 Planung

Pitt Reitmaier

2.1
Planung: die Aufgabe

Die Aufgabe des Gesundheitswesens ist es, einer größtmöglichen Zahl von Menschen einen möglichst hohen Grad von Gesundheit zu erhalten beziehungsweise (wieder-)herzustellen. Die Probleme und Risiken sind so vielfältig, das dies nur gelingen kann im sinnvollen Zusammenwirken verschiedener Sektoren, auf unterschiedlichen Entscheidungsebenen und durch Zusammenarbeit einer Vielzahl von Berufsgruppen. In Primary Health Care finden sich die übergeordneten politischen Prinzipien der intersektoralen Kooperation, der Gemeindebeteiligung, der Dezentralisation und des gleichberechtigten Zugangs zu Diensten. Die genannten Prinzipien sind allgemeingültig und werden durch die Forderung ergänzt, die Lebensgewohnheiten und -bedingungen der Bevölkerungen zu berücksichtigen. Lebensgewohnheiten und -bedingungen bestimmen den demographischen Aufbau einer Gesellschaft, ihren Gesundheitszustand, ihr Krankheitsspektrum und nicht zuletzt die Möglichkeiten und die Bereitschaft zur Veränderung. Für den Gesundheitssektor schälen sich zwei grundlegend wichtige Aufgaben heraus:

- Analyse der Probleme und Auswahl prioritärer Probleme, die es vorrangig zu beeinflussen gilt;
- Entwicklung angepaßter Vorgehensweisen, von der Strukturpolitik des Sektors über die Wahl geeigneter Methoden bis hin zum Einsatz lokal angepaßter Technik.

Der Planungskreis (Abb. 2.1) zeigt ein einfaches zyklisches Modell mit einer logischen Folge von Schritten, die es erlauben, Problemanalyse und die Entwicklung eines Plans systematisch und kontinuierlich zu betreiben.

Am Anfang steht das Problem. Ihm folgt die Entwicklung eines Plans. Durch die geordnete Durchführung der geplanten Maßnahmen wird der Plan implementiert. Danach folgt der systematische Rückblick auf alle vorangegangenen Schritte, die Evaluation. Neue Einschätzungen des Problems, die Kritik der gewählten Strategien, Methoden und Techniken sowie der Vergleich der gesetzten Ziele mit dem Erreichten unter Berücksichtigung der Kosten im Verhältnis zum Effekt stehen dabei im Vordergrund. Durch die Maßnahmen hat sich die Wirklichkeit hoffentlich zum Besseren verändert, und damit auch das Problem. Der Kreis schließt sich und beginnt von vorne.

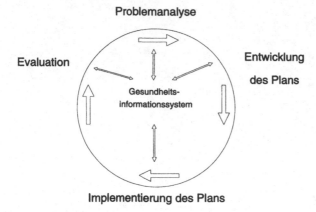

Problemanalyse

Evaluation

Entwicklung

des Plans

Gesundheits-
informationssystem

Implementierung des Plans

Abb. 2.1. Der Planungskreis

Um die Entwicklung des Problems, der Planung und der Umsetzung des Planes beobachten zu können, braucht man Informationen. Ein Gesundheitsinformationssystem stellt diese zur Verfügung. Der englische Begriff *Health Management Information System* (HMIS) beschreibt genauer, was gemeint ist: das gezielte Erfassen von Daten, deren Verarbeitung zu verständlichen Informationen und letztlich die Verwendung der Information als Grundlage von Entscheidungen (s. Abschn. 2.11).

2.2
Grundlegende Konzepte und Definitionen

Einige der zuvor verwendeten Begriffe aus dem Gebiet *Public Health* entsprechen nicht selbstverständlich dem allgemeinen Sprachgebrauch, weshalb sie hier knapp erläutert werden.

Ein *Problem* ist schwer objektiv und allgemeingültig zu fassen, denn es entsteht immer aus dem Vergleich des wahrgenommenen Ist-Zustands mit einem erhofften Soll-Zustand. Geht der Vergleich schlecht aus und wird die Wirklichkeit als individuelles oder gemeinschaftliches Leiden und Unbequemlichkeit erlebt, dann spricht der einzelne oder die Gemeinschaft von einem Problem. Da es sich um Perzeptionen und Einschätzungen handelt, unterliegt das Problemempfinden erheblichen interkulturellen und interindividuellen Schwankungen. Diese betreffen sowohl den Ist-Zustand als auch den Soll-Zustand. Ein Beispiel mag dies erläutern.

Beispiel: In einer Gemeinde ist die Durchseuchung mit Schistosoma hämatobium (Erreger der Bilharziose) sehr hoch. Nahezu ausnahmslos leiden die Jugendlichen unter Blasenblutungen als einem ersten Symptom der sich in höherem Alter verschlimmernden Erkrankung. Die Therapie bei dieser Krankheit muß möglichst früh erfolgen, da in späteren Stadien narbige Veränderungen an den Harnwegen auftreten, die auch dann weiterbestehen, wenn der Parasit beseitigt wurde.

Wie die erste Menstruationsblutung bei den Mädchen, so wird die Blasenblutung bei den Jungen als wünschenswertes Zeichen der sexuellen Rei-
fung verstanden. Ein Zusammenhang mit den später auftretenden Komplikationen wird nicht gesehen. Wirklichkeit und Wünschenswertes sind für
die Gemeinde in Übereinstimmung, und für sie besteht kein Problem.

Die Definition des *Gesundheitsproblems* enthält zwei Komponenten:

- Zum einen werden hierunter Probleme verstanden, die sich in einem nicht
  zufriedenstellenden Gesundheitszustand begründen;
- zum anderen werden auch die Schwierigkeiten mit einbezogen, die damit
  verbunden sind, diesen Zustand abzustellen.

Erstreckt sich ein Gesundheitsproblem auf eine Gesellschaft oder eine ab-
grenzbare gesellschaftliche Gruppe, spricht man von einem *Public-Health-
Problem*. Die Höhe des Risikos für die Gesellschaft sowie die sozialen und
ökonomischen Konsequenzen bestimmen den Stellenwert von Public-Health-
Problemen.

Im Beispiel der Schistosomiasis erkennt der Arzt ein besonders schwieri-
ges Public-Health-Problem: Die Schistosomiasis beeinträchtigt den Gesundheitszustand der Gemeinde; im Frühstadium der Krankheit besteht aber in
der Gemeinde keine Nachfrage nach einer Intervention.

Das Beispiel läßt auch verstehen, weshalb zwischen Bedürfnis, Bedarf und
Nachfrage unterschieden wird:

- empfundenes Bedürfnis (felt needs),
- normativer Bedarf (professionally defined needs),
- Nachfrage (demand).

Die „Expertenmeinung" definiert einen normativen Bedarf an Prävention
und Behandlung der Schistosomiasis. Die Betroffenen im Frühstadium sind
jedoch zufrieden mit ihrer Blasenblutung. Sie empfinden kein Bedürfnis nach
Veränderung. Konsequenterweise fragen sie angebotene Interventionen nicht
nach.

Die Beschreibung eines Problems sollte auf das Leiden und die Unbequemlichkeit eingehen. Sie darf sich nicht auf objektivierbare Sachverhalte wie beispielsweise das Vorhandensein einer Krankheit beschränken. Ein für die Planung verhängnisvoller Fehler ist es, die Darstellung des Problems und seiner
Ursachen durch die Forderung nach einer bestimmten Lösung zu ersetzen.

Beispiel: Der Bürgermeister des durch eine gewaltige Schlucht von der
Straße getrennten Gebirgsdorfs nennt als wichtigstes Problem: „Wir haben
keine Straße!"
Dies ist nicht das Problem. Es liegt vielmehr in der Isolation, in der Müh-
sal und den Kosten des Gütertransports mit Eseln und im Leiden der
Schwerkranken auf dem Weg zu den Diensten. Eine Straße wäre eine finanziell und technisch ungeeignete Lösung. Das Problem durch das Fehlen

der Straße zu bezeichnen, verschließt den Blick auf lokal Angepaßtes. Eine einfache Seilbahn hat letztlich das Problem gelöst. Sein zweitwichtigstes Problem war übrigens: „Wir haben kein Hospital!"

Ein *Gesundheitsdienst* ist die Gesamtheit der Aktivitäten, die geeignet sind, den Gesundheitszustand zu erhalten, zu verbessern oder wiederherzustellen. Aktivitäten von Gesundheitseinrichtungen, die nichts zum Gesundheitszustand der Bevölkerung beitragen, sind also *kein* Gesundheitsdienst! Analog zur Definition des Public-Health-Problems sind jedoch Aktivitäten, welche die Gesundheitsstrukturen schaffen und unterhalten, sowie Lehre und Forschung Teil des Gesundheitsdienstes.

Eine *Gesundheitseinrichtung* ist eine örtlich feste oder mobile Einheit, in der die notwendigen Ressourcen für die Produktion von Gesundheitsdiensten zusammengefaßt sind. Die meisten Einrichtungen sind auf die Arbeit am Patienten ausgerichtet. Entsprechend der gegebenen Definition von Gesundheitsdiensten gibt es aber auch rein administrative oder forschende Gesundheitseinrichtungen. In Kap. 6 wird genauer auf ein zweischichtiges Modell des *Gesundheitsdistrikts* eingegangen. Bei den Gesundheitseinrichtungen unterscheidet man dort eine Erstkontaktebene und eine Referenzebene.

Die *Qualität* eines Dienstes hängt in erster Linie von seiner *Organisation* ab. Hierunter versteht man die Aufgabenteilung zwischen den Ebenen, die Aufgabenteilung innerhalb von Gesundheitseinrichtungen sowie die Regeln der Zusammenarbeit. Personelle und technische Ausstattung sind durchaus wichtige Faktoren, werden in ihrer Bedeutung für die Qualität des Dienstes aber häufig überschätzt. Verbesserte Ausstattung wird nur dann wirksam, wenn auch die Organisation stimmt. Zur Operationalisierung des Konzepts *Qualität von Gesundheitsdiensten* s. auch Abschn. 5.4.4.

Beispiel a: Ein epilepsiekrankes Kind wird nach einem Anfall von der Mutter in ein Krankenhaus gebracht. Die Reise dorthin ist langwierig und teuer. Im Krankenhaus wird die Mutter auf die Notfallambulanz verwiesen, weil die ambulanten Sprechstunden mehrere Tage Wartezeit haben. In der Ambulanz untersuchen zwei Ärzte das Kind, der Schädel wird in zwei Ebenen geröntgt. Blut wird abgenommen, und es wird ein Rezept ausgestellt. Die überlastete Schwester hat wenig Zeit für Auskünfte und erläutert der Mutter nur, welche Tabletten wann einzunehmen sind. Sie fordert die Mutter auf, sich entweder am nächsten Tag in die Warteliste für ambulante Konsultationen einzutragen oder aber künftig ihr lokales Gesundheitszentrum aufzusuchen. Einen konkreten Wiedervorstellungstermin kann sie nicht vereinbaren. Die Dokumentation erfolgt auf einer Patientenkarteikarte, die in der Ambulanz bleibt. Die Mutter erhält ein kleines anonymes Nummernkärtchen. Nachdem sie alle Apotheken abgesucht hat, muß die Mutter feststellen, daß zwei der drei verschriebenen Medikamente in der Stadt nicht vorrätig sind.

Beispiel b: Ein Kind mit demselben Problem wird in ein Gesundheitszentrum in Wohnortnähe gebracht. Die Schwester erhebt eine eingehende Anamnese und untersucht das Kind. Entsprechend der Vorgeschichte gibt sie Tabletten zur Anfallsprophylaxe für zwei Wochen sowie eine Wurmkur mit. Eine fehlende DPT-Impfung wird komplettiert. Der Mutter erläutert sie das Gesundheitsproblem ihres Kindes sowie Sinn und Zweck der Therapie. Sie beantwortet ihre Fragen nach der Schulfähigkeit. Ein Wiedervorstellungstermin wird vereinbart. Die Schwester dokumentiert Vorgeschichte, Untersuchungsbefund, Impfung und die eingeleitete Dauertherapie auf der Impf- und Wiegekarte des Kindes und gibt diese der Mutter mit nach Hause. Sie legt zudem im Gesundheitszentrum eine Karteikarte zur Dauerbetreuung chronisch Kranker an.

Die Beispiele verdeutlichen vier Prinzipien von Qualität in der Organisation von Diensten der Erstkontaktebene:

- Ein *globales Verständnis der Gesundheitsprobleme* ist notwendig, um individuelle und soziale Ursachen erkennen zu können. Nur die Betrachtung der Gesundheitsprobleme in ihrer Gesamtheit erlaubt, sich auf prioritäre Probleme zu konzentrieren.
- Die *Kontinuität* in der Betreuung über längere Zeit erlaubt es, die Entwicklung eines Problems zu beobachten. Kontinuität wird aber auch gewährleistet, indem Überweisungen auf die Referenzebene und Rücküberweisungen auf die Erstkontaktebene korrekt erfolgen. Eine sichere Dokumentation von Patientendaten sowie Überweisungsbriefe sind wesentliche Elemente für beide Aspekte der Kontinuität.
- Die *Integration* von *promotiven, präventiven, kurativen, rehabilitativen* und nicht zuletzt *sozialen* Aktivitäten erlaubt, auf die vielfältigen Probleme eine adäquate Antwort zu geben.
- Die *Effizienz* des Dienstes ist ein weiteres wichtiges Kriterium. Effizient ist ein Dienst, wenn er den gewünschten Effekt zu möglichst niedrigen Kosten erreicht.

Die Struktur von Krankenhäusern und großen Gesundheitszentren mit ihrer Vielzahl von Mitarbeitern und Abteilungen macht es sehr viel schwerer, wenn nicht unmöglich, Globalität, Kontinuität, Integration und Effizienz sicherzustellen. Sie sind damit nicht geeignet, die Grundversorgung der Bevölkerung in guter Qualität zu sichern. Kleinere Einrichtungen mit wenig Personal und einer überschaubaren Zielbevölkerung können dies weitaus besser leisten.

Häufig beobachtet man, daß die ambulante Grundversorgung der Bevölkerung durch Krankenhäuser nicht nur die Qualität der Grundversorgung beeinträchtigt. Auch die Qualität der stationären Versorgung wird gefährdet, indem eine Unzahl von unproduktiven Patientenkontakten in den Sprechstunden und den als Sprechstundenersatz genutzten Notfallambulanzen das Personal überlastet und demotiviert.

2.3
Problemanalyse

Zur Analyse von Problemen bietet es sich an, eine Reihe epidemiologischer Grundfragen zu stellen. Die Fragen sind ebensogut auf Gesundheitsprobleme wie auf Probleme von Gesundheitsdiensten anwendbar:

- Was ist das Problem? Welche Qualität hat es für die Betroffenen, welche Qualität für die Dienste? Wie wird es bisher beschrieben? Wie erhofft man sich den gewünschten besseren Zustand?
- Wer ist betroffen? Gibt es Alters-, Geschlechts-, Berufs- oder soziale Gruppen, die besonders betroffen sind?
- Wo tritt es auf? Gibt es Abhängigkeiten von Klima, Fauna, Flora, Stadt/ Land, Wasserversorgungsgebieten etc.?
- Wann tritt es auf? Seit wann kennt man die Zustände? Seit wann sieht man sie als Problem an? Gibt es tageszeitliche, jahreszeitliche Häufungen oder Zusammenhänge mit Festen o. ä.?
- Wie erkennt man den Betroffenen, wie die bemängelten Zustände? Gibt es bewährte Indikatoren? Wie wird die Entwicklung in Zukunft gemessen werden?
- Warum entsteht es? Sind Ursachen bekannt? Ist der Zusammenhang zwischen vermuteter Ursache und Wirkung bewiesen?
- Wer ist noch beteiligt? Wer ist durch Folgeprobleme betroffen? Gibt es einzelne oder Gruppen, die aus dem Problem einen Vorteil ziehen?

Insbesondere soziale Probleme können sich sehr rasch wandeln, und es fällt dem Gesundheitspersonal dann schwer, gesundheitliche Bedürfnisse zu definieren. Es ist deshalb dringend notwendig, die Problemanalyse immer wieder aufzunehmen und fortzuschreiben. Eine *Gemeindebeteiligung* muß bereits in der Phase der Problemanalyse einsetzen und nicht erst bei der Umsetzung von Maßnahmen.

Beispiel: Am Rande einer Großstadt entsteht binnen weniger Monate ein Slum mit vorwiegend jungen Männern, die auf der Suche nach Arbeit vom Land in die Stadt gekommen sind. Aus ihrer Heimat bringen sie Tropenkrankheiten mit. Nach einem Jahr bereits geht die Inzidenz der Tropenkrankheiten deutlich zurück, und an ihre Stelle treten Probleme sozialer Entwurzelung, Alkohol, Gewalt und Geschlechtskrankheiten. Arbeits- und Verkehrsunfälle kommen hinzu. Der als Antwort auf das ursprüngliche Problem der Tropenkrankheiten geplante Gesundheitsdienst findet, als er nach drei Jahren implementiert wird, völlig andere Probleme vor. Jetzt bevölkert eine große Zahl junger Mütter und Kleinkinder den Slum.

2.4
Entwicklung des Plans

Wenn Probleme erkannt und analysiert sind, erhebt sich die Frage „*Was tun?*". Die Gefahr ist groß, voreilig zu entscheiden. Ansätze, die man aus der eigenen Ausbildung oder von anderen Orten her kennt, können nur selten erfolgreich kopiert werden. Einige hilfreiche Prinzipien und Kriterien, systematisch angewandt, können helfen, die Anpassung an die speziellen Bedingungen des Ortes und der Zielgruppe zu leisten. Der Blick wendet sich vom Problem zu vorbekannten Lösungsansätzen und zu den Ressourcen. Zu den obengenannten epidemiologischen Fragen zum Problem kommen die Fragen:

Was wurde bisher

- von wem,
- wie,
- mit welchen Mitteln getan?

Welche Strategien, Methoden und Techniken sind

- in der Gemeinde,
- bei erfahrenen Profis,
- in der Literatur bekannt?

Am Ende des Prozesses der Planung steht der Plan (Abb. 2.2). Er ist das Ergebnis einer Einigung der Planungsgruppe auf ein gemeinsames Verständnis der Probleme und des vorgesehenen Weges der Veränderung. Der Plan hält somit einen Gruppenkonsens fest. Sieht sich die Gruppe nicht mehr an diese Vereinbarung gebunden, wird der Plan zu wertlosem Papier.

Moderne Planungskonzepte tragen dem Rechnung, indem sie großen Wert auf eine *Beteiligtenanalyse* legen. Die Zusammensetzung der Planungsgruppe ist so zu wählen, daß Vertreter der Zielgruppen und Gemeinden, der Dienste, der Politik und bei Bedarf Fachexperten zusammenfinden. Die Entscheidung über die Zusammensetzung der Planungsgruppe und über die Bedingungen, die eine aktive Beteiligung aller Mitglieder ermöglichen sollten, hat enorme Bedeutung für die Qualität und Tragfähigkeit des zu erstellenden Plans.

Die Kommunikation in der Planungsgruppe wird durch gemeinsame Visualisierung nach demokratischen Regeln und eine von der Hierarchie möglichst unabhängige Moderation wesentlich erleichtert. Autoritäre Formen der Kommunikation haben den Nachteil, nur einen Teil der Berufsgruppen und In-

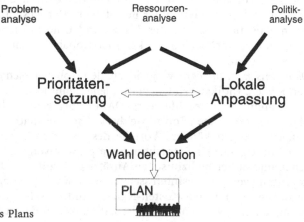

Abb. 2.2. Entwicklung des Plans

dividuen zu Gehör kommen zu lassen. In kleinen Einheiten wie einem Gesundheitszentrum oder einem ländlichen Gesundheitsdistrikt sind häufig nur die Ärzte oder die leitenden Schwestern/Pfleger an der Planung beteiligt. Dies ist zu bedauern, da gerade in Einrichtungen mit Publikumsverkehr die Beteiligung weiterer Berufsgruppen, anderer Sektoren und der Gemeinde besonders wichtig und vielversprechend ist.

2.5
Prioritätensetzung

Die Art und Dringlichkeit der großen Zahl von Problemen, mit denen sich Gemeinden und Gesundheitsdienste konfrontiert sehen, ist sehr weit gestreut. Es gilt die wichtigsten und dringlichsten vorrangig zu bearbeiten. Ähnlich wie bei der Beschreibung der Probleme kann auch hier ein Kurzschluß eintreten, indem die Priorität einem Lösungsansatz und nicht dem Problem zugeordnet wird.

> **Beispiel:** Tetanus ist eine häufige Todesursache neugeborener Kinder. Der Gesundheitsdienst ordnet deshalb der Weiterbildung der Laienhebammen und ihrer apparativen Ausstattung große Priorität zu. Nachdem trotz der Maßnahme die Inzidenz von Neugeborenentetanus nur unwesentlich zurückgeht, wird diese Maßnahme nicht mehr als Priorität angesehen.

Die *Priorität dem Problem zuzuordnen* bringt den Vorteil, daß eine Priorität nicht nachläßt, solange das Problem nicht behoben worden ist. Dies zwingt zur Suche nach anderen Lösungen. Im genannten Beispiel wäre dies die Impfung aller Frauen mit Tetanusimpfstoff.

Aus der Vielzahl von Konzepten zur Prioritätensetzung seien hier nur drei erwähnt:

- *Marktwirtschaftliches Denken* geht davon aus, daß Probleme sich von selbst zur Priorität verhelfen, indem die Betroffenen geeignete Lösungen nachfragen. Zum einen sind die Betroffenen bereit, Mittel und Mühen einzusetzen, zum anderen üben sie politischen Druck aus. Ein Vorteil dieses Ansatzes besteht darin, daß nur auf empfundene Bedürfnisse eingegangen wird. Dies erleichtert die Beteiligung der Betroffenen. Der wesentliche Nachteil besteht darin, daß die Probleme der Armen und Unterprivilegierten wenig Beachtung finden. Darüber hinaus kann irrationaler Bedarf durch Marketing geschürt werden.
- *Ökonomische Konzepte* vergleichen den volkswirtschaftlichen Nutzen mit den Kosten. Indikatoren wie gewonnene behinderungsbereinigte Lebensjahre (disability adjusted life years, DALY) übersetzen Lebensqualität und verhinderten vorzeitigen Tod in Geldwerte, so daß mathematische Modellrechnungen erfolgen können. Vorteile des Ansatzes liegen in der nüchternen Gleichwertigkeit der Betrachtung von präventiven und kurativen, medizinischen und außermedizinischen Ansätzen. Damit ist – theoretisch – die Abkoppelung von Standesinteressen möglich. Nachteile liegen darin, daß die als Grundlage benötigten Kosten-Nutzen-Studien sehr aufwendig und die Ergebnisse kaum von einer Gesellschaft auf die andere übertragbar sind.

Tabelle 2.1. Matrix zum Einschätzen der Priorität von Gesundheitsproblemen. (Angelehnt an J. Bryant)

Problem	Häufigkeit	Schwere	Beein-flußbar-keit	Wahrnehmung in Gemeinde	Summe
Diarrhö im Kindesalter	++++	++	+++	++	11
Epilepsie im Kindesalter	+	+++	++	+	7
Tetanus neonatorum	++	++++	++++	++	12
Hautinfektionen	++++	+	++++	+	10
Rh-Inkompatibilität	+	++	−	+	4

- Eine *epidemiologisch* fundierte Abschätzung ist sicherlich die im Gesundheitsmanagement am weitesten verbreitete Methode. Vier Indikatoren werden kombiniert:
  - die *Häufigkeit* des Problems,
  - die *Schwere*, wobei die Dauer und der Grad des Leidens, bleibende Behinderung und die Wahrscheinlichkeit eines tödlichen Ausgangs bewertet werden,
  - die *Beeinflußbarkeit* durch Maßnahmen der öffentlichen Gesundheitspflege,
  - der Grad der *Problemwahrnehmung* in der Bevölkerung.

Eine semiquantitative Matrix erlaubt die Visualisierung der Diskussion. Tabelle 2.1 entspricht einem Ausschnitt einer Einschätzung durch das Personal eines ländlichen Gesundheitszentrums in einer Region, in der beispielsweise Mittel zur Prophylaxe oder Therapie der Rh-Inkompatibilität in absehbarer Zeit nicht zu erwarten stehen. Am Beispiel zeigt sich eine wesentliche Schwäche des Konzept. Es verführt dazu, Krankheiten an Stelle von Gesundheitsproblemen zu beurteilen. Seine Stärke liegt in der einfachen Anwendbarkeit mit ungenauen und geschätzten Daten.

2.6
Lokale Anpassung

Das naturwissenschaftliche Wissen, das unserer modernen Medizin zugrunde liegt, ist allgemeingültig. Unter den sehr eingeschränkten Bedingungen in Entwicklungsländern stellen sich jedoch die in Industrieländern zum Standard gewordenen Methoden und Techniken sehr viel schwächer dar. Wo ein Arzt für 100 000 Einwohner zu sorgen hat und wo nur wenige Dollar pro Jahr und Einwohner für die Gesundheitsfürsorge zur Verfügung stehen, führt sich der Anspruch auf hochdifferenzierte Diagnose und Therapie rasch ad absurdum. Fehlende Qualifikation der Mitarbeiter, geringe finanzielle und Sachausstattung schränken die Übertragbarkeit von Methoden und Techniken weiter ein. Hieraus entsteht die Verpflichtung, mit den knappen Mitteln rational umzugehen und nur solche Ansätze zu übernehmen, von denen angenommen werden kann, daß sie dauerhaft in ausreichender Qualität umsetzbar sein werden.

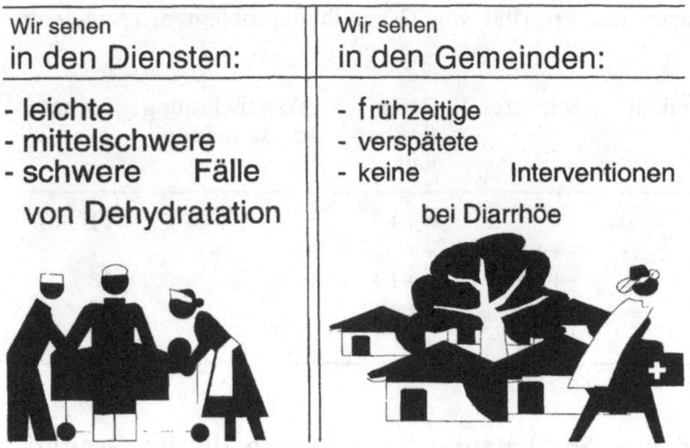

Wir sehen in den Diensten:	Wir sehen in den Gemeinden:

- leichte
- mittelschwere
- schwere   Fälle
  von Dehydratation
	- frühzeitige
	- verspätete
	- keine Interventionen
	  bei Diarrhöe

Abb. 2.3. Lokale Anpassung berücksichtigt unterschiedliche Perspektiven

Die Adaptation und Entwicklung lokaler Konzepte ist ein sich ständig wiederholender Prozeß. Solange sich der Wissensstand in der Medizin und im Bereich des Gesundheitsmanagements weiterentwickelt, entsteht ständig neuer Bedarf, dieses neue Wissen unter verschiedenen lokalen Bedingungen anzuwenden (Abb. 2.3).

Die Aufgabe, angepaßte Lösungen zu entwickeln, gilt für alle Berufsgruppen und beschränkt sich keineswegs auf hauptberufliche Planer. Viele richtungsweisende Entwicklungen wie die orale Rehydratation bei akuter Diarrhö sind aus der Erfahrung einfacher peripherer Dienste geboren und erst später wissenschaftlich belegt und als Standard fixiert worden. Das Zusammenwirken mehrerer Berufsgruppen mit Erfahrungen aus verschiedenen Anwendungsbereichen und Arten von Gesundheitsdiensten stellt zudem sicher, daß unterschiedliche Sichtweisen zum Tragen kommen. Obwohl scheinbar widersprüchlich, kann jede Sichtweisen in sich korrekt sein. Erst aus dem Zusammenführen unterschiedlicher Erfahrungen lassen sich gemeinsame Konzepte ableiten.

Lokales Wissen und Erfahrungen sind für die Erarbeitung von Problemlösungen nicht weniger wichtig als die Durchsicht der Literatur. Wenn in einer Gemeinde 10% der Kinder mangelernährt sind, so bedeutet das auch, daß unter den gegebenen Bedingungen 90% der Kinder von ihren Eltern angemessen ernährt werden. Es gilt zu ermitteln, auf welche Weise dies den Eltern gelingt. Vor Ort gefundene Ansätze haben den Vorteil, dem Umfeld bereits angepaßt zu sein. Der Blick auf das Positive erlaubt es, lokale Ressourcen und lokales Wissen zu berücksichtigen.

Ähnlich wie in der Prioritätensetzung hilft ein Kriterienraster auch bei der lokalen Anpassung. Es gilt, Stärken und Schwachstellen von Lösungsansätzen möglichst früh zu erkennen. Die Kriterien sind für mehrere Ebenen der Entscheidungsfindung gültig, von der strategischen über die operationale bis zur technischen Entscheidung.

Es ist nicht immer möglich und auch nicht immer notwendig, die Kriterien durch Indikatoren exakt meßbar zu machen. Vergleichendes, semiquantitatives Vorgehen erlaubt schon eine sinnvolle Aussage. Ein festes Raster von Kriterien vollständig einzusetzen hilft zu verhindern, daß einzelne positive

Eigenschaften eines Konzepts überbetont werden und Schwächen an anderen Stellen unbeachtet bleiben.

Lokal angepaßte Strategien, Methoden und Techniken sind in all ihren Elementen:

- geographisch zugänglich,
- verfügbar,
- akzeptabel,
- ökonomisch zugänglich,
- sicher,
- wissenschaftlich belegt,
- zielgruppenspezifisch,
- nachhaltig.

2.6.1
Geographischer Zugang

Geographischer Zugang ist definiert als der Anteil der Bevölkerung, welcher bei Bedarf in einer vorgegebenen Zeit einen Gesundheitsdienst erreicht. Für einfache präventive und kurative Dienste ist eine Stunde Fußmarsch ein üblicher Grenzwert, während für differenzierte Dienstleistungen, beispielsweise eine Notoperation am offenen Abdomen, auch vier Stunden noch eine akzeptable Planungsgrundlage bilden.

Ein weiterer wichtiger Aspekt liegt in den saisonalen Änderungen des Zugangs. Auch wenn die Darstellung eines Einzugsgebietes einer Gesundheitseinrichtung auf der Karte konstant scheint, kann der Zugang sehr variabel sein.

Beispiel: Im Einzugsgebiet eines Gesundheitszentrums liegen neun Dörfer. Laut einem Planungsdokument des Gesundheitsministeriums sind sieben der Dörfer in weniger als einer und die verbleibenden beiden Dörfer in weniger als zwei Stunden erreichbar. Die Überprüfung in der Realität zeigt, daß dies eine Schönwetterkalkulation ist. Durch Hochwasser waren im vergangenen Jahr sechs Dörfer für drei Monate abgeschnitten. Für die restlichen drei Dörfer haben sich die Wegezeiten während der Regenzeiten mehr als verdoppelt. Da Gesundheitsprobleme wie Malaria oder Diarrhö am häufigsten in der Regenzeit auftreten, ist der größere Teil der Bevölkerung genau dann von den Diensten abgeschnitten, wenn der Bedarf am höchsten ist.

Geographische Zugänglichkeit kann man nicht isoliert betrachten:

Beispiel: Man darf davon ausgehen, daß – bei frühzeitigem Einsatz – orale Rehydratationslösungen auf Getreidebasis, Zucker-Salz-Lösung und industriell gefertigte ORS (Oral Rehydration Salts) ähnlich gut wirksam sind. Bezüglich ihrer Eignung für eine bestimmte Region können sie sich jedoch erheblich unterscheiden, entsprechend dem Ort, an dem sie verfügbar sind. Nehmen wir an, man findet:

Getreide	in allen Haushaltungen,
Zucker und Salz	in allen Läden,
ORS	in den Gesundheitsdiensten.

Die Zugänglichkeit bezüglich des Materials ist zweifellos für die Getreidezubereitung am besten. Bei der Lösung von Gesundheitsproblemen wird jedoch in aller Regel mehr als nur Material benötigt. Erst wenn die Zubereitung und Anwendung einer Getreidelösung allgemein bekannt ist, bedeutet das Vorhandensein des Materials im Haushalt einen Vorteil. Andernfalls kommt auch das Getreide erst nach einer Konsultation in den Diensten zum Einsatz.

Letztlich ist nur eine Lösung überlegen, bei der Material, Information und Dienstleistung *gleichzeitig am gleichen Ort* verfügbar sind. Ansonsten bestimmt das am weitesten entfernte dieser Elemente den Zugang.

2.6.2
Verfügbarkeit

Das Kriterium der Verfügbarkeit lenkt die Aufmerksamkeit auf die Ressourcen. Dabei steht die Betrachtung der *zeitlichen Verfügbarkeit* und der *mengenmäßigen Verfügbarkeit* oder *Kapazität* im Vordergrund. Dienstleistungen, die einen akut auftretenden Bedarf befriedigen sollen, verlangen nach vollständiger zeitlicher Verfügbarkeit, 24 Stunden am Tag, das ganze Jahr hindurch. Kurative Dienste der Erstkontaktebene müssen permanent verfügbar sein, denn nur so können sie akutem Leiden begegnen. Auch kleine Einrichtungen können über Bereitschaftsdienst des am Ort ansässigen Personals ständige Verfügbarkeit bieten. Wo Permanenz bisher nicht möglich war, hat sie immer Vorrang gegenüber einer weiteren Verdichtung des Netzes von Gesundheitseinrichtungen.

Gesundheitseinrichtungen, die nur zwei- oder viermal im Monat verfügbar sind, können für kurative Dienste der Erstkontaktebene nicht rationell genutzt werden. Solche Einrichtungen entsprechen letztlich Außenaktivitäten einer größeren Einrichtung (Outreach), und es fragt sich, ob hierfür der Unterhalt eines Gebäudes oder der Transport gerechtfertigt sind. Durch Outreach und periodisch verfügbare Einrichtungen können nur Probleme sinnvoll bearbeitet werden, die nicht akut sind und bei denen der Ort eine besondere Bedeutung hat. Für präventive und promotive Aufgaben in der Arbeitsmedizin, in beschränktem Umfang für die Impfprophylaxe bei Kindern, um Ausnahmen zu nennen, ist dies gerechtfertigt, nicht jedoch für die kurative Grundversorgung. Die Zusammenarbeit mit lokalen „Gesundheitsproduzenten" wie Müttern und Laienhebammen bietet dagegen den unschätzbaren Vorteil, daß diese nahezu permanent verfügbar sind.

Die Kapazität eines Dienstes mißt sich an der maximalen Menge der Dienstleistungen, die erbracht werden können. Sie wird in erster Linie von der Zahl der Mitarbeiter und anderer Ressourcen (Material und Finanzmittel) bestimmt. Mitunter ist es schwierig, sich ein korrektes Bild der Kapazität zu machen, wenn beispielsweise längst ausgeschiedene Mitarbeiter weiter auf den Lohnlisten geführt werden oder die ausgewiesenen Finanzmittel nicht wirklich zur Verfügung stehen. Bewährte Methoden zur Kapazitätssteigerung sind die Delegation von Aufgaben auf Hilfsberufe, die Rationalisierung des Mitteleinsatzes und die Nutzung gemeindeeigener Ressourcen.

2.6.3
Akzeptanz

Es gibt immer Orte, Dienste, Mitarbeiter, Zeiten und Aktivitäten, die von einem Teil der Bevölkerung aus religiösen, kulturellen oder rein persönlichen Gründen gemieden werden. Dies ist keine Besonderheit von Entwicklungsländern. Akzeptanzprobleme sind häufig geschlechts- oder altersspezifisch. Migrantenbevölkerungen, religiöse und ethnische Minderheiten und marginalisierte Gruppen können sehr spezifische Gründe haben, welche die Akzeptanz vermindern. Nicht zuletzt sind innerfamiliäre Entscheidungsstrukturen zu berücksichtigen. Die Betroffenen können nicht immer selbst entscheiden. Letztlich bestimmen die Träger der Entscheidungsgewalt die Akzeptanz.

> **Beispiel:** Eine junge Mutter ist durchaus überzeugt von den Vorteilen oraler Rehydratation bei kindlicher Diarrhö. Trotzdem erhält ihr Kind kein ORS, weil die Entscheidungsgewalt bei ihrem Mann und der Schwiegermutter liegt. Diese halten eine andere Art der Behandlung für besser.

2.6.4
Ökonomische Zugänglichkeit

Wenn verhindert werden soll, daß ein großer Teil der möglichen Nutzer von der Lösung eines Gesundheitsproblems ausgeschlossen wird, so dürfen die Kosten die Nutzer nicht auf Dauer überfordern. Die gleiche Logik gilt für Gesundheitseinrichtungen. Auch sie können ihr Budget nicht auf Dauer überziehen. Somit sind in der Abschätzung der ökonomischen Belastbarkeit immer *zwei* Parteien, die Nutzerseite und die Seite der Dienste, zu betrachten.

Die Kosten für den Nutzer, die beispielsweise mit einem kurzen Krankenhausaufenthalt verbunden sind, beschränken sich nicht auf Behandlungsgebühren und Medikamente. Es ist daher sinnvoll, *drei* Arten von Kosten zu schätzen oder zu messen:

- *direkte Kosten* entstehen für die zur Behandlung gehörenden Materialien, Informationen und Dienstleistungen;
- *indirekte Kosten* entstehen durch notwendigerweise mit der Behandlung verbundene Vorgänge wie Transport von und zum Ort der Behandlung, Kleidung, Unterbringung und Verpflegung der Begleitperson, Kosten für den Babysitter etc.;
- *Opportunitätskosten* sind eine besondere Art von indirekten Kosten. Sie entsprechen dem entgangenen Gewinn aus einer Erwerbstätigkeit, die wegen der Behandlung nicht ausgeübt werden konnte. Dies kann den Patienten selbst betreffen, aber auch Begleitpersonen und weitere Personen, deren Tätigkeit im Familienbetrieb oder der Landwirtschaft unterbrochen wird.

Die indirekten Kosten und Opportunitätskosten verdienen besonders bei der armen Bevölkerung höchste Beachtung, weil sie relativ – und mitunter auch absolut – höher sind als für die Wohlhabenden. Wer Lohnfortzahlung erhält, wessen Versicherung die Verpflegung und den Transport übernimmt, wird vergleichsweise niedrig belastet.

> **Beispiel:** Die Frau eines Fischers muß für eine Woche ins Krankenhaus. Während ihrer Krankheit kann sie keinen Fisch verkaufen. Ihr Mann gibt den von ihm gefangenen Fisch unter Preis an andere Verkäuferinnen ab. Ein Teil der Stammkundschaft geht möglicherweise verloren. Die Schwester der Kranken kann nicht zur Arbeit gehen, wenn sie zwei Haushalte zu versorgen hat.
> Die indirekten Kosten einer Woche Krankenhaus erreichen die Höhe eines bis mehrerer Monatseinkommen der Familie. Schnell ist der Zustand erreicht, daß die indirekten Kosten die direkten übersteigen. Die indirekten Kosten können also eine größere Barriere sein als die – leichter zu erkennenden – direkten Kosten.

Wartezeiten in den Gesundheitseinrichtungen wirken sich besonders für die städtischen Armen fatal aus. Es ist nicht verwunderlich, wenn sie es vorziehen, sich in Privatapotheken mit Medikamenten zur Selbstmedikation zu versorgen, obwohl dies teurer sein mag als eine Konsultation einschließlich Medikamenten im Gesundheitszentrum. Sie ersparen sich Wartezeiten und damit Verdienstausfall.

Prinzipien, mit deren Hilfe der ökonomische Zugang erleichtert werden kann, sind:

- die *Dezentralisierung*, also die Stärkung der Kompetenz und Kapazität peripherer Dienste. Darüber hinaus sind bei vergleichbarer Effektivität haushalts- oder gemeindebasierte Interventionen dienstbasierten Interventionen vorzuziehen.
- die *Rationalisierung* des Mitteleinsatzes:
  – Es wird eine *optimale* Lösung, nicht eine maximale Lösung gesucht.

> **Als Beispiel** sei die Tuberkulosetherapie genannt. Ein Therapieschema, welches bei geringen Kosten für 96% der Patienten Heilung verspricht, ist einem mehrfach teureren Schema vozuziehen, welches 98% heilt. Der Grund: Nur mit dem preiswerten Schema kann eine hohe Abdeckung erreicht werden. Das teure Schema ist dagegen für einen großen Teil der Nutzer und Dienste ökonomisch nicht tragbar.

  – *Ineffektive* Interventionen werden unterlassen. Häufig findet sich ein besonders hoher Anteil irrationalen Mitteleinsatzes bei den Arzneimittelverschreibungen, bei den Anordnungen für Laboruntersuchungen und apparativen diagnostischen Verfahren. Auch ein Teil der Lebensmittelhilfe und der sozialen Interventionen fallen in diese Kategorie.

- das *Subsidiaritätsprinzip*: Was auf einer niedrigeren Ebene entschieden oder durchgeführt werden kann, *muß* auf der niedrigeren Ebene erfolgen.

Höhere Ebenen dürfen diese Entscheidungen oder Aktivitäten nicht an sich ziehen.

- das *Versicherungs-* und das *Solidaritätsprinzip:* In vielen Industrieländern sichert die Krankenversicherungspflicht die Verteilung des ökonomischen Risikos durch Gesundheitsprobleme. Das Solidaritätsprinzip ist verwirklicht in einkommensabhängigen Beiträgen und in der Mitversicherung der Kinder und Ehepartner. In vielen Entwicklungsländern sind nur die Staatsangestellten und die Mitarbeiter großer Firmen versichert. Es wird aber auch über informelle Unterstützungs- und Sterbekassen berichtet. Unter dem Druck der ökonomischen Krise hat die Finanzierung von Gesundheitsdiensten hohe Aufmerksamkeit erlangt. Es gibt vielfältige Versuche, das Versicherungs- und das Solidaritätsprinzip zu stärken. Hier sei angemerkt, daß Kostendeckung nur ein untergeordnetes Teilziel sein kann. Das Ziel liegt in der Sicherung des ökonomischen Zugangs der Bevölkerung zu qualitativ ausreichenden Gesundheitsdiensten.

Besonders ländliche Bevölkerungen haben jahreszeitlich stark schwankende Einkommen und leben teilweise über Monate ohne monetäres Einkommen. Entsprechend ist ähnlich dem geographischen Zugang auch der ökonomische Zugang periodischen Schwankungen unterworfen. Was in den Wochen nach der Ernte eine korrekte Lösung darstellt, kann in der einkommensschwachen Zeit zwischen Aussaat und Ernte unzumutbar sein (s. Abschn. 1.1.3).

2.6.5
Sicherheit

Sicherheit ist ein zentrales Kriterium bei der Beurteilung von medizinischen Methoden, Ausstattungen und Medikamenten. Auch wenn der hohe Standard westlicher Industrieländer in Entwicklungsländern schwer oder gar nicht zu erreichen ist, darf dies niemals zu Standards zweiter Klasse führen, in denen Sicherheit nur noch eine untergeordnete Rolle spielt. Gerade an Orten, wo Sicherheit schwer zu erreichen ist, muß höchstmögliche Sicherheit angestrebt werden, weil die Möglichkeiten, bei unerwünschten Nebenwirkungen gegebenenfalls zu helfen, geringer sind.

Probleme bei Transport, Lagerung, Bedienung, Wartung, Reparatur, Desinfektion, Energieversorgung und ähnlichem können dazu führen, daß in Industrieländern einfach und sicher scheinende Techniken unter den Bedingungen der Armut gefährlich werden. Die Problematik der Muttermilchersatzstoffe und Babyfläschchen, denen jährlich Tausende Kinder zum Opfer fallen, ist inzwischen allgemein bekannt. Sicherheit ist keine bei der Produktion von Geräten oder Medikamenten erworbene Eigenschaft, sondern ein Gesamtergebnis der vielfältigen Funktionen des Systems, in dem sie genutzt werden. Auch haushalts- und gemeindebasierte Techniken können massive Sicherheitsprobleme aufweisen. Der Gesundheitsdienst hat ein Mandat, an Verbesserungen mitzuwirken.

In der Einschätzung der Sicherheit ist von realistischen Bedingungen auszugehen, ohne die (illusionäre) Annahme einer grundlegenden Verbesserung der Einsatzbedingungen binnen kurzer Zeit. Auf drei Aspekte ist zu achten:

- Sicherheit des Nutzers,
- Sicherheit des Personals/der Betreuenden,
- Sicherheit für die Umwelt.

Beispiele zu den verschiedenen Aspekten der Sicherheit:

Nutzer: Zur Pflege mangelgewichtiger Neugeborener wird überlegt, Inkubatoren in einem kleinen Distrikthospital einzusetzen. Ohne fachgerechte Bedienung, Desinfektion, Wartung und Reparatur werden die Inkubatoren zu einer Gefahr für die kleinen Nutzer.

Personal: Untersucht wird der Vorschlag, die Geburten sicherer zu machen, indem mehr normale Geburten in Gesundheitseinrichtungen stattfinden. Solange Handschuhe und Schutzbrillen nicht in ausreichender Menge zur Verfügung stehen, steigt hierdurch die HIV-Infektionsgefahr für das Personal. Nicht zu vergessen ist, daß den Zustand zu belassen bedeutet, die traditionellen Hebammen (Betreuende) weiterhin zu gefährden.

Umwelt: Um die Übertragung von Hepatitis B einzudämmen, werden Einmalkanülen an periphere Gesundheitsdienste geliefert. Solange die sichere Entsorgung des infektiösen Mülls nicht garantiert ist, entsteht eine neue Gefahr für Müllarbeiter und spielende Kinder.

Methoden sollten möglichst „verzeihend" sein bei fehlerhafter Anwendung, indem sie bei Fehlanwendung keine großen Schäden verursachen oder indem fehlerhafte Anwendung ausgeschlossen ist.

Beispiel: Verglichen werden verschiedene Zubereitungen von Rehydratationslösungen. Zucker-Salz-Lösungen bergen die Gefahr einer Verwechslung von Zucker und Salz. Die Sicherheit des Nutzers in diesem Punkt ist geringer als bei anderen Zubereitungen.

2.6.6
Wissenschaftliche Belegbarkeit

In Entwicklungsländern wissenschaftliche Belege zu fordern als Grundlage strategischer oder technischer Entscheidungen erscheint auf den ersten Blick widersinnig. Wer in der Peripherie arbeitet, hat nur schwer Zugriff auf Literatur. Nur ausnahmsweise gibt es Bibliotheken, in denen lokale Studien und Expertenberichte systematisch gesammelt sind. Die Zeit und Mittel für eigene Studien sind begrenzt. Das sollte jedoch nicht zum völligen Abkoppeln von der wissenschaftlichen Diskussion führen.

Wie läßt sich die wissenschaftliche Information im Prozeß lokaler Anpassung einsetzen?

- Wissenschaftlich gut belegte Konzepte und Techniken werden bevorzugt. Dies kann bedeuten, bei einer alten Methode zu bleiben und auf Modernismen zu verzichten. Es kann aber auch heißen, den Übergang auf eine bewiesenermaßen bessere Methode mit Nachdruck zu betreiben.
- Wo Belege fehlen zu Wirksamkeit, Sicherheit, Effizienz und Akzeptanz, ist mit der gebotenen Zurückhaltung und Vorsicht vorzugehen. Ferner sollten

diese Belege geschaffen werden, sei es durch eigene Studien, sei es durch die Zusammenarbeit mit wissenschaftlichen Institutionen.

2.6.7
Zielgruppenspezifität

Wenn ein Public-Health-Problem eine nach Alter, Geschlecht, Kultur oder durch die Arbeits- und Wohnsituation unterscheidbare Gruppe besonders häufig oder mit besonderer Härte trifft, dann sollten sich die Maßnahmen zur Verminderung des Risikos gezielt an diese Gruppe richten. Ein zielgruppenspezifisches Konzept hat den Vorteil, daß es den Erwartungen der Gruppe genau angepaßt werden kann. Darüber hinaus kann es verhindern, daß Ressourcen bei Gruppen zum Einsatz kommen, deren Bedarf gedeckt ist.

Beispiel: In einer südeuropäischen Großstadt treten bei hoher Impfabdeckung kleine Masernepidemien auf. Betroffen ist fast ausschließlich die in Slums lebende afrikanische Minderheit. Nach genauerem Studium der Zusammenhänge starten nur die in der Nähe der Slums angesiedelten Gesundheitszentren eine Aufklärungskampagne und bieten zusätzliche Impfsprechstunden in den Abendstunden an, wobei bevorzugt Sprechstundenhelferinnen aus der Minderheit zum Einsatz kommen.

2.6.8
Nachhaltigkeit

Nachhaltigkeit ist ein Begriff, der besonders durch die technische Entwicklungszusammenarbeit geprägt wurde. Wenn die durch ein Programm oder Projekt erreichten positiven Veränderungen auch nach seiner Beendigung weiterbestehen, ist Nachhaltigkeit erreicht. Für den Gesundheitssektor ist hierbei wichtig, daß Nachhaltigkeit nicht an der Fortführung der Aktivitäten zu erkennen ist, sondern am dauerhaft verbesserten Gesundheitszustand der Bevölkerung. Wenn eine solche Verbesserung nicht erzielt werden kann, ist das Fortbestehen der Aktivitäten auch nicht erstrebenswert.

Optimal ist, wenn ein Public-Health-Problem endgültig beseitigt werden kann. Ein Beispiel hierfür ist die weltweite Ausrottung der Pocken durch Impfung. Da es leider nur wenige Public-Health-Probleme gibt, für die eine endgültige Lösung bekannt ist, müssen zumeist Maßnahmen zur Eindämmung auf Dauer fortgeführt werden. Des weiteren versprechen Lösungen mit hoher Autonomie der Betroffenen eher Nachhaltigkeit als von außen abhängige Lösungen.

Es empfiehlt sich somit, Konzepte zu bevorzugen, die

- prioritäre Probleme lösen,
- eine Nachfrage befriedigen, die einem normativen Bedarf entspricht,
- möglichst stabile Trägerorganisationen involvieren,
- möglichst weitgehend eigenfinanzierbar sind.

2.7
Wahl der Option

Bei der Wahl der Option erfolgt die oben als Gruppenkonsens beschriebene Einigung auf eine Auswahl prioritärer Probleme und angepaßter Lösungskonzepte. Dies ist Voraussetzung für die Erarbeitung eines Plans.

In dieser Phase ist es angebracht, Mandat und Kompetenz der an der Planung beteiligten Organisationen zu überprüfen. Sollten die Prioritätensetzung oder das Studium der möglichen Interventionen ergeben haben, daß wesentliche Aufgaben außerhalb des gewohnten Aktionsfeldes der beteiligten Organisationen fallen, dann sind Alternativen in der Wahl der Organisationen und Partner wie auch in der Vorgehensweise zu erwägen.

2.8
Ausarbeitung des Plans

Am Anfang eines Plans stehen die *Zielsetzungen* auf zwei oder drei Ebenen.

* *Oberziele* können allgemein gehalten sein. Sie geben eine politische und strategische Grundlinie vor, ohne den Anspruch zu erheben, vollkommen oder alleine durch das Erreichen der später folgenden Ziele erreichbar zu sein. Die Formulierung von Zielen wird erleichtert, indem der erhoffte künftige Zustand beschrieben wird. Man erspart sich hierdurch allzu vage Konjunktive und das unverbindliche „sollte...". Beispiel: *Der Gesundheitszustand der Kinder in XY-Stadt ist verbessert.*
* *Ziele* betreffen nur die beteiligten Organisationen und ihr Aufgabenfeld. Als solche können sie wesentlich genauer definiert sein. Sie sollten mindestens die folgenden Elemente enthalten:
  – einen genau bezeichneten *Vorgang,*
  – ein geographisch oder anderweitig definiertes *Aktionsfeld,*
  – einen *Zeitrahmen,*
  – einen *Indikator* ggf. mit Informationsquelle.

  Beispiel: Durch Verbesserung des Impfangebots in XY-Stadt erreicht im Jahr 2005 der Anteil der vollständig mit 6 Antigenen geimpften Kinder im Alter von 12–23 Monaten mindestens 80%, gemessen in einer bevölkerungsbasierten Studie der Impfabdeckung nach WHO (s. Abschn. 5.4).

* *Teilziele* beschreiben wesentliche Teil- oder Zwischenschritte auf dem Weg zu einem Ziel. In ihrer Gesamtheit sollen die Teilziele vollständig sein, indem sie alle zum Erreichen des Ziels notwendigen Teilziele zusammenführen.

  Beispiel: Ende 2002 haben 26 Mitarbeiterinnen den Weiterbildungskurs „Impfungen im Kindesalter" erfolgreich absolviert. Ende 2002 verfügen alle Gesundheitszentren und -posten in XY-Stadt über eine unterbrechungsfreie Kühlkette. Mitte 2003 bieten alle Gesundheitszentren und -posten in XY-Stadt arbeitstäglich die Impfung mit 6 Antigenen an.

Als Merkregel gilt, daß gute Ziele „*SMART*" sind:

S	specific	(spezifisch)
M	measurable	(meßbar)
A	achievable	(erreichbar)
R	realistic	(realistisch)
T	timebound	(zeitgebunden).

Bei exakter Definition der Teilziele lassen sich die künftigen Aktivitäten und der künftige Bedarf an Ressourcen schon recht gut schätzen. Die vier wichtigsten Ressourcen sind dabei Zeit, Arbeitskraft, Material und Geld. In der Praxis bestimmt häufig der Mangel an Ressourcen die Teilziele und muß notwendigerweise zu einer Revision der Ziele führen. Bescheidene, aber erreichbare Ziele sind allemal besser als zu hochgesteckte Ziele, von denen schon in der Planungsphase zu erkennen ist, daß sie einer Illusion entsprechen.

Nachdem die Teilziele festgelegt sind, werden *Aktivitäten* definiert, die zum Erreichen der Teilziele notwendig sind. Außer den benötigten Ressourcen ist anzugeben, wer an den Aktivitäten beteiligt und wer verantwortlich und berichtspflichtig ist. Aus der Summe der vorgesehenen Aktivitäten und der Festlegung der Reihenfolge, in der sie erfolgen müssen, ergibt sich ein *Operationsplan* (Tabelle 2.2). Ein *Ressourcenplan* erlaubt eine Übersicht über alle Ressourcen in ihrer Quantität und Qualität. Die gemeinsame Ausarbeitung von Operationsplan und Ressourcenplan hilft zu verhindern, daß Ressourcen gleichzeitig mehrfach verplant werden oder längere Zeit ungenutzt bleiben. Die Zeiträume, für die Operationspläne erstellt werden, hängen sehr von der Aufgabe ab. Wenn sie länger als zwei Jahre umfassen, ist die Aktualisierung in Form von Jahresplänen empfehlenswert.

Die am schwierigsten zu planende Ressource ist die menschliche Arbeitskraft. Motivation und Verantwortungsbewußtsein sind Voraussetzung für Produktivität. Persönliche Interessen, Karrieren und eine verwirrende Vielzahl von Vorschriften des Arbeitsrechts und der Tarifverträge sind zu berücksichtigen. Ein *Personalentwicklungsplan* stellt sicher, daß neues Personal in richtiger Zusammensetzung ausgebildet wird und daß die Weiterbildung der Mitarbeiter den Zielen entspricht.

Bis zu 15% an Ressourcen für „Unvorhergesehenes" vorzusehen ist auch für den erfahrenen Planer angemessen. Dies gibt etwas Elastizität, falls ein Teil der getroffenen Annahmen nicht eintreffen sollte. Schwankungen der Wechselkurse, Lohnerhöhungen, Transportschäden oder Diebstähle sind vorhersehbare, aber letztlich nicht sicher kalkulierbare Größen.

2.9
Implementierung des Plans

Die Implementierung eines umfangreicheren Plans kann nur dann gelingen, wenn die Planungsgruppe ständig über den Projektfortschritt informiert ist. Wechsel der Beteiligten, zeitliche Verzögerungen, Fehllieferungen und Haus-

Tabelle 2.2. Operationsplan

Teilziel	Aktivität	2005				2006							
		Sep	Okt	Nov	Dez	Jan	Feb	Mrz	Apr	Mai	Jun	Jul	Aug
Beseitigung des Hospital-Mülls erfolgt hygienisch und umweltgerecht	Rahmenvertrag und Einzelverträge mit privaten Kleinunternehmen schließen	▓											
	Vorauszahlung für die Beseitigung des nichtinfektiösen Mülls leisten	▓						▓					
	nichtinfektiöser Müll wird abstransportiert und ordnungsgemäß deponiert			▓	▓	▓	▓	▓	▓	▓	▓	▓	▓
	einfache Verbrennungsanlage für infektiösen Müll bauen		▓	▓									
	Verbrennen des infektiösen Mülls					▓	▓	▓	▓	▓	▓	▓	▓
	Müllarbeiter impfen gegen Hepatitis, Tetanus, Tollwut	▓	▓										

haltssperren kommen vor. In einem solchen Fall ist es wichtig, den bisher erreichten Fortschritt zu sichern und durch Planfortschreibung das weitere Vorgehen der veränderten Wirklichkeit anzupassen. Gutes Management unter Einbeziehung der Betroffenen, des Personals und der Partner ist letztlich der beste Garant für ein Gelingen der Implementierung.

Beteiligte Organis.	Ressourcen			Evaluation		
	Personal	Material	Kosten	Indikator	Daten-quelle	verant-wortlich
Gesund.-Minist. Hospital	Sachbear-beiter			Vertrag unter-schrieben		Director General Gesundh.-Dienste
Hospital-kasse	Sachbear-beiter		80 000	Überw. erfolgt	Bank-auszug	Kassen-leiter
Fa. Dreck-weg Hospital	in Verantwortung der beauftragten Firma*			100% nichtinf. Müll abgeholt + deponiert	Inspektion monatlich und bei Bedarf	Leiter Hospital-Verwaltg.
Fa. Steinle Städt. Bauamt	in Verantwortung der beauftragten Firma*		25 000	Anlage betriebs-bereit	Bau-abnahme-bericht	Leiter Bauamt Abtg. 4
Hospital Versorg.- + Wartungs-abteilung	2 Arbeiter	29 Behälter 1 Handwa-gen 2 Schutz-kleidg.		100% infekt. Müll beseitigt + verbrannt	Inspektion monatlich und bei Bedarf	Leiter Wartungs-abtlg.
Distrikt-Gesundh.-Amt	Pfleger	33 Dosen Vaccine		alle Müll-arbeiter geimpft	Impfpässe	Distrikt Arzt

* Aus dem Operationsplan ausgegliedert

2.10 Evaluation

Was haben wir in der zurückliegenden Zeit getan und erreicht? Wofür haben wir Zeit, Personal, Material und Geld ausgegeben? Wurden die Ziele erreicht? Wo nicht? Warum nicht? Haben sich die Probleme verändert? Sind die Ziele noch zeitgemäß? Wird das gewählte Konzept der Situation noch gerecht? Was machen andere besser? Was müssen und können wir ändern?

Evaluation (im Deutschen wird auch das Wort Evaluierung verwendet) ist der kritische Rückblick, der erlaubt, diese und ähnliche Fragen zu stellen und zu beantworten. Wenn Evaluation zu mehr als zum Erkennen von Mißständen führen soll, dann muß Evaluation Einsicht verschaffen und den Wunsch nach Veränderung wecken. Eine gute Datengrundlage, Offenheit in der Analyse und Selbstkritik sind wesentliche Voraussetzungen hierfür. Weiterhin muß eine vertrauensvolle Atmosphäre geschaffen werden. Evaluation ist nicht nur deshalb von *Kontrolle* klar abzugrenzen. Kontrolle ist ein unverzichtbarer Vorgang, wo immer Mitarbeitern Material und Gelder für ihre Arbeit zur Verfügung gestellt wird. Kontrolle ist eine der Supervisionsaufgaben und somit Teil der Implementierung und nicht der Evaluation.

Am Anfang der Evaluation steht die exakte Formulierung von Fragen, die es zu beantworten gilt. Eine hilfreiche Systematik ist die Einteilung des Produktionsprozesses von Gesundheitsdiensten in Input, Process, Output und Outcome.

Input faßt die zur Verfügung stehenden Ressourcen in Quantität und Qualität zusammen. Als Beispiel für Input-Indikatoren können die Personaldichte (Einwohner pro Arzt) oder das verfügbare Gesundheitsbudget (US$ je Einwohner) stehen.

Process bezeichnet die inneren Abläufe im Dienst. Zum Teil entsprechen diese schriftlich fixierten Standards, z.T. dem sich ständig weiterentwickelnden Stand der Wissenschaft, z.T. aber auch mehr oder weniger sinnvollen Gewohnheiten. Als Beispiele von Prozeß-Indikatoren seien die Auslastung der Betten einer Station, durchschnittliche Wartezeit in einer Ambulanz und der Fortschritt von Bauarbeiten im Vergleich zum Zeitplan genannt.

Output bezeichnet die vom Dienst erbrachten Leistungen. Hierbei ist es immer sinnvoll, drei Betrachtungen parallel zu verfolgen:

- *Abdeckungsindikatoren*, die erkennen lassen, inwieweit der normative Bedarf befriedigt wurde. *Beispiel: Anteil der voll durchgeimpften Kinder in der Altersstufe 12 bis 23 Monate.*
- *Produktivitätsindikatoren*, die festhalten, wieviele Dienstaktivitäten je Mitarbeiter erbracht werden. Solche Indikatoren eignen sich insbesondere für Vergleiche zwischen den verschiedenen Einrichtungen und für eine rationale Personalplanung. *Beispiel: Zahl der Patientenkontakte je klinisch Tätigem pro Arbeitstag.*
- *Absolute Zahlen* und deren Veränderung über die Zeit. Diese werden für die Fortschreibung der Operationspläne immer wieder gebraucht werden. *Beispiel: Zahl der in einem Jahr verabreichten Impfungen.*

Outcome beschreibt die Veränderungen des Gesundheitszustandes der Zielbevölkerung. Hier wird zumeist auf Mortalitätsraten, auf Letalitätsraten (*case fatality rates*), auf Prävalenz und Inzidenz von Krankheiten geachtet. Aber auch spezifische Veränderungen des gesundheitsrelevanten Verhaltens (z.B. Benutzung von Kondomen) werden von manchen Autoren zu dieser Kategorie gerechnet.

Outcome-Indikatoren wie die Säuglings- und Müttersterblichkeit oder auch der Ernährungszustand der Kinder sind von vielfältigen Einflüssen außerhalb der Dienste abhängig und unterliegen periodischen Schwankungen, so daß die Outcome-Evaluation nicht nur besonders teuer, sondern mitunter auch von fraglicher Relevanz ist. Im Gegensatz hierzu sind Informationen zu Input, Process und Output meist aus dem Dienst selbst im Rahmen des Gesundheitsinformationssystems zu bekommen. Die Schwäche einer Evaluation, die mangels Information bei der Betrachtung des Output endet, kann auch eine Stärke sein. Die Beschränkung auf den Dienst bedeutet eine Konzentration auf Fakten, für die der Dienst zuständig und verantwortlich ist.

Wie oben für Planungsgruppen besprochen, sind auch für Evaluationen die Zusammensetzung der Arbeitsgruppe und das Arbeitsklima entscheidend. Hilfreich und schwierig zugleich ist der Vergleich zwischen verschiedenen Einrichtungen, wie beispielsweise der Gesundheitszentren und -posten eines Gesundheitsdistrikts. Der Vergleich erlaubt, der leidigen Diskussion um „verordnete" Leistungsstandards zu entgehen.

Vertreter des Managements, der administrativen und fachlichen Leitungsgruppen sollten die notwendigen Daten aufbereiten, denn es genügt nicht, Datenberge zur Verfügung haben. Diese müssen analysiert und zu verständlicher, nicht tendenziöser Information zusammengefaßt werden, so daß Vertreter der Nutzer, der in den Diensten vertretenen Berufsgruppen und der Politik sich ein Bild der Lage verschaffen können. Die Auswahl der Daten muß den dringlichsten Evaluationsfragen angepaßt sein. Wo ein Problem stellvertretend für eine Vielzahl von Problemen stehen kann, genügt es, dieses genau zu dokumentieren. Hier kann weniger mehr sein. Denn nur zu leicht führt ein Übermaß an Information statt zur Analyse zur Paralyse. Die Beteiligten sind überfordert und verlagern die Aufgabe zurück an Profis. In der Praxis bedeutet dies, daß eine Evaluation auch einer kleineren Einrichtung nicht an einem Tage erfolgen kann. Einer ersten Phase der Festlegung der Evaluationsfragen folgt eine Phase der Ausarbeitung der Daten durch damit beauftragte Mitarbeiter oder durch eine Gruppe. Dem folgt die gemeinsame Analyse und Diskussion der Ergebnisse. In einem Gesundheitsdistrikt bietet sich die Form des Workshops an, der in einen Planungsworkshop übergeht. Dessen Aufgabe ist es, die Rahmenplanung für das kommende Jahr vorzugeben.

2.11
Das Gesundheitsinformationssystem
(Health Information System)

OLIVER RAZUM und MATTHIAS BORCHERT

2.11.1
Einführung

In Gesundheitszentren und Krankenhäusern praktisch aller Entwicklungsländer werden routinemäßig Daten über die Aktivitäten des Personals und über die gesundheitlichen Probleme der Nutzer erhoben. Beispiele für solche Daten sind die Zahl der ambulanten Patienten mit Malaria, die Zahl der geimpften Kinder, die Zahl der gewogenen Kinder mit Untergewicht. Werden diese

Daten jeweils auf Distriktebene, Provinzebene und nationaler Ebene zusammengefaßt und zu Informationen aufgearbeitet, so spricht man von einem Gesundheitsinformationssystem (*Health Information System*). Daten „aufzuarbeiten" bedeutet in diesem Zusammenhang, sie in Relation zu einer Zielbevölkerung oder einem vorgegebenen Ziel zu setzen; in obigem Beispiel könnte das für einen Distrikt bedeuten, daß Malaria als das häufigste Gesundheitsproblem erwachsener Patienten identifiziert wird; daß innerhalb eines Jahres nur die Hälfte der Kinder geimpft und damit das gesetzte Ziel von 80% verfehlt wurde; daß sich innerhalb weniger Monate der Anteil untergewichtiger Kinder verdoppelt hat.

Solche Informationen haben eine wichtige Funktion bei der Planung und Evaluierung von Gesundheitsdiensten, bei der Identifikation neu auftretender Gesundheitsprobleme und bei der Ausarbeitung von Projektanträgen. Voraussetzungen sind, daß die Informationen rechtzeitig zur Verfügung stehen und ausreichend präzise und zuverlässig sind. Wenn darüber hinaus Informationen über das Gesundheitsbudget und die Kosten gesundheitlicher Maßnahmen verfügbar sind, so kann das Distriktgesundheitsteam auf einer rationalen Basis Prioritäten setzen und Ressourcen zuteilen: der Idealfall einer managementbezogenen Gesundheitsberichterstattung (*Health Management Information System*).

Die Idee des Gesundheitsinformationssystems ist mindestens so alt wie das Konzept *Primary Health Care*; es werden also seit mehr als 20 Jahren Erfahrungen damit gesammelt. Dennoch treten in der praktischen Umsetzung immer wieder dieselben Probleme auf. Im folgenden zeigen wir an Beispielen aus Chimanimani District in Zimbabwe und aus einem Gesundheitsprojekt in Burkina Faso typische Probleme, aber auch erfolgreiche Anwendungen auf.

2.11.2
Strukturelle Probleme

Paradoxerweise ist der häufigste Fehler von Gesundheitsinformationssystemen, daß zu viele Daten erhoben werden. Schwestern oder Pfleger verbringen oft 20–40% ihrer Zeit damit, Strichlisten und Register zu führen und am Ende des Monats die Resultate zu addieren und sie auf unzählige Formulare zu übertragen. Aufgrund von mangelnder Motivation und hoher Arbeitsbelastung werden die Daten aus den Gesundheitseinrichtungen verspätet an das Distriktbüro weitergeleitet. Dort werden die Daten aus allen Einrichtungen addiert und wiederum auf Formulare übertragen. Ein Satz der Distriktformulare wird an die nächst höhere Ebene weitergeleitet, der andere bleibt ungenutzt im Distriktbüro liegen und setzt Staub an. Dieselben Schritte spielen sich auf Regionalebene und nationaler Ebene ab. Viele Daten werden unter der Annahme erhoben, man würde sie sicherlich irgendwann einmal benötigen. Der größte Teil wird allerdings weder analysiert noch genutzt. Folglich sehen die Mitarbeiter der Dienste wenig Sinn darin, sich beim Sammeln und Zusammenstellen der Daten besondere Mühe zu geben.

Selbst wenn Daten analysiert werden, führt das nicht automatisch zu verbessertem Management. Oftmals sind Verwaltungsstrukturen so stark zentralisiert, daß auf Distriktebene keine Entscheidungen getroffen werden können. Selbst dort, wo eine Dezentralisierung angestrebt wird, werden den Managern auf Distriktebene Details des Budgets und tatsächliche Kosten (z.B. für Personal, Impfstoffe, Fahrzeuge etc.) nicht mitgeteilt. Schließlich können bestehende Machtstrukturen und politische Interessen die Umsetzung rationaler Entscheidungen behindern – nicht anders als in den Industrieländern.

Trotz dieser Hindernisse ist es möglich, das Gesundheitsinformationssystem sinnvoll zu nutzen. Wichtigster Schritt hierbei ist, nicht länger auf mehr Daten oder bessere Daten zu warten, sondern aus den vorhandenen Daten die relevanten auszuwählen, in Informationen umzusetzen und zu überprüfen, ob auf dieser Grundlage Entscheidungen getroffen werden können.

2.11.3
Qualität der Daten

Angeblich schlechte Qualität der Daten, z.B. durch Fehler bei der Erhebung oder beim Addieren, dient immer wieder als Vorwand und Entschuldigung für mangelnde Nutzung. Es ist aber genau umgekehrt: Gerade *weil* die Daten nicht genutzt werden und weil Mitarbeiter kein *feedback* erhalten, werden Probleme nicht identifiziert, es kommt zu Nachlässigkeiten und Fehlern; daraus *resultiert* eine schlechte Qualität der Daten. Durch Nutzung der Daten können Fehlerquellen aufgespürt und die Datenqualität verbessert werden.

> **Beispiel:** Routinemäßige Inspektion der geburtshilflichen Daten in Chimanimani zeigte, daß Risikogeburten mit einem Geburtsgewicht unter 2500 g ausschließlich in den beiden Krankenhäusern stattzufinden schienen, nicht aber in den Gesundheitszentren mit Hebamme. Was zunächst rätselhaft anmutete, erwies sich beim nächsten Supervisionsbesuch als ein Problem mangelnden Trainings: Die Waagen in den Gesundheitszentren hatten verschiebbare Gewichte zur Austarierung, die von den Hebammen nicht korrekt justiert wurden. Dadurch wurde systematisch ein viel zu hohes Geburtsgewicht abgelesen. Aufgrund der Analyse der Daten konnte das Problem erkannt und behoben werden, damit wurde auch die Qualität der Daten verbessert.

2.11.4
Feedback und Präsentation

Rückmeldungen über die gewonnenen Informationen (Feedback) erhöhen das Interesse der Mitarbeiter am Gesundheitsinformationssystem und damit auch die Motivation, bei der Datenerhebung sorgfältiger zu arbeiten. Regelmäßiges Feedback trägt also zu einer verbesserten Datenqualität bei.

> **Beispiel:** In Chimanimani wurde das Feedback von Informationen zur festen Einrichtung gemacht. Regelmäßig einmal monatlich, auf den Treffen des Gesundheitsteams, berichteten Vertreter aller Gesundheitseinrichtungen über auffällige Veränderungen in der Statistik, z.B. über einen lokalen

Anstieg der Zahl der Durchfallerkrankungen im Vergleich zum Vormonat. Mögliche Ursachen und Schritte zur Abhilfe wurden dann gemeinsam diskutiert. Einmal im Jahr wurden wichtige Informationen aus allen Einrichtungen addiert und im Vergleich präsentiert.

Zur Präsentation von Informationen sind Tabellen aufgrund ihrer Unübersichtlichkeit schlecht geeignet. Hilfreich sind dagegen einfache Diagramme (wenn es zur Klarheit beiträgt, können sie farbig sein) oder Übersichtskarten des Distrikts, auf denen geographisch aufgeschlüsselte Informationen dargestellt sind (vgl. Abb. 2.4).

2.11.5
Interpretation von Daten

Bei der Interpretation von Zahlen aus dem Gesundheitsinformationssystem können Informationen aus anderen Quellen helfen, beispielsweise Bevölkerungszahlen aus der letzten Volkszählung oder Informationen zur Bodennutzung aus Erhebungen des Landwirtschaftsministeriums; als die wichtigste zusätzliche Informationsquelle erweisen sich jedoch oft die erfahrenen Schwestern und Pfleger mit ihrer ausgezeichneten Kenntnis der lokalen Situation.

Beispiel: Daten zur Ernährungslage zeigten eine anscheinend paradoxe Situation in Chimanimani. Im regenreichsten Gebiet des Distrikts gab es prozentual die meisten unterernährten Kinder, im trockensten Gebiet die wenigsten. Dies könnte an einer unterschiedlichen Nutzung der Dienste liegen. Das Studium zusätzlicher Datenquellen und Diskussionen mit den Schwestern zeigten jedoch, daß das regenreiche Gebiet sehr dicht besiedelt ist, die Felder also sehr klein sind; es wird vorwiegend Ananas und Gemüse zum Verkauf angebaut, kein Mais (Grundnahrungsmittel). Das Gebiet ist bergig und schlecht zugänglich. Aufgrund starker Regenfälle wurden die Straßen unpassierbar, die Obst- und Gemüseernte verrottete. Gleichzeitig wurden die Lebensmittel in den Läden knapp und teuer. In dem trockenen Gebiet hingegen gab es ein erfolgreiches kooperatives Bewässerungsprojekt. Da das Gebiet nahe an einer Hauptverkehrsstraße liegt, waren Grundnahrungsmittel vergleichsweise billig.

2.11.6
Zusätzliche Studien

Auch erfahrene Mitarbeiterinnen und Mitarbeiter der Gesundheitsdienste schätzen eine Situation nicht immer richtig ein, oder sie erklären sich unerwartete Befunde aus dem Gesundheitsinformationssystem auf dem Boden ihrer vorgefaßten Meinungen. Ferner erlauben die erhobenen Daten zwar Rückschlüsse auf die Anzahl der durchgeführten Aktivitäten, nicht aber auf deren Qualität. Es kann daher notwendig werden, in einer kleinen Studie zusätzliche Informationen zu erheben. In Abschn. 5.4 findet sich hierzu ein Beispiel aus Chimanimani.

Bestimmte Gesundheitsprobleme werden unter Umständen nicht wahrgenommen, weil andere Schwerpunkte gesetzt werden, weil sie in der Ausbildung nicht berücksichtigt werden oder weil es keine entsprechenden Kontrollprogramme gibt. Dies ist häufig der Fall bei chronischen Krankheiten Erwachsener und älterer Menschen – s. hierzu auch Abschn. 5.7.

2.11.7
Managemententscheidungen

Die graphische Darstellung von Daten aus dem Gesundheitsinformationssystem kann helfen, die gesetzten Ziele tatsächlich zu erreichen. So läßt sich
z. B. durch die Darstellung der kumulativen Impfabdeckung (fortlaufende
Summierung der Zahl neu geimpfter Kinder) auf einer Zeitachse Handlungs-
bedarf ableiten, lange bevor das Jahr abgelaufen ist und das Jahresziel evtl.
nicht erreicht wird. Hierzu ein Beispiel aus Burkina Faso:

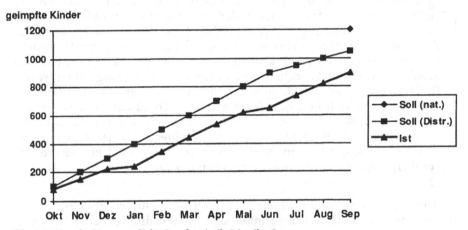

Abb. 2.4 Kumulative monatliche Impfstatistik Distrikt Garango

Beispiel: Laut der nationalen Vorgabe für die Masernimpfung sollten im
Verlauf der Impfkampagne 1993/94 80% aller Kinder unter 12 Monaten geimpft werden. Bei 1500 Kindern unter einem Jahr im Distrikt hätte das einer absoluten Zahl von 1200 Impflingen entsprochen. Angesichts der Erfahrungen der letzten Jahre hatte sich das Distriktteam ein bescheideneres
Ziel gesetzt, nämlich 70%, entsprechend 1050 Impflingen. Außerdem wurden die zu erwartenden Schwierigkeiten in der Regenzeit (ab Juni) bei
den monatlichen Vorgaben berücksichtigt.
Im Januar kam es zu einem deutlichen Einbruch der Zahl neu geimpfter
Kinder. Als Ursache wurden Versorgungsprobleme mit Benzin für die im
Impfprogramm eingesetzten Mopeds ausgemacht. Nach Behebung stieg
die Kurve wieder an bis in den Juni, als die Feldarbeit einsetzte und weni-

ger Mütter zu den Impfterminen erschienen. Ein Pfleger verständigte sich mit den Müttern darauf, frühmorgendliche Termine anzubieten, so daß sie hinterher noch aufs Feld gehen konnten. Die Übernahme dieser Strategie durch seine Kollegen führte zu einem Wiederanstieg der Kurve, so daß am Ende der Kampagne mit 60% ein akzeptables Ergebnis erreicht wurde.

Ein weiteres Beispiel aus Burkina Faso zeigt, wie nur dank der systematischen Beschäftigung mit Daten aus den Gesundheitsdiensten eine unerwartete negative Entwicklung erkannt wurde und wie durch die Zusammenschau von zeitlich und örtlich aufgeschlüsselten Daten Abhilfe geschaffen werden konnte.

Beispiel: Im burkinisch-deutschen Gesundheitsprojekt stand über Jahre – dem Zeitgeist folgend – die Mutter-Kind-Gesundheit an erster Stelle; Früherkennung, Prävention und Aktivitäten auf Dorfebene hatten Priorität. Dabei geriet die kurative Pflegersprechstunde am Distriktkrankenhaus aus dem Blickfeld. Wenig Kreativität floß in die Optimierung dieser essentiellen Funktion des Krankenhauses. Das Wartezimmer, an dem der leitende Arzt allmorgendlich vorbeiging, war scheinbar so voll wie immer, und so entging es seiner Aufmerksamkeit, daß der Output der Sprechstunde, d.h. die Zahl der Patienten pro Tag, allmählich zurückging. Erst anläßlich der Erstellung des Jahresberichts wurde ein deutlicher Rückgang der Patientenzahlen festgestellt. Als Erklärung diente zunächst das Ausbleiben von Schülern, an die nicht mehr länger kostenlos Aspirin ausgegeben wurde. Der Rückgang hielt jedoch auch im nächsten Jahr an. Im Gespräch mit Kollegen stellte sich heraus, daß ein ähnlicher Trend auch in anderen Distrikten zu beobachten war. Als Ursache wurde schließlich die sich verschlechternde Medikamentenversorgung ermittelt. Der DED konnte gewonnen werden, bis zum Wirksamwerden eines GTZ-Pharmaprojekts vorübergehend die Medikamentenversorgung zu unterstützen.

Neben der Darstellung über die Zeit kann auch eine geographische Aufschlüsselung der Daten wichtige Informationen vermitteln, die zu Handlungen führen.

Beispiel: Abbildung 2.5 zeigt die Umrisse von Chimanimani Distrikt. Geteerte Straßen sind durch doppelte Linien dargestellt. Jeder Kreis steht für eine Gesundheitseinrichtung. Aufgezeigt ist der Anteil der sexuell aktiven Bevölkerung, der im vorangegangenen Jahr wegen einer Geschlechtskrankheit behandelt wurde. Weiße Schattierungen stehen für einen geringen Anteil, schwarze für einen hohen. Auffallend ist der Unterschied zwischen den in ca. 10 km Abstand gelegenen Gesundheitseinrichtungen A und B; um so mehr, da Einrichtung A zu einem Betrieb mit kommerziellem Holzanbau und großem Sägewerk gehört. Dort leben viele hundert Arbeiter in Wohnheimen, fernab ihrer Familien. Prostitution ist häufig, man würde daher viele Patienten mit Geschlechtskrankheiten erwarten. Genaue Nachfrage vor Ort ergab, daß die Betriebsleitung in diesem (privaten) Gesundheitsposten hohe Gebühren für die Behandlung von Geschlechtskrankheiten eingeführt hatte, in der Hoffnung, damit die Zahl der

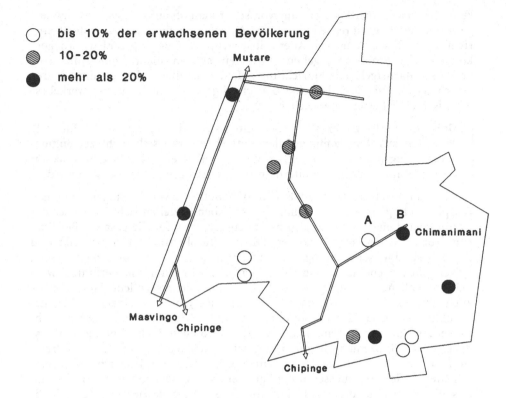

○   bis 10% der erwachsenen Bevölkerung

◍   10-20%

●   mehr als 20%

Abb. 2.5. Relative Häufigkeit von in Gesundheitseinrichtungen behandelten Geschlechtskrankheiten. Geographische Verteilung im Chimanimani District 1990

Neuansteckungen zu vermindern. Tatsächlich aber gingen erkrankte Arbeiter ins öffentliche Krankenhaus B, wo sie kostenlos behandelt wurden – oder sie blieben unbehandelt, was die Ausbreitung nicht nur von Geschlechtskrankheiten, sondern auch von AIDS förderte. Nach längeren Verhandlungen schafften die Leiter mehrerer Betriebe im Distrikt die hohen Gebühren in ihren Gesundheitsposten wieder ab.

2.11.8
Denominatoren und Indikatoren
(technisch-epidemiologische Probleme)

Für den Unterschied zwischen den Einrichtungen A und B im vorangegangenen Beispiel gibt es noch andere mögliche Erklärungen, die ausgeschlossen werden müssen. So wäre es denkbar, daß Einrichtung A gemieden wird, weil das Personal unfreundlich oder inkompetent ist (also wegen mangelhafter Qualität der Dienste).

Eine zweite mögliche Erklärung wäre eine fehlerhafte Berechnung der Bevölkerung im Einzugsbereich der Gesundheitseinrichtungen (der „Nenner" in der Berechnung des Anteils; im Beispiel die sexuell aktive Bevölkerung). Liegen keine Daten aus einer Volkszählung vor, so ist man oft auf sehr grobe Schätzungen angewiesen; entsprechend wird eine Aufschlüsselung nach Gesundheitseinrichtung auch sehr ungenau. Aber selbst wenn Bevölkerungszahlen vorliegen, können sich Probleme ergeben. Patienten suchen nicht immer die geographisch nächstgelegene Einrichtung auf, wie das Beispiel zeigt. Ein anderer denkbarer Grund wäre, daß eine Einrichtung zwar weiter entfernt, verkehrstechnisch aber besser zu erreichen ist.

Beispiel (Fortsetzung): Die Patientenregister zeigten, daß in der Tat viele Patienten aus dem kommerziellen Betrieb die (an sich nicht zuständige) Einrichtung B immer dann aufsuchten, wenn sie eine Geschlechtskrankheit hatten. Somit konnten die alternativen Erklärungen ausgeschlossen werden.

Unbedingt zu beachten ist, daß man Informationen wie diejenigen im obigen Beispiel nicht generalisieren kann. Alle Angaben beziehen sich auf Nutzer der Gesundheitsdienste, sie sind also nicht repräsentativ für die gesamte Bevölkerung (bzw. für den sexuell aktiven Teil der Bevölkerung). Wer erkrankt und keine Gesundheitseinrichtung aufsucht (statt dessen etwa zum traditionellen Heiler geht), erscheint nicht in der Statistik. Wer mehrmals neu erkrankt, wird jedes Mal als neuer Fall registriert. Daher kann der tatsächliche Anteil der sexuell aktiven Bevölkerung, die im Verlaufe des Jahres an einer Geschlechtskrankheit litt, etwas kleiner sein oder sehr viel größer. Man sollte also vorsichtig sein, wenn man Informationen wie die im obigen Beispiel numerisch ausdrücken will. Prozentangaben und Proportionen spiegeln einen Grad an Präzision vor, der den Gegebenheiten oft nicht entspricht. Vergleiche zwischen verschiedenen Gebieten müssen die möglicherweise unterschiedliche Alters- und Geschlechtsstruktur der Bevölkerung berücksichtigen sowie die unterschiedliche Zugänglichkeit bzw. Nutzung von Gesundheitseinrichtungen. Bei Vergleichen von Daten aus verschiedenen Zeiträumen müssen jahreszeitliche Schwankungen der Erkrankungshäufigkeit in Betracht gezogen werden.

Sind Bevölkerungszahl und Altersstruktur bekannt, so lassen sich aus Daten des Gesundheitsinformationssystems Indikatoren ableiten, die der Formulierung von Zielen und dem Vergleich mit anderen Distrikten dienen können. Hierzu wird die Zahl der Ereignisse in einem Jahr ins Verhältnis gesetzt zur Zielbevölkerung. Die Zahl der in der Literatur beschriebenen Indikatoren ist groß, eine Auswahl unumgänglich. Bevor man sich ausgefeilteren Indikatoren zuwendet, sollte man zunächst einmal ausrechnen, welcher Anteil der Zielbevölkerung überhaupt erreicht wird (Output). Selbstverständlich sagt der Deckungsgrad noch nichts über die Qualität der Dienstleistung aus (Prozeß) oder darüber, wie effektiv (Outcome) und wie effizient (Outcome im Verhältnis zum Input) sie ist.

Ein Deckungsgrad ist stets der Quotient aus der erbrachten Leistung und der Zielbevölkerung. Während der Zähler kein Problem darstellen sollte, weil das Gesundheitspersonal die erbrachten Leistungen dokumentiert, ist man beim Nenner meist auf demographische Daten angewiesen, die von anderen staatlichen Stellen geliefert werden. Diese Daten sind häufig veraltet und müssen – nach Absprache mit der vorgesetzten Stelle – um das natürliche Bevölkerungswachstum und um die durch Wanderungsbewegungen bedingten Veränderungen korrigiert werden. Bei den Dienstleistungen, die sich nur an eine

Teilbevölkerung richten, muß diese in den Nenner eingesetzt werden. Wenn deren Größe nicht eigens bestimmt worden ist, läßt sie sich bei bekanntem Bevölkerungsaufbau aus der Gesamtbevölkerung errechnen.

Beispiel: Für Burkina Faso galt z. B. 1992 (Tabelle 2.3):

Tabelle 2.3. Faktoren zur Berechnung des gesuchten Nenners für ausgewählte Aktivitäten

Aktivität	Gesuchter Nenner	Faktor (multiplizieren mit Gesamtbevölkerung)
Schwangerenvorsorge (Erstkontakte), Geburtshilfe	Zahl der erwarteten Geburten (rohe Geburtenrate)	0,046
Impfprogramm	Zahl der Kinder im Alter 0–11 Monate	0,042
Kindersprechstunde	Zahl der Kinder im Alter 0–59 Monate	0,184
Familienplanung	Zahl der Frauen im gebärfähigen Alter (15–49 Jahre)	0,228

Der reale Einzugsbereich der Gesundheitseinrichtung ist häufig kleiner als ihr nomineller Zuständigkeitsbereiche, und er dürfte für die Routinedienstleistungen einen Radius von 5 bis 10 km bzw. eine Wegstunde nicht überschreiten (geographische Zugänglichkeit). Es ist demnach aufschlußreich, zusätzlich zum Deckungsgrad für den gesamten Zuständigkeitsbereich auch denjenigen zu berechnen, der sich auf die Bevölkerung des o. g. Einzugsbereichs bezieht. Nur dort kann man hohe Deckungsgrade erwarten.

Beispiel: Output-Indikatoren des burkinisch-deutschen Gesundheitsprojekts (Tabelle 2.4):

Tabelle 2.4. Als verbindlich festgelegte Output-Indikatoren für das burkinisch-deutsche Gesundheitsprojekt

Output (nach Dienstleistung geordnet)	Formel
Deckungsgrad Schwangerenvorsorge in %	$\dfrac{\text{Zahl der betreuten Schwangeren (Erstkontakte)} \times 100}{\text{Zahl der erwarteten Geburten}}$
Deckungsgrad Geburtshilfe in %	$\dfrac{\text{Zahl der betreuten Geburten} \times 100}{\text{Zahl der erwarteten Geburten}}$
Impfabdeckung (BCG)	$\dfrac{\text{Zahl der geimpften Kinder } 0-11 \text{ Monate} \times 100}{\text{Zahl der Kinder } 0-11 \text{ Monate}}$
Impfabdeckung (Diphtherie Tetanus Pertussis Polio 3) in %	$\dfrac{\text{Zahl der geimpften Kinder } 0-11 \text{ Monate} \times 100}{\text{Zahl der Kinder } 0-11 \text{ Monate}}$
Impfabdeckung (Masern) in %	$\dfrac{\text{Zahl der geimpften Kinder } 0-11 \text{ Monate} \times 100}{\text{Zahl der Kinder } 0-11 \text{ Monate}}$
Deckungsgrad Kindersprechstunde in %	$\dfrac{\text{Zahl der Kontakte mit Kindern } 0-59 \text{ Monate} \times 100}{\text{Zahl der angestrebten Kontakte}^*}$

Tabelle 2.4 (*Forts.*)

kontrazeptive Prävalenz (moderne Kontrazeption) in %	$\dfrac{\text{Zahl der geschützten Paarmonate}^{**} \times 100}{\text{Gesamtzahl der Paarmonate}^{***}}$
Deckungsgrad allgemeine Sprechstunde	$\dfrac{\text{Zahl der Erstkontakte}}{\text{Gesamtbevölkerung}}$

*Die Zahl der angestrebten Kontakte hängt entscheidend von der Vorgabe ab, wie oft die Kinder zur Sprechstunde kommen sollen. Für Burkina wurde empfohlen: in den ersten zwei Lebensjahren einmal monatlich, im 3. bis 5. Lebensjahr einmal im Vierteljahr.
**Abhängig von der Wirkdauer der verschiedenen verkauften (nicht: verteilten!) Präparate werden folgende Umrechnungsfaktoren eingesetzt (empfohlen von der Planned Parenthood Federation):

1 Kondom/1 Spermizid	0,12 Paarmonate
1 Monatspackung orale Kontrazeptiva	0,92 Paarmonate
1 Noristerat-Injektion	3,00 Paarmonate
1 Spirale (IUD)	30,00 Paarmonate

***Gesamtzahl der Paarmonate = Gesamtzahl der Frauen im gebärfähigen Alter multipliziert mit 12.

Bei näherem Hinsehen wird deutlich, wie wichtig die genaue Definition und das Verständnis dessen ist, was errechnet wird: Die Schwangerenvorsorge wird relativ leicht auf die gewünschten 100% kommen, denn dazu reicht es aus, wenn jede Schwangere nur *einmal* zur Sprechstunde geht. Dabei sind 4 oder mehr Besuche wünschenswert. Die Kindersprechstunde hat es da ungleich schwerer, einen hohen Deckungsgrad zu erzielen, da hier nicht nach Erstkontakten gefragt wird, sondern nach der Gesamtzahl der Kontakte. Jeder versäumte Termin (bei immerhin 36 angestrebten Kontakten) mindert die Prozentzahl. Bei der kontrazeptiven Prävalenz wiederum kann es überhaupt nicht darum gehen, 100% zu erreichen, da viele Frauen schwanger werden wollen oder abstinent leben und deswegen nicht verhüten.

Beispiel (fortgesetzt): Welche Deckungsgrade erreicht werden können, hängt von einer Vielzahl von Faktoren ab, die nicht alle im Einflußbereich des Gesundheitswesens liegen. Um die Vergleichbarkeit wenigstens in Beziehung auf die Personalstärke herzustellen – denn am tatsächlichen oder vermeintlichen Personalmangel entbrannten stets die Diskussionen –, wurde folgender Input-Indikator zusätzlich aufgenommen (Tabelle 2.5):

Tabelle 2.5. Input-Indikator des burkinisch-deutschen Gesundheitsprojekts

Input	Formel
Personaldichte	$\dfrac{\text{Personalstärke} \times 10\,000}{\text{Gesamtbevölkerung}}$

2.11.9
Taschenrechner oder Computer?

Auf Distriktebene müssen jeden Monat Hunderte von Zahlenkolonnen addiert werden, um die Daten aus den Gesundheitseinrichtungen zusammenzufassen. Dies ist per Hand in vertretbarer Zeit und ohne Fehler nicht möglich. Auch mit dem Taschenrechner passieren häufig Fehler, da keine Möglichkeit besteht, die Dateneingabe nachträglich auf ihre Richtigkeit zu überprüfen. Ein Tischmodell mit Drucker ist günstiger und die höheren Anschaffungskosten wert. Jeder unentdeckte Eingabefehler wird an die nächsthöhere Ebene weitergegeben, wo sich weitere Fehler einschleichen und die nationalen Daten unbrauchbar machen können.

Kann in dieser Situation ein Computer helfen? Um den Einsatz von Computern auf Distriktebene wurden früher ideologische Diskussionen geführt. Gegner sprachen von „Entwicklungsruinen" und Statussymbolen ohne Nutzwert. Mit Sicherheit sind Computer allein nicht ausreichend, um ein nicht funktionierendes Gesundheitsinformationssystem wieder in Gang zu bringen. Sie können aber in den meisten Ländern dazu beitragen, ein funktionierendes System effizienter zu machen, indem Eingabe- und Additionsfehler verringert bzw. vermieden werden und der Zugriff auf Daten vergangener Monate erleichtert wird. Vor der Anschaffung von Computern ist zu klären, ob die Stromversorgung in den Distrikten zuverlässig ist, wie Reparaturen organisiert und bezahlt werden, welche Software geeignet ist, wer verantwortlich ist für die Ausbildung der Mitarbeiter und die kontinuierliche Betreuung des Systems.

Beispiel: In einer Provinz Zimbabwes wurden auf Distriktebene Computer eingesetzt, um Datenqualität und Nutzung des Gesundheitsinformationssystems zu verbessern. Verschiedene Entwicklungshilfeorganisationen hatten sich auf ein Computermodell geeinigt und häufig benötigte Ersatzteile gleich mit angeschafft. Die Teile wurden in einen rotierenden Ersatzteilfond „eingezahlt" und standen allen Einzahlern für Reparaturen zur Verfügung. Eine Evaluierung zeigte, daß (vorher häufige) Fehler beim Aufaddieren der Daten vermieden wurden. Die Erstellung der monatlichen Berichte auf Distriktebene erforderte mit dem Computer nur noch ein Drittel der Zeit im Vergleich mit dem Taschenrechner. Die Informationen standen jedoch nicht zeitiger zur Verfügung, hier erwiesen sich Verzögerungen bei der Übermittlung aus den Gesundheitseinrichtungen als der limitierende Faktor. Das Interesse an den Daten hatte sich vergrößert, viele Distrike nutzten Graphikprogramme, um Informationen übersichtlich zu präsentieren (Shakespeare u. Razum 1994).

Weitere Vorteile ergeben sich, wenn der Computer z.B. über Modem die Nutzung von E-mail ermöglicht. Damit können nicht nur Datensätze ohne Zeitverlust weitergeleitet werden, es wird auch ein schneller Informationsaustausch und eine Beratung aus dem In- und Ausland wesentlich erleichtert.

2.11.10
Training

Das Training für Mitarbeiter, die mit dem Gesundheitsinformationssystem arbeiten, beschränkt sich meist auf das korrekte Ausfüllen der Strichlisten und Formulare. Genauso wichtig wären aber eine Einführung in epidemiologisches Denken und eine Anleitung zur Analyse und Interpretation von Daten. Auch Ärztinnen und Ärzte haben Probleme mit diesem Thema, das nicht an den medizinischen Hochschulen unterrichtet wird. Daher bildet es einen Schwerpunkt der Vorbereitungskurse für Entwicklungshelfer an der Abteilung für Tropenhygiene in Heidelberg.

2.11.11
Was kann man selbst tun?

- Vorhandene Daten regelmäßig analysieren; Informationen präsentieren, diskutieren und nutzen. Durch Feedback verbessert sich die Datenqualität.
- Planziele quantifizieren (Indikatoren); Daten nutzen, um Fortschritt zu evaluieren.
- Hinterfragen unwahrscheinlicher Daten; andere Datenquellen und Kenntnisse der Mitarbeiter nutzen. Notorisch unzuverlässige Daten ignorieren bzw. Datenqualität verbessern.
- Möglichst keine neuen Formulare einführen. Neue Projekte sollten versuchen, ihren Informationsbedarf aus dem bestehenden System zu decken.
- Alternativen im Auge behalten: kleine Studien zur Qualität der Dienste; sentinel surveillance (Gesundheitsposten mit Telefon melden wöchentlich die Zahl ausgewählter Krankheiten wie Masern und Durchfall), um auf Ausbrüche schnell reagieren zu können.

Literatur

Azubuike MC, Ehiri JE (1999) Health information systems in developing countries: benefits, problems, and prospects. J R Soc Health 119:180–184

Chimanimani District Annual Reports (1990–1992, unpublished)

Joint Working Group of Deutsche Gesellschaft für technische Zusammenarbeit (GTZ) and Institut für Tropenhygiene und Öffentliches Gesundheitswesen Heidelberg (ITHOEG) (1989). Indicators for District Health Systems. GTZ, Eschborn

Lippeveld T, Sauerborn R, Sapirie S (1997) Health information systems – making them work. World Health Forum 18:176–184

Ministère de Santé, GTZ, SAD Burkina Faso (1991) Guide Pratique: Auto-Evaluation des Services de Santé en Milieu Rural, Tome 1 + 2

Sandiford P, Annett H, Cibulskis R (1992) What can information systems do for Primary Health Care? An international perspective. Soc Sci Med 34:1077–1087

Shakespeare R, Razum O (1994, unpublished). The computer as a management tool at district level. An operational research study. Southampton Health Commission and Institute of Tropical Hygiene and Public Health, Heidelberg

Stinson W (1983) Information systems in Primary Health Care. Primary Health Care Issues Series 1, 6

3 Primäre Prävention

Mit dem Begriff „primäre Prävention" bezeichnen wir Maßnahmen, die darauf abzielen, generell gesundheitsfördernde Lebensbedingungen zu schaffen und gesundheitsförderndes Verhalten zu ermöglichen. Dadurch werden unspezifisch verschiedenartige Krankheiten verhütet. Als „sekundäre Prävention" bezeichnen wir spezifische Maßnahmen zur Verhütung bestimmter Krankheiten. Beispiele solcher Krankheitskontrollprogramme finden sich in Kap. 4.

3.1
Wasser, Entsorgung, Umwelthygiene

ROLF HEINMÜLLER

Wasser, Entsorgung, Umwelthygiene – damit ist ein Themenspektrum umrissen, das bei uns vorwiegend Handwerker, Techniker, Ingenieure, Mikrobiologen, Chemiker und andere angeht. In der Ausbildung der Gesundheitsberufe werden diese Themen nur am Rande behandelt. Muß man sich als Arzt, Krankenschwester oder Sozialpädagoge in einem Entwicklungsland dennoch mit diesen Themen *beruflich* auseinandersetzen, zusätzlich zu seinen eigentlichen Aufgaben?

Zumindest zwei Gründe sprechen für die Beschäftigung mit Umwelthygiene:

- Probleme mit Wasser, Entsorgung und Umwelthygiene bedingen in Entwicklungsländern einen viel größeren Anteil der Erkrankungen als heute bei uns.
- Medizinisch ausgebildetes Personal wird in einer weniger spezialisierten und weniger arbeitsteiligen Gesellschaft viel eher zuständig für alles, was (über die Medizin hinaus) Gesundheit betrifft, somit auch für Umwelthygiene.

Die Umsetzungsschwierigkeiten dürfen jedoch nicht unterschätzt werden:

- Gesundheitsarbeiter müssen sich über die klinische Medizin hinaus *zusätzliche Kenntnisse* aus ganz unterschiedlichen Wissensgebieten aneignen.
- Arbeit an Hygieneverhaltensweisen der Bevölkerung führt an *interkulturelle Verständigungsschwellen* bei Themen, die sich auf seiten beider kulturell verschiedener Diskussionspartner seit früher Kindheit „von selbst" verstehen und mitunter tabuisiert sind.

- Die Verbesserung von Wasserversorgung, Entsorgung und Umwelthygiene erfordert ein *Zusammenwirken mehrerer Sektoren* und somit eine Koordination zwischen Menschen und Einrichtungen, die oft wenig miteinander zu tun haben und nicht immer die gleiche Sprache sprechen.

Die folgenden Abschnitte sollen einen Zugang zu den erforderlichen zusätzlichen Kenntnissen erschließen und auf einige mögliche Verständigungsschwierigkeiten aufmerksam machen.

3.1.1
Zur gesundheitlichen Bedeutung umwelthygienischer Maßnahmen

Krankheiten lassen sich – außer nach klinischen oder ätiologischen Gesichtspunkten – auch nach verantwortlichen Umweltbedingungen gruppieren. Dies erleichtert die Orientierung und hilft, die richtigen Maßnahmen zu identifizieren. Zunächst zum Umweltfaktor Wasser. Wasser kann auf vier Weisen gesundheitsrelevant werden, entsprechend werden vier wasserbezogene Krankheitsgruppen unterschieden:

1. „Wasser-übertragene Krankheiten" (*water-borne diseases*): Wasser kann von hygienisch unzureichender *Qualität* sein und Krankheitserreger oder krankmachende Stoffe transportieren, die vom Menschen aufgenommen werden. Durch diesen Mechanismus werden typischerweise Durchfall*epidemien* verursacht (hierher können auch chemische Verunreinigungen z. B. durch Schwermetalle oder Nitrate gerechnet werden).

2. „Wasser-abwaschbare Krankheiten" (*water-washed diseases*): Wasserknappheit erschwert Hygienemaßnahmen (unzureichende *Quantität*). Wenn das wenige verfügbare Wasser für die lebensnotwendigen Zwecke Trinken und Kochen (ca. 1–10 Liter pro Person und Tag) gebraucht wird und zusätzliches Wasser zum Waschen, Duschen und Spülen (ca. 10–50 Liter pro Person und Tag) nur schwer oder nicht zu beschaffen ist, bleiben Körperoberfläche, Gebrauchsgegenstände, sonstige Oberflächen und Speisen mit Krankheitskeimen kontaminiert und werden untereinander weiter kontaminiert, so daß Krankheitskeime vom Menschen aufgenommen werden. Dieser Mechanismus ist typischerweise für *endemischen* Durchfall verantwortlich, außerdem für das Auftreten von Haut- und Augeninfektionen.

3. „Wasser-residente Krankheiten" (*water-based diseases*): Gewässer, anhaltende Überschwemmungen und Brunnen können Krankheitskeimen zur Vermehrung dienen, d. h. ihnen ein Biotop für Teile ihres Lebenszyklus bieten (anders als im Fall 1, in dem Wasser lediglich passives Transportmedium ist). Der Mensch schließt durch seinen Kontakt mit dem Gewässer (Durchschreiten, Wasserschöpfen, Waschen, Baden, Notdurft, Bewässerungsfeldbau etc.) den Zyklus, indem er zum einen Keime in das Gewässer einträgt, zum andern aufnimmt. Die Aufnahme kann durch die Haut erfol-

gen (bei Bilharziose), durch Trinken des Wassers (bei Drakunkulose) oder durch im Wasser lebende Speisetiere (bei Infektion mit Leberegeln).

4. „Wasser-umgebende Krankheiten" (*water-related diseases*): Die Nähe eines Gewässers oder von Wasserreservoiren (Tanks, Pfützen etc.) bringt den Menschen in Kontakt mit in Gewässern brütenden oder bevorzugt in Gewässernähe stechenden Insekten (z. B. Überträger von Malaria, Filariose und Schlafkrankheit).

Diese klassische und weithin bekannte Form des nach David J. Bradley benannten Schemas wurde später modifiziert, indem fäkoorale Infektionen, die immer „wasser-übertragen" *und* „wasser-abwaschbar" sein können, von den ausschließlich „wasser-abwaschbaren" Haut- und Augenkrankheiten getrennt wurden.

Außer vom Wasser wird die Gesundheit auch stark von anderen *wohnungsbezogenen* Faktoren beeinflußt: Es kommen beispielsweise Luftqualität in Innenräumen, Abfall- und Abwasserentsorgung hinzu. Alle diese mehr oder weniger die *häusliche Umwelt* betreffenden Faktoren sind fast überall in Entwicklungsländern sowohl im ländlichen als auch städtischen Raum von großer Bedeutung für die gesundheitliche Situation der Bevölkerung. Abhängig von örtlichen Besonderheiten können *landwirtschaftliche* Umweltrisiken hinzukommen, z. B. durch Bewässerung, Tierkontakt oder direkten Umgang mit Pestiziden. Mit rapide zunehmender *Verstädterung* und allmählicher *Industrialisierung* kommen außerdem neue *chemische* Risiken hinzu. Internationale Erfahrungen zeigen, daß gezielte Maßnahmen zu einer deutlichen Eindämmung umwelthygienisch bedingter Krankheiten führen können (siehe z. B. Weltbank 1993, S. 112). Beispiele werden in den folgenden Abschnitten besprochen.

Bei den meisten Krankheiten läßt sich jedoch der Einfluß der Umwelt schwer trennen vom Einfluß weiterer Faktoren: der Ernährung, der Bildung und v. a. des Wohlstandes bzw. des Mangels, was auch zur Bezeichnung „Krankheiten der Armut" geführt hat. Zur Illustration dieses Zusammenhangs wird gerne der Rückgang dieser Krankheiten in Europa seit dem 19. Jahrhundert angeführt, der deutlich der Verbreitung wirksamer Medikamente zuvorkam (vgl. Kap. 7).

3.1.2
Maßnahmen gegen fäkoorale Infektionen

Die enormen Möglichkeiten zur Prävention fäkoraler Infektionen führten dazu, daß die Förderung von Wasserversorgung und Toilettenbau in die elementaren *Primary Health Care*-Aktivitäten aufgenommen wurden. In den 80er Jahren rief man das „Internationale Jahrzehnt zur Förderung von Trinkwasserversorgung und Abwasser-Entsorgung" aus. Seitdem wurden beträchtliche Fortschritte gemacht, jedoch konnten viele der gesteckten Ziele nicht erreicht werden, u. a. wegen des anhaltenden Bevölkerungswachstums. Auch von der Qualität und Nachhaltigkeit der geschaffenen Einrichtungen her sind noch große Aufgaben zu bewältigen. So hat sich vorerst nichts geändert an

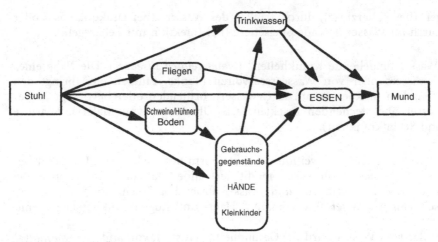

Abb. 3.1. Fäkoorale Übertragungswege

der Priorität der Verhütung fäkooraler Infektionen in Entwicklungsländern. Durch die dafür notwendigen Maßnahmen können gleichzeitig andere wichtige Krankheiten verhütet werden: Darmwurmerkrankungen, Haut- und Augeninfektionen, Drakunkulose und u. U. Bilharziose (vgl. Bradley-Schema).

Die verschiedenen fäkooralen Übertragungswege sind in Abb. 3.1 veranschaulicht. Es sind folgende Punkte bemerkenswert:

- die fäkoorale Übertragung kann vielfältige direkte und indirekte Wege nehmen;
- die direkte Kontamination des Trinkwassers an seiner Quelle ist nur *eine* Möglichkeit, alle anderen Übertragungswege fäkooraler Keime verlaufen über die *Kontamination von Oberflächen* oder „Schmierinfektion" (auch die Kontamination des Trinkwassers im Haus oder auf dem Wege ins Haus);
- eine zentrale Rolle für die Verteilung von Keimen kommt generell den *Händen* zu und – wenn vorhanden – *Kleinkindern*;
- eine besondere Bedeutung haben *zubereitete Speisen*, da sie Bakterien günstige Vermehrungsbedingungen bieten. Besonders in armen Haushalten werden Speisereste ungekühlt aufbewahrt und weiterverwendet.

Aus den gezeigten Übertragungswegen ergeben sich die Ansatzpunkte der umwelthygienischen Prävention fäkooraler Infektionen. Man unterscheidet (wie bei anderen Umweltnoxen) eine primäre und eine sekundäre hygienische Barriere. Die *primäre* hygienische Barriere umfaßt die Entsorgung der menschlichen Ausscheidungen, also Toiletten und Grubenleerung, Kanalisation sowie Abwasserklärung. Die Maßnahmen der primären Barriere sollen verhindern, daß sich vom Menschen ausgeschiedene fäkoorale Keime in der Umwelt ausbreiten. Die *sekundäre* hygienische Barriere umfaßt alle auf dem weiteren Übertragungsweg einsetzenden Maßnahmen, die verhindern sollen, daß bereits in der Umwelt befindliche Keime den Weg zur oralen Aufnahme finden; diese Maßnahmengruppe ist entsprechend der Vielfalt der fäkooralen Übertragungswege heterogener als die primäre Barriere.

Beide Barrieren sind komplementär. Die primäre Barriere ist kaum zuverlässig zu schließen: Die ausschließliche und hygienische Benutzung einer Latrine läßt sich zumindest bei Kleinkindern nicht gewährleisten; selbst wenn ein Teil der Haushalte einer Siedlung Latrinen weitgehend und hygienisch benutzt, kann von benachbarten Haushalten Kontamination ausgehen. Eine gleichzeitige sekundäre Barriere bleibt also notwendig, und auch diese kann für sich genommen kaum zu 100% zuverlässig sein.

Nur eine Kombination aus technischen und verhaltensändernden Maßnahmen kann die fäkorale Übertragung unterbrechen. Die an die Bedingungen in Entwicklungsländern angepaßten technischen Einrichtungen (Toiletten und Wasserversorgung) sowie auf geeignetes Hygieneverhalten zielende Hygieneberatung (Abschn. 3.1.4) bilden deshalb in der Prävention fäkoraler Infektionen eine Einheit.

Toilettensysteme

Toiletten haben unter gesundheitlichem Blickwinkel die Aufgabe, die primäre sanitäre Barriere sicherzustellen. Dies erfordert, daß eine technische Lösung gefunden wird, die unter den örtlichen Gegebenheiten fäkale Keime zuverlässig zurückhalten kann. Diese Lösung muß so attraktiv sein, daß sie von möglichst allen genutzt und somit möglichst alles fäkale Material abgefangen wird. Die Vielfalt der Modelle (Abb. 3.2) mag auf den ersten Blick verwirren, ihre Kenntnis ist aber Voraussetzung für die Beurteilung von Gesundheitsrisiken und hygienischen Möglichkeiten.

Toilettentypen

(1) Keine Toilette: Benutzung von Straßenrand, freien Flächen, Gebüsch, Gewässern usw., evtl. Verbesserungsmöglichkeit durch Vergraben („Katzenmethode"). In ländlichen Gebieten ist dies vielerorts die mehrheitlich geübte Methode, auch in manchen Städten findet sie sich bei erheblichen Teilen der Bevölkerung.

(2) Einfache Trockengrubenlatrine: Grube mit Abdeckplatte und Öffnung, evtl. Sichtschutz oder Kabinenaufbau. In vielen (auch traditionellen) Varianten in allen Ländern anzutreffen, sicherlich die am weitesteten verbreitete Bauweise.

(3) Entlüftete Trockengrubenlatrine (VIPL – *ventilated improved pit latrine*): Trockengrubenlatrine, deren Kabine und Grube über ein Abzugsrohr entlüftet werden, das gleichzeitig als Fliegenfalle dienen kann (Funktionsweise s. unten).

(4) Spültoilette mit geringem Wasserverbrauch (PFL – *pour-flush latrine*): Mit einem Siphon wird zwischen Kabine und Grube bzw. Abflußrohr ein zuverlässiger Geruchsverschluß hergestellt. Durch geeignete Dimensionierung von Schüssel und Siphon sind nur bescheidene Wassermengen (1–3 Liter) zur Spülung erforderlich.

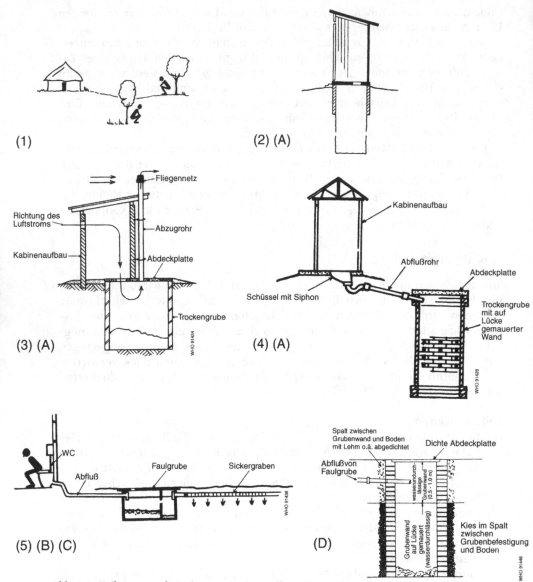

Abb. 3.2. Toiletten- und Grubentypen. Die Ziffern entsprechen der Numerierung im Text, die Großbuchstaben kennzeichnen Gruben- und Drainagetypen. *A* Trockengrube, *B* Faulgrube, *C* Sickergraben, *D* Sickergrube. [Aus Franceys R, Pickford J, Reed R (1992) A guide to the development of on-site sanitation. WHO, Genf]

(5) Konventionelles WC: Dies ist die in den westlichen Industriestaaten etablierte Methode. Es sind mindestens 5 Liter Spülwasser erforderlich, meist werden 10–20 Liter eingesetzt. Daher ist der direkte Anschluß des WC an eine Wasserleitung erforderlich. Das WC kann an eine Faulgrube mit Drainage oder an eine Schwemmkanalisation angeschlossen werden (s. Grubentypen).

Funktionsweise der entlüfteten Trockengrubenlatrine (VIPL): Dieser Latrinentyp ermöglicht mit einfachen Mitteln weitgehende Freiheit von Geruch und Fliegen. Die Geruchsfreiheit wird über die Erzeugung eines Luftstroms erreicht, die Fliegenfreiheit über kontrollierten Lichteinfall und ein engmaschiges Fliegengitter im Entlüftungsrohr. Beim Anlegen einer VIPL wird Spezialistenunterstützung nur für die Konstruktion einer Grubenabdeckplatte aus Zement oder Beton gebraucht. Deswegen kann es auch für Gesundheitsarbeiter sinnvoll sein, die wichtigen Funktionsmerkmale einer VIPL zu kennen.

Luftabzug durch Kaminprinzip: Wenn die obere Öffnung des Abzugsrohrs die Kabine um mindestens 50 cm überragt, wird schlechte Luft aus der Kabine in die Grube und von dort durch das Rohr abgesaugt. Der vorherrschende Wind sollte in die Kabine hineindrücken, d.h., die Kabine muß eine ausreichend große Belüftungsöffnung oben auf der Windseite haben; die Grubenöffnung sollte *nicht* abgedeckt sein.

Luftabzug durch thermisches Prinzip: Im Abzugsrohr erwärmte Luft steigt dort auf und zieht Luft aus der Grube nach. Dazu sollte das Rohr die Grube außerhalb der Kabine verlassen, und zwar auf der Sonnenseite (äquatorwärts), es kann zusätzlich dunkel gefärbt werden; wärmespeicherndes Material verlängert den Effekt in die Nacht.

Fliegenfreiheit: Fliegen, die in die Grube gelangt sind, werden vom Licht angelockt, das durch das Entlüftungsrohr direkt in die Grube einfällt. Sie können aufgrund des Fliegengitters das Entlüftungsrohr nicht verlassen. Voraussetzung ist eine dunkle Kabine (geschlossene Tür oder Spiralbauweise). Wenn der Abzug aus bautechnischen Gründen nicht direkt auf der Grubenabdeckplatte angebracht werden kann (z.B. Zementguß ohne stabilisierende Stahlelemente) und die Grube seitlich verläßt, kann der direkte Lichteinfall in die Grube durch eine unten seitlich in den Abzug eingesetzte kleine Glas- oder Plastikscheibe gewährleistet werden.

Unter diesen Typen kommen jedoch für eine gegebene örtliche Situation meist nur bestimmte in Frage (Tabelle 3.1). Entscheidend ist die von den Nutzern angewandte *Reinigungsmethode* nach der Defäkation: *washers* reinigen sich naß, *wipers* trocken. Beides kann durchaus nebeneinander in derselben Ortschaft existieren. Für die trockene Methode werden überwiegend Blätter, Stöcke, Steine, Maiskolben, hartes Papier u.a. verwendet (Toilettenpapier ist ein Luxusartikel). In dieser Situation verbietet sich eine Spültoilette, da der Abfluß schnell blockiert wäre. Daneben bestimmt die *Bodenbeschaffenheit*, welche Latrinenformen anwendbar sind (s. Grubentypen).

Gruben- und Drainagetypen

Weniger augenscheinlich, aber für Funktion, Dauerhaftigkeit und Gesundheitsrisiken von Bedeutung ist, was *unter* der Toilette passiert. Gibt es eine Grube, wo befindet sie sich, ist sie mit Wasser gefüllt oder „trocken", wie erfolgt die Entwässerung?

Trockengrube: Dies ist die einfachste, am weitesten verbreitete Form und wird mit den Toilettentypen (2), (3) und (4) verwendet (A in Abb. 3.2). Die

Tabelle 3.1. Eigenschaften verschiedener Toilettentypen

Toilettentyp	Zurück-halten fäko-oraler Keime	Risiko perkutaner Wurmin-fektionen	In-sek-ten	Geruch	Reinigungs-methode	Wasser-bedarf	Wartungsbedarf	Raumbedarf und Plazierung	Kosten*** (US$ 1990)
keine Toilette	–	+	☹	☹	jede	Wasser nicht er-forderlich	keiner	erheblich, Belästigung!	0
einfache Grubenlatrine	+	~	☹☹	☹☹	jede	Wasser nicht er-forderlich	Sauberhalten, Grubenleerung und/oder -wechsel	relativ hoch	
VIPL	+	~	☺*	☺**	jede	Wasser nicht er-forderlich	Sauberhalten, Grubenleerung und/oder -wechsel, Kabine muß intakt und dunkel bleiben (Tür geschlossen halten), Abzugsrohr von Spinnweben befreien (Wasserguß von oben), Fliegendraht freihalten oder ersetzen	relativ hoch	68–175
PFL	+	–	☺☺	☺☺	nur Wasser und lösliches Papier	1–3 l pro Spülung	Sauberhalten, Grubenleerung und/oder -wechsel, Siphon und Abflüsse freihalten	Kabine neben Grube plazierbar, ins Haus verlagerbar	75–150
WC	+	–	☺☺	☺☺	nur Wasser und lösliches Papier	5–20 l pro Spülung	Sauberhalten, Grubenleerung und/oder -wechsel, Siphon und Abflüsse freihalten bei Anschluß an Schwemmkanalisation entfällt die Grubenleerung	Toilettenort weit-gehend unabhän-gig von Grubenort flexibelste Ortswahl	200–600 600–1200

VIPL = ventilated improved pit latrine; PFL = pour-flush latrine; WC = water closet
*) Fliegenfreiheit, Mücken können weiterhin brüten; Schaben etc. bleiben ebenfalls
**) bei wechselnder Windrichtung besondere Vorkehrungen nötig, siehe Kasten zur Funktionsweise der VIPL
***) Investitionskosten ohne Kosten des Aufbaus und ohne Wartungskosten (nach Hardoy et al. 1990)

Grube wird manuell gegraben, die Wände sind mit dauerhaften Materialien befestigt und *wasserdurchlässig*. Eingetragene Flüssigkeit diffundiert in den umgebenden Boden und transportiert dabei lösliche und suspendible Bestandteile. Auf dem Grubengrund bildet sich bald eine Schicht organischer Ablagerungen, die Keime *biologisch* abbaut (den Vorgängen in einem langsamen Sandfilter vergleichbar). Die Grube sollte ausreichend Abstand vom Grundwasserspiegel halten und nur die sog. wasserungesättigte Bodenzone berühren; diese Zone gewährleistet in vielen Böden einen langsamen Transport. Die meisten Keime werden in den ersten 1 bis 2 Metern dieses natürlichen Filters zurückgehalten. Bei (zeitweise) hohem Grundwasserspiegel kann die Filterstrecke ungesättigten Bodens dadurch verlängert werden, daß die Latrine auf einem künstlichen Hügel angelegt wird.

Der Bodenfilter kann beeinträchtigt werden durch höheren Wassereintrag, z. B. durch sonstige Abwässer oder Regen; oder wenn das Grundwasser (evtl. saisonabhängig) in die Grube steigt. Im ersten Fall wird der umgebende Bodenfilter schneller durchströmt, und bisher adsorbierte Bestandteile können ins Grundwasser ausgewaschen werden. Im zweiten Fall ist der Grundwasserkontakt direkt hergestellt. Keime, die aus dem Grubeninhalt ins Grundwasser gelangen, können erheblich schneller und v. a. weiter transportiert werden, bevor sie absterben. In den meisten feinporigen Böden wandern sie mit dem Grundwasser weniger als 2 m pro Tag. Der oft standardmäßig empfohlene Sicherheitsabstand von 15 m zum nächsten Brunnen ist dann angemessen; in grobporigen oder von Wurzel- oder Gesteinsspalten durchzogenen Böden können Keime jedoch bis zu 100 m und mehr pro Tag transportiert werden (Lewis et al. 1980).

Faulgrube mit gesonderter Entwässerung: Unter bestimmten Bedingungen reichen Trockengruben nicht oder sind nicht realisierbar: bei ständig hohem Wassereintrag (z. B. Spülklo); bei dünner Bodendecke und/oder felsigem Untergrund; bei nahgelegener Grundwasserentnahme und Kontaminationsrisiko; bei Risiko von Bodenabsenkungen und Hausschäden durch die ständige Durchfeuchtung des Untergrunds. Faulgruben sind *wasserdicht* und nehmen zunächst feste und flüssige Bestandteile auf. Die festen Bestandteile setzen sich ab, während der flüssige und weiterhin stark keimbelastete Überstand *kontinuierlich drainiert* wird (B in Abb. 3.2). Die kontinuierliche Drainage kann auf verschiedene Weise erfolgen: in eine Sickergrube (ähnlich der oben beschriebenen Trockengrube; D in Abb. 3.2), in Sickergräben (C in Abb. 3.2) oder in eine Kanalisation. Die Schlammablagerungen unterliegen zwar einem gewissen biologischen Abbau, müssen aber regelmäßig abgesaugt werden, meist in mehrjährigem Rhythmus. Die Anlage einer Faulgrube erfordert die Beteiligung eines Spezialisten (Bauingenieur, Architekt, speziell geschulte Handwerker). Faulgrubentoiletten sind in Entwicklungsländern bei Wohlhabenden weit verbreitet.

Schwemmkanalisation und Alternativen: Statt an Ort und Stelle in eine Sickergrube oder Sickergräben zu drainieren, kann die Abwasserentsorgung durch eine Kanalisation zentralisiert werden. Während in einer konventionellen Schwemmkanalisation alles zu entsorgende Material transportiert wird, führt eine Abwasserdrainage mit kleinem Durchmesser (*small bore sewer*) nur den flüssigen Grubenüberlauf ab (geringerer Spülwasserbedarf, einfachere und billigere Verlegung, entlastet aber nicht die Grubenentleerungsdienste, nur unter bestimmten Umständen günstiger).

Vergleich der Alternativen

Bereits einfachste Latrinen können die eingangs genannten Gesundheitskriterien weitgehend erfüllen (Tabelle 3.1): Bei richtiger Anlage werden fäkoorale Keime zuverlässig zurückgehalten; eine Möglichkeit zum Händewaschen ist prinzipiell einrichtbar; das Risiko perkutaner Hakenwurm- und Bilharzioseinfektion ist bei einer Zementabdeckplatte vermieden, bei saubergehaltener poröser Abdeckung zumindest erheblich abgeschwächt gegenüber der Defäkation im Freien. Weiterentwickelte Toiletten bringen kaum zusätzliche Hygienevorteile, vielmehr Komfort und ästhetischen Gewinn. Diese sind jedoch für die Akzeptanz meist wichtiger als Hygieneerwägungen: Reinlichkeitsbedürfnis, Bequemlichkeit, Sozialprestige und Gastlichkeit sind typische Beweggründe, um eine Toilette einzurichten. Diese Beweggründe sind je nach kulturellem Milieu, gesellschaftlichem Stand und finanziellen Möglichkeiten unterschiedlich ausgeformt. Die Förderung des Toilettenbaus erfordert also *Flexibilität*: Entsprechend den unterschiedlichen Bräuchen, Kaufkraft und Ansprüchen an Sauberkeit, Ästhetik und Komfort müssen unterschiedliche Optionen offengehalten werden. Hierfür sollte auf die *Aufwertungsmöglichkeiten* der einzelnen Latrinentypen aufmerksam gemacht werden. Eine Trockengrubenlatrine kann zur VIPL ausgebaut werden; eine VIPL kann (bei nasser Reinigungsmethode oder nach Wechsel von harten Materialien auf weiches Papier) zur PFL aufgewertet werden; eine PFL kann (bei ausreichender Abwasserdrainage) durch Anlage einer Wasserspülung quasi zum WC werden.

Nicht unter allen Umständen kommt dem Latrinenbau eine hohe Priorität zu. In sehr trockenen, heißen Gebieten z.B. ist die Überlebensfähigkeit fäkaler Keime begrenzt, bei dünner Besiedlung mag der in der Bevölkerung subjektiv empfundene Bedarf unbedeutend sein. Andere Bereiche öffentlicher Gesundheitsförderung werden dann wahrscheinlich höhere Priorität verdienen.

Gemeinschaftslatrinen

Besondere Vorkehrungen müssen bei Gemeinschaftslatrinen getroffen werden, damit diese nicht zu einem Gesundheitsrisiko werden (z.B. auf Märkten oder in Krankenhäusern). Ihre Sauberhaltung ist in der Regel nur durch eigens hierfür vorgesehenes Personal möglich. Dessen Motivation ist entscheidend. Am besten wird sie gewährleistet über direkt erhobene Nutzergebühren. Die Einnahmen sind dann an die Akzeptanz durch die Bevölkerung gebunden. Wo Gemeinschafts*duschen* gebaut werden, müssen diese für die Nutzer deutlich erkennbar von Gemeinschaftslatrinen unterschieden sein.

Häusliche Wasserversorgung

Eine Wasserversorgung muß unter dem Gesichtspunkt der Gesundheit so funktionieren, daß alle oben genannten wasserbezogenen Gesundheitsrisiken vermieden werden. Vor dem Hintergrund dieser inzwischen weithin bekannten Anforderungen ist es bemerkenswert, daß sich das Blickfeld der mit Wasserversorgung befaßten Personenkreise (Gesundheitsbehörde, Politiker, Geldgeber) tendenziell immer wieder auf „sauberes Wasser" verengt: Die mikrobiologische und chemische Wasserqualität genießt üblicherweise deutlich mehr Aufmerksamkeit als die Frage, ob das Versorgungssystem allen Betroffenen eine auch für Hygienezwecke ausreichende Wassermenge zugänglich macht. Diese Überbetonung mag zum einen in der geschichtlichen Bedeutung großer städtischer Durchfallepidemien liegen, die bis heute Ausbildung und Berufsethos von Wasserfachleuten prägen. Zum andern wird sie verständlich, wenn man die Verteilung der Risiken und der Verantwortung betrachtet: Wasser-übertragene Krankheitsrisiken treffen *jeden* Nutzer eines Wasserversorgungssystems, dagegen werden nur die Ärmsten von Wasserknappheit betroffen, oft unbemerkt von den Wohlhabenderen (Hardoy et al. 1990).

Hygienisch ist ein genereller Vorrang der Wasserqualität vor der Quantität nicht gerechtfertigt. Durchfallepidemien aufgrund kontaminierten Wassers sind relativ seltene Ereignisse und betreffen meist einige hundert bis tausend Personen. Dagegen sind jährlich mehrere Millionen kindlicher Todesfälle durch endemische Durchfallerkrankungen bedingt, d.h., sie passieren alltäglich und unauffällig. Für die endemische Übertragung ist aber die Wasser*verfügbarkeit* mindestens ebenso wichtig wie die Wasserqualität. So haben in mehreren anerkannten Studien alleinige Wasserqualitätsverbesserungen *keine* Verringerung der Durchfallbelastung der Bevölkerung bewirken können; auch wurden Keimkonzentrationen weit über dem empfohlenen Grenzwert gemessen, ohne daß gleichzeitig gehäufte Durchfallerkrankungen festzustellen waren. Die Sicherung der Wasser*qualität* bleibt jedoch wichtig. Bei mangelndem Schutz einer zentralen, städtischen Wasserversorgung gegen Kontamination wäre es lediglich eine Frage der Zeit, bis die nächste Epidemie auftritt.

Ob letztlich in allen Haushalten genügend Wasser in ausreichender Qualität verfügbar ist, hängt v.a. von seiner *Zugänglichkeit* ab: *geographisch, finanziell, zeitlich, sozial*.

Entfernung zwischen Wasserabgabestelle und Verbrauchsort: Die wohl augenscheinlichste Erschwernis traditioneller Wasserversorgung in vielen Gegenden der Entwicklungsländer liegt in den weiten und manchmal unwegsamen Strecken, die beim täglichen Wasserholen zurückgelegt werden müssen. Fast immer ist dies Aufgabe von Frauen und Mädchen. In trockenen ländlichen Gebieten Afrikas wenden sie während der Trockenzeit mitunter bis zu 5 Stunden täglich für diese Arbeit auf. Zeit und Energie für andere, auch gesundheitsrelevante Aktivitäten werden dadurch begrenzt.

Erstaunlicherweise verhält sich die im Haushalt verbrauchte Wassermenge *nicht* proportional zur Entfernung der Wasserstelle. Es fand sich länderübergreifend ein „Plateaubereich" auf der Entfernungsskala (Abb. 3.3), innerhalb dessen der Wasserverbrauch bei nähergerückter Wasserstelle nicht zunahm (bzw. umgekehrt der Verbrauch bei Wechsel zu einer entfernteren Wasserstelle auf demselben Niveau blieb). Außerhalb dieses Bereichs unelastischer Nachfrage fand sich jedoch eine deutliche Abhängigkeit des Verbrauchs von

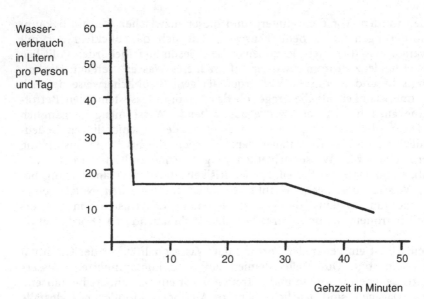

Abb. 3.3. Wasserverbrauch in Abhängigkeit der Entfernung zur Wasserstelle. (Aus Hardoy et al. 1990)

der Entfernung, besonders ausgeprägt im Nahbereich zwischen den Alternativen „maximal 100 m außer Haus", „Hofleitung" und „mehrfache Wohnungsleitungen".

Für die Planung einer Wasserversorgung bedeutet dies, daß zunächst die Haushalte berücksichtigt werden sollten, deren bisherige Wasserstelle weiter weg liegt als die Außengrenze des Plateaubereichs von ca. 1,5 km. Wenn alle Haushalte bereits über eine Wasserversorgung innerhalb einiger hundert Meter verfügen, können Hygieneverbesserungen erfordern, daß individuelle Hofanschlüsse gelegt werden (Hardoy et al. 1990).

Kosten: In vielen ländlichen Gegenden ist Wasser noch kostenlos (zumindest unmittelbar für den individuellen Abnehmer). Die Kosten werden hier bestimmt durch den Zeit- und Energieaufwand, also im wesentlichen durch die Entfernung zur Wasserstelle. Zunehmend und besonders in Städten muß jedoch für Wasser bezahlt werden. Die dadurch möglichen Verbesserungen kommen jedoch nicht unbedingt allen zugute; zusätzliche Hindernisse können sich für große Bevölkerungsteile aufbauen. Zur Anschauung ist im folgenden das Beispiel einer westafrikanischen Provinzstadt beschrieben.

Beispiel: Bis Anfang der 1980er Jahre gab es in allen Vierteln Schachtbrunnen, von denen nur einige während der Trockenzeit versiegten, und das nicht jedes Mal. Das Wasser war kostenlos in meist 100 oder weniger Metern Entfernung verfügbar. Die Wasserqualität war den bei offenen und wenig geschützten Brunnen üblichen Einflüssen ausgesetzt.

Dann wurde eine städtische Wasserversorgung eingerichtet: Aus einem nahegelegenen Bohrbrunnen wird seitdem ein Wasserturm gefüllt, von dem aus in allen Vierteln öffentliche Zapfstellen gespeist werden. Das Auffüllen der Transportbehälter an den Zapfstellen ist bequemer und schneller, die Qualität ist kontrolliert, es muß aber bezahlt werden (umgerechnet 3 Pf pro Eimer, 15 Pf pro Faß; bei Privatanschluß je 50 Pf für die ersten 10 Kubikmeter, dann rasch ansteigend; die Familieneinkommen liegen meist unter 100 DM pro Monat, und viele Haushalte verfügen über *kein* regelmäßiges Geldeinkommen). Hof und Hausanschlüsse werden nach und nach zu denen verlegt, die die Investitionskosten auslegen können (300 bis über 3 000 DM, wovon bei späterem Anschluß weiterer Haushalte an den neuen Leitungsast eventuell einiges zurückerstattet werden kann).

Ein bedeutender Anteil der Haushalte kann sich diese Preise nicht leisten, sie ziehen weiterhin die Versorgung aus den alten Brunnen vor. Für viele dieser Haushalte ist die Wasserversorgung beschwerlicher geworden, es müssen nun bis zu mehreren Kilometern einfacher Strecke zurückgelegt werden. Der Grund: Der Betrieb des Bohrbrunnens hat zum Absinken des Grundwasserspiegels geführt, viele der Brunnen sind versiegt oder versiegen nun regelmäßig während der Trockenzeit, ganze Stadtviertel sind ohne ergiebigen Brunnen. Mancher, der sich das neue Wasser leisten kann, zieht es übrigens aus Geschmacksgründen vor, *Trink*wasser weiterhin aus den traditionellen Brunnen zu beziehen.

Nicht selten geben ärmere Haushalte die Hälfte ihres Einkommens für Wasser aus. Dies führt – je ärmer der Haushalt, desto mehr – zu Einsparungen anderswo, v. a. an Nahrungsmitteln, was direkt Auswirkungen auf die Gesundheit besonders von Kindern hat (Hardoy et al. 1990).

Betriebssicherheit und Wartung: Viele aus Entwicklungshilfemitteln eingerichtete Wasserversorgungssysteme funktionierten nach wenigen Jahren oder sogar Monaten nicht mehr, da es an Wartung mangelte und Reparaturen nicht bezahlt oder nicht organisiert werden konnten. Dies gilt auch für scheinbar simple und robuste Handpumpen. Für dauerhafte Betriebssicherheit scheint es unabdingbar, daß die Durchführung regelmäßiger Wartungs- und begrenzter Reparaturarbeiten in der lokalen Bevölkerung verankert wird; gute Erfahrungen wurden mit weiblichen Brunnen- oder Pumpenverantwortlichen gemacht. Eine rechtzeitige Unterstützung des örtlichen Personals durch Techniker muß ebenfalls gewährleistet sein. Hier kommen – im Wassersektor – viele Konzepte zur Anwendung, die Gesundheitsarbeitern von gemeindegetragenen Gesundheitsdiensten her bekannt sind: Gemeindebeteiligung an Gestaltung und Verwaltung, Kostenbeteiligung der Nutzer, Supervision und regelmäßige Fortbildung (s. Kap. 1 und 6).

Ein Mangel an Betriebssicherheit und Wartung bedeutet, daß das Vertrauen in eine verbesserte Wasserversorgung durch die häufigen und anhaltenden Ausfälle rasch schwindet und weiterhin die ursprünglichen Wasserstellen benutzt werden, mit allen damit verbundenen Konsequenzen für häusliche Wasserverfügbarkeit, Wasserqualität und sonstige Exposition.

Tabelle 3.2. Eigenschaften verschiedener Wasserversorgungsquellen

	Umwelteinflüsse	Gewinnungstechniken
Regenwasser	das zunächst reine Verdunstungsprodukt wäscht Staub, Gase (CO_2, SO_2), Salz aus der Atmosphäre, nimmt bei Bodenberührung entsprechende Verunreinigungen auf	Auffangen entweder auf Dachflächen aus geeigneten Materialien oder auf dem Boden in hergerichteten Auffangbecken (dann Reinigung nötig), Speichern in ausreichend großen, dichten, dunklen und kühlen Behältern
Grundwasser	nahe der Bodenoberfläche stark verunreinigt, in tieferen Schichten normalerweise keimarm, Mineralanreicherung in Abhängigkeit von Boden- und Gesteinsart	Eröffnung der grundwasserführenden Bodenzone entweder vertikal (Brunnen) oder horizontal (Sammelgalerie, z.B. bei dünner grundwasserführender Schicht); Bohrbrunnen (englumig) oder Schachtbrunnen; verschiedene manuelle und mechanische Fördertechniken (vgl. Kasten im gleichen Abschnitt)
Quellwasser	Quellen sind örtlich begrenzte Grundwasseraustritte; Verwechslungsmöglichkeit mit Austritten streckenweise unterirdischer Wasserläufe; Umwelteinflüsse siehe Grund- bzw. Oberflächenwasser	lediglich Sickerschutz und Einfassung gegen Infiltration von Oberflächenabflußwasser und Grundwasserverunreinigungen; Vorteil: keine Beeinflussung des Grundwasserspiegels; oft Anschluß an kleine Leitung zur Siedlung
Oberflächenwasser	nimmt mit dem ablaufenden Regenwasser und Abwässern viele Verunreinigungen auf, in nährstoffreichen, stehenden Gewässern Algenwachstum; dem steht eine Selbstreinigung durch Sedimentation, Aeration und biologischen Abbau gegenüber	traditionell am Ufer; besonders in Seen und Teichen gleichzeitig Wäschewaschen, Baden, u.U. Viehtränke und diverse Entsorgungen; Verbesserungsmöglichkeiten: Uferfiltratgewinnung aus „Brunnen" in geeigneter Entfernung, z.B. 50 m; schwimmendes Entnahmerohr in ausreichender Entfernung vom See- oder Teichufer unterhalb der Wasseroberfläche (aber mindestens 1 m über Grund)

Qualität	Anwendung
„weich"; wegen Mineralarmut u.U. gewöhnungsbedürftiger fader Geschmack; in Industriegebieten (SO$_2$ u.a.) mitunter stark sauer und korrosiv; in ländlichen Gebieten meist unbedenklich; erste Güsse u.U. stark staubhaltig; bei verschmutzten Auffangflächen Infektionsrisiko z.B. durch von Vögeln ausgeschiedene Salmonellen	auf manchen Inseln einzige Süßwasserversorgungsquelle; in dünnbesiedelten, trockenen Zonen u. U. kostengünstiger als Grundwasser; auch als Ergänzung zur sonstigen Versorgung; besonders in Gebieten mit saisonal konzentrierten, sehr ergiebigen Regenfällen
in der Regel chemisch und mikrobiologisch unbedenklich; geogen unterschiedliche Mineralgehalte, möglicherweise zu niedriger Jodgehalt oder zu hoher Fluorgehalt; anthropogene Verunreinigungen durch nahe Grubenlatrinen, Versickerung handwerklicher oder industrieller Abwässer (insbesondere bei hohem Grundwasserspiegel)	fast universell, viele Reservoire wahrscheinlich noch unternutzt; oft bei ausreichender Ergiebigkeit die kostengünstigste und sauberste Versorgungsquelle
wie Grundwasser, wenn es sich tatsächlich um eine Quelle handelt und wenn das Wasser vor dem Austritt ausreichenden Abstand zur Bodenoberfläche hatte oder wenn es sich um eine artesische Quelle handelt (Austritt unter Druck); Vorsicht bei tags und nachts unterschiedlicher Wassertemperatur; grundwasserstromaufwärts Latrinen, Abfallgruben, Abwassersickergruben ausschließen	Versorgungstyp mit dem geringsten Aufwand, bei kleinen Siedlungseinheiten kostengünstigste Möglichkeit, Ergiebigkeit jedoch begrenzt; Vorkommen im wesentlichen begrenzt auf gebirgige oder hügelige Gebiete
Qualität saisonal sehr unterschiedlich; Gebirgsbäche: u.U. viel Schwemmsand, aber wenig Verunreinigungen, mineralarm; Ebene: Flüsse eher langsam fließend, Gewässer oft klar, aber durch mannigfaltige Einträge fast immer verunreinigt und aufbereitungsbedürftig	wenn Grundwasser nicht in ausreichender Menge oder nur mit hohem Aufwand zu erschließen ist

Verteilungsgerechtigkeit: Auch wenn es Ziel ist, bei der Neueinrichtung oder Erweiterung einer Wasserversorgung zunächst den Bedürftigsten gerecht zu werden, können andere ebenso wichtige Gesichtspunkte das Erreichen dieses Ziels kompromittieren. In dem Maße beispielsweise, in dem ein Projekt gemeindegetragen durchgeführt werden soll, werden auch die in der Gemeinde vorherrschenden Vorstellungen von angemessener sozialer Verteilung des Nutzens Einfluß auf das Projekt bekommen. Bedürfnisse von einflußreichen Persönlichkeiten müssen berücksichtigt werden, denn ein Programm, das sie nicht zu Verbündeten hat, wird wenig Erfolg haben. Wenn zur Vermeidung von Fehlschlägen Gemeinden ausgewählt werden, die sich durch ein Mindestmaß an Bereitschaft zu Eigenbeiträgen qualifiziert haben, werden wahrscheinlich gut organisierte und über gewisse Mittel verfügende Gemeinden begünstigt (Cairncross et al. 1980). Im übrigen fließen bei Wasserbauprojekten meist ansehnliche Summen ins Land und sind zu verteilen, so daß politische Faktoren immer mit ins Spiel kommen.

Unter dem Blickwinkel der öffentlichen Gesundheit gilt es zu erkennen, in welchem Maße Ungleichheiten und Benachteiligungen für verschiedene Bevölkerungsgruppen bestehen (vgl. auch den Abschnitt zu den Kosten). Die ungleichen Verhältnisse springen *nicht* ins Auge: Man sieht den Wasserturm und den regen Betrieb an den öffentlichen Zapfstellen, aber übersieht leicht diejenigen, die zu abgelegenen kostenlosen Wasserstellen ausweichen; man sieht nicht, um wieviel ein hoher Wasserpreis manches Familienbudget für Nahrungsmittel und andere Grundbedürfnisse verringert; und man sieht nicht, wie sehr in vielen Haushalten eine zu geringe Wassermenge die persönliche und häusliche Hygiene erschwert.

Wasserverbrauchszyklus: Alternativen und Techniken

Mehr als beim Latrinenbau liegt die technische Umsetzung von Verbesserungen der Wasserversorgung in Spezialistenhand. Dieser Abschnitt kann sich daher auf knappe Hinweise beschränken.

Eine Siedlungs-Wasserversorgung läßt sich in aufeinanderfolgende Etappen eines *Wasserverbrauchszyklus* gliedern:

- *Versorgungsquelle(n)*,
- eventuelle *Aufbereitung*,
- *Transport und Verteilung* von Versorgungsquelle zu Verbrauchsort,
- *Abgabe- und Verbrauchsstellen*,
- *Entsorgung*.

Dieser Zyklus wird durch seinen Anschluß an den natürlichen Wasserkreislauf geschlossen.

Wasserversorgungsquellen: Die Hauptversorgungsquellen für Wasser sind das Grundwasser und Oberflächengewässer. In bestimmten Situationen werden Regenwasser und Quellwasser genutzt. Die verschiedenen Versorgungsquellen unterscheiden sich durch die Wassergewinnungskosten, Wasserqualität und Notwendigkeit zusätzlicher Aufbereitungsmaßnahmen. Die Gesichtspunkte sind in Tabelle 3.2 erläutert. Zu bevorzugen ist meistens das Grundwasser. Der Kasten erläutert technische und hygienische Gesichtspunkte der zwei häufigsten Grundwasserentnahmemethoden.

Ziehbrunnen: Verschiedene Maßnahmen des Brunnenschutzes müssen zusammenkommen, um Wasser akzeptabler mikrobiologischer Qualität zu gewährleisten. Ein erhöhter Rand verhindert, daß Regenwasser den Schmutz der Bodenoberfläche hineinspült. Eine Abdeckung verhindert, daß Gegenstände hineinfallen. Der Schöpfbehälter sollte fest mit dem Brunnen verbunden sein, und zwar so, daß er nicht auf dem Boden um den Brunnen aufgesetzt werden kann. Eine breite Abdeckplatte um den Brunnen herum verhindert, daß verschüttetes und verschmutztes Wasser vom Boden um den Brunnen entlang der Brunnenwand in die Tiefe sickert und das Brunnenwasser kontaminiert. Einen *sicheren* Schutz des Brunnens erreicht man erst durch vollständige Abdeckung, Verschluß und Montage einer (Hand-)Pumpe.

Handpumpen: Handpumpen funktionieren entweder durch Saugen oder Heben. Bis zu einer Tiefe von maximal 7 m (theoretisch 10 m) erlaubt es der atmosphärische Druck, durch Erzeugen eines Unterdrucks an der Erdoberfläche das Grundwasser an die Oberfläche zu saugen; der Pumpmechanismus befindet sich dann im sichtbaren Teil der Handpumpe, was die Wartung vereinfachen kann. Bei tieferem Grundwasserspiegel werden Tauchpumpen benötigt, die das Wasser „von unten nach oben drücken"; hier wird die Pumpkraft durch ein Gestänge o. ä. in die Tiefe übertragen. Da der Grundwasserspiegel oft tiefer als 7 m liegt und durch starke Entnahme vielerorts erheblich gefallen ist, wurden Handpumpenmodelle entwickelt, die die gestiegenen Anforderungen erfüllen und dennoch relativ einfach von lokal angelerntem Personal zu warten sind.

Wasseraufbereitungsmöglichkeiten: Je nach Art der Belastung des Rohwassers können verschiedene Techniken benutzt werden, um das Wasser genießbar zu machen. Alle sind mit erheblichen Zusatzinvestitionen und Wartungsaufwand verbunden, insbesondere wenn chemische Produkte zur Anwendung kommen. Spezialisiertes Personal ist erforderlich. Die Techniken eignen sich deshalb eher für städtische als für ländliche Wasserversorgungen. Eine Übersicht findet sich bei Hofkes (1988). Eine Sonderposition kommt der Chlorierung des Trinkwassers zu. Dies ist die einzige Möglichkeit seitens der Wasserversorgungsdienste, die Wasserqualität über die Abgabe hinaus zu kontrollieren.

Transport und Verteilung: Die eigenhändige Wasserförderung durch die Verbraucher an Brunnen, Gewässern oder Quellen ist das eine Extrem, die Speisung von Wasserhähnen in der Wohnung aus einem kommunalen Wasserleitungsnetz das andere. Zwischenformen sind der Wasserbezug über Wasserverkäufer und die Entnahme an öffentlichen Zapfstellen. Sowohl beim Transport durch Menschen als auch durch Wasserleitungen sind Kontaminationen möglich. Eimer sind vielfachen Hände- und Bodenberührungen ausgesetzt; Wasserleitungen, die nicht konstant unter Druck stehen, nehmen oft durch undichte Leitungsverbindungen Keime aus dem umgebenden Boden auf.

Abgabe- und Verbrauchsstellen: Für jede Art der Wasserverwendung sollten von vornherein geeignete Bedingungen geschaffen werden:

- *Händewaschen*, eines der am stärksten hygienewirksamen Verhalten, kann durch bauliche Vorkehrungen und kleine technische Vorrichtungen erleichtert und angeregt werden. Daran sollte besonders in Küchen, an Eßplätzen und in der Nähe von Toiletten gedacht werden. Wie die Lösung sich im einzelnen gestaltet, hängt von vielerlei örtlich und kulturell variablen Bedingungen ab. Unter einfachen Verhältnissen, wo Waschbecken mit kontinierlicher Zuleitung und Abfluß nicht zum Standard gemacht werden können, sind behutsamer (auf lokal Vorhandenem aufbauender) Erfindergeist und kreative Zusammenarbeit mit der Bevölkerung gefragt. Besonders vorteilhaft sind Vorrichtungen, die das gleichzeitige Waschen beider Hände (wie unter einem Wasserhahn) ermöglichen.
- Eigens angelegte *Wäsche- und Badeplätze* entlasten die Trinkwasserabgabestellen. Wenn sie in einiger Entfernung zum Brunnen angelegt werden, läßt sich vermeiden, daß das hier reichlich anfallende Abwasser entlang der Wände des Brunnens rasch in die Tiefe sickert und das Trinkwasser kontaminiert. Außerdem werden so Gewässerkontakte und deren Infektionsrisiken vermieden. Bei ihrer Anlage sollte man der Bildung von Pfützen und anderen zusätzlichen Brutmöglichkeiten für Insekten vorbeugen.
- *Land-* und *viehwirtschaftliche* sowie *handwerkliche* Wassernutzung sollten aus Gründen der Hygiene, der Verteilungsgerechtigkeit und der Rationalisierung von der Trinkwasserentnahme und den Waschplätzen getrennt werden.

Bei Konzeption und Betrieb aller Abgabe- und Verbrauchsstellen ist eine gute Koordinierung zwischen technischen Diensten und Hygieneberatung erfolgsbestimmend. Dieser Aspekt erlangt nur langsam breitere Beachtung.

Wasserentsorgung: Zusätzliche Wasserversorgung schafft zusätzliches Abwasser, somit Entsorgungsbedarf. Deshalb sollte das eine nicht ohne das andere geplant werden. Unter dem Hygieneblickwinkel gilt es,

- zusätzliche Insektenbrutstätten zu vermeiden,
- der ständigen Bodendurchfeuchtung und damit erleichterten Überlebens-, Wander- und Angreifbedingungen für Hakenwurmlarven und andere Krankheitserreger vorzubeugen sowie
- „Kurzschlüsse" zwischen Abwasserentsorgung und Trinkwassergewinnung zu vermeiden.

Mehrere Techniken kommen in Frage. *Versprengung*: In heißen, trockenen Ländern werden geringe Mengen leicht verschmutzten Wasch- oder Spülwassers über dem Boden versprengt – das hilft, den Staub für eine Weile zu binden. Das Abwasser verdunstet schnell, bei gut funktionierenden primären hygienischen Barrieren besteht kein Hygienerisiko. Bei allgemein hoher Umweltkontamination kann jedoch das Infektionsrisiko durch Hakenwürmer steigen.

Oberflächliche Ableitung: Leicht verschmutzte Abwässer können auch zu Bäumen und Pflanzen abgeleitet und so gleichzeitig einem weiteren Zweck dienen; in trockenem Klima mit rascher Verdunstung und Versickerung bilden sich hierdurch keine zusätzlichen Mückenbrutstätten. Unter anderen klimatischen Bedingungen und bei größeren Abwassermengen müssen zusätzliche Einrichtungen geschaffen werden. Hinweise zur *Abwasserversickerung* in Gruben finden sich im Abschnitt über Latrinen.

Eine weitere Möglichkeit ist die *Abwasserkanalisation* und -ableitung in Oberflächengewässer – möglichst nach angemessener Reinigung; sie wird in dicht bebauten Städten und besonders in Küstenregionen zur Notwendigkeit. Auf kommunaler Ebene ist darüber hinaus eine *Regenwasserkanalisation* von hoher Priorität. Mit vergleichsweise geringen Mitteln (weniger als z.B. in einem Jahr für Insektizide ausgegeben werden müßte) können die erheblichen Gesundheitsrisiken durch anhaltende Überschwemmungen vermieden werden (Mücken, Bilharziose, Fluten von Latrinen etc.; Hardoy et al. 1990).

„Kurzschlüsse" können zum einen durch zu kurzen Abstand zwischen Gruben und Brunnen entstehen, zum andern durch Einleiten von Abwässern in Gewässer, die gleichzeitig der Trinkwasserversorgung dienen. Bei der Planung von Grubenlatrinen müssen unbedingt saisonale Schwankungen des Grundwasserspiegels und mögliche Überschwemmungen beachtet werden. In Oberflächengewässern kann es im Zusammenhang mit Überschwemmungen zur Strömungsumkehr kommen. Normalerweise stromaufwärts gelegene Entnahmestellen liegen dann plötzlich „abwärts" und damit möglicherweise im Strom eingeleiteter Abwässer. Das gleiche passiert in Küstengewässern bei außergewöhnlichen Fluten.

3.1.3
Andere umwelthygienische Ansatzpunkte
Luftverschmutzung in Innenräumen

Das Thema Luftverschmutzung in Innenräumen hat während der letzten Jahre in der Diskussion der öffentlichen Gesundheit allgemein an Bedeutung gewonnen. In Entwicklungsländern geht es im wesentlichen um Rauch von offenen Feuerstellen mit einer hohen Konzentration von Schwebstoffen, Kohlenmonoxid und organischen Komponenten wie PAH (polyzyklische aromatische Kohlenwasserstoffe). Die gesundheitlichen Auswirkungen werden als sehr gravierend eingeschätzt. Die Gesundheitsprobleme durch die einzelnen Schadstoffe sind aus hiesigen Studien gut bekannt und wurden inzwischen auch in zahlreichen epidemiologischen Studien in Entwicklungsländern nachgewiesen:

* gehäufte Lungenentzündungen besonders bei Kleinkindern,
* gehäufte chronische Bronchitiden schon bei jungen Frauen, bis hin zu Folgeschäden am Herzen,
* niedriges Geburtsgewicht,
* Lungenkrebs.

Aus den Forschungsergebnissen wurde gefolgert, daß eine Absenkung der Innenraumluftverschmutzung von sehr hohen auf niedrige Werte ein erhebliches Präventionspotential beinhaltet, z. B. eine Halbierung der Zahl kindlicher Lungenentzündungen, die ja eine der Hauptursachen der Kindersterblichkeit in Entwicklungsländern sind (Weltbank 1993). Allerdings hat die Rauchbelastung in Innenräumen nicht überall die gleiche Bedeutung, sie kann saisonal stark variieren, je nachdem, ob überwiegend oder nur während bestimmter Jahreszeiten innen gekocht wird und ob die Feuerstelle auch zum Heizen unterhalten wird oder nicht.

Umwelthygienischer Ansatzpunkt sind v. a. die Kochstellen. Seit langem werden in zahlreichen Projekten angepaßte Technologien zur Verbesserung einheimischer Herde entwickelt. Vorrangige Ziele waren bisher der Schutz der natürlichen Ressourcen durch reduzierten Feuerholzbedarf sowie die Verbesserung der ökonomischen Situation der Haushalte durch Brennstoffeinsparung. Das gesundheitsorientierte Ziel der Rauchverminderung und -ableitung ist hingegen neu. Erst in wenigen Projekten wurden hierzu Erfahrungen gesammelt; nicht immer führen die verschiedenen verfolgten Ziele zu einem „besten" Herdmodell, eine Abwägung zwischen verschiedenen Zielen kann notwendig werden. Zudem haben Programme zur Herdverbesserung noch mit dem Problem der nachhaltigen Akzeptanz zu kämpfen. Neue Herde erfordern Verhaltensanpassungen und z. T. neuartige Kochgefäße (GTZ 1991). Umwelthygienisches Ziel ist daher vorerst, den Gesundheitsaspekt überhaupt in örtliche Projekte einzubringen.

Abfallbeseitigung

Die Zusammensetzung fester Haushaltsabfälle variiert stark, je nach Wohlstand, Konsumverhalten und soziokulturellem Mileu. In armen Haushalten werden kaum abfallträchtige Produkte konsumiert. Wenn doch Abfälle entstehen, werden sie nach Möglichkeit wiederverwendet. Es bleiben organische Abfälle, Staub und Sand. Während diese Abfälle in ländlichen Gegenden weniger in Erscheinung treten, werden sie in Städten täglich aus dem Hof entfernt und auf den Straßen ausgeleert, von wo sie von Zeit zu Zeit abtransportiert werden (z. B. zur Nutzung in der Landwirtschaft). Gesundheitsrisiken entstehen, wenn Fliegen und Ratten angelockt werden, die ihrerseits verschiedene Krankheitserreger transportieren können. Stöbernde Haustiere verteilen den Müll. Spielende oder nach wiederverwendbarem Material suchende Kinder sind Infektions- und Verletzungsrisiken ausgesetzt. Darüber hinaus blockieren nicht abtransportierte Abfälle die Drainagekanäle und behindern den Abfluß des Niederschlagswassers. Unter Umständen können Abfälle auch zur Brandgefahr werden.

In wohlhabenden Haushalten entstehen zunächst auch die bei uns bekannten Haushaltsabfälle. Das Zusammenleben armer und wohlhabender Schichten führt jedoch zu einer regen lokalen „Müllwirtschaft", durch die „unternutzte" Abfälle meist schon vor Ort sortiert, reduziert und großenteils weiteren Zwecken zugeführt werden. Die Gesundheitsrisiken für die Müllsammler entsprechen den oben genannten, erhöhen sich aber, wenn der Auswertungsprozeß auch auf Deponien stattfindet.

Soll ein öffentlicher Abtransport von Abfällen organisiert werden, müssen sich die Transportmittel an die Zugänglichkeit der teils engen und verwinkelten Viertel anpassen. Hand- und Eselskarren sind oft eine Lösung, die auch finanziell für Kommunen und Anwohner tragbar ist.

Zur Abfallbehandlung kommt Verbrennung nur selten in Frage, da sie einen hohen Anteil brennbarer Substanzen (in Entwicklungsländern unüblich) im Abfall sowie teure, wartungsbedürftige Anlagen erfordert. Kompostierung ist nur rentabel, wenn sich genügend zahlende Abnehmer für das Endprodukt finden, was die Anwesenheit wohlhabender, eher westlich orientierter Schichten voraussetzt (Baumann 1989). So bleibt die Deponie die einzig generell anwendbare „Behandlungsmethode". Hierbei ist auf wirksame Abgrenzung gegen Kinder und streunende Tiere zu achten (möglichst Bewachung). Grundwasserschutz und Abdeckung sollten den auch bei uns üblichen Prinzipien folgen.

Die Etablierung eines dauerhaft funktionierenden städtischen Müllsammel- und Deponiesystems ist ein komplexes Unterfangen. Zahlreiche Projekte sind ohne nachhaltigen Erfolg geblieben. Wichtig ist eine sensible Anpassung des Systems an örtlich empfundene Notwendigkeiten und die Sozialorganisation, dazu gehört die Berücksichtigung der verschiedenen müllverwertenden Bevölkerungsgruppen. Investitions- und laufende Kosten für Kommune und Anwohner müssen niedrig gehalten werden. Abfallentsorgung sollte – entgegen der üblichen organisatorischen Trennung – mit Straßenreinigung und Regenwasserdrainage koordiniert werden, sonst neutralisieren sich diese drei Leistungen u. U. gegenseitig (Hardoy et al. 1990).

Medizinische Abfälle

Medizinische Abfälle setzen sich wie folgt zusammen:

a) Verpackungsmüll (je nach Verbrauch von Einmalartikeln),
b) leicht infektiöse Abfälle (z.B. fast sauber gebliebene äußere Verbandsschichten),
c) potentiell hochinfektiöse Abfälle (stark verschmutze Verbände, Wundreinigungsmaterial, für Körperflüssigkeiten verwendete Spritzen usw.),
d) „anatomische" Abfälle aus dem chirurgischen Bereich,
e) scharfe Abfälle (Kanülen, Ampullen usw.),
f) chemische Abfälle (Reinigungsmittel, Laborreagenzien, Medikamentenreste).

Je mehr sich eine Gesundheitseinrichtung westlichem Standard annähert, desto stärker dominieren die Anteile a) und b), die sich nur unwesentlich von normalem Haushaltsmüll unterscheiden. Solche Gesundheitseinrichtungen sind in Entwicklungsländern nur selten und am ehesten im privaten Sektor anzutreffen. Chemische Abfälle (f) fallen ebenfalls nur sehr begrenzt an; im Falle von verbrauchten Röntgenentwicklern sollte deren hoher Wiederverwendungswert im Austausch gegen das neue Produkt genutzt werden. Anteil d) wird in seiner Gefährlichkeit tendenziell überschätzt, daher die alternative Bezeichnung „psychologischer Abfall". Ausreichend tiefes Vergraben genügt (2 m, ausreichend Abstand zum Grundwasserspiegel einhalten). Örtliche Bestattungsregeln und kulturelle Aspekte sind zu beachten.

Im wesentlichen setzt sich der medizinische Müll aus den Anteilen c) und e) zusammen, hinzu kommen je nach Einrichtungstyp und Versorgungsstandard Infusionsbestecke und leicht verschmutzte Verbandsreste in begrenzter Menge. Die Beseitigung dieser Abfälle folgt vielerorts dem Verfahren für sonstige Haushaltsabfälle: sie werden am Rand oder außerhalb des Geländes ausgeleert. Zu den oben für Haushaltsabfälle genannten Risiken kommen das Risiko einer Infektion mit AIDS- und Hepatitiserregern oder mit anderen evtl. hochinfektiösen Keimen sowie die Verletzungsmöglichkeiten. Wie beim Siedlungsabfall müssen einfache Lösungen bevorzugt werden. Die zusätzliche Attraktivität bestimmter Anteile des Mülls und ihre Risiken erfordern aber eine getrennte Behandlung medizinischer Abfälle. In jedem Fall ist eine sichere Deponie zu organisieren. Zwei Alternativen sind je nach örtlichen Bedingungen gegeneinander abzuwägen:

- Deponie auf dem Gelände der Gesundheitseinrichtung. Vorteil ist, daß die tatsächliche Deponierung, Abdeckung und Absperrung beaufsichtigt werden kann. Nachteil ist der Platzverbrauch. Wenn das Gelände genug Raum bietet, ist folgendes Verfahren zweckmäßig: Eine große Metallplatte, durch Scharniere mit einem breiten Rahmen verbunden, wird über der Grube installiert. Die Ränder des Rahmens werden mit Erde bedeckt. Die Klappe ermöglicht einfaches Öffnen und Verschließen der Grube und kann wiederverwendet werden. Bei dem periodisch nötigen Grubenwechsel sollte einem Plan gefolgt werden, der systematisch die verfügbare Fläche ausnutzt. Der Grubenwechsel sollte spätestens erfolgen, wenn die Abfalloberfläche nur noch einen halben Meter von der Bodenoberfläche entfernt ist. Auf ausreichenden Abstand zum Grundwasser ist zu achten.
- Deponie außerhalb des Geländes. Wegen Platzmangels auf dem Grundstück der Gesundheitseinrichtung ist dies oft die einzige Möglichkeit. Die Organisation eines regelmäßigen und rechtzeitigen Abtransports in geschützten Behältern, einer unverzüglichen Abladung und Abdeckung in der Deponie erfordert gute Motivation des Personals und ständige Aufsicht durch eine mit genügender Autorität ausgestattete Person. Wegen des Risikos der Vernachlässigung sollte die Deponie in gebührender Entfernung von Siedlungen angelegt werden.

Das Verbrennen von medizinischen Abfällen in einfachen Öfen wird häufig vorgeschlagen, ist aber problematisch: Der geringe Gehalt an leicht brennbarem Material erfordert Zusatz von Brennstoff (welcher möglicherweise schon für die mobilen Impfdienste fehlt). Ohne diesen und ohne Beachtung der Beladungs- und Betriebsregeln bleibt die Verbrennung unvollständig, so daß der beabsichtigte Effekt, nämlich Volumenreduktion und Sterilisierung der Abfälle, nicht erreicht wird. Gleichzeitig ist das Müllpersonal durch das Be- und Entladen des Ofens einem erhöhten Infektions- und Verletzungsrisiko ausgesetzt. Technisch aufwendigere Verbrennungsanlagen sind meist zu teuer, pannenanfällig und werden möglicherweise falsch bedient. Die Risiken beim Be- und Entladen bestehen auch hier.

3.1.4
Hygieneberatung

In allen bisher angesprochenen umwelthygienischen Bereichen sind Verbesserungen nur möglich, wenn technische Veränderungen mit Verhaltensänderungen der Bevölkerung zusammenkommen. In diesem Abschnitt werden spezifische Aspekte der Hygieneberatung angesprochen, allgemeine Voraussetzungen und Methoden der Beeinflussung von gesundheitsbezogenem Verhalten hingegen im Abschnitt über Gesundheitsberatung (3.3).

Hygieneberatung zielt auf hygienisch günstige Änderung von Verhalten und Verhältnissen dort, wo hygienisch riskante Bedingungen identifiziert wurden oder wo neue technische Einrichtungen (z. B. Latrinen, Brunnen, Waschplätze, Abfallsammlung) Chancen für Hygieneverbesserungen eröffnen. Hygieneberatung beinhaltet Anregung und Anleitung, sowohl zum Bau und zur technischen Verbesserung von Toiletten und Brunnen wie auch zu ihrer Instandhaltung und hygienisch korrekten Benutzung sowie zu sonstigen hygienisch vorteilhaften Verhaltensweisen.

Mögliche Inhalte von Hygieneberatung

Es wurden fünf „Domänen" des Hygieneverhaltens formuliert (Boot u. Cairncross 1993), deren wichtigste Ansatzpunkte in der folgenden Übersicht aufgelistet sind. Es sind unbedingt örtliche, evtl. temporäre Prioritäten zu setzen, um nicht Berater und Beratene hoffnungslos zu überfordern.

Mögliche Inhalte von Hygieneberatung: 5 „Domänen".
(Nach Boot u. Cairncross 1986)

Fäkalienbeseitigung
- Nutzen von Latrinen verdeutlichen, Beratung bei Bau, Verbesserung und Instandhaltung;
- Kleinkinder-Stühle frühzeitig beseitigen, Umgebung säubern, Kind und Hände waschen;
- Latrinenbenutzung möglichst immer, durch alle Haushaltsmitglieder und in allen Haushalten;
- Reinigungsmethode; Entsorgung der Reinigungsmaterialien (besonders bei *wipers*, vgl. Abschn. 3.1.2);
- Händewaschen nach Toilettenbenutzung (in manchen Kulturen gehört es zum Brauch, in vielen nicht);
- Latrinen regelmäßig reinigen, besonders von vielen Hausbewohnern benutzte Latrinen und Gemeinschaftslatrinen;
- Fäkaliendüngung mit unbehandelten und unvollständig kompostierten Fäkalien vermeiden;

- Fische aus Abwasserteichen nicht ohne ausreichendes Erhitzen verspeisen;
- Arbeiten und Baden in Abwasserteichen vermeiden.

Benutzung und Schutz der Wasserversorgungsquellen
- Trinkwassergewinnung nur aus unbedenklichen Versorgungsquellen;
- Vorfüllung von Saug-Handpumpen nur mit einwandfreiem Wasser;
- Sauberhalten der Brunnenumgebung, Brunnen abdecken, Fernhalten von Vieh durch Umzäunung;
- Vermeidung von Wasserpfützen um den Brunnen;
- Säuberung der Transportbehälter, Vorsicht mit verschmutzten Händen und Schwappschutz durch Zweige oder Blätter;
- bei Medinawurmvorkommen: Trinkwasser durch ausreichend dicht gewebte Tücher filtern;
- Stillegen von Latrinen im Einzugsgebiet und in zu geringem Abstand von Brunnen und Quellen;
- Schutz des Grundwassers vor Überdüngung, Pestiziden, handwerklichen oder industriellen Abwässern und Abfällen;
- Wassersparen, keine Übernutzung des Grundwassers; Erosionsschutz durch Wiederaufforsten.

Wasser und persönliche Hygiene
- vermehrt verfügbares Wassers (*Quantitäts*verbesserung) tatsächlich für hygienische Zwecke nutzen;
- Händewaschen mit Seife, ersatzweise mit Asche oder sauberem Schlamm nach Toilettenbenutzung, nach Beseitigung von Kleinkinderstühlen, vor und bei der Nahrungszubereitung (insbesondere für Kinder in der Abstillphase), vor dem Essen und Kinderfüttern, nach der Arbeit, vor dem Wasserholen;
- Gesicht regelmäßig waschen, Reinigen der Fingernägel, auch bei Kindern;
- Baden/Duschen nicht in Gewässern mit Infektionsrisiko;
- Kleidung und Bettwäsche: nicht gemeinsam benutzen, regelmäßig waschen, mindestens in der Sonne auslegen;
- besondere Hygienemaßnahmen bei Krankheit.

Lebensmittelhygiene
- häufiges Händewaschen bei Küchenarbeiten, nicht nur einmal vor der Essenszubereitung, besonders aber nach Umgang mit oft pathogenhaltigen Lebensmitteln wie z. B. Hühnerfleisch;
- saubere Eßbestecke, -geschirre und Kochutensilien, Arbeitsflächen, saubere Tücher;
- Waschen roher Lebensmittel, Verhindern des Kontakts zwischen rohen und zubereiteten Nahrungsmitteln;
- ausreichendes Erhitzen, Verzehr möglichst gleich nach Zubereitung;
- Abdecken und kühles Lagern von Resten, ausreichend heißes und langes Wiedererhitzen von Resten, die länger als 6 Stunden gestanden haben (zubereitete Abstill- und Babynahrung möglichst *nicht* aufbewahren, wenn doch, dann über 70° oder unter 10°C);
- besondere Aufmerksamkeit bei Abstill- und Babynahrung;

- häufige Abfallentsorgung; Schutz der Nahrungsmittelvorräte vor Ratten und Gliederfüßlern.

Sonstige Wohnungs- und Umwelthygiene
- Sauberhalten der Böden, Schuhwechsel, besonders an Aufenthaltsorten von Kleinkindern;
- häufiges Reinigen von Kinderspielzeug;
- Tiere von Koch- und Eßplätzen, Aufenthaltsorten von Kindern und Wohnraum fernhalten;
- Rattenschutz, Fliegenschutz, Vermeiden unnötiger offener Wasserreservoire, Vermeiden von Wandspalten (z.B. gegen Chagas-übertragende Raubwanzen);
- Abfallsammeln, Straßenreinigung, Freihalten von Regenwasserabflüssen und -kanälen.

Hygieneverhalten ist vielfältig und in komplexer Weise mit anderen Verhaltensweisen und Abläufen verknüpft. Die Änderung einer bestimmten hygienebezogenen Verhaltensweise kann deshalb Umstellungen in anderen Bereichen nach sich ziehen oder zur Voraussetzung haben. Dies sei an einem Beispiel illustriert (aus Boot u. Cairncross 1993).

Beispiel: Sauberhalten der Toilette ist eines der nachgewiesenermaßen präventiv wirksamen Verhalten. Um diese Tätigkeit ausführen zu können, werden Bürste, Lappen, Wassereimer und möglichst ein Reinigungsmittel gebraucht (die Verfügbarkeit dieser Artikel oder äquivalenter, lokal gebräuchlicher Hilfsmittel ist nicht selbstverständlich und kann Anpassungen des Marktes und der lokalen Produktion erfordern). Eine Person muß sich finden, die die Tätigkeit übernimmt, meist eine Frau oder mehrere weibliche Haushaltsmitglieder abwechselnd. Diese Person muß Zeit haben, die Notwendigkeit der Reinigung empfinden und die Aufgabe akzeptieren. Mehrere Voraussetzungen müssen also erfüllt und vorbereitende Tätigkeiten ausgeführt sein, bevor die Toilettensäuberung überhaupt beginnen kann. Bei der Säuberung selbst kommt es darauf an, wie vollständig oder sorgfältig sie ausgeführt wird und wie oft wieviel Wasser und Reinigungsmittel verwendet werden. Weitere hygienebezogene Tätigkeiten sollten sich anschließen, z.B. Händewaschen.

Das Beispiel zeigt, in welchem Maße die *Durchführbarkeit*, aber auch die voraussichtliche *hygienische Wirksamkeit* einer vordergründig simpel erscheinenden Verhaltensweise von vielen Faktoren abhängt. Für die meisten anderen in der Übersicht genannten hygienisch wünschenswerten Verhaltensweisen läßt sich ähnliches anführen. Es ist deshalb unwahrscheinlich, daß schon das bloße „Predigen" der Notwendigkeit eines neuen Verhaltens zu dessen wirksamer Ausübung durch die Zuhörer führt.

Kulturelle Aspekte

Hygienisch günstige Verhaltensweisen können auf unterschiedlichen Motiven beruhen. Eine Latrine kann zur gebührenden Aufnahme von Gästen eingerichtet sein, dann wird sie möglicherweise wenig benutzt und nur selten bei bevorstehendem Besuch gereinigt. Wurde sie aus ästhetischen Beweggründen angelegt, wird sie möglicherweise von den Erwachsenen benutzt, während Kinder relativ spät Zutritt bekommen. Hygieneberatung muß solche Beweggründe berücksichtigen; die existierenden Motive für hygienisch günstige Verhaltensweisen können dann bekräftigt und gesundheitliche Argumente so formuliert werden, daß sie auf den bereits geltenden Argumenten aufbauen. Ein allzu selbstverständliches Vertrauen auf die Plausibilität des uns gewohnten Hygieneverständnisses kann den mit Hygieneberatung befaßten Entwicklungsarbeiter leicht an Verständigungsbarrieren prallen lassen. Zwei Hinweise auf unsere eigene Vergangenheit mögen zur Relativierung dieses Verständnisses anregen:

Wassergebrauch war nicht immer positiv mit Körperhygiene assoziiert. Im 17. und 18. Jahrhundert war Wasser in Europa in der Körperhygiene verpönt; man ging davon aus, daß es beim Eindringen durch die Poren des Körper dessen inneres Gleichgewicht stören und außerdem einen eigenen schädlichen Einfluß ausüben könne; ein Bad zu nehmen galt als riskant für die Gesundheit, Körperhygiene realisierte sich trocken und – bei Wohlhabenden – mit viel Puder (Vigarello 1992). Man stelle sich vor, was es bedeutet hätte, in dieser Situation durch eine Hygienekampagne regelmäßiges Waschen mit viel Wasser zu propagieren!

Während ein *„schlechter"* Geruch für uns heute ganz selbstverständlich „hygienische" Verhaltensweisen einleitet, wurde ein solcher noch im 18. Jahrhundert wahrscheinlich weniger wahrgenommen und nicht unbedingt in Zusammenhang mit Hygiene gebracht. Es scheint, daß das Thema Geruch um die Wende zum 19. Jahrhundert verstärkt Aufmerksamkeit auf sich zog, lange bevor naturwissenschaftlich ein Zusammenhang zwischen organischem Verfall und Bakterien bekannt wurde, vielmehr im Zusammenhang mit einem aufkommenden Bedürfnis nach sozialer *Abgrenzung und Individualität* (Corbin 1988). Spielt nicht so etwas bei uns auch heute noch mit? Wenn ja, dann hätten wir bei uns selbst mindestens ein weiteres, und zwar gesundheitsfremdes Motiv für Hygieneverhalten identifiziert. Man kann sich nun fragen, inwieweit gesundheitliche Motive allein ausreichen würden, um unser Reinlichkeitsverhalten zu garantieren. Jedenfalls kann es aus dieser Sichtweise verständlicher werden, wenn eine neu propagierte, mit allein gesundheitlichen Argumenten begründete Hygieneverhaltensweise nicht gleich angenommen wird. Auch die Bedeutung des Verstehens und Anknüpfens an in einer Bevölkerung vorhandene Begründungen für hygienisch günstiges Verhalten wird deutlich.

Schlüsselbegriffe hygienischer Verhaltensmotivation sind (in den europäischen Sprachen) „Sauberkeit" und „Schmutz", „Reinheit" und „Unreinheit", nach deren Äquivalenten in der jeweiligen Kultur und Sprache zu suchen ist. Das erstgenannte Begriffspaar wird eher für gegenständliche, direkt wahrnehmbare Verhältnisse benutzt, das letztere reicht ins Religiöse. „Sauber" und „rein" überlappen sich aber in vielen Kulturen weitgehend. Manchmal überschneiden sie sich außerdem mit dem, was wir „mikrobiologisch sauber" nennen, sie können diesem jedoch völlig widersprechen: Während menschliche Ausscheidungen in manchen Kulturen viel weitreichender mit Verschmutzung und Gefahr verbunden werden als durch heutiges biomedizinisches Wissen zu rechtfertigen wäre, werden die Exkremente von Kleinkindern oft als völlig harmlos und hygienisch unbedenklich empfunden, insbesondere bei gestillten Kindern. Tatsächlich ist der Gehalt an Krankheitskeimen in Kinderstühlen aber deutlich höher als in anderen Altersgruppen (Cairncross u. Feachem 1983).

> **Beispiel:** Bei einer Studie unter Müttern in Lima in Peru fanden sich drei Kategorien subjektiven Gefühls von Verschmutztsein, die unterschiedlich oft zum Händewaschen motivierten: *wahrgenommene* Verschmutzung (riechend, sichtbar, fühlbar, klebrig, schmierig, Unbehagen bereitend) führte am häufigsten zum Waschen; „*soziale* Verschmutztheit" führte ebenfalls sehr häufig zum Händewaschen, regelmäßig vor dem Ausgehen oder in Erwartung von Besuch; „*kontaminierende*" Verschmutzung nach Kontakt mit als schmutzig angesehenen Gegenständen wie Geld, Abfällen oder Exkrementen von Erwachsenen führte hingegen nicht regelmäßig zum Händewaschen, entgegen eigenen Angaben der Mütter und entgegen ihrer Ansicht, daß diese Gegenstände Krankheiten übertragen können (Boot u. Cairncross 1993).

Methodische Besonderheiten

In der Hygieneberatung eignet sich ein werbender Ansatz (z.B. soziales Marketing) besonders, um dringende, aber relativ eng umschriebene Verhaltensänderungen in großen Zielgruppen in Gang zu bringen. Die Komplexität hygienischer Verhaltensänderungen und der erhebliche Anpassungsbedarf der Beratungsinhalte scheinen besonders gut in einem partizipatorischen Ansatz berücksichtigt werden zu können, der jedoch langfristiges Engagement und Organisation erfordert. Im Einzelfall muß man eine geeignete Mischung der beiden Herangehensweisen entwickeln. Weitergehende Hinweise hierzu finden sich in Abschn. 3.3.

Gute Chancen hat Hygieneberatung, wo sie mit technischen Neuerungen einhergeht und mit diesen koordiniert werden kann. Innovationsbereite Gemeinden, Gruppen oder Haushalte nehmen Inhalte schneller an und dienen anderen als Orientierung. Meistens wird jedoch ein Kompromiß nötig sein zwischen der Stützung auf solche „*trend setters*" und der Konzentration der Maßnahmen auf von Hygieneproblemen besonders betroffene Gruppen. Ein weiterer Ansatzpunkt sind Schulkinder, die gerade in Hygienefragen eine wichtige Vermittlerrolle übernehmen können.

3.1.5
Zur Rolle von Gesundheitsarbeitern in der Umwelthygiene

Es ist eine Besonderheit der Wasser- und Entsorgungshygiene, daß sie an „Verhalten und Verhältnissen" ansetzt, die nicht allein für die Gesundheit von Bedeutung sind: Landwirtschaft, Handwerk und Industrie werden durch bessere Wasserversorgung gefördert, das Sozialprestige einzelner Haushalte ebenso wie die Attraktivität einer Ortschaft werden hierdurch und durch bessere Entsorgung gesteigert; es kann zu einem generellen Entwicklungsimpuls kommen. Jedoch so wie der Nutzen umwelthygienischer Maßnahmen mehreren Bereichen zugute kommt, so sind umgekehrt treibende Kräfte aus mehreren Sektoren erforderlich: Die schwachen Finanzen des Gesundheitssektors und die begrenzte Begeisterungskraft umwelthygienischer Themen müssen durch Mittel und zusätzliche Beweggründe aus anderen profitierenden Bereichen ergänzt werden, damit Verbesserungen in Wasserversorgung und Entsorgung gelingen. Förderung der Umwelthygiene wird so zu einer *sektorübergreifenden* Herausforderung.

Sektorübergreifende Förderung der Umwelthygiene war von Anfang an eine der Hauptbestrebungen des „Primary Health Care"-Ansatzes (s. Abschn. 1.3). Viele nationale PHC-Programme sprachen enthusiastisch von intersektoraler Kooperation und synergistischen Effekten für umfassende Verbesserungen u. a. der Siedlungswasserversorgung und der Entsorgung. Das sektorübergreifende Prinzip blieb jedoch abstrakt. Die in der Anfangszeit der PHC-Programme vielerorts zur gemeindegetragenen Verbesserung der Umwelthygiene eingesetzten Dorfgesundheitsarbeiter waren mit ihren Appellen für Latrinenbau, Brunnenverbesserung und Abfallbeseitigung meist auf sich gestellt (unterstützt weder von anderen Sektoren noch von übergeordneten Gesundheitsinstanzen) und blieben ohne nachhaltige Wirkung. Der Bereich Wasser- und Sanitärversorgung gehörte zu den frühzeitig auf seiten der „Selektivisten" ausgegrenzten Zielen.

Es wäre jedoch vorschnell, den sektorübergreifenden Ansatz umwelthygienischer Verbesserungen als gescheiterte Utopie zu betrachten. Die Bedeutung der politischen und administrativen Dezentralisierung als notwendige Voraussetzung für sektorübergreifende Planung und Intervention auf der Distrikt- und Gemeindeebene war unterschätzt worden. In dem Maße aber, in dem selbst in bisher extrem zentralisierten Ländern (z. B. im französischsprachigen Afrika) kommunale Selbstverwaltungsorgane an Bedeutung gewinnen und der Gesundheitssektor sich nach dem Distriktmodell reorganisiert, bekommt sektorübergreifende Gesundheitsförderung eine neue Aktualität. Hiervon kann die Umwelthygiene ebenso profitieren wie Ernährungssicherheit und Gesundheitsberatung.

Das Mandat des Gesundheitssektors

Es ist nicht übertrieben zu sagen, daß Vertreter des Gesundheitswesens oft „als letzte", wenn überhaupt, zu Projekten mit weitreichenden umwelthygienischen Auswirkungen hinzugezogen wurden (WHO 1986). Lang ist die Liste der Projekte, bei denen trotz ihrer inhärenten gesundheitlichen Bedeutung entsprechender Sachverstand nicht oder erst spät in Anspruch genommen wurde, oft *nach* Auftreten unerwünschter Wirkungen: Wasserversorgung, Latrinenbau (fehlende Hygieneberatung); Landwirtschaft (Produktionssteigerungen ohne Berücksichtigung der lokalen Ernährungszusammensetzung; Bewässerungskrankheiten; Pestizidmißbrauch); Staudammprojekte u. v. a. m. Dabei waren zur Rechtfertigung solcher Projekte typischerweise auch gesundheitliche Ziele genannt worden.

Eine aktive „Einmischung" des Chefs eines Gesundheitsdistrikts in Projekte, die außerhalb seines Sektors liegen, war und ist jedoch keineswegs unproblematisch. Angenommen, es sollen zur sektorübergreifenden umwelthygienischen Erfolgsbeobachtung (a) routinemäßig vom städtischen Wasseramt erhobene Daten über Wasserabnahme pro Haushalt mit (b) Daten der städtischen Gesundheitsdienste über Gewichtszunahme und zurückliegende Durchfallepisoden kombiniert werden. Wer ist zuständig, vom jeweils anderen Sektor die Information einzufordern? Wenn zusätzliche Auf- und Ausgaben entstehen, wer schreibt sie in die Stellenbeschreibung des vorhandenen Personals? Welche Anreize werden dem Personal geboten – oder welche anderen Aufgaben können zurückstehen? Wer wird das Forum zur Diskussion der Ergebnisse einberufen, und was wird aus den dort gemachten Aktionsvorschlägen? In einer auf zentrale Anordnungen verschiedener Ministerien angewiesenen Provinzverwaltung werden übliche Risikovermeidungsstrategien die Beamten in abwartender Stellung verharren lassen. Es ist unwahrscheinlich, daß zwischen den Sektoren mehr als unverbindliche Anfragen ausgetauscht werden: Eher werden sektorielle Prioritäten die ungewohnte sektorübergreifende Aktion in den Wartestand abdrängen (de Kadt 1989).

Genau hier aber kann jetzt eine allmähliche Veränderung eintreten, und zwar durch die fortschreitende Bildung lokaler Selbstverwaltungsorgane. Diese können Anfragen an die ihnen zugeordneten, spezialisierten öffentlichen Dienste stellen und kraft politischer Autorität auf eine sektorübergreifende Bearbeitung bestimmter Themen hinwirken (de Kadt 1989). Hier entsteht erstmals eine *politisch-administrative* Legitimierungsmöglichkeit für ein sektorübergreifendes Mandat lokaler Gesundheitsautoritäten.

Wer anders als der Gesundheitssektor sollte die gesundheitlichen Aspekte in umwelthygienisch relevanten lokalen Projekten vertreten? Selbst wenn sich alle Beteiligten eher wenig vertraut fühlen mit Umweltepidemiologie, umwelthygienischen Kriterien und Strategien, wird die Lernschwelle für das Gesundheitspersonal im allgemeinen leichter zu überwinden sein als beispielsweise für Wasserbautechniker, Lehrer oder Sozialarbeiter. Das angemessene Mandat des Gesundheitssektors ist das eines *Anwalts und Beraters* in Fragen der öffentlichen Gesundheit und somit der Umwelthygiene. Gefordert sind zunächst die koordinierenden Mitglieder des Distriktgesundheitsteams, weniger das direkt dienstleistende Personal.

Die Aufgabe beginnt damit, sich auch für die umwelthygienische Situation der Einzugsbevölkerung zu interessieren, beispielsweise für Existenz und Verteilung verschiedener Toilettentypen oder für die Wasserversorgung. Derartige Informationen sind ohne weiteres erhältlich, z. B. durch regelmäßiges Beobachten und Nachfragen. Ferner ist eine Erweiterung des *Gesundheitsinformationssystems* denkbar, das sich vielerorts strikt auf die Sammlung medikal-orientierter Informationen konzentriert (de Kadt 1989; vgl. Abschn. 2.11). Je nach örtlichen Schwerpunkten können zusätzliche Indikatoren formuliert werden, wie z. B. die „Verfügbarkeit einwandfreien Wassers innerhalb von 15 Minuten Gehweg" oder die „Verfügbarkeit hygienisch angemessener sanitärer Einrichtungen im Haus oder in der unmittelbaren Nachbarschaft", unterschieden nach Dörfern, Dorf- oder Stadtvierteln. Derartige Informationen wurden bisher allenfalls im Rahmen nationaler Studien gesammelt und stehen selten in lokal desaggregierter – und damit erst nutzbarer – Form zur Verfügung; sie eröffnen dann aber unmittelbar einen Einblick auf wichtige lokale Bedingungen für Gesundheit verschiedener Bevölkerungsgruppen. Dieser Einblick kann zum Antrieb für konkrete Aktionen werden.

Wenn es zur Diskussion über *mögliche Projektideen* kommt, ist es wichtig, die Langfristigkeit umwelthygienischer Verhaltensumstellungen und den Rhythmus lokal eigenständiger Innovationsbildung zu berücksichtigen. Es ist nicht unbedingt angemessen, ein Projekt mit allen Phasen eines in der internationalen Entwicklungszusammenarbeit gebräuchlichen Projektzyklus zu formulieren. Für die lokale Verankerung und Dauerhaftigkeit eines umwelthygienischen Vorhabens kann es vorteilhaft sein, unabhängig von auswärtigen Gebern und deren Bedarf an kurzfristig vorzeigbaren Ergebnissen zu sein. Sinnvolle lokale Vorhaben können mehr oder weniger „formlos" mit einigen interessierten Haushalten beginnen (Franceys et al. 1992), für die z. B. das Knowhow eines örtlichen Maurers im Latrinenbau durch eine kurze Trainingsmaßnahme aufgebessert wird.

Die fast immer gegebene epidemiologische Bedeutung unzureichender umwelthygienischer Bedingungen ist gegen die aktuelle lokale Durchführbarkeit sektorübergreifender Aktivitäten und gegen andere prioritäre Aufgaben abzuwägen. Gefragt ist dann kaum eine Entscheidung zwischen „Alles oder Nichts", viel eher eine angemessene Dosierung des Einsatzes über die kommenden Jahre. Beiträge zu umwelthygienischen Verbesserungen können dabei nicht nur von spezialisierter, zentraler Expertenebene ausgehen, sondern werden zunehmend dezentral möglich, wo sie das Engagement der informierten „Generalisten" erfordern.

Literatur

Baumann W (1989) Umwelthygiene. In: Diesfeld HJ, Wolter S (Hrsg) Medizin in Entwicklungsländern. Handbuch zur praxisorientierten Vorbereitung für medizinische Entwicklungshelfer, 5. Auflage. Lang, Frankfurt/M Bern New York Paris

Boot, MT (1991) Just stir gently. The way to mix hygiene education with water supply and sanitation. IRC, Den Haag (Technical Paper Series no. 29)

Boot MT, Cairncross S (Eds) (1993) Actions speak. The study of hygiene behaviour in water and sanitation. IRC International Water and Sanitation Centre, Den Haag, and London School of Hygiene and Tropical Medicine, London

Burgers L, Boot M, Wijk-Sijbema C van (1988) Hygiene education in water supply and sanitation programmes. Literature review with selected and annotated bibliography. IRC, den Haag (Technical Paper Series no. 27)

Cairncross S, Feachem RG (1983) Environmental health engineering in the tropics: an introductory text. John Wiley, Chichester

Cairncross S et al. (1980) Evaluation for village water supply planning. IRC, den Haag und John Wiley, Chichester New York Brisbane Toronto

Corbin A (1988) Pesthauch und Blütenduft. Eine Geschichte des Geruchs. Fischer TB, Frankfurt (französisches Original: Le miasme et la jonquille. L'odorat et l'imaginaire social XVIIIe-XIXe siècles. Aubier Montaigne, Paris 1982)

Franceys R, Pickford J, Reed R (1992) A guide to the development of on-site sanitation. WHO, Genf (auch französich)

Green A (1992) An introduction to health planning in developing countries. Oxford University Press, Oxford New York Tokyo

GTZ (1991) „gate" no. 1/91: Integrated household energy supply. GTZ, Eschborn

Hardoy JE, Cairncross S, Satterthwaite D (Eds) (1990) The poor die young. Housing and health in Third World cities. Earthscan, London

Hofkes EH (Ed) (1988) Small community water supplies. Technology of small water supplies in developing countries. IRC, den Haag und John Wiley, Chichester New York Brisbane Toronto Singapore (3. Nachdruck der erweiterten Auflage von 1983)

Kadt E de (1989) Making health policy management intersectoral: issues of information analysis and use in less developed countries. Soc Sci Med 29/4:503–514

Lewis WJ, Foster SSD, Drasar BS (1980) The risk of groundwater pollution by on-site sanitation in developing countries. A literature review. IRCWD – International Centre for Waste Disposal, Dübendorf, Schweiz (IRCWD-Report No. 01/82)

Vigarello G (1992) Wasser und Seife, Puder und Parfüm. Geschichte der Körperhygiene seit dem Mittelalter. Campus-Verlag, Frankfurt/M.

Weltbank (1993) Weltentwicklungsbericht 1993. Investitionen in die Gesundheit. Kennzahlen der Weltentwicklung. Weltbank, Washington DC

WHO (1986) Intersectoral action for health. The role of intersectoral cooperation in national strategies for Health For All. WHO, Genf

WHO (1988) La mise en uvre: le véritable défi des systèmes de santé de district pour renforcer les soins de santé primaires. Préparé par K Janovsky. WHO Genf (WHO-Dokumentennummer: WHO/SHS/DHS/88.1; engl. Ausgabe: The challenge of implementation)

3.2
Nahrungsmittelversorgung und Ernährungssicherung

Sigrid Wolter

3.2.1
Ausreichende Ernährung ist eine Voraussetzung für Gesundheit

Als „primäre" Prävention von Krankheit, d. h. der medizinischen Intervention vorgelagert, steht die Nahrungsmittelversorgung und Ernährungssicherung mit an erster Stelle der Elemente von Primary Health Care. Eine quantitativ und qualitativ ausreichende Ernährung ist Voraussetzung dafür, daß medizinische Interventionen dauerhaft wirksam werden können. Zudem gehen alleine durch eine Verbesserung der Ernährungsbasis (ebenso wie der Hygienesituation) viele Erkrankungen in ihrer Häufigkeit und ihrem Schweregrad zurück.

Die Wechselwirkungen zwischen Ernährungs- und Gesundheitszustand sind seit langem bekannt und wissenschaftlich erforscht: Eine kranke Person ißt in der Regel weniger (Appetitlosigkeit), gleichzeitig ist der Metabolismus erhöht (v. a. bei Fieber) und die Resorption verringert (besonders bei Diarrhöe) – die Folge ist eine negative Ernährungsbilanz. Dies löst häufig eine Ernährungsmangelerkrankung aus, z. B. tritt Kwashiorkor gehäuft im Zusammenhang mit einer Infektionskrankheit auf. Umgekehrt ist eine unzureichend ernährte Person krankheitsanfälliger; die Immunabwehr ist geschwächt – d. h. Krankheiten treten häufiger auf, ihre Schwere und Dauer sind erhöht. Zum Beispiel ist die Mortalität von Masern in unterernährten Kindern deutlich höher als in einer gut ernährten Vergleichsgruppe. Neben dieser direkten Wechselwirkung tragen Krankheiten durch ihren negativen Einfluß auf die Produktivität (Arbeitsausfall, Einkommensverringerung) indirekt zu einer Verschlechterung der Ernährungsbasis bei.

Unter- bzw. Fehlernährung entsteht nicht einfach aus einem Mangel an Nahrungsmitteln. Die Ursachen sind vielfältig und setzen sich meist zusammen aus Armut, Nichtwissen, Verteilungsproblemen, Krankheit. Zu ihrer Bekämpfung ist daher eine interdisziplinäre Zusammenarbeit ebenso unerläßlich wie eine klare politische Zielsetzung. Hinter dem Konzept der „Nahrungsmittelversorgung und Ernährungssicherung" steht letztendlich der Anspruch, daß jeder Mensch in die Lage versetzt wird, ganzjährig genügend Nahrung zur Deckung seines physiologischen Bedarfs zu beschaffen. Auf nationaler Ebene heißt dies z. B. eine Politik zur Förderung des landwirtschaftlichen Anbaus, Verbesserung der Vermarktung von Nahrungsmitteln, ausreichender Import von Nahrungsmitteln oder Lagerhaltung zur Versorgungs- und Preisstabilisierung. Ebenso wichtig können die Anhebung der Mindestlöhne und andere Maßnahmen zur Einkommensverbesserung der ärmsten Bevölkerungsschichten sein. Auf Haushaltsebene tragen z. B. eine Diversifizierung des Nahrungsanbaus oder die Erschließung günstigerer Einkaufsquellen (z. B. durch Einkaufskooperativen) zur Ernährungssicherung bei.

Die international vergleichende Analyse von haushaltsbezogenen Daten über 25 Jahre zeigt auf, wie weit die interdisziplinäre Anstrengung gefächert sein muß, um Mangelernährung bei Kindern auf der gesellschaftlichen Ebene zu reduzieren:

Verbesserung der Bildung von Frauen trägt prozentual bei weitem am meisten zur Abnahme der kindlichen Mangelernährung bei (43%). Erhöhte Pro-Kopf Verfügbarkeit von Nahrungsmitteln (26%) und die Verbesserung des gesunden Umfelds (19%) sind weitere wichtige zugrundeliegende Einflußfaktoren (IFPRI 2000). Andere Studien zeigen, daß sich der positive Einfluß der Bildung von Frauen auf die kindliche Ernährung nicht nur mit einer damit einhergehenden ökonomischen Besserstellung erklären läßt, sondern auch unabhängig vom ökonomischen Stand der Familie besteht – ein Hinweis darauf, daß erworbenes Wissen die Frauen besser befähigt, die Fürsorge für Kinder im Alltag zu bewältigen. Förderung der (schulischen) Bildung von Frauen ist also auch eine wichtige Investition in die Verbesserung der Kinderernährung (ACC/SCN – WHO 1990).

Aus diesem Überblick wird deutlich, daß die im Individuum zu beobachtende Mangel- oder Fehlernährung aus einem komplexen Bündel an Ursachen entstanden ist. Abgesehen von der akuten Behandlung schwerer Ernährungsmangelzustände (einer kurativ-medizinischen Aufgabe) muß vor jeder Intervention zunächst eine Bestimmung der Ernährungsprobleme, ihre Gewichtung im lokalen Kontext und eine Ursachenanalyse vorgenommen werden. Nur auf dieser Basis können – in intersektoraler und interdisziplinärer Zusammenarbeit – Entscheidungen getroffen werden, welche Aktivitäten oder Beratungsinhalte erfolgversprechend sind.

3.2.2
Die Frage der Zielgruppendefinition

Die in Entwicklungsländern am meisten verbreiteten Ernährungskrankheiten sind Protein-Energie-Mangel (PEM), Eisenmangel (Anämie), Vitamin A-Mangel (Xerophthalmie) und Jodmangel (Kropfbildung, Kretinismus). Kinder unter fünf Jahren und schwangere bzw. stillende Frauen sind in der Regel am häufigsten und stärksten betroffen. Sie sind deshalb die direkte „Zielgruppe" des Gesundheitsdienstes – und werden in der Regel entsprechend gezielt über das Mutter-Kind-Programm angesprochen (s. Kap. 5).

Dieses sekundärpräventive Angebot richtet sich auch in der Beratung an das individuell gefährdete Kind bzw. seine Mutter oder kleinere Gruppen von Frauen mit ähnlichem Problem.

Im Sinne der „primären Prävention" muß die Beratung jedoch über diese direkte Zielgruppe hinausgehen, wesentlich weiter gefaßt werden und auf die Gemeindeebene ausgeweitet werden. Entscheidungsträger über Anbau, Kauf und Verteilung der Nahrungsmittel in der Familie ist ja meist nicht die einzelne Frau/Mutter, sondern das (männliche) Familienoberhaupt oder die älteste Frau des Haushalts. Auch der Einfluß der traditionellen Hebamme oder einer anderen auf Gemeindeebene respektierten Frau muß in Betracht gezogen werden. Wenn grundlegende Änderungen im Ernährungsverhalten bzw. der Verfügbarkeit, insbesondere für Kinder, angestrebt werden, müssen also diese Entscheidungsträger als „Zielgruppe" angesprochen werden.

Beispiel: Bei den Mende (Sierra Leone) sind fast alle Frauen im Dorf Mitglied der „secret society", deren Oberhaupt eine alte erfahrene Frau ist. Diese *sowei* leitet die Initiationsriten, in denen die Mädchen auf ihre Rolle als Ehefrau vorbereitet werden. Sie verfügt über viel Macht und ist oft gleichzeitig die traditionelle Hebamme. Ohne ihre Zustimmung wird in der Regel keine Frau im Dorf etwas „Neues" in bezug auf Schwangerschaft, Geburt oder Kleinkinderpflege ausprobieren. Kann sie jedoch vom Nutzen einer Sache überzeugt werden, z. B. der Anreicherung des als erste Nahrung außer Muttermilch üblichen Reisbreis mit Erdnuß oder Palmöl, so wird sie dafür sorgen, daß dies auch praktiziert wird.

3.2.3
Nahrungsmittel, ihre Funktion und Verfügbarkeit

Die wissenschaftliche Einteilung der Nahrung in Kohlehydrate, Protein, Fett, Vitamine, Mineralstoffe und Spurenelemente wird in der Ernährungsberatung häufig in eine pseudowissenschaftliche Einteilung der Nahrungsmittel nach Gruppen übertragen („body-building food = proteinreiche Nahrungsmittel, protective food = vitaminreiche Nahrungsmittel, energy food = kohlenhydrat- und fettreiche Nahrungsmittel"). Dies ist oft selbst für unser Verständnis nicht sehr logisch: Die Erdnuß z. B. ist ein guter Proteinträger, aber ebenso energiehaltig – in welche Gruppe gehört sie also?

Eine solche Gruppeneinteilung steht außerdem häufig im Widerspruch zu traditionell bestehenden Nahrungsmittel-Einteilungen. Besser ist es, Nahrungsmittel grundsätzlich in ihrer Funktion zu sehen und das Beratungskonzept soweit möglich auf der Basis der lokal existierenden Vorstellungen aufzubauen. Ein Beispiel hierzu („Nahrungsmittelgruppen in kulturspezifischer Sicht") findet sich in Abschn. 3.3.4.

Ziel ist in jedem Fall, eine möglichst ausgeglichene gemischte Kost zusammenzustellen. Im Zentrum steht ein Grundnahrungsmittel: Getreide, Knollen, Wurzeln, also z. B. Reis, Hirse, Kartoffel, Maniok oder Yams (Getreide sind dabei vorzuziehen, weil sie einen höheren Proteingehalt, Eisen und B Vitamine aufweisen als Wurzeln). Das Grundnahrungsmittel liefert den Großteil an Energie und macht gewichtsmäßig oft 70–80% der Mahlzeit aus. Zum Grundnahrungsmittel zugefügt werden sollen Hülsenfrüchte (Bohnen, Linsen, Erdnuß etc.) und/oder ein tierisches Produkt (Ei, Fleisch, Fisch etc.), Gemüse und/oder Obst, energiehaltige Nahrungsmittel (Fett, Öl, Zucker etc.), und geschmacksgebende Substanzen (Salz, Gewürze, etc.). Bei Gemüsen sind grüne Blätter wegen ihres Gehalts an Eisen und Vitaminen vorzuziehen (Faustregel: je dunkler, desto besser), ebenso orangefarbiges Obst und Gemüse (Vitamin A).

Außer den lokalen Vorstellungen hinsichtlich einer „ausgewogenen" Ernährung spielt die Verfügbarkeit von Nahrungsmitteln die entscheidende Rolle in der Beratung. Sie weist – besonders in Bevölkerungen, die von Subsistenzlandwirtschaft leben – eine ausgeprägte Saisonalität auf. Die Nahrungsmittel sind in den Monaten vor der nächsten Ernte am knappsten, wenn die Vorräte verkauft und verbraucht sind. Dies fällt zusammen mit hohem Arbeitsanfall, d. h. Energieverbrauch (Felder vorbereiten, Aussaat, Pflege der Felder). Obwohl Nahrungsmittelknappheit die gesamte Familie betrifft, wirkt sie sich meist am stärksten bei kleinen Kindern aus; d. h., die Unterernährung (Protein-Energie-Mangel) bei Kindern kann jahreszeitlich bedingt deutlich schwanken. Dies ist bei Ernährungserhebungen zu beachten. Um eine Vergleichbarkeit zu gewährleisten bzw. eine Entwicklung über die Zeit zu messen, müssen Erhebungen zur jeweils gleichen Jahreszeit durchgeführt werden.

Die Verfügbarkeit der Nahrungsmittel auf der Familienebene hängt auch von ihren Preisen ab; dies ist in der armen städtischen Bevölkerung am deutlichsten zu beobachten. Hier ist es für die Ernährungsberatung nützlich, eine Preiserhebung durchzuführen und dann die Kosten nicht pro Kilogramm, sondern pro 100 kcal oder pro 10 g Protein zu berechnen. So lassen sich die „preiswertesten" Nahrungsmittel ermitteln.

Beispiel: (Preise vom Tamale Markt (Ghana), Nov. 1993 in Cedi)

Pro kg
Eier   1750 Cedi   (10 Eier = 700 Cedi, Durchschnittsgew.
                                   pro Ei 40 g)
Rindfleisch   1550 Cedi   (mittlere Qualität ohne Knochen)

Pro 10 g Protein
Eier   146 Cedi
Rindfleisch   86 Cedi

Obwohl Eier auf den ersten Blick nur wenig teurer als Fleisch sind, sind sie eine erheblich teurere Proteinquelle, wie man aus der Umrechnung ablesen kann.

Nicht zuletzt hängt die Verfügbarkeit der Nahrung für das Individuum von der Verarbeitung ab: Nahrungsmittel können bei bestimmter Zubereitung leichter verdaulich werden, oder ihre Nährstoffe können besser erhalten werden als durch andere. So wird z. B. durch den Prozeß Einweichen, Ankeimen,

Trocknen (Rösten) und anschließendes Mahlen der aus solchem Mehl gekochte Brei wesentlich weniger viskos, d.h., bei vergleichbarem Energiegehalt bleibt der Brei dünnflüssiger als mit einfach gemahlenem Mehl – ein für die Kleinkinderernährung wichtiger Faktor.

3.2.4
Die Rolle des Gesundheitsdienstes

Auch wenn deutlich geworden ist, daß man dem Ziel der ausreichenden Nahrungsmittelversorgung und Ernährungssicherung nur im größeren Kontext und durch die Ausrichtung der Aktivitäten in vielen Bereichen auf Ernährung näherkommt, kann der Gesundheitsdienst wichtige Funktionen übernehmen: Stillförderung, Ernährungsberatung, aber auch Verringerung von Infektionskrankheiten z.B. durch Impfungen oder Hygienemaßnahmen sowie Verteilung von Nahrungsmittelhilfe fallen in den Zuständigkeitsbereich des Gesundheitsdienstes.

Stillförderung

Muttermilch ist die beste Babynahrung. Eine konsequente Stillförderung ist deshalb in allen Gesundheitseinrichtungen notwendig.

Dies beginnt mit Beratung und Vorbereitung im Rahmen der Schwangerenvorsorge: Es muß sichergestellt werden, daß jede Frau nach bisherigen Stillerfahrungen und ihrer Einstellung befragt wird, die Brust untersucht wird und ein individueller Plan erarbeitet wird, um einen erfolgreichen Beginn des Stillens vorzubereiten. Hierzu sind eine positive Einstellung des Personals und fundierte Kenntnisse über die Vorteile des Stillens Voraussetzung.

Der nächste Schritt ist die Unterstützung direkt nach der Geburt, um ein möglichst frühzeitiges und häufiges Anlegen zu erreichen. Jegliche Zufütterung (auch von Tee oder Glucoselösung) ist unnötig – auch bei heißem Klima, wie in mehreren Studien nachgewiesen wurde. Dies ist oft schwierig durchzusetzen, da in vielen Gesellschaften das Kolostrum in irgendeiner Weise als schädlich betrachtet, daher nur ausgepreßt wird und mit dem Anlegen auf den Milcheinschuß gewartet wird. Auch wenn von vornherein gestillt wird, besteht häufig der Glaube (auch bei vielen Gesundheitsarbeitern), zusätzliche Flüssigkeit sei nötig.

Werbung für künstliche Baby-(Flaschen-)Nahrung (besonders Gratisproben, aber auch Plakate u.ä.) sollten konsequent aus den Gesundheitseinrichtungen verbannt werden.

In den ersten Wochen nach der Geburt müssen Komplikationen wie Wundsein der Brustwarzen, Fissuren, Mastitis möglichst frühzeitig erkannt und behandelt werden. In der Folgezeit muß die stillende Mutter weiter ermutigt werden, mit dem Stillen fortzufahren, auch wenn das Kind ab dem Alter von etwa 6 Monaten zusätzliche Nahrung erhält. Als ideal wird eine Stillzeit von mindestens 18 Monaten angesehen, davon die ersten 6 Monate ausschließlich.

Aus dem hier kurz Skizzierten wird deutlich, das eine konsequente Stillförderung eine Management- und Trainingsaufgabe ist, die sich auf verschiedene Bereiche und Ebenen des Gesundheitsdienstes erstrecken muß, um wirksam zu sein. Ein gute kurzgefaßte Hilfestellung bietet hierfür die WHO/UNICEF-Broschüre „Promoting, Protecting and Supporting Breastfeeding", (s. Anhang A).

Ernährungsberatung

Grundlage jeder Ernährungsberatung, die effektiv sein soll, sind möglichst genaue Kenntnisse von bestehenden Eßgewohnheiten und von der Verfügbarkeit der Nahrungsmittel.

So banal dies klingt, wird es doch oft ignoriert: Mit Empfehlungen wie z. B., Kleinkindern Eier zu essen zu geben, wenn diese unerschwinglich teuer oder mit Tabus behaftet sind, wird die Beratung unglaubwürdig. Da das Gesundheitspersonal oft allgemeine Vorgaben oder Lehrbuchwissen wiedergibt, ist es eine lohnende Aufgabe, genau nachzufragen, was die konkreten Inhalte der Ernährungsberatung sind. Entsprechend der hauptsächlichen Risikogruppen konzentriert sich Ernährungsberatung in der Regel auf Kleinkinder, Schwangere und stillende Frauen.

Dabei sind die Risikogruppen nicht unbedingt gleichzusetzen mit den Zielgruppen der Beratung. So tragen z. B. Männer als Entscheidungsträger zur Nahrungsmittelverfügbarkeit und der innerfamiliären Verteilung bei und sind eventuell wichtige Adressaten, wenn es um die Ernährungsverbesserung für die Kleinkinder im Haushalt geht. Ebenso kann die älteste Frau im Haushalt die entscheidende Autorität sein, ohne deren Zustimmung nichts läuft (s. auch Abschn. 3.2.2).

Wichtige zu vermittelnde Aspekte für Kleinkinder

- **„mash and mix":** Kleinkinder müssen allmählich an die normale Familienkost herangeführt werden. In dieser Übergangsphase (im Lebensalter von etwa 6 bis 18 Monaten) muß die Nahrung gut zerkleinert (gemahlen, gestampft usw.) und damit verhältnismäßig leicht verdaulich sein. Jede Mahlzeit sollte aus verschiedenen Nahrungsmitteln zusammengesetzt sein (s. Abschn. 3.2.3).

- **Energiedichte:** Viele Nahrungsmittel sind zubereitet sehr voluminös, d.h., das Kind kann aufgrund seiner geringen Magenkapazität nicht genug davon aufnehmen, um seinen Energiebedarf zu decken. Ein einjähriges Kind hat z. B. ein Magenvolumen von etwa 250–300 ml. Maismehl (auch anderes Getreide) quillt beim Kochen stark auf; um einen weichen Brei zu erhalten, wird entsprechend viel Wasser zugesetzt. Um mit diesem Brei genügend Energie aufzunehmen, müßte das Kind davon 400 ml essen. So wird es trotz reichlichen Essens unterernährt. Öl und Fett haben die höchste Energiedichte: Wird es dem Brei zugesetzt, so kann ein kleines Volumen Öl ein großes Volumen Brei ersetzen. Zudem machen Öl oder Fett die Konsistenz des Breis geschmeidiger. Andere Formen der Nahrungsmittelverarbeitung können ebenfalls die Energiedichte erhöhen (s. Abschn. 3.2.3).

- **Häufigkeit:** Genauso wichtig wie die Energiedichte ist die Mahlzeitenhäufigkeit. Mit nur zwei Mahlzeiten am Tag kann der Energiebedarf eines Kindes nicht gedeckt werden. Da die Familie oft nur ein- bis zweimal am Tag kocht und die Aufbewahrung von gekochtem Essen riskant sein kann (keine Kühlmöglichkeit, bakterieller Befall), müssen hierfür lokal angepaßte Lösungen gefunden werden. Dies mag in einem Fall eine Kinderkrippe sein, in der auch gekocht wird, in einem anderen Fall die Verwendung von vorbereiteten „Zwischenmahlzeiten" wie z.B. fritierten Bohnenküchlein oder Erdnußkringeln.

- **Hygiene:** Sowohl die Zubereitung selbst als auch die zum Essen bzw. Füttern verwendeten Geräte müssen sauber sein, ein wichtiger Beitrag zur Vermeidung oder zumindest Verringerung von Durchfallerkrankungen.

- **Essensverteilung in der Familie:** Wer wann und was essen darf, ist häufig mit traditionellen Vorstellungen oder gesellschaftlichen Vorschriften verbunden. Männer erhalten oft als erste zu essen, Frauen und Kinder teilen sich das Übriggebliebene. Bei Nahrungsmittelknappheit kann dies selektiv zur Unterernährung der jüngsten oder solcher Kinder führen, die durch Krankheit geschwächt und deshalb weniger durchsetzungsfähig sind. Dem kann zumindest teilweise vorgebeugt werden, indem jedes Kind seine Portion auf einem eigenen Teller zugeteilt bekommt.

Welche dieser Faktoren besonders betont werden, hängt davon ab, was als Ursachen für ungenügende Ernährung ermittelt wurde (und durch Beratung beeinflußbar ist).

Ernährungsberatung für Schwangere und Stillende konzentriert sich meist auf die Gesamtmenge und Ausgewogenheit der Nahrung sowie im speziellen auf die Eisenzufuhr. Häufig anzutreffende Nahrungsmitteltabus für Schwangere, z.B. ein Verbot von Fleisch oder Fisch, können sowohl zu Eisen- als auch Proteinmangel beitragen.

Nur im Falle schwerer Unterernährung läßt sich eine Auswirkung des Ernährungsstatus der Mutter auf den Foetus und/oder die Stillfähigkeit nachweisen. Für die Gesundheit der Frau ist jedoch eine ausreichende Ernährung essentiell (zu überprüfen durch die Gewichtszunahme während der Schwangerschaft, die durchschnittlich 12–13 kg betragen sollte).

Unterernährung bei Frauen ist meist ein langfristiges Problem. Sie beginnt oft schon in der Kindheit und ist eng verknüpft mit dem Zeitpunkt der ersten Schwangerschaft, der Häufigkeit von Schwangerschaften und der Länge der Erholungsphase zwischen jedem Schwangerschafts-Still-Zyklus, in der der Körper wieder Nährstoffe speichern kann, d.h., der Geburtenabstand spielt eine wichtige Rolle. Hieran zeigt sich wieder deutlich der Einfluß, den andere Aufgaben des Gesundheitsdienstes – in diesem Fall Familienplanung – auf den Ernährungsstatus haben. Dies sollte in der Beratung berücksichtigt werden.

Neben der Auswahl geeigneter Inhalte ist es eine wichtige Managementaufgabe, die Beratung den richtigen Personen zur richtigen Zeit zukommen zu lassen. Sprechstunden müssen so organisiert sein, daß Zeit für individuelle

Gespräche und/oder Gespräche mit kleinen Gruppen von Personen, die ein ähnliches Interesse haben, vorhanden ist. Die häufig übliche Form von *„nutrition talks"* oder *„health talks"* vor Beginn der eigentlichen Sprechstunde ist in diesem Sinne uneffektiv (z. B. wird sich die Mutter eines Dreijährigen nicht für Informationen zur Breizubereitung interessieren, wohl aber wahrscheinlich die Mutter eines fünfmonatigen Säuglings oder die Mutter eines achtmonatigen Kindes, das nicht richtig zunimmt). Beratung muß auch außerhalb der Gesundheitseinrichtung stattfinden, wenn die Entscheidungsträger erreicht werden sollen (Hausbesuche, Gemeindeveranstaltungen etc.).

Infektionskrankheiten

Die enge Wechselwirkung zwischen Infektionen und Ernährungsstatus ist gut dokumentiert. Daher kommt der Prävention von Infektionskrankheiten (Impfungen, Hygienemaßnahmen) eine wichtige Rolle in der Verringerung von Unterernährung zu.

Kranke Kinder sind besonders gefährdet, unterernährt zu werden. Sie haben oft keinen richtigen Appetit, d.h., sie brauchen Zeit und Unterstützung, um zu essen. Oft schreiben traditionelle Vorstellungen auch bei bestimmten Krankheiten eine Nahrungsabstinenz vor. Daher müssen im lokalen Kontext Lösungen gefunden werden, um eine ausreichende Ernährung während (und nach) der Krankheit sicherzustellen.

3.2.5
Spezielle ernährungsrelevante Programme

Nahrungsmittelhilfe

Nahrungsmittelhilfe stellt sowohl auf globaler Ebene wie im lokalen Kontext ein eigenes Problemfeld dar.

Unbestritten ist ihre Notwendigkeit in Katastrophenfällen (so sie dann rechtzeitig einsetzt und die Bedürftigen tatsächlich erreicht). Dies ist allerdings, auf die Gesamtmenge bezogen, nur ein kleiner Teil der Nahrungsmittelhilfe. Viel häufiger sind längerfristige Verträge über Nahrungsmittellieferungen, die entweder als „Budgethilfe" an die Regierung gehen oder in verschiedenen Arten von Programmen eingesetzt werden. Hier überwiegen häufig die negativen Effekte der „Hilfe", indem der Anreiz zu lokaler Produktion gesenkt und diese im Extremfall zum Erliegen gebracht wird.

Selbst der Weltentwicklungsbericht der Weltbank (1986) kommt zu der Einschätzung, daß Nahrungsmittelhilfe entwicklungspolitisch sehr fragwürdig ist. Trotzdem werden weiterhin – sowohl bilateral als auch über internationale Programme – Nahrungsmittel an Entwicklungsländer geliefert. Sie werden z. T. auch über den Gesundheitsdienst weitergeleitet, und die Verteilung fällt dann in den Verantwortungsbereich des Gesundheitspersonals.

Man wird selbst kaum in der Lage sein, auf die grundsätzlichen, meist in der Politik der Geberländer und im Machtstreben einheimischer Regierungen zu suchenden Probleme einzuwirken. Wohl aber ist es teilweise möglich, auf die Verwendung von Nahrungsmittelhilfslieferungen in der Praxis Einfluß zu nehmen, um sie so sinnvoll es geht einzusetzen bzw. die negativen Effekte möglichst gering zu halten. Auf die Vielzahl der verschiedenen Arten, Nahrungsmittelhilfe einzusetzen (Programme wie *„food for work"* oder *„feeding centres"*), näher einzugehen, würde den Rahmen dieses Buches sprengen. Es werden daher nur einige Ansätze exemplarisch dargestellt.

Es muß alles daran gesetzt werden, die (leider oft übliche) Praxis zu vermeiden, daß Nahrungsmittel als Anreiz zur Nutzung von Vorsorgediensten verwendet werden; z.B. indem die Mutter jeweils ein Kilo Maismehl und einen halben Liter Öl erhält, wenn sie ihr Kind zum monatlichen Wiegen bringt. Dies macht die Vorsorge abhängig von der Verfügbarkeit der Nahrungsmittel, d.h., die Nutzung fällt schnell ab, wenn einmal keine Nahrungsmittel vorhanden sind. Der eigentliche Sinn der Vorsorge wird nicht deutlich. Diese Art der breiten Streuung von entsprechend geringen Mengen an Nahrungsmitteln trägt auch nicht nachweisbar zu einer Verbesserung der Ernährungssituation bei.

Besser ist es – wenn überhaupt –, Nahrungsmittel gezielt und dann in ausreichender Menge und für eine genügend lange Zeit einzusetzen. Dafür müssen klare Richtlinien erarbeitet (und überprüft) werden.

Beispiel: Jede schwangere Frau, die unter 45 kg bei Beginn der Schwangerschaft (erster Kontakt in der Schwangerenvorsorge) wiegt, erhält Nahrungsmittel im Wert von 800 kcal/Tag für die Zeit der Schwangerschaft und für sechs Monate nach der Entbindung. Dies deckt etwa 30% ihres Tagesbedarfs. Man sollte aber nicht vergessen, daß die zusätzlichen Nahrungsmittel in gewissem Umfang der ganzen Familie „zugute" kommen und nicht nur der bedürftigen Einzelperson. Dieser Effekt muß berücksichtigt werden, wenn Nahrungsmittel mit nach Hause gegeben werden.

Besondere Vorsicht ist beim Einsatz von Milchpulver geboten. Milch ist in den wenigsten Gesellschaften ein übliches Nahrungsmittel. Die Verwendung birgt – v.a. wenn sie als Flaschennahrung für Säuglinge zubereitet wird – viele zusätzliche Gefahren gegenüber anderen Nahrungsmitteln. Internationale Organisationen empfehlen daher, Milchpulver nur mit Getreidemehl vermischt auszugeben, so daß es nur gekocht als Brei zu verwenden ist.

Die „Micronutrient-Initiative"

Die „Micronutrient-Initiative" wurde Anfang 1992 von einer Reihe Internationaler Organisationen gegründet mit dem Ziel, die negativen Konsequenzen eines Mangels an (zunächst drei) Mikronährstoffen, die besonders große Bevölkerungsgruppen betreffen, gezielt zu bekämpfen:

- Eliminierung des Vitamin-A-Mangels und seiner Konsequenzen (einschließlich dadurch bedingte Blindheit),
- Eliminierung von Jodmangelerkrankungen,
- substanzielle Reduktion von Eisenmangelanämie bei Frauen.

Etwa 75 arme Länder (Schwerpunkt Südostasien, Afrika) werden als von Vitamin-A-Mangel bedroht eingestuft. Vitamin A schützt die Epithelschichten der Haut und ist an vielen metabolischen Prozessen beteiligt. Es ist zur wirkungsvollen Immunabwehr unabdingbar.

Ein Mangel an Vitamin A wirkt sich bei Kindern vergleichsweise am dramatischsten aus; so ist etwa die Auswirkung auf die Sehfähigkeit (reversible Nachtblindheit bis hin zur irreversiblen Erblindung) schon seit langem bekannt. Neuere Arbeiten weisen darüber hinaus nach, daß schon ein weniger schwerer, subklinischer Vitamin-A-Mangel vielfältige Auswirkungen auf Krankheitsverlauf und Mortalität von Kindern hat.

Auch in der Schwangerschaft kann durch den erhöhten Bedarf ein Vitamin-A-Mangel entstehen – bis hin zu Erblindung. Zudem ist die vertikale HIV-Übertragung (von Mutter zu Kind) bei Vitamin-A-Mangel erhöht.

Von Kropfbildung durch Jodmangel sind weltweit etwa 740 Mio. Menschen betroffen, mit deutlichen regionalen Schwerpunkten, die durch das Vorkommen von Jod im landwirtschaftlich genutzten Boden bedingt sind. Jodmangel hat langfristige Auswirkungen: In den schwersten Formen verminderter Intellekt, geistige Behinderung und Kleinwüchsigkeit, die sich auch auf die Gesundheit der nächsten Generation niederschlagen.

Eisenmangelanämie ist das am weitesten verbreitete Problem, das durch einen Mikronährstoffmangel bedingt ist. Schätzungen gehen davon aus, daß mehr als die Hälfte aller Schwangeren und Kinder im Schulalter betroffen sind. Die Auswirkungen sind vielfältig: Schwächung der Abwehrkräfte sowie der körperlichen und geistigen Leistungsfähigkeit gehört ebenso dazu wie ein erhöhtes Mortalitätsrisiko bei der Geburt. Indirekt trägt Eisenmangelanämie durch verringerte Produktivität zur Armut bei.

Die „Micronutrient-Initiative" setzt auf eine Kombination verschiedener Maßnahmen:

- industrielle Anreicherung von Nahrungsmitteln (z.B. Jodierung von Speisesalz),
- präventive Supplementierung über den Gesundheitsdienst (z.B. halbjährliche Gabe von Vitamin-A-Kapseln im „Underfives-Programm"),
- Förderung von Anbau/Produktion und Verzehr von Nahrungsmitteln mit hohem Gehalt an den genannten Mikronährstoffen,
- Förderung von Pflanzenzüchtung mit dem Ziel einer Nährstoffanreicherung bei Grundnahrungsmitteln (z.B. Reis).

Die langfristige Lösung des Problems ist sicher in der Reduzierung der Armut und dem damit verbesserten Zugang zu Nahrungsmitteln – gekoppelt mit der Fähigkeit der Länder, Nahrungsmittelanreicherung zu finanzieren – zu sehen. In der Zwischenzeit ist eine effiziente kostengünstige Supplementierung der Risikogruppen unumgänglich, auch wenn dies eine *medizinische* Antwort auf eine *soziale* Frage darstellt.

Zur weiteren Information: http://www.micronutrient.org/

Literatur

ACC/SCN-WHO (1990) Nutrition Policy Discussion Paper No. 6, Women and Nutrition. Geneva

Ghana VAST Study Team (1993) Vit. A Supplementation in Northern Ghana: effects on clinic attendances, hospital admissions, and child mortality. Lancet 342:7–12

Smith LC, Haddad L (2000) Overcoming child malnutrition in developing countries. Past achievements and future choices. Int. Food Policy Research Institute (IFPRI)

3.3
Gesundheitsberatung

Regina Görgen

3.3.1
Zur Bedeutung der Gesundheitserziehung

Es ist nicht zufällig, daß unter den acht Elementen von Primary Health Care, wie sie auf der WHO-Konferenz von Alma Ata formuliert wurden, die Gesundheitserziehung („Health Education") an erster Stelle steht. Primary Health Care als gemeindezentrierter Ansatz, der Partizipation der Basis bei der Realisierung des Konzeptes primärer Gesundheitsversorgung als unabdingbar erachtet, muß eben diese Basis befähigen, ihre Gesundheitsprobleme zu analysieren und Lösungswege zu finden und zu beschreiten.

Die eminente Bedeutung von Gesundheitsverhalten (hier wie in Entwicklungsländern) zur Verhinderung verhütbarer Erkrankungen wird von niemandem bestritten. Die Bereiche, in denen „vernünftiges" Gesundheitsverhalten große Erfolge erbringen könnte, sind vielfach beschrieben worden: Hygiene und Sanitation, Säuglings- und Kleinkindernährung, Schwangerenvorsorge, Diagnose und einfache Therapie bei verbreiteten Erkrankungen (z.B. Durchfall), Familienplanung u.a. (Walt et al. 1985). Die aktive Teilnahme und Übernahme von Verantwortung (community participation, community involvement) im Rahmen von Primary Health Care setzt erfolgreiche Kommunikation in Fragen der Gesundheit voraus.

Es besteht ein Bedarf an erfolgreicher Gesundheitserziehung, um

- gesundheitsrelevantes Verhalten zu fördern,
- die Nutzung angebotener präventiver Dienste zu verbessern,
- die korrekte Einnahme von verordneten Medikamenten zu gewährleisten,
- durch aktive Beteiligung der Betroffenen das rechtzeitige Erkennen von Krankheitssymptomen sicherzustellen,
- Gemeindeentwicklung im Sinne gesundheitsfördernder Entwicklung zu ermöglichen.

Der Bedarf an Gesundheitserziehung, d.h. an Kommunikation in Fragen der Gesundheit, wird in Entwicklungsländern weiter wachsen, da durch den rapiden gesellschaftlichen Wandel Veränderungen des Gesundheitsverhaltens unumgänglich sind. Berücksichtigt man allein die Tatsache, daß heute schon 1/3 der schwarzafrikanischen Bevölkerung in Städten lebt und betrachtet man die damit verbundenen Migrationsbewegungen und sozialen Veränderungen, wird das Ausmaß des Bedarfes deutlich.

Was Gesundheitserziehung im optimalen Fall leisten kann, ist vorläufig so zu beantworten, daß sie als Komponente in einem multifaktoriellen Prozeß essentiell ist, daß sie aber alleine wenig oder nichts bewirkt. (Ein Brunnenbauprogramm ohne Aufklärung und Ausbildung der Bevölkerung wird scheitern. Aufklärung und Ausbildung der Bevölkerung zur Bedeutung sauberen Wassers bringen nichts ohne die Möglichkeit des Brunnenbaus.)

Wenn auch der mögliche Nutzen von Gesundheitserziehung unbestritten ist, so fehlt doch weithin der Nachweis für den Erfolg durchgeführter Programme. Hierzu sind Ursachen im Bereich der Planung und Implementierung von Gesundheitserziehung zu identifizieren:

- Die gewählten Kommunikationskanäle erreichen häufig nur einen sehr kleinen Teil der Zielgruppe, v.a. die Nutzer von Gesundheitseinrichtungen.
- Die soziale Distanz zwischen Gesundheitserziehern und ihren Zielgruppen führt häufig zu nicht realisierbaren oder unverständlichen Vorschlägen für Verhaltensänderungen und zur Wahl ungeeigneter Methoden.
- Die Gesundheitserziehungspotentiale anderer Institutionen und hier v.a. der Schulen sind im wesentlichen ungenutzt.
- Ein Erfahrungsaustausch zum gegenseitigen Lernen aus Fehlern und Erfolgen ist im Bereich der Gesundheitserziehung eher die Ausnahme denn die Regel, und praktikable Instrumente zur Evaluierung liegen kaum vor.
- Der gesundheitspolitische Rahmen, in dem Gesundheitserziehung stattfindet, ist durch ungenügende personelle und materielle Ressourcen gekennzeichnet. Für die Gesundheitserziehung wird nur ein minimaler Teil (ca. 5%) des sich ständig verringernden Gesundheitsbudgets verwandt (Weltbank 1984).
- Grundlagen und Methoden der Gesundheitserziehung haben trotz vielfach erhobener Forderungen noch keineswegs einen gebührenden Platz in der Ausbildung des Gesundheitspersonals.

Die beobachteten Defizite verstärken sich gegenseitig im Sinne eines Circulus vitiosus (Abb. 3.4).

3.3.2
„Gesundheitserziehung" oder „Gesundheitsberatung"?
– Eine überfällige Begriffsklärung

Es lohnt sich, sich mit den beiden Elementen des Begriffes *Gesundheitserziehung* näher zu beschäftigen und die dahinterstehenden Konzepte zu beleuchten. Wir sagen *Gesundheits*erziehung und meinen aber Belehrung über Entstehung und Vermeidung von Krankheiten. Die moderne Medizin analysiert Ursachen von Erkrankungen im Sinne biomedizinischer Kausalität. Bei der Planung von Gesundheitserziehungsmaßnahmen wird nun der Mediziner Opfer dieser (monokausalen) Ursache-Wirkungs-Logik. Da er die Ursachen von Krankheit erkannt hat, glaubt er im Umkehrschluß die Wege zur Krankheitsvermeidung zu kennen.

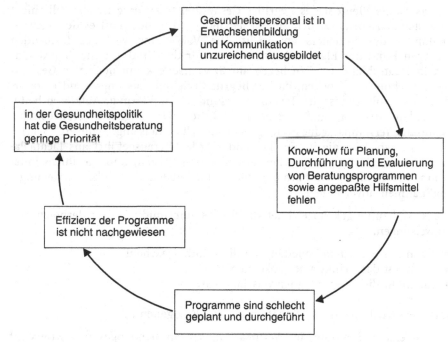

Abb. 3.4. Circulus vitiosus

Diese medizinische Erkenntnis hat er dem Laien voraus. Also ist es naheliegend, dieses Wissen an den Laien weitergeben zu wollen. So steht der Inhalt der Gesundheitserziehung fest: Belehrung über die vom medizinischen
Fachverstand erkannten Krankheitsursachen und hieraus abgeleitete Ratschläge zur Vermeidung von Krankheit.

Da die zugrundeliegende naturwissenschaftliche Erkenntnis universale
Gültigkeit besitzt, ist es keineswegs erstaunlich, daß die so hergeleiteten Inhalte der Gesundheitserziehung sehr universal und uniform sind. Trotz vielfältiger anthropologischer, soziologischer, ethnologischer Studien zum Denken und Verhalten von Individuen und Gruppen in verschiedenen Kulturen
gleichen sich Gesundheitserziehungskampagnen und die verwendeten Bilder
und Slogans in den verschiedenen Ländern Asiens, Lateinamerikas und Afrikas in hohem Maße. Obwohl sehr unterschiedliche Verhaltensweisen und zugrundeliegende Normen und Konzepte festgestellt wurden, sind die Vorschläge zur Verhaltensänderung weitgehend uniform.

Die eigene Ursache-Wirkungs-Logik der modernen Medizin ist die selbst-
gestellte Falle, in die die Gesundheitserziehung mit großer Treffsicherheit
hineintappt. Würde sie in ihr Verständnis von Gesundheit und von Krankheitsursachen die Komplexität sozialer, ökonomischer, kultureller und psychologischer Gegebenheiten einbeziehen, müßten entsprechend der jeweiligen Gesellschaft und Kultur jeweils andere Vorschläge zu gesunderhaltenden
Verhaltensweisen entwickelt werden. Erziehung zur Gesundheit müßte die in
der jeweiligen Kultur wirkenden gesunderhaltenden Faktoren erkennen und
thematisieren.

Das zweite Element des Begriffes Gesundheits*erziehung* ist ebenfalls nicht unproblematisch: „Erziehen" meint jemanden so ziehen, daß er den Zielvorstellungen des Erziehers entspricht. Die Vorstellung von der formenden strengen Hand der Eltern, die wissen, was für das Kind gut ist, steht dahinter. In Deutschland wird in bezug auf Erwachsene kaum noch von Gesundheitserziehung gesprochen, da der Begriff Erziehung als unpassend empfunden wird. Üblicher ist der Terminus Gesundheitsaufklärung. Aufklären heißt: Jemandem, der im Dunkel steht, Licht geben. Der englische, französische, spanische Terminus „education" geht in dieselbe Richtung: „educere" (lat.) – herausführen. Die, die im Dunkel sind, werden herausgeführt ans Licht. Paternalistische Konzepte sprechen aus diesen Begriffen, und die ihnen innewohnende Tendenz zur Entmündigung ist in vielen Gesundheitserziehungsmaßnahmen unverhohlen.

Sie sind häufig gekennzeichnet durch das unermüdliche Wiederholen von Anweisungen:

- Ihr müßt nach dem Toilettengang die Hände waschen!
- Ihr müßt das Trinkwasser abkochen!
- Ihr müßt die Kinder täglich waschen! usw.

Ignoriert wird hierbei die Situation der so „Erzogenen", die

- ihre eigene Deutung des Verursachungszusammenhanges von Krankheit und Gesundheit haben,
- das Risiko jeder Verhaltensänderung tragen (Mehrarbeit, Investitionen evtl. ohne die versprochene Wirkung),
- möglicherweise eine andere Schwerpunktsetzung als der medizinische Fachmann vornehmen.

Alle Erfahrungen der Erwachsenenbildung zeigen, daß Bildungs- und Beratungsprogramme in dem Maße erfolgreich sind, in dem sie an den Problemen und Bedürfnissen der Gemeinde ansetzen und den Gemeindemitgliedern unter voller Respektierung ihrer Persönlichkeit geistige Hilfestellung zur Problemanalyse und Problemlösung anbieten. In diesem Sinne sprechen wir nun im folgenden von „Gesundheitsberatung" und verstehen darunter die geistige Hilfestellung[1], die der Gesundheitsberater gewährt. Voraussetzung derartiger Gesundheitsberatung sind das Vorliegen eines Beratungsbedarfs und die Möglichkeit partnerschaftlichen Dialogs zwischen Berater und Beratungspartner. Die Bedürfnisse und Probleme, die in der Gemeinde empfunden werden, können von den Bedürfnissen und Problemen, die der Gesundheitsdienst definiert, abweichen. Je größer der Überlappungsbereich ist, um so größer ist die Chance, zu gesundheitsrelevanten Aktionen zu kommen. Gesundheitsberatung spielt eine zentrale Rolle in der Definition dieses Überlappungsbereichs.

---

[1] In Anlehnung an den für die landwirtschaftliche Beratung entwickelten Beratungsbegriff. Vergl. hierzu Albrecht u. Hoffmann 1978 und Payr et al. 1981.

„Gesundheitserziehung" sollten in Zukunft nur solche Vorgänge genannt werden, die informell (durch Eltern, Verwandte, Geschwister) oder formalisiert (durch Schule, Vorschule, Kindergarten) gesundheitsrelevantes Verhalten mit Kindern trainieren (Sauberkeitserziehung, Erziehung zur Körperhygiene etc.).

Nicht Schule, sondern Dialog

Für die meisten Gesundheitsberater ist ebenso wie für die Bevölkerung „richtige Schule" die einzige formale Lehr- und Lernerfahrung – wenn überhaupt. Das heißt: Es gibt einen Lehrer, der weiß viel und redet viel, und es gibt Schüler, die wissen wenig und reden nur, wenn sie dazu aufgefordert werden, einzeln oder im Chor. Diese Vorerfahrung bestimmt immer noch die Mehrzahl der Gesundheitserziehungsveranstaltungen. Ein anderer Lehr- und Lernstil muß erst langsam entwickelt werden. Er sollte aber als Ziel vor Augen stehen.

Ist Dialog als Prinzip ernst gemeint, dann wird schon die Problemdefinition gemeinsam mit der Zielgruppe durchgeführt. Das heißt, die Gesundheitsberater und ihre Zielgruppe (z. B. Mütter mit Kleinkindern) definieren in gemeinsamer Diskussion und Reflexion die wesentlichen Gesundheitsprobleme. Im Anschluß werden mit Partizipation der Zielgruppe wesentliche Inhalte der Beratung festgelegt, Beratungshilfsmittel erstellt und Beratungsaktionen durchgeführt. Nur so kann sichergestellt werden, daß eine Kommunikation zwischen den Beteiligten stattfindet, daß sie nicht aneinander vorbei reden und daß sie nicht methodisch und konzeptionell verschiedene Sprachen sprechen.

3.3.3
Die fünf Komponenten der Gesundheitsberatung

Gesundheitsberatungsaktionen gleich welchen Inhaltes haben fünf tragende Elemente, deren raumzeitliches Verhältnis den erfolgreichen Ablauf einer Beratungsaktion bestimmt:

- Problemanalyse,
- Bildung – Ausbildung,
- Mittel/Ressourcen,
- Anreiz,
- Evaluierung.

Problemanalyse

Ziel der Problemanalyse ist es, ein vorhandenes Problem soweit zu durchleuchten, daß eine Problemdefinition möglich wird. In der *richtigen Problemerkenntnis und -definition steckt schon die halbe Lösung.* Es kann sich hierbei um ein subjektiv empfundenes und objektiv vorhandenes Problem handeln (z. B. Durchfallerkrankung bei Kleinkindern) oder aber um ein objektiv vorhandenes, von der Bevölkerung aber nicht oder noch nicht empfundenes Problem (Wasserstelle als Infektionsquelle). In beiden Fällen geht es darum, durch Gespräche zwischen dem Berater und der Bevölkerung das Problem zu durchschauen und somit handlungsfähig zu werden. Als diffus empfundene Probleme wirken lähmend und fördern eine fatalistische Haltung. Dieser Bewußtwerdung der Probleme und ihrer Verursachung kommt eine ganz bedeutende Rolle in der Gesundheitsberatung zu.

Bildung – Ausbildung

Bei nahezu allen Beratungsthemen gibt es notwendiges Wissen, dessen Aneignung die Problemlösung ermöglicht oder erleichtert. Wenn ich die zu geringen Geburtenabstände als Problem erkannt habe, brauche ich dennoch präzises Wissen über die Möglichkeiten der Geburtenplanung. Dieses Wissen muß unter Berücksichtigung des Verständnisniveaus unter Einbezug vorhandener Konzepte und Denkweisen vermittelt werden.

Mittel/Ressourcen

Die Umsetzung von Erkenntnis in Verhalten ist nur möglich, wenn die entsprechenden materiellen Voraussetzungen gegeben sind. Beispielsweise erfordert die Herstellung einer oralen Rehydratationslösung neben den von UNICEF gelieferten silberglänzenden Päckchen das Vorhandensein abgekochten Wassers (Feuer, Topf, Wasser) in definierter Menge (Flasche) und eines Füttergerätes (Löffel, Tasse) und der notwendigen Arbeitskraft. Die Propaganda für die Fütterung von Obstbrei hat nur dann einen Sinn, wenn die entsprechenden Früchte verfügbar sind.

Entscheidend ist, die Ressourcenfrage gemeinsam zu klären, um die Voraussetzungen von Verhaltensänderungen zu schaffen. Gemeint ist nicht, daß der Berater alle notwendigen Ressourcen zur Verfügung stellen sollte, aber er muß diese Fragen diskutieren, um für realisierbare Vorschläge Unterstützung anbieten zu können.

Anreiz

Gibt es aus der Sicht des zur Verhaltensänderung aufgeforderten Individuums keinen irgendwie gearteten Anreiz (Hoffnung auf Wohlbefinden, auf Prestige, auf Arbeitserleichterung etc.), so wird die gewünschte Verhaltensänderung nicht eintreten oder nicht beibehalten.

Im Idealfall bieten die vorgeschlagenen Aktionen „natürliche" Anreize. So ist z. B. der Bau der Wasserleitung zur Verbesserung der Wasserversorgung attraktiv, da den Frauen die Arbeit des Wassertragens erleichtert wird. Andere Aktionen versprechen Erfolge in naher Zukunft, so die Teilnahme an der Schwangerenvorsorge, die eine glückliche Geburt verspricht. Wieder andere werden in der Bilanz als unattraktiv empfunden, da die individuellen Vorteile die individuellen Nachteile nicht aufwiegen, z. B. Reduktion der Kinderzahl. Hier wird mit „künstlichen" Anreizen (Geschenken, Krediten, Renten, Privilegien) versucht, die Bereitschaft zur Verhaltensänderung zu fördern.

Künstliche Anreizsysteme wirken häufig kontraproduktiv.

Es gibt auch die „negativen" Anreize oder Sanktionen, die in der „Gesundheitserziehung" ebenso wie in der landwirtschaftlichen „Beratung" eine lange – nicht zuletzt von den Kolonialisten geprägte – Geschichte haben. Diese sind nicht nur unwürdig, sondern langfristig auch ineffizient, wie die Erfahrungen gezeigt haben. Die Zwangssterilisationen in Indien haben nicht dazu geführt, daß die Bereitschaft zur Reduktion der Kinderzahl gewachsen ist.

Es gilt, für jede geplante Beratungsaktion die Frage der Anreize gründlich zu studieren.

Evaluierung

Die Evaluierung von Gesundheitsberatungsaktionen ist schwierig, weil

- Einstellungs- und Verhaltensänderungen nicht problemlos zu messen sind,
- häufig Ausgangsdaten fehlen,
- es sich in der Regel um komplexe, multifaktoriell bestimmte Verursachungszusammenhänge handelt,
- der ursächliche Zusammenhang zwischen beobachteten Veränderungen und Gesundheitserziehungsprogrammen nicht leicht nachzuweisen ist.

Um aber Beratungsaktionen erfolgreich zu gestalten, sollte vom Stadium der Planung an über die Möglichkeiten der Evaluierung nachgedacht werden. Die Unterscheidung in Prozeß-, Produkt- und Ergebnisevaluierung ist hilfreich.

Prozeßevaluierung nennen wir jede Auswertung, die den Beratungsprozeß meint, z. B.

- Hat die geplante Beratungssitzung stattgefunden?
- Sind die vorgesehenen Familien zu Hause besucht worden?

Produktevaluierung nennen wir die Erfassung eines angestrebten Verhaltens, z. B.

- Sind Latrinen gebaut worden?
- Werden die gebauten Latrinen benutzt?
- Werden Kondome benutzt?

Ergebnisevaluierung nennen wir die Messung der Veränderung des Gesundheitszustandes, z. B.

- Sterben weniger Kinder an Durchfall?
- Hat die Zahl der mangelernährten Kinder abgenommen?
- Nimmt die Häufigkeit von Geschlechtskrankheiten ab?

Veränderungen von Mortalitäts- und Morbiditätszahlen dürfen jedoch nur dann als Erfolg der Gesundheitsberatung gewertet werden, wenn vor und nach der Beratungsaktion die gleichen Indikatoren zur Messung angelegt werden und ausgeschlossen werden kann, daß andere Faktoren (z. B. bessere Ernte, Einkommensschwankungen) für die beobachtete Veränderung des Gesundheitszustands ursächlich sind.

3.3.4
Gesundheitsberatung als Feld interkultureller Kommunikation
Suche nach Gesundheit, nicht nach Krankheit

Die der naturwissenschaftlichen Medizin immanente Ursache-Wirkungs-Logik verführt dazu, naturwissenschaftliche statt sozialwissenschaftliche Erklärungsmuster und Lösungsvorschläge zu entwickeln. Die Konzentration auf Krankheit und ihre Entstehung verstellt häufig den Blick auf die Bedingungen von Gesundheit. Eine Revolution des Denkens ist notwendig, die zu verstehen versucht, warum es unter Armutsbedingungen so viele gesunde und ihr Leben erfolgreich meisternde Menschen gibt. Die professionelle Gesundheitserzieherin muß wahrnehmen lernen, daß es kräftige Kinder, erfolgreiche Geburten, zufriedene und gesunde Mütter gibt unter Bedingungen, unter denen ihr selber das nackte Überleben schwerfiele.

- Sie würde z. B. feststellen, daß die Kinderzahl pro Frau in den verschiedenen Kulturen sehr unterschiedlich ist und in allen Kulturen weit niedriger, als es die biologisch mögliche Fruchtbarkeit zuließe.
- Sie würde beobachten können, daß ausgetüftelte Anbausysteme und Fruchtfolgen sicherstellen, daß auch unter schwierigen geographischen und klimatischen Bedingungen ganzjährig etwas auf den Tisch kommt.
- Sie würde feststellen, daß in Gebieten extremer Wasserknappheit bestens erprobte Wassersparsysteme existieren, die es erlauben, den Bedarf an Trink- und Brauchwasser sicherzustellen.

Das Verstehen des Normalen ist Voraussetzung, um Abweichungen von der Norm untersuchen zu können. Die Analyse der Vielfalt von Faktoren, die Gesundheit ermöglichen, ist Voraussetzung, um Störungen zu identifizieren. Die Unterernährung eines Kindes kann viele Ursachen haben, wie z. B.

- ökonomische (die Mutter hat keine Mittel, ausreichend Nahrung zu beschaffen),
- kulturelle (die traditionellen Vorstellungen gebieten abruptes Abstillen),
- kognitive (die Mutter weiß nicht, wie ein Säugling zu ernähren ist),
- affektive (die Mutter lehnt das Kind ab).

Die Belehrung über die „richtige" Säuglingsnahrung ist nur im Falle der Unwissenheit der Mutter die angemessene Antwort.

Kreative Suche nach angepaßten Konzepten

Im Dialog mit der Zielgruppe entwickeln sich Methoden und Konzepte, die den lokalen Gegebenheiten angepaßt sind. Die folgenden beiden Beispiele sollen dies verdeutlichen.

Ernährungsberatung in Nigeria (Beispiel 1)

Ernährungsberatung bedeutet in vielen Ländern die Vermittlung von Kenntnissen zu einer gesunden Mischkost, ausgehend vom Konzept der drei Nahrungsmittelgruppen (proteinreiche, vitamin-/spurenelementreiche, kohlehydrat-fettreiche Nahrungsmittel). Ziel der Beratung ist, die lokal verfügbaren Nahrungsmittel in die jeweils entsprechende Gruppe einordnen zu lernen und in der Folge Speisepläne mit ausgewogener Mischkost zu entwickeln. Das Beispiel aus Nigeria zeigt einen anderen Ansatz.

Nahrungsmittelgruppen in kulturspezifischer Sicht: Daß die Nahrungsmitteltriade nicht in jedem Fall kulturell relevant und verständlich ist, wurde mir offensichtlich, als ich eine Gruppe von Gesundheitserziehungsstudenten zu einem Beratungsgespräch mit Joruba-Landfrauen in einer ländlichen Maternite in Ibapara (Oyo-State) in Nigeria mitnahm. Die Studenten wurden durch Gelächter der Frauen und durch Kommentare wie „das sind Ideen für Europäer, nicht für Afrikaner" entmutigt, als sie eine auf der Nahrungsmitteltriade basierende Diät vorgestellt hatten.
In der anschließenden Diskussion mit den Studenten wurde die Aktivität ausgewertet. Ich bat sie, sich ihren eigenen Hintergrund und ihre eigene Erfahrung, die sie vor der Ausbildung zum Gesundheitsarbeiter hatten, vor Augen zu führen. Alle waren sich darin einig, daß in ihren Kulturen Vorstellungen von Nahrungsmittelgruppen existieren. Vor allem die Joruba-Studenten erwähnten sieben Nahrungsmittelgruppen. Zusätzliche Interviews mit Patienten und Kollegen bestätigten die Namen, die Zugehörigkeiten und die Aufgaben dieser 7 Gruppen (Tabelle 3.3). (...)
Das Konzept der 7 Gruppen wurde in verschiedenem Kontext benutzt, in Gesundheitsberatungsgesprächen in der Sprechstunde, in Gesundheitserziehungsprogrammen an Schulen und in Trainingsprogrammen für Dorfgesundheitshelfer. In jedem Fall ordneten männliche und weibliche, junge und alte Teilnehmer die gleichen Nahrungsmittel in die gleichen Gruppen ein. Diese Gesundheitserziehung ist eher eine Art des Wissensaustauschs als ein formales Unterrichten. (...)
Die Joruba-Sprache ist reich an Sprichwörtern, von denen einige mit Ernährung zu tun haben. Sprichwörter werden während der Beratungssitzungen benutzt, nicht nur um bessere Identifizierungsmöglichkeiten zu schaffen, sondern auch um das Ernährungspotential traditioneller Nahrungsmittel zu unterstreichen. (...)
Nutzen und Schlußfolgerungen: Joruba-Patienten sind überrascht und erfreut, wenn Gesundheitsarbeiter die Namen der sieben Nahrungsmittelgruppen erwähnen und traditionelle Sprichwörter gebrauchen. Dies ist eine Form, Respekt zu zeigen, eine in der Joruba-Gesellschaft sehr hoch

Tabelle 3.3. Joruba food groups

Group name	Sample constituents	Function/purpose
(1) Okele (bulky carbohydrates)	Iyan (pounded Yam), amala (made from flour), eba (from cassava meal), eko (solidified maize or guinea corn starch)	Give strength, build the body
(2) Elo (ingredients)	Tomato, onion, peppers, oil (palm, groundnut, etc.), egusi (melon seed), iru (locust bean), gbegiri (pureed beans)	Go together to make soup
(3) Ewebe (green vegetables)	Efo (generic term for leafy vegetables), water leaf, bitter leaf, ewedu (dark leaf that draws), okra, okra leaf	Go with soup, add taste, some make okele easier to swallow
(4) Eran (meat)	Beef, chicken, goat, fish, shrimp, snail, eggs	Give food taste, sweetness
(5) Eko mimu (Ogi) (hot pap) and condiments	Maize or guinea corn served as porridge/pap; condiments include moin moin (steamed bean custard), akara (fired bean cakes), robo (balls of groundnut or melon seed)	Basic breakfast foods
(6) Eso (fruits)	Orange, pineapple, grapefruit, banana! Refreshment paw paw, coconut, mango and local fruits like oro, isan and agbalumo	
(7) Ipanu (snacks)	Rice, ewa (boiled beans), dodo (fried plantain), bole (roasted plantain), groundnuts, popcorn, roasted or boiled maize, dundu (yam chips) and any of the breakfast condiments	Appease appetite between meals

bewertete Eigenschaft, und dies erhöht die Akzeptanz der Gesundheitsarbeiter und ihrer Ideen in den Augen der Patienten.

Die Diskussion als Unterrichtsform ermutigt die Partizipation. Wenn die Patienten eifrig alle Nahrungsmittel auflisten, dann können sie über die jeweilige Zuordnung nachdenken, die Funktionen benennen und versuchen, andere wichtige Sprichwörter zu erinnern. Durch die Partizipation besteht Interesse an den Konzepten einer gesunden Ernährung, und diese werden verinnerlicht.

Schließlich ist es einfacher, Leute zur täglichen Aufnahme von Nahrung aus jeder der sieben Gruppen und somit zu einer ausgewogenen Diät zu ermuntern, als sie zur Restrukturierung ihrer grundlegenden Ansichten über Zahl und Aufgabe der Nahrungsmittelbestandteile herauszufordern. Der Wert naturwissenschaftlichen Wissens bleibt unbeschadet und sollte den Gesundheitsarbeiter v. a. dahin führen, daß er die für die Ernährung wertvollsten lokalen Gerichte favorisiert." (Brieger 1985)

Nach dem pädagogischen Prinzip: „Jemanden dort abholen, wo er steht" sollte einiges an Phantasie und Überlegung in dieses Anknüpfen an bekannten Vorstellungen und Erfahrungen investiert werden.

Ein Blick durchs Mikroskop ist nicht unbedingt anschaulich, auch wenn man darin die Krankheitserreger sehen kann. Es ist anschaulich für jemanden, der das Erregerkonzept in seinen Grundzügen kennt und akzeptiert und der erfahren hat, daß man mit optischen Hilfsmitteln Objekte vergrößern kann. Im ländlichen Afrika ist das kaum der Fall, und dort kann Anschaulichkeit ganz anders aussehen.

Welche Bildnisse, Vergleiche, Geschichten und anderes mehr geeignet sind und wieweit der „Kompromiß" mit überlieferten Vorstellungen gehen kann, sollte im Einzelfall vor Ort diskutiert und erprobt werden.

Neue Ideen den traditionellen Vorstellungen anpassen (Beispiel 2)

Zur Prävention vor Neugeborenentetanus in Nigeria: In Lardin Gabas, Nigeria, lernen Gesundheitshelfer, neue Ideen durch das Erzählen von Geschichten – entsprechend der lokalen Tradition – zu vermitteln. Sie lernen ebenfalls, ihre Gesundheitsratschläge den lokalen Vorstellungen anzupassen. Ein Beispiel ·hierfür ist eine Geschichte, die sie Müttern und Hebammen erzählen, damit sie lernen, dem Neugeborenentetanus vorzubeugen.

Traditionellerweise reiben die Hebammen in Lardin Gabas trockenen Staub oder Kuhdung in das Schnittende der Nabelschnur des Neugeborenen, um Blutungen vorzubeugen, mit dem Ergebnis, daß die Neugeborenen häufig an Tetanus sterben (durch die von der Nabelschnur ausgehende Infektion). Aber die Leute glauben, daß die Krankheit durch einen bestimmten Vogel verursacht wird, der sich oberhalb des Babys niedersetzt (Abb. 3.5). Sie glauben, daß die Seele des Babys durch die Nabelschnur entfleucht, wenn der Vogel singt, und daß in der Folge der Körper des Babys durch Krämpfe steif wird.

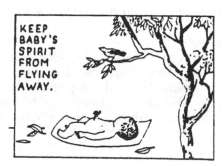

KEEP BABY'S SPIRIT FROM FLYING AWAY.

Abb. 3.5. Baby mit Nabelverband und Vogel

Die Geschichte, die die Gesundheitshelfer erzählen, beschreibt, wie eine Dorfhebamme gelernt hat, diese Form des kindlichen Todes zu verhindern. Nachdem sie sorgfältig die Hände gewaschen hatte, band sie die Nabelschnur des Neugeborenen mit einem sauberen Stoffstreifen ab. Danach schnitt sie die Nabelschnur mit einem ausgekochten Bambusmesser ab. Als sich dann später der Vogel über dem Baby niederließ und sang, konnte die Seele des Babys nicht fortfliegen, da die Nabelschnur ganz fest zugebunden war (Werner 1982).

Suche nach geeigneten Methoden

Die am häufigsten eingesetzte Methode in der Gesundheitsberatung ist der Lehrvortrag (englisch: *health talk*, französisch: *causerie*), bei dem eine Gesundheitsdienstmitarbeiterin Ratschläge zu einem Thema erteilt. Dieser routinemäßig abgehaltene Vortrag wird in der Regel weder von der Vortragenden noch von den Zuhörern besonders geschätzt und ist wenig geeignet, den Dialog und die Problemlösung zu fördern. Es gibt aber auch eine Vielzahl von Erfahrungen mit partizipativen Ansätzen, die darauf abzielen, die Situation gemeinsam zu analysieren, Probleme zu erkennen und Lösungsansätze zu entwickeln.

Die entscheidende konzeptionelle Basis wurde im Bereich der Erwachsenenbildung in Paulo Freires Pädagogik der Befreiung (Freire 1973) und im Bereich der Psychologie in der Entwicklung der humanistischen Kommunikationspsychologie (Rogers 1988, 1989) gelegt. Hierauf basiert ein Konzept von Beratung, in dem die Rolle des professionellen Beraters darin besteht, im Prozeß der Definition und Analyse von Problemen Hilfestellung zu geben.

In der gemeinsam als zutreffend empfundenen Problemerkenntnis und Problemdefinition steckt schon die halbe Lösung. Dialog mit der Gemeinde und Vertrauen in ihre Fähigkeit zur Problemlösung sind das Prinzip. Ohne dieses Vertrauen kann es keine Veränderung geben: „Trusting the people is the indispensable precondition for revolutionary change"... „Whoever lacks this trust will fail to bring about, or will abandon dialogue, reflection and communication, and will fall into using slogans, communiqués, monologues and instructions." (Freire 1970)

Drei Beispiele für partizipative Ansätze in der Gesundheitsberatung sollen stellvertretend für die Vielzahl von Erfahrungen genannt werden:

GRAAP

Die Gruppe GRAAP[2], die viele Gesundheitserziehungsprogramme im frankophonen Afrika beeinflußt hat, hat für ihren Ansatz die Begriffe „Pädagogik der Selbsthilfe" und „Majeutik" (Kunst der Geburtshilfe) geprägt. Wie der professionelle Geburtshelfer, so hilft der Berater den Dorfbewohnern, neues Leben zu gestalten, zu gebären, ohne aber die Entscheidung oder Führung zu

---

[2] Groupe de Recherche et d'Appui pour l'Autopromotion Paysanne, auf deutsch: Gruppe zur Untersuchung und Förderung der bäuerlichen Selbsthilfe (gegründet 1975).

übernehmen. In einem Dreischritt „sehen-analysieren-handeln" erarbeitet die Gemeinschaft ihren eigenen Entwicklungsweg.

Die Aufgabe des Beraters besteht im wesentlichen darin, systematisch Fragen zu stellen. Zur Unterstützung seiner Methode kann er Bilder benutzen, die dazu dienen, das Gesagte zu visualisieren, zu ordnen, Kategorien zu bilden, einen Konsens herzustellen. GRAAP hat zu verschiedenen gesundheitsrelevanten Themen pädagogische Anleitungen und Bildserien erstellt, die dem Berater helfen, den Beratungsprozess mit einer Gemeinde zu gestalten. Hierzu gehören Themen wie:

- Hygiene im Dorf (L' Hygiene au village),
- Kinder bekommen (Donner la vie),
- die Dorfapotheke (La pharmacie villagoise),
- die Gesundheit im Dorf verbessern (Améliorer la santé au village).

Dieser partizipative Beratungsansatz stellt hohe Anforderungen an Können und Motivation der Beraterin. Die Gruppe GRAAP bietet Trainingskurse an, um die Methode zu erlernen.

LEPSA
Vergleichbar ist die im anglophonen Afrika entwickelte LEPSA-Methode[3], die ebenfalls davon ausgeht, daß die Orientierung an den von der Gemeinde empfundenen Problemen der Ausgangspunkt gemeinsamer Analyse und Aktionsplanung ist.

Die Methode stellt die Bedürfnisse der Lernenden in den Mittelpunkt (learner-centred), arbeitet an konkreten Problemen (problem posing), unterstützt den Prozeß gemeinsamer Analyse (self discovery of causes and solutions) und orientiert auf konkrete Aktionen (action-oriented).

Wie bei GRAAP ist es die Rolle der Beraterin, durch Fragen den Diskussions- und Reflexionsprozeß zu unterstützen und bei der gemeinsamen Lösungssuche behilflich zu sein.

Mitspieltheater (Theatre for development)
Konzeptuell basiert das Mitspieltheater auf Freires „Pädagogik der Unterdrückten" (Freire 1973) und Boals „Theater der Unterdrückten" (Boal 1979).

Nach ersten Kontakten mit der Dorfgemeinschaft entwickelt eine Theatergruppe (oft Professionelle und Laien) ein Szenario, das geeignet ist, die Dorfgemeinschaft zur Problemdiskussion und Lösungssuche zu stimulieren. Bei der eigentlichen Theateraufführung spielt die Gruppe eine Situation vor und bittet die Zuschauer, ins Spiel einzusteigen und verschiedene Wege der Problemlösung „durchzuspielen". Auch bei dieser Methode geht es um einen partizipativen Problemlösungsansatz, der Menschen hilft, ihre Situation zu erkennen, zu reflektieren, Konsequenzen zu ziehen und Aktionen zu planen. Erfahrungen gibt es in einer Vielzahl von Ländern, dokumentierte Erfahrungen liegen aus Malawi und Sambia vor (Kamlongera 1988).

---

[3] *Learner-centred, problem posing, self discovery, action-oriented.*

Die Entscheidung für partizipative Ansätze setzt voraus, daß im Projektteam eine Gruppe engagierter Mitarbeiter für Gesundheitsberatung existiert oder entwickelt werden kann und daß die zeitliche Belastung der Mitarbeiter ein Einlassen auf den gemeinsamen Prozeß ermöglicht.

Sind hierzu keine Ressourcen verfügbar, sollte zumindest der übliche Lehrvortrag zu einem Lehrgespräch mit Anschauungsmaterial entwickelt werden. Die folgenden abschließenden Hinweise zur bildlichen Wahrnehmung können bei der Auswahl von Anschauungsmaterial hilfreich sein.

Suche nach verständlichen Hilfsmitteln – Anmerkungen zur bildlichen Wahrnehmung

Das weitaus am häufigsten produzierte und verfügbare Hilfsmittel für die Gesundheitsberatung sind Bilder: Plakate, Faltblätter, Flipcharts, Bilder für die Flanellwand.

Viele Materialien sind in der Hauptstadt, fern von der Zielgruppe produziert und oft nicht geeignet, den Dialog zu unterstützen, da sie nicht verstanden werden.

Wahrnehmung ist ein soziokulturell geprägter Vorgang. Sehen und Erkennen sind in ihrer jeweils spezifischen Ausprägung Ergebnis eines Lernprozesses.

Besonders für die Arbeit mit Analphabeten werden bevorzugt bildliche Darstellungen zur Hilfe herangezogen. Hierbei wird unterstellt, daß ein Bild ein sozusagen kulturunabhängiges Medium sei, das von jedem verstanden werden könne. Im folgenden seien einige typische Probleme der Verständigung beim Einsatz von Bildern aufgezeigt, um deutlich zu machen, daß wir uns bei jedem Beratungshilfsmittel über dessen Verständlichkeit und Plausibilität rückversichern müssen, um die Kommunikationsbarrieren möglichst niedrig zu halten.

1. Barriere: Überlagerung von Bildteilen (Superposition)
Der Fußballspieler (Abb. 3.6): Dieses Bild ruft amüsiertes Lachen hervor. Wie will der mit einem Bein Fußball spielen?

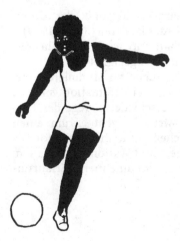

Abb. 3.6. Fußballspieler

2. Barriere: Detailvielfalt

Des Bildlesens Ungewohnte – und das sind die Mehrzahl der Menschen in den ländlichen Gebieten Afrikas – lesen Bildmaterial Detail für Detail und versuchen, jedes einzelne Element zu deuten. Die Interpretation der Bildgesamtheit wird so wesentlich davon abhängen, wie die einzelnen Elemente gedeutet wurden. Der geübte Bildleser erfaßt z. B. auf einem Plakat erst die Hauptaussage, betrachtet dann die Details, um danach die Interpretation der Bildgesamtheit nochmals zu überprüfen. Der Ungeübte kann durch beeindruckende Details die Hauptaussage „übersehen". Daß viele Details verwirren und die Wahrnehmung behindern, ist in Untersuchungen festgestellt worden.

3. Barriere: fremde Erfahrungswelt

Details werden nicht nur genau studiert, sondern auch mit der eigenen Erfahrungswelt verglichen und bewertet. Jemand, der anders angezogen ist, eine andere Frisur trägt als die Menschen in der eigenen Umgebung, gehört nicht „zu uns", und somit ist sein Problem oder seine Problemlösung für uns irrelevant. Die Berücksichtigung dieses Tatbestandes ist in der Bildungs- und Beratungsarbeit von außerordentlicher Bedeutung.

In einem Ernährungsberatungskurs wurde als Beispiel für die Familienmahlzeit dieses Bild verwandt (Abb. 3.7). Die befragten Bauern erkannten sehr wohl die Situation „Familie, die am Tisch sitzt und ißt", aber eben auch, daß dieses die Familie eines Funktionärs sein muß, da sie selber so, auf Stühlen und am Tisch sitzend, nicht essen (getestet im Service Animation et Formation, Kibuye, Ruanda).

Dem einheimischen Zeichner, der selber am Tisch ißt, war diese Barriere nicht in den Sinn gekommen.

4. Barriere: Sichtbarmachen von Unsichtbarem

Unsichtbares in der Zeichnung sichtbar zu machen ist eine der großen Stärken bildlicher Darstellungen. Vergangenes und Zukünftiges kann ebenso wie Unterirdisches oder weit Entferntes „herbeigeholt" werden. Dämpfe, Luftbe-

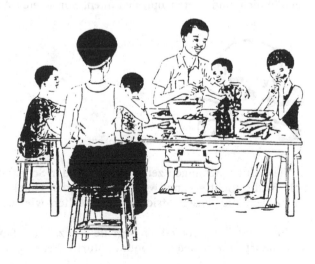

Abb. 3.7. Familienmahlzeit

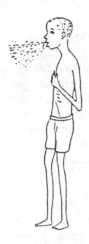

Abb. 3.8. Husten

wegungen, durchlaufene Wegstrecken können symbolisiert werden und werden in aller Regel (besonders vom comicgeschulten Betrachter) problemlos verstanden (Abb. 3.8).

Wer hiermit nicht vertraut ist, sucht nach einer Deutung, die sichtbaren Objekten entspricht: Das ist jemand, der erbricht – oder jemand, der Mükken verschluckt.

5. Barriere: Symbole

In unserem Kulturraum werden insbesondere in Bildmaterialien zur Ausbildung und Unterweisung Symbole eingesetzt, sei es, um auf Gebote oder Verbote hinzuweisen, sei es, um notwendige Handgriffe zu beschreiben oder um wesentliche Eigenschaften zu kennzeichnen. Hierbei handelt es sich entweder um der Schriftsprache oder der mathematischen Schreibweise entlehnte Symbole (Pfeile, Unterstreichung, Durchstreichen, Einkreisen) oder um historisch gewachsene Symbole, die im Rahmen gesellschaftlicher Konvention allgemein verständlich sind (Totenkopf, Flammen, Sonne etc.; Abb. 3.9).

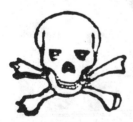

Abb. 3.9. Totenkopf

Viele Untersuchungen zeigen, daß die der Schriftsprache entlehnten Symbole häufig nicht erkannt werden. Es werden Objekte zur Interpretation herangezogen, die diesen Strichen entsprechen wie z. B. Balken, Stricke, Seile usw.

Zur Darstellung abstrakter Begriffe wie z. B. „Gefahr" oder zur Darstellung von Naturphänomenen wie Sonne, Sturm, Feuer gibt es Symbole, die derart verbreitet sind, daß wir sie schon im Kindesalter gelernt haben. Wir halten diese Symbole für so einfach und selbstverständlich, daß wir uns oft ihrer kulturellen Bedingtheit nicht bewußt werden und sie zur einfachen Darstellung von Sachverhalten auch in anderem kulturellen Kontext einsetzen. Vorliegende Untersuchungen zeigen, daß sie keineswegs „international" sind.

Es darf nicht von einem universell gültigen „Prinzip der Einfachheit" ausgegangen werden. „Einfach", d.h. „leicht verständlich", ist im jeweiligen kulturellen Kontext zu definieren. Wer also z.B. für die Medikamentenverordnung mit Symbolen arbeiten will, sollte sich vorher versichern, daß diese Symbole verständlich sind.

Um nicht mißverstanden zu werden: Bildmedien stellen eine wesentliche Bereicherung der Beratungsarbeit dar. Sie sind attraktiv, sie helfen die Diskussionen zu strukturieren, sie helfen wesentliche Gesichtspunkte festzuhalten, sie können Unsichtbares und Vergangenes sichtbar machen u.a.m. Wenn bei ihrer Herstellung und ihrem Einsatz die Perzeptionsfähigkeiten der Zielgruppe berücksichtigt werden, sind sie ein phantastisches Medium.

Als Faustregel gilt: Jedes Beratungshilfsmittel sollte vor dem Einsatz in einer Beratungsaktion auf seine Verständlichkeit getestet werden.

Durch das Internet ist es heute möglich, Bildmedien und Aufklärungsmaterialien weltweit zur Verfügung zu stellen. Am eigenen Computer kann man z.B. Poster zur AIDS-Aufklärung aus allen Kontinenten betrachten, Anregungen bekommen oder Beispiele ausdrucken. Die Organisationen und damit auch die Internetadressen ändern sich aber sehr schnell, so daß es nicht sinnvoll ist, eine lange Liste von Adressen in diesem Buch aufzunehmen. Das „Media/Materials Clearinghouse" der John Hopkins University stellt weltweit Materialien zusammen und macht sie im Internet und auf CD zugänglich (Adresse s. Kommentierte Bibliographie; S. 417–418).

Literatur

Albrecht H, Hoffmann V (1978) Grundsätzliche Fragen zum Verständnis von Beratung. In: Report of The Third International Seminar On Extension Education. Wageningen
Boal A (1979) Theatre of the oppressed. London
Brieger WR (1985) Food groups in cultural perspective. Trop Doct 15: 42–43 (Übersetzung durch Regina Görgen)
Freire P (1970) Pedagogy of the opressed. Seabury Press
Freire P (1973) Pädagogik der Unterdrückten. Rowohlt, Reinbek bei Hamburg
Kamlongera C (1988) Theatre for development in Africa with case studies from Malawi and Zambia. Bonn
Payr G et al. (1981) Landwirtschaftliche Beratung. Bd 1, S 30 ff. Eschborn
Rogers CR (1988) Lernen in Freiheit. Frankfurt
Rogers CR (1989) Freiheit und Engagement, personenzentriertes Lehren und Lernen. Frankfurt
Walt G, Constantinides P (1985) Community health education in developing countries. An historical overview and policy implications with a selected annotated bibliography. EPC Publication No. 1, London
Werner D, Bower B (1982) Helping health workers learn. Hesparian Foundation, pp 22–26, Palo Alto. (Freie Übersetzung durch Regina Görgen)

3.4
Frauen und Gesundheit

REGINA GÖRGEN

Wenn in medizinischer Literatur von Frauen und Gesundheit die Rede ist, geht es v. a. um Probleme, die mit der Gynäkologie und Geburtshilfe in Zusammenhang stehen. Frauen werden auf die Organe und Funktionen reduziert, die sie biologisch vom Mann unterscheiden und die eine nur Frauen eigene Physiologie und Pathologie aufweisen. Neben dieser biologischen Betrachtung geschlechtsspezifischer Gesundheitsprobleme wird heute in viel stärkerem Maße die soziale Rolle der Geschlechter und ihre Wirkung auf Gesundheit betrachtet. Im englischen Sprachgebrauch wird zwischen „sex" (dem biologischen Geschlecht) und „gender" (der sozialen Geschlechterrolle) unterschieden. Die folgende geschlechtsspezifische Betrachtung von Gesundheit geht von einer „gender"-Perspektive aus, d. h., nicht die biologische, sondern die gesellschaftliche Rolle der Frau bildet den Ausgangspunkt der Analyse.

Die UN-Frauendekade von 1975–85 hat an den Lebensbedingungen von Frauen in Entwicklungsländern nicht viel geändert, aber sie hat durch eine Vielzahl von Studien dazu beigetragen, daß die Lage der Frauen dokumentiert wurde und in der entwicklungspolitischen Diskussion einen Stellenwert bekommen hat.

Mehr als die Hälfte der Menschheit ist weiblich. Frauen leisten weltweit zwei Drittel aller Arbeitsstunden, verfügen aber nur über 10% des Einkommens und besitzen nur 1% des Eigentums. Obwohl sich der Zugang von Frauen zu Bildung und Ausbildung in den letzten 20 Jahren verbessert hat, ist die Analphabetenrate bei Frauen sehr viel höher als bei Männern und ihr Zugang zu Sekundär- und Tertiärbildung gering. Der wesentliche Beitrag zur Verbesserung der Gesundheit von Frauen und Kindern besteht in einer Verbesserung ihres gesellschaftlichen Status: Frauen, die über Bildung, eigenes Einkommen und legale Rechte verfügen, können ihre eigene Gesundheit besser bewahren oder restaurieren und haben weniger und gesündere Kinder.

Der Ansatz der Gesundheits*fürs*orge, der Mutter-Kind-*Fürs*orge greift zu kurz, da er nicht darauf zielt, die Stellung der Frauen zu stärken. Die Gefahr des Fürsorgeansatzes besteht darin, daß mit einem patriarchalischen Konzept der Sorge für die Schwachen (Risikogruppe Frauen) die traditionelle Rolle der Frau in der Gesunderhaltung und Krankenversorgung unterminiert wird. Modernisierung und Entwicklung bedeutet oft Verschlechterung der Lage der Frau, die Übernahme von lukrativen Arbeitsbereichen durch den Mann und oft zusätzliche zeitliche und körperliche Belastungen.

3.4.1
Die Rolle der Frau in der Prävention und Krankenversorgung
Für Ernährung, für Hygiene und Sanitation, für Kindergesundheit und für Kranken- und Altenpflege leisten Frauen den vorrangigen Beitrag. Abbildung 3.10 zeigt Verantwortungsbereiche von Frauen.

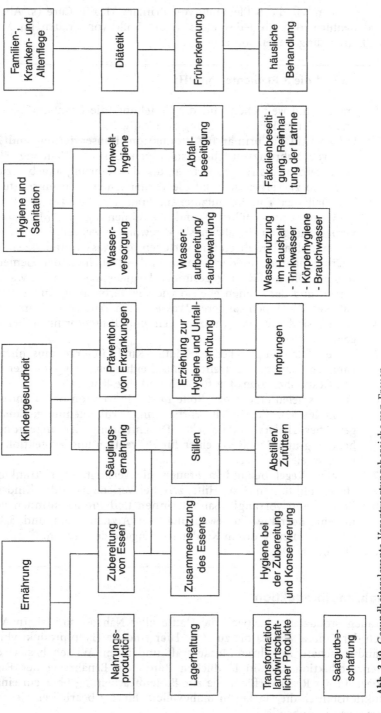

Abb. 3.10. Gesundheitsrelevante Verantwortungsbereiche von Frauen

Betrachten wir die 8 Elemente von Primary Health Care (s. Abschn. 1.3), wird deutlich, daß für jedes Element die Rolle von Frauen im Mittelpunkt der Betrachtung stehen sollte:

Frauen und die 8 Elemente von PHC

1. Frauen sind weitgehend für die Erziehung, die Gesundheitsaufklärung und die Krankheitsvorbeugung zuständig.
2. Frauen sind die primär für Produktion, Konservierung und Zubereitung von Nahrungsmitteln Zuständigen. Gesunde Nahrung fällt in ihren Bereich. Sie strengen sich an, um das Nahrungsangebot zu vergrößern und zu verbessern und die vorhandenen Nahrungsmittel gerecht innerhalb der Familie aufzuteilen. Frauen sollten für die Früherkennung von Unterernährung und die Einleitung von Maßnahmen zur Verbesserung der Ernährungslage gewonnen werden.
3. Frauen holen, bewahren und verteilen das Wasser, und sie sind für Sanitärmaßnahmen in der Familie und oft auch in der Gemeinde zuständig. Die Einführung gesunder Hygienepraktiken ist v. a. die Verantwortung der Frauen ebenso wie die Verbreitung und Nutzung von Latrinen, Gebrauch sauberen Wassers zum Trinken und im Haushalt.
4. Frauen sind die Hauptnutzerinnen und Promotorinnen der Impfungen.
5. Frauen sind Hauptträger der Mutter-Kind-Fürsorge, einschließlich der Familienplanung. Sie treffen Entscheidungen bezüglich der Nutzung von Gesundheitsdiensten für sich und ihre Kinder.
6. Frauen spielen eine große Rolle in der Prävention und Kontrolle lokaler Endemien. Sie sind in Vorbeugung, Früherkennung, Entscheidungen über Heilerwahl, korrekte Durchführung der angeordneten Behandlung und Schaffung einer für Prävention und Protektion geeigneten Umwelt involviert.
7. In aller Regel behandeln Frauen die verbreiteten Erkrankungen zu Hause und leisten Erste Hilfe, z. B. bei Verletzungen der Kinder.
8. Frauen sind vorrangig Sammlerinnen und Produzentinnen von Heilmitteln. Korrekte Aufbewahrung von Arzneimitteln und Schutz vor falscher Nutzung durch Kinder ist Aufgabe der Frauen.

(Nach Stinson 1986)

Nahrungsproduktion

Frauen produzieren weltweit die Hälfte aller Nahrungsmittel. In Afrika südlich der Sahara sind es bis zu 90%. Hier sind sie Hauptproduktivkraft in der Landwirtschaft. Auf ihrer Muskelkraft und ihrem Wissen basiert die Subsistenzproduktion, die im ländlichen Raum die Ernährung der Familien sichert. In der Regel verfügen sie zur Bodenbearbeitung über ein einziges Produktionsmittel: die Hacke. In mühevollem Einsatz bearbeiten sie quadratmeterweise die Anbauflächen.

Auslese und Konservierung des Saatgutes wird meist von Frauen durchgeführt. Ihre Kenntnisse von Standorten und Klimafaktoren führen zu einem oft ausgeklügelten Sortenmix, der dem Hauptziel „Sicherung der Familienernährung" besser dient als viele moderne Hochleistungssorten. In Ruanda wurde z. B. das Saatgut für eines der Hauptnahrungsmittel, Bohnen, aus bis zu 10 verschiedenen Sorten zusammengestellt, um so auch in zu trockenen oder zu feuchten Jahren eine Minimalernte zu sichern.

Transport, Lagerung und Transformation landwirtschaftlicher Produkte werden von Frauen durchgeführt oder betreut. Dies bedeutet, daß für eine Verringerung der Lagerverluste, die zur Zeit auf jährlich 25–50% der Ernte geschätzt werden (vgl. Bruchhaus 1979, S. 54), primär die Frauen Ansprechpartner sein müßten. Die Transformation landwirtschaftlicher Produkte wie z. B. das Wässern und Trocknen von Maniok, das Dreschen des Getreides und v. a. Mehlbereitung durch Mahlen oder Stampfen absorbieren einen großen Anteil weiblicher Arbeitskraft.

Ungeachtet dieser Schlüsselrolle interessierten sich die Kolonialherren nahezu ausschließlich für den männlichen Landwirt, in dem sie den für die Cash-crop-Produktion geeigneten Partner sahen. Nach der Unabhängigkeit wurde, unterstützt von ausländischen Geldgebern und Beratern, diese Politik von den „unabhängigen" Landwirtschaftsministerien fortgesetzt. Landwirtschaftliche Beratung, Werkzeug- und Saatgutlieferungen und Kreditangebote richten sich auch heute noch vorrangig an Männer.

Von der Landwirtschaftsförderung ausgespart, produzieren Frauen den überwiegenden Teil der Nahrungsmittel unter sich ständig verschlechternden statt verbessernden Bedingungen, da Cash-crop-Anbau häufig die fruchtbarsten Böden beansprucht und damit den Nahrungsfruchtanbau auf schlechtere Flächen abdrängt. Hinzu kommt, daß Frauen in aller Regel auch im Cash-crop-Anbau mithelfen müssen, d. h., ihre Arbeitsbelastung steigt. Dies wird besonders in kleinbäuerlichen Betrieben dadurch verstärkt, daß die Männer sich zeitweise als Tagelöhner bei reicheren Bauern verdingen oder gelegentlich oder dauerhaft in der Stadt arbeiten. Die Zunahme von Haushalten mit weiblichen Haushaltsvorständen – bedingt durch Wanderarbeit der Männer – bedeutet eine Zunahme an Arbeitsbelastung und Armut. Im Sudan sind 23%, in Malawi 30% und in Botswana 45% der Haushaltsvorstände weiblich (WHO 1992, S. 13).

Nahrungszubereitung

Was auf den Tisch kommt und wie dies zubereitet ist, bestimmen – selbstverständlich im Rahmen ihrer Möglichkeiten – die Frauen. Von ihnen hängt es ab, wie viele und welche Mahlzeiten die Säuglinge und Kleinkinder bekommen. Die hygienischen Bedingungen der Zubereitung und Aufbewahrung werden von Frauen wesentlich beeinflußt.

Diese Rolle der Frau als Köchin und Hausfrau wird von Gesundheits- und Sozialministerien – in unkritischer Übertragung europäischer Modelle – als wesentlicher Ansatzpunkt zur Verbesserung der Ernährungslage der Familienmitglieder gesehen. Sie konzentrieren sich auf die Ernährungsberatung oft in Negierung der ökonomischen und produktiven Rolle der Frau. Dies kann dazu führen, daß mit moralischen Vorwürfen auf betriebsökonomisch bestimmtes Handeln reagiert wird: „Wie kann die Mutter die Hühnereier verkaufen, obwohl ihr doch die Bedeutung tierischen Eiweißes für die Ernährung viele Male erklärt wurde?" Hier läuft auch der Entwicklungshelfer Gefahr, vorschnell und falsch zu urteilen.

Integrierte Ansätze zur Verbesserung der Ernährungslage, d. h. solche, die Produktion, Vermarktung und Verzehr einschließen, werden der Wirklichkeit besser gerecht und bieten größere Erfolgschancen.

Kinderfürsorge

Ob der Säugling gestillt wird und wie lange, ob und welche Zusatznahrung er erhält, wird durch Einstellungen und Verhalten von Frauen bestimmt. Ein trauriges, aber sehr lehrreiches Beispiel ist die Verbreitung der Flaschenfütterung, v. a. in städtischen Gebieten Afrikas. Die vom Milchersatzhersteller intendierte Verhaltensänderung breitete sich rapide aus und hinterließ Tausende von Kindergräbern. Untersuchungen in einer Vielzahl von Ländern belegen, daß bei Säuglingen, die länger als ein halbes Jahr gestillt werden, die Chancen zu überleben um das Fünf- bis Zehnfache größer sind als bei Säuglingen, die weniger als sechs Monate gestillt werden. Somit ist eine positive Beeinflussung des Stillverhaltens der Mütter ein wesentlicher Beitrag zur Senkung der Kindersterblichkeit.

Ob im Krankheitsfalle eine Freundin, der Heiler oder ein Arzt aufgesucht wird, hängt wesentlich davon ab, wie Frauen die Erkrankung und die Verursachungszusammenhänge interpretieren. Ob krankmachende Kontakte verhindert, ob Unfälle verhütet werden, hängt von den Müttern ab.

Ein großer Teil dieser Aufgaben wird an ältere Kinder in der Geschwisterreihe delegiert, aber auch diese Delegation geschieht durch Frauen. Sicherlich haben auch die Männer ein Wort mitzureden, besonders bei gewichtigen Entscheidungen, die mit größeren Geldausgaben verbunden sind - wie z. B. bei einem Krankenhausaufenthalt. Aber das Alltägliche, das immer wieder Repetitive, ist Frauensache. Und da es v. a. die alltäglichen Risiken sind, die zu der Masse von vermeidbaren Erkrankungen führen, sind v. a. die Frauen anzusprechen.

Hygiene und Sanitation

Sauberkeits- und Hygieneerziehung - besonders im Kleinkindalter - sind Frauensache.

Für die Wasserversorgung sind qualitativ und quantitativ Frauen zuständig. Solange Wasserholen alltägliche mühselige Kleinarbeit ist, bei der die Quantitäten von der Körperkraft des Individuums bestimmt werden, sind Frauen (unterstützt von den Kindern) verantwortlich.

Wird Wassertransport modernisiert - und damit verbunden zu einer möglichen Quelle von Geldeinkommen -, wird er zu einem für Männer interessanten Bereich, und es findet, wie häufig bei technischen Fortschritten, eine Verdrängung der Frauen statt (Tabelle 3.4).

Tabelle 3.4. Wassertransport und Geschlecht. (Quelle:
Amref 1983, Kenya, aus Pizurki et al. 1987)

Transportmittel	% Männer	% Frauen
Füße	14	86
Esel	38	62
Fahrrad	64	36
Schubkarren	70	30
Ochsenkarren	85	15

Latrinenbau ist in aller Regel Männersache. Die Berater für Latrinenbau
und die ausländischen Sanitärexperten sind ebenfalls meist Männer. Die Latrine wird aber nur dann ohne Widerstände benutzt, wenn sie sauber ist. Sie
ist aber nur sauber, wenn Frauen sie sauberhalten oder Kinder hierzu heran-
ziehen. Umwelthygiene, die Sauberkeit in Haus und im Hof, wird von Frauen
sichergestellt. Dies ist so selbstverständlich, daß es selbstverständlich übersehen wird.

Frauen und Geldeinkommen

Geldeinnahmen können Landfrauen neben dem Verkauf handwerklicher Erzeugnisse (Flechtarbeiten, Stickereien, Töpfereiprodukte etc.) durch den Verkauf von landwirtschaftlichen Überschüssen oder durch Transformation landwirtschaftlicher Produkte erzielen. Ihr Geld verwenden sie für Dinge des täglichen Bedarfs (Seife, Zucker, Salz, Petroleum, Streichhölzer). Geldeinkommen des Mannes geht hingegen stärker in den Bereich größerer Investitionen
(z.B. Hausbau) oder in den modernen Konsumgüterbereich (Radio, Fahrrad,
Armbanduhr).

In der Stadt versuchen Frauen durch Kleinhandel oder Dienstleistungen
zu überleben, oft ist aber ein Zuverdienst durch Sex gegen Geld oder Natura-
lien unverzichtbar. Und selbst Mädchen müssen häufig schon auf diese Weise
zum Lebensunterhalt beitragen (s. auch Abschn. 4.3.5).

Die Vorstellung von einem gemeinsamen Familieneinkommen, das primär
der Deckung der Grundbedürfnisse der Familie dient und sekundär für Investitionen oder „Luxusgüter" eingesetzt wird, ist für die afrikanische Situation
unzutreffend. Hier gibt es häufig eine klare Zuteilung von Verantwortlichkeiten, und Kinder und Küche sind oft den Frauen zugeteilt (vgl. Boserup 1982,
Bruchhaus 1979, Klingshirn 1982).

Wenn nun die Teilnahme am „Fortschritt" den Schulbesuch, die Impfung
der Kinder, die regelmäßige Schwangerenvorsorge, Händewaschen mit Seife
u.a. erfordert und hierzu finanzielle Beiträge erbracht werden müssen
(Schulkleidung, Impfkarte, Schwangerenausweis, Seife u.ä.), dann sind unge-
wöhnliches Spartalent und Organisationsgeschick auf seiten der Frauen gefordert. Jeder Vorschlag zur Mitarbeit in Programmen und zur Teilnahme an
Aktionen ist auch auf seine finanziellen Konsequenzen für die einzelne Frau
und Mutter zu überprüfen. Auch minimal erscheinende Geldbeträge sind in
Subsistenzbetrieben oft nicht zu erwirtschaften.

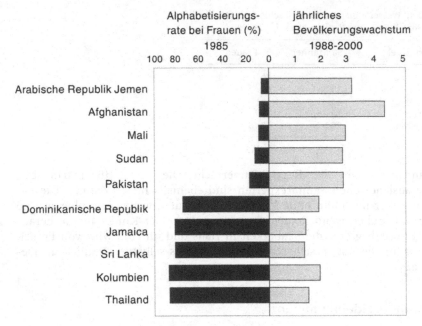

Abb. 3.11. Frauenbildung und Bevölkerungswachstum. (WHO 1992)

Frauen und Bildung

Besserer Zugang zu Bildung und Ausbildung für Mädchen und Frauen ist ein ganz entscheidender Beitrag zur Gesundheit. Es gibt einen gut dokumentierten Zusammenhang zwischen Frauenbildung und Bevölkerungswachstum (Abb. 3.11) und zwischen Frauenbildung und Säuglingssterblichkeit (Abb. 3.12).

Wenn auch der prozentuale Anteil von Mädchen, die die Schule besuchen, in den letzten 15 Jahren kontinuierlich gestiegen ist, ist er dennoch geringer als der der Knaben. In absoluten Zahlen sehen wir ein kontinuierliches Anwachsen der Gesamtzahl der Mädchen, die gar keine Schule besuchen.

Frauen und professionelle Gesundheitsversorgung

90% Prozent der professionellen Gesundheitsversorgung wird von Frauen geleistet. Der Anteil von Frauen in Gesundheitsberufen ist deutlich höher als ihr Anteil an den Erwerbstätigen insgesamt. Allerdings gibt es eine sehr ausgeprägte geschlechtsspezifische Verteilung auf die verschiedenen Sparten von Gesundheitsberufen: Während in den Pflege- und Assistenzberufen ganz überwiegend Frauen arbeiten, stellen Ärztinnen gegenüber ihren männlichen Kollegen eine kleine Minderheit dar, und der Frauenanteil bei den Entscheidungsträgern (in Gesundheitsministerium, Hospitalleitung u. a.) wird von der WHO auf höchstens 1% geschätzt.

Die geschlechtsspezifische Aufgabenverteilung in der medizinischen Versorgung wurde in den Entwicklungsländern der Situation in Industrielän-

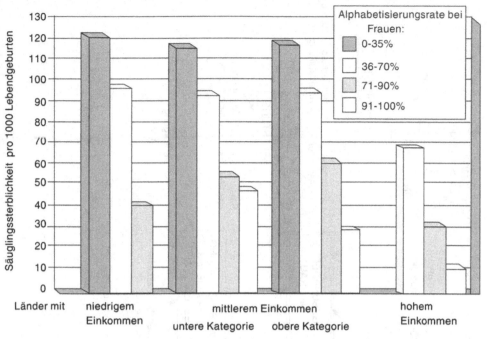

Abb. 3.12. Einfluß der Frauenbildung auf die Säuglingssterblichkeit (ca. 1980). (WHO 1992)

dern nachgeahmt. Das heißt z.B. im Bereich der Geburtshilfe, daß die Masse der Frauen bei der traditionellen Hebamme entbindet, ein kleinerer Teil bei der geschulten Hebamme im professionellen Dienst und daß bei Komplikationen der männliche Gynäkologe zuständig ist (Pizurki 1987).

3.4.2
Gesundheit von Frauen

Die Gesundheit von Frauen wird von einer Vielzahl von Faktoren beeinflußt, wobei die medizinische Versorgung im engeren Sinne nur einen Teil dieser Faktoren beeinflussen kann (Abb. 3.13).

Reproduktionsfähigkeit

Zweifellos spielt die Reproduktionsfähigkeit gerade unter Entwicklungsland-bedingungen eine herausragende Rolle. Hohe Gesamtfruchtbarkeit, kurze Geburtenabstände, Schwangerschaften in sehr jungen Jahren, dies alles sind Gesundheitsrisiken, denen die Mehrzahl der Frauen in Entwicklungsländern ausgesetzt sind.

Gebiete, auf denen die moderne Medizin unzweifelhaft Fortschritte zu verzeichnen hat – neben vielen, wo eher Skepsis angebracht ist –, sind die moderne Schwangerenüberwachung und Geburtshilfe. Sie haben das biologisch gegebene Risiko, das mit der Schwangerschaft und dem Gebären verbunden ist, soweit verringern können, daß in den Industrieländern nur noch 20 von

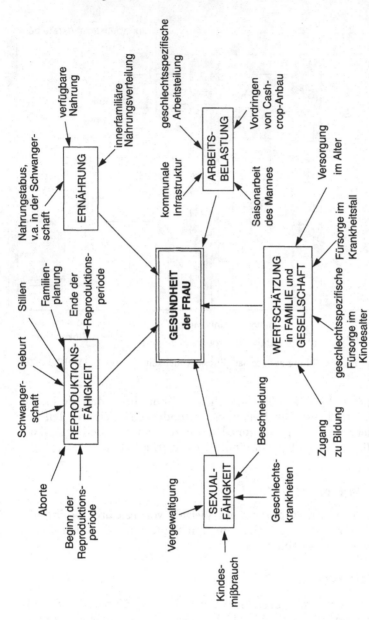

Abb. 3.13. Einflußfaktoren auf die Gesundheit von Frauen und Mädchen

100 000 Frauen in diesem Zusammenhang sterben. In Afrika sind es hingegen 640, in Asien 420 und in Lateinamerika 270 (WHO 1992).

In vielen Entwicklungsländern findet die Mehrzahl der Geburten ohne professionellen Geburtsbeistand statt.

Hiermit sei nicht gesagt, daß die traditionellen Hebammen oder andere alte, erfahrene Frauen nicht über viel Erfahrung und Wissen verfügen und oft gerade in psychologischer Hinsicht den Geburtsverlauf sehr günstig beeinflussen. Dennoch gibt es kritische Situationen, die ohne die Kenntnisse der modernen Medizin und ohne ihre Technik nicht zu meistern sind.

Illegale Abtreibungen unerwünschter Schwangerschaften tragen zur hohen Müttersterblichkeit bei (s. Abschn. 5.8).

Frau als Sexualpartnerin

Geschlechtskrankheiten

Wenn auch die Prävalenzraten für beide Geschlechter vergleichbar sind, sind Frauen von den mit Geschlechtskrankheiten verbundenen Problemen stärker betroffen. Da die Symptome weniger offensichtlich sind, werden die Krankheiten eher verschleppt und führen in der Konsequenz häufig zu Infertilität. Andererseits werden in ländlichen Gesellschaften Frauen nur dann anerkannt, wenn sie Kinder bekommen können. Infertilität bringt somit Leid und gesellschaftliche Ächtung. So ist die Unfruchtbarkeit oft als legaler Scheidungsgrund akzeptiert, und unfruchtbare Frauen werden von anderen Frauen gemieden, da befürchtet wird, daß sie mit ihrer Unfruchtbarkeit andere „anstecken" können. Zudem können geschlechtskranke Frauen die nachfolgende Generation infizieren.

Der soziale Wandel mit Urbanisierung, Migration und verstärkter Mobilität vergrößert das Problem der Geschlechtskrankheiten rapide, das zudem durch AIDS eine ganz neue Dimension bekommen hat (vgl. Abschn. 4.3). Während in Industrieländern v. a. Männer infiziert sind (Verhältnis Männer zu Frauen 6:1), sind in vielen Ländern Afrikas und Asiens fast ebenso viele Frauen wie Männer infiziert. Hierzulande sind die Möglichkeiten, sich zu schützen gut, da die Frauen die notwendige Kenntnis besitzen und das Selbstbewußtsein haben, den Schutz einzufordern. In Entwicklungsländern läßt der Teufelskreis von schlechtem Ernährungszustand, schwacher Immunabwehr, multiplen Infektionen, fehlender Kenntnis über die mögliche Infektion durch HIV und fehlender Macht, auf Schutz zu bestehen oder Sex zu verweigern, ein Ende der rasanten Ausbreitung noch gar nicht absehen.

Die Gefahr der Übertragung von der Mutter aufs Kind bedeutet für HIV-infizierte Frauen oft den nicht lösbaren Konflikt zwischen dem Wunsch, die Übertragung zu verhüten, und dem gesellschaftlichen Druck, Kinder zu bekommen. Die Pflegeaufgaben für AIDS-Kranke werden v. a. von Frauen wahrgenommen, und für die vielen AIDS-Waisen müssen die Großmütter sorgen, da die Müttergeneration wegstirbt.

Beschneidung

Die Rolle der Frau als Sexualpartnerin steht in engem Zusammenhang mit ihrer Stellung innerhalb der Gesellschaft. Deutlich wird uns diese Verflechtung, wenn wir die in Afrika weithin geübte Praxis der Beschneidung betrachten. Man schätzt, daß 70 Mio. Frauen beschnitten sind und daß täglich einige tausend Beschneidungen von Mädchen stattfinden.

Es werden im wesentlichen drei Arten von Beschneidungen durchgeführt, die sich in bezug auf das Ausmaß des Eingriffes und die möglichen psychischen und gesundheitlichen Folgen unterscheiden.

- Die *Circumcision* (die eigentliche Beschneidung) besteht aus der Entfernung der Clitorisvorhaut (clitoral prepuce). Diese traditionell auch „Sunna" genannte Form ist die harmloseste, aber auch die am wenigsten verbreitete.
- Die *Excision* besteht in der Entfernung der Clitoris und von Teilen oder der Gänze der kleinen Schamlippen.
- Die *Infibulation* (auch pharaonische Beschneidung) besteht aus der Entfernung der Clitoris, der kleinen und eines Teiles der großen Schamlippen. Die Ränder der Vulva werden dann mit Garn oder Fasern zusammengenäht und erst zur Hochzeitsnacht geöffnet. Häufig wird die Vulva nach der Geburt eines Kindes, nach Scheidung oder Tod des Ehemannes neuerlich zugenäht (nach WHO 1986).

Neben den unmittelbaren gesundheitlichen Problemen, die sich für die Mädchen in Zusammenhang mit der Beschneidung ergeben (Schmerzen, Blutverlust, Infektionen), gibt es vielfältige Folgeprobleme, die von Schmerzen beim Geschlechtsverkehr bis zu verlängerten Geburtsverläufen und Geweberissen mit Gefahren für Mutter und Kind reichen. Die Beschneidung trägt auch zur Infertilität bei. Nach Schätzungen für Sudan sind ein Viertel aller Fälle von Unfruchtbarkeit der Beschneidungspraxis zuzuschreiben. Frauen sind hierbei nicht nur Opfer, sondern auch Täter, da sie, ebenso wie die Männer, die Notwendigkeit dieser Praxis verteidigen. In aller Regel wird der Eingriff von traditionellen Hebammen/Heilerinnen oft unter unhygienischen Bedingungen ausgeführt. Änderungen sind hier nur durch bessere Bildungschancen für Frauen und Mädchen zu erhoffen.

Sexuelle Gewalt

In den Industrieländern ist die Dunkelziffer in diesem Bereich schon um ein vielfaches höher als die bekanntgewordenen Fälle. Zur Situation in Entwicklungsländern gibt es überhaupt kein Zahlenmaterial. Durch Fallbeispiele ist aber offensichtlich, daß sexuelle Gewalt in Gesellschaften im sozialen Umbruch zunimmt.

Hier ist auch der sexuelle Mißbrauch von Mädchen zu erwähnen. Dazu gibt es kaum Zahlen, da dieses Problem in allen Gesellschaften tabuisiert ist. Aber die Prävalenzraten von HIV-Infektionen deuten auf das Problem hin. In der Altersgruppe der 15- bis 19jährigen sind in vielen afrikanischen Ländern die Infektionsraten der Mädchen wesentlich höher als die der Jungen. Die Aufklärung über das Infektionsrisiko im Kontakt mit Prostituierten hat dazu geführt, daß wohlhabende Männer aggressiv auf die Suche nach sehr jungen Mädchen gehen, um sich selber vor Infektionen zu schützen.

Ernährung

Frauen in Entwicklungsländern leiden häufiger unter Mangelernährung als Männer. Dies gilt besonders für die Eisenmangelanämie, aber auch für die Protein-Energie-Mangelernährung. Für Frauen in der reproduktiven Phase ist dies besonders gravierend, da sie – schwanger oder stillend – einen zusätzlichen Organismus miternähren müssen. Die Nahrungsaufteilung innerhalb der Familie trägt diesem Faktum in aller Regel nicht Rechnung. Entsprechend seiner höheren sozialen Stellung hat der Mann (und haben seine Gäste) Anspruch auf die größeren und besseren Anteile. Hinzu kommen Nahrungstabus, die besonders in der Schwangerschaft hochwertige eiweißreiche Nahrungsmittel ausschließen. Zum Beispiel sind in vielen Ländern Hühnereier untersagt, um zu verhindern, daß das Kind glatzköpfig wird. Auch Fleisch und Milch sind häufig mit einem Tabu belegt. So ist es nicht verwunderlich, daß ein großer Teil von schwangeren Frauen an einer Anämie leidet.

Arbeitsbelastung

Die vielfältigen Aufgaben der Frauen – besonders in landwirtschaftlich intensiven Jahreszeiten – bedingen im ländlichen Afrika einen 16- bis 18stündigen Arbeitstag. Im Rahmen der Mutter-Kind-Programme wird eine Reihe sehr effizienter präventiver Aktionen propagiert, die leider alle den Nachteil haben, daß sie Zeit kosten. Der im ländlichen Raum benötigte Zeitaufwand liegt in den in Tabelle 3.5 angegebenen Größenordnungen.

Wertschätzung innerhalb der Familie und Gesellschaft

In vielen Gesellschaften sind männliche Nachkommen höher geschätzt als weibliche. In einer Untersuchung in Bombay wurde gezeigt, daß 7999 Föten von 8000 Abtreibungen weiblich waren. Die vorgeburtliche Geschlechtsbestimmung ist in Indien zu einem lukrativen Geschäft geworden. Trotz hoher Kosten wird sie von Paaren aus der Mittelklasse und Oberschicht zunehmend in Anspruch genommen.

Tabelle 3.5. Individueller Zeitaufwand für die Nutzung von Mutter-Kind-Fürsorgeprogrammen. (Aus Pizurki et al. 1987)

Aktivität	Zeitaufwand
Schwangerenvorsorge/Tetanusprophylaxe	2–3 Tage/Schwangerschaft
Impfprogramm	3 Tage/Kind
Malaria-Behandlung	1 Tag zum HC/Kind/Jahr
orale Rehydrierung	1 Tag zum HC/Kind/Jahr + 2 Tage Intensivpflege
Wachstumsüberwachung	6 Tage/Kind/Jahr
Abstillnahrung	1–2 Stunden/Tag × mehrere Monate/Kind
Familienplanung	4 Tage/Jahr

HC = Health Centre = Gesundheitszentrum

Studien zum Stillverhalten in Bahrain, Oman und Tunesien haben gezeigt, daß Jungen im Schnitt länger gestillt werden als Mädchen (WHO 1992).

Die geschlechtsspezifische Präferenz bei Kindern, eine direkte Wirkung des Status von Frauen, beeinflußt die Überlebenschancen und die Gesundheit von Mädchen. Die Beschränkung der Kinderzahl, wie z.B. die proklamierte Ein-Kind-Familie in China, verschärft die Benachteiligung.

Entwicklung bedeutet auch eine durchschnittliche höhere Lebenserwartung. Hiermit wächst aber auch der Anteil verwitweter Frauen. In der Dekade 1970–80 ist in vielen Ländern Asiens und Lateinamerikas der Anteil der Witwen über 65 Jahre um mehr als 30% gestiegen.

Durch wachsende Migration und Zerfall traditioneller Familienstrukturen wächst auch in Entwicklungsländern die Zahl alleinstehender alter Frauen, die nur sehr unzureichend sozial und medizinisch versorgt werden nach einem langen Leben der Sorge für andere.

3.4.3
Konsequenzen für die Entwicklungszusammenarbeit
Multifaktorielle und saisonale Analysen sind notwendig

Es ist schon durch die bisher genannten Faktoren deutlich geworden, daß Gesundheit von Frauen von einem Gefüge von Lebensumständen beeinflußt wird, die untereinander in vielfältiger Weise verwoben sind. Frauen sind als Sexualpartnerinnen, Mütter, Produzentinnen, Hausfrauen und häufig auch Händlerinnen für Ernährung, Hygiene, Gesundheitsfürsorge und Krankenpflege innerhalb ihres Wirkungskreises verantwortlich und gleichzeitig Opfer von Leiden und Lasten, die durch ihre Lebensumstände bedingt sind.

Die Lebensbedingungen verändern sich im Laufe des Jahres und führen v.a. zu Beginn der Regenzeit zu einer oft dramatischen Kumulation ungünstiger Faktoren, denn dies ist die Zeit

- des allgemeinen Nahrungsmangels, da die alte Ernte nahezu aufgebraucht ist und die Preise für Grundnahrungsmittel hoch sind,
- höchster Arbeitsintensität in der Landwirtschaft,
- hohen Infektionsrisikos für vektorübertragene Erkrankungen (v.a. Malaria),
- von Körpergewichtsverlusten,
- in der gehäuft Kinder mit niedrigem Geburtsgewicht geboren werden,
- hoher Säuglings- und Kindersterblichkeit,
- geringer verfügbarer Zeit für Säuglings- und Kinderfürsorge,
- geringer Nutzung der Gesundheitsdienste, von Nachschubproblemen im Handel und im Dienstleistungsbereich.

Die Aufgabenvielfalt der Frau führt dazu, daß im Falle eigener Erkrankung und Behinderung die anderen Familienmitglieder – v.a. die Kinder – zwangsläufig mitleiden müssen. Die Folgen in gesundheitlicher und ökonomischer Hinsicht sind unausbleiblich, auch wenn andere Frauen für eine Reihe von Aufgaben einspringen. In einer Studie in Nigeria wurde untersucht, wie sich längerfristige Erkrankung und Arbeitsunfähigkeit durch Guineawurm-Infektionen auf die verschiedenen Aufgabenbereiche der Frauen auswirken. Am schwierigsten ist es, Ersatz für die produktiven Aktivitäten zu finden (Landwirtschaft und Handel), und so beliefen sich die Verluste durch eine einzige Krankheitsepisode (die mehrere Monate dauern kann) auf 60% des monetären Jahreseinkommens (Watts et al. 1989).

Frauenorientierte Entwicklungsmaßnahmen sind erforderlich

Die „moderne" Entwicklung in den meisten Ländern ist für viele Frauen noch keineswegs gleichbedeutend mit Fortschritt. Die Zunahme an weiblichen Haushaltsvorständen, bedingt durch Erwerbsmöglichkeiten für die Männer in der Stadt oder dem Nachbarland, hat die Arbeitsbelastung und Armut der Haushalte erhöht. Sie gelten in der Regel als „Risikohaushalte", in denen durch die vielfache Überlastung des Haushaltsvorstandes Unterernährung und andere armutsbedingte Erkrankungen eine wichtige Rolle spielen.

Die ökonomische Entwicklung in den 80er Jahren hat dazu geführt, daß viele Entwicklungsländer, den Bedingungen des Weltwährungsfonds folgend, eine wirtschaftliche Restrukturierungspolitik durchführen (economic structural adjustment policy), die besonders im Sozialbereich die Situation der Frauen und Kinder zu verschärfen droht:

- Die sinkenden Einkommen der Armen führen dazu, daß sie weniger Geld haben, um Nahrung und Medikamente zu kaufen oder um Gesundheitseinrichtungen zur Behandlung aufzusuchen.
- Die Preise für Güter des täglichen Bedarfs, besonders für Nahrungsmittel, steigen.
- Die Staatsausgaben für Basisdienste, besonders für Gesundheitsdienste und Bildungseinrichtungen, sinken.
- Frauen haben nicht nur weniger Geld, um für sich und die Kinder zu sorgen, sondern auch weniger Zeit.

Es ist ein Verdienst des Kinderhilfswerks UNICEF, auf dieses Problem aufmerksam gemacht zu haben und nationale Regierungen und Geberorganisationen aufgefordert zu haben, diese Strukturanpassungspolitik nicht auf Kosten der Frauen und Kinder vorzunehmen. Die gesamtwirtschaftliche Entwicklung ist also im letzten Jahrzehnt kaum dazu angetan gewesen, die Situation der Frauen zu verbessern. Andererseits hat sich durch die Frauendekade und in ihrer Folge ein geschärftes Bewußtsein entwickelt, und in einer Vielzahl von Projekten wird versucht, die Auswirkungen auf die Lage der Frau zur Kenntnis zu nehmen und Versuche zu deren Verbesserung zu unternehmen.

Literatur

Boserup E (1982) Die ökonomische Rolle der Frau in Afrika, Asien, Lateinamerika. Stuttgart

Bruchhaus EM et al. (1979) Frauen in Entwicklungsländern. Situationsanalyse und entwicklungspolitische Ansatzpunkte. Freiburg

Klingshirn A (1982) Frauen und ländliche Entwicklung in Afrika. Fallbeispiele aus Ghana und Togo. Forschungsbericht des BMZ, Bd 32. München Köln London

Pizurki H et al. (1987) Women as providers of health care. WHO, Genf

Stinson W et al. (1986) Women and health. Information for action – issue paper, Washington

UNICEF (1987) The state of the world's children. Oxford

UNICEF (1995) Zur Situation der Kinder in der Welt 1995. Frankfurt/Main

Watts SJ, Brieger RW, Yacoob M (1989) Guinea worm: An indepth study of what happens to mothers, families and communities. Soc Sci Med, 29(9):1043–1049

WHO (1986) A traditional practice that threatens health – female cicumcision. WHO-Chronicle 40(1):31–36

WHO (1992) Women's health: across age and frontier. Genf

4 Kontrolle endemischer Krankheiten (sekundäre Prävention)

In diesem Kapitel werden Konzepte und spezifische Maßnahmen zur Verhütung und Kontrolle endemischer Krankheiten beschrieben (dies bezeichnen wir entsprechend der Terminologie in Kap. 3 auch als „sekundäre Prävention"). Anhand der Beispiele Malaria (Abschn. 4.1), Tuberkulose (Abschn. 4.2) sowie AIDS und sexuell übertragbare Krankheiten (Abschn. 4.3) werden wichtige Prinzipien der Krankheitskontrolle verdeutlicht. Die Auswahl der Beispiele erfolgte entsprechend der weltweiten Bedeutung dieser Krankheiten. Je nach lokalen Gegebenheiten kann es aber zusätzliche oder auch ganz andere Prioritäten geben, z. B. die Kontrolle von chronischen, nicht-übertragbaren Krankheiten Erwachsener (s. Abschn. 5.7).

4.1 Malariakontrolle

August Stich

4.1.1 Einführung

Malaria gilt als die wichtigste tropische Infektionskrankheit. Mehr als ein Drittel der Weltbevölkerung lebt in den Infektionsgebieten Afrikas, Asiens und Lateinamerikas. Alljährlich erkranken über 200 Mio. Menschen, 2–4 Mio. von ihnen sterben.

Malaria ist heilbar. Zudem kann die Transmission, der komplexe Zyklus zwischen Vektor und Mensch, unterbrochen werden. Daraus ergibt sich die (theoretische) Möglichkeit, Malaria in den endemischen Gebieten wirksam zu kontrollieren.

Auf der Basis einzelner Erfolge in der Malariabekämpfung und im Vertrauen auf die Fortschritte der entomologischen und medizinischen Forschung hat die WHO im Jahre 1955 anläßlich ihrer 14. Vollversammlung die weltweite Ausrottung der Malaria zu ihrem Ziel erklärt und dafür beträchtliche Ressourcen zur Verfügung gestellt. Verschiedene Modelle der Malariabekämpfung wurden erprobt, von großen vertikalen und überregionalen Programmen bis hin zu einer Verwurzelung der Malariabekämpfung im Sektor der Primary Health Care. Trotz großer anfänglicher Euphorie begann sich jedoch bereits nach 2 Jahrzehnten abzuzeichnen, daß der Wunsch der Ausrottung unter den derzeitigen Gegebenheiten eine Illusion bleiben würde. Bei allen Anstrengungen mußte man feststellen, daß sich in den 80er Jahren im Vergleich zum Beginn der Eradikationskampagnen 1955 die Malariazahlen weltweit nahezu verdoppelt hatten und die Kontrollmöglichkeiten durch das Auftreten von Resistenzen bei Moskitos und Parasiten massiv erschwert wurden.

1993 hat die WHO eine *Global Strategy for Malaria Control* formuliert, deren Ziel nicht mehr die Eradikation, sondern nur mehr eine wirksame Kontrolle der Malaria ist (WHO 1993). Unter der neuen Generalsekretärin Gro Harlem Brundthland wurde dieses Konzept 5 Jahre später zu der prestigeträchtigen Kampagne *Roll Back Malaria* weiterentwickelt. Sie soll über ein Zusammenwirken verschiedener zielgerichteter Initiativen auf nationaler und internationaler Ebene Morbidität und Mortalität bis zum Jahr 2010 um die Hälfte reduzieren und damit die sozioökonomischen Einbußen, die in den malariaendemischen Ländern erheblich sein können, lindern. Eine Verbesserung von Diagnose und Therapie von Patienten soll sich dabei mit verschiedenen Präventionsstrategien unter einer kompetenten Gesamtkoordination ergänzen. Operationelle Forschung soll eine gezielte Förderung erhalten. Malariakontrolle wird jetzt als weltumspannende Aufgabe von erheblicher Relevanz verstanden.

Dennoch muß in den kommenden Jahrzehnten mit einer massiven weltweiten Zunahme des Malariaproblems gerechnet werden. Wahrscheinlich wird sich die Verbreitung der Parasiten nach beiden Seiten des Äquators hin ausdehnen und Gebiete miteinschließen, die ehemals als malariafrei galten. Auf der Basis zahlreicher Hochrechnungen und epidemiologischer Modelle kann man besonders eine Zunahme des epidemischen, saisonalen Vorkommens der Malaria, speziell an den Randgebieten des klassischen Verbreitungsgürtels, erwarten.

Die Ursachen für diese bedenkliche Dynamik in der Malaria-Epidemiologie sind vielfältig. Sie betreffen Komponenten bei Parasiten, Vektoren und Wirt. Die wichtigsten sind in Tabelle 4.1 zusammengestellt.

Auch in Zukunft besteht deshalb die Notwendigkeit zur Durchführung von Malariakontrollprogrammen. Durch den ökonomischen Niedergang vieler Länder in den endemischen Gebieten, speziell in Afrika, und durch politische Instabilitäten wird es aber zunehmend unrealistisch sein, derartige Programme flächendeckend und auf nationaler Ebene zu verwirklichen. Deshalb werden lokal durchgeführte Maßnahmen, die unter aktiver Beteiligung der betroffenen Bevölkerungen stattfinden, gegenüber großflächigen vertikalen Programmen wesentlich mehr Bedeutung gewinnen. Der einzelne Entwicklungshelfer kann während seines Einsatzes deshalb durchaus mit der Notwendigkeit konfrontiert sein, in seinem Verantwortungsgebiet ein Malariakontrollprogramm initiieren und durchführen zu müssen.

Im folgenden soll ein Überblick über mögliche Optionen in der Bekämpfung der Malaria auf lokaler, dezentraler Ebene gegeben werden. Die Ausführungen sind lediglich als Einstieg in die Thematik gedacht und sollen nicht verhehlen, daß für das Gelingen eines Malariakontrollprogramms viel Wissen und Erfahrung nötig sind.

Deshalb werden in Abschn. 4.1.2 zunächst einige Grundbegriffe der Malariaepidemiologie erläutert. Danach wird aus den zahlreichen unterschiedlichen Kontrollstrategien eine Auswahl der wichtigsten in Abschn. 4.1.3 dargestellt. Die ideale Methode gibt es dabei nicht. Die Wahl einer oder einer Kombination mehrerer Maßnahmen hängt gänzlich von der jeweiligen Situa-

Tabelle 4.1. Mögliche Ursachen für die weltweite Zunahme der Malariainzidenz in den kommenden Jahrzehnten (Auswahl!)

Ursache	Wirkung
Veränderungen des Parasiten *Plasmodium falciparum*	
zunehmende Resistenzentwicklung gegenüber gängigen Malariatherapeutika	schlechtere Zugänglichkeit für die Behandlung
globale Erwärmung	Besiedlung von bisher zu kalten Gebieten schnellere Beendigung des Entwicklungszyklus im *Anopheles*-Moskito durch raschere Generationsfolge
Veränderungen des Vektors (*Anopheles* spp.)	
zunehmende Resistenzentwicklung gegenüber gängigen Insektiziden	schlechtere Zugänglichkeit für die Vektor-Bekämpfungsprogramme
Änderungen im Verhalten	zunehmende Exophilie und damit schlechtere Zugänglichkeit für konventionelle Hausspraykampagnen
Klimaveränderungen	schnelle Generationsfolge bei erhöhter Umgebungstemperatur Zunahme der Brutstätten nach verstärkten Niederschlägen, Überschwemmungen etc.
Änderungen der Vektorspezies	Verdrängung alter (und gut kontrollierbarer) Vektorenpopulationen durch besser an Umweltveränderungen adaptierte Spezies
Veränderungen beim Menschen	
Verschlechterung der sozioökonomischen Rahmenbedingungen in vielen Ländern in endemischen Gebieten	Zusammenbruch des Gesundheitswesens mit präventiven und kurativen Diensten Zusammenbruch spezifischer staatlicher Malariakontrollprogramme
politische Instabilitäten, Bürgerkriege	Wanderungsbewegungen mit Einstrom nicht-immuner Bevölkerungsgruppen in malariaendemische Gebiete, Umsiedlungsprogramme
Naturkatastrophen und Umweltveränderungen	Erschöpfung ökologischer Ressourcen, *entrapment*, Wanderbewegungen
demographische Entwicklung	zahlenmäßige Zunahme der empfänglichen Bevölkerung
vermehrte Mobilität der Weltbevölkerung	Einschleppung von Anthroponosen (z. B. Malaria) in bisher freie Gebiete

tion ab. Entscheidungshilfen und Tips zur Vorbereitung und Durchführung von Malariakontrollprogrammen werden in Abschn. 4.1.4 aufgezeigt.

4.1.2
Grundzüge der Malariaepidemiologie

Die Malaria präsentiert sich im tropischen und subtropischen Klimabereich nicht in einheitlicher Form. Oft können Unterschiede zwischen geographisch eng benachbarten Gebieten beträchtlich sein.

Ein Beispiel aus West-Äthiopien. Im Tiefland des Blauen-Nil-Beckens Richtung Sudan ist Malaria endemisch. Der Infektionsdruck ist hoch, bereits mit der Geburt beginnt die Exposition gegenüber den Plasmodien. Schwere Erkrankungsfälle kommen praktisch nur bei Kleinkindern vor. Erwachsene entwickeln eine Semiimmunität und lernen, Malariaparasiten in ihrem Blut zu tolerieren, ohne dabei schwer zu erkranken (asymptomatische Parasitämie). In den zentralen Highlands des Landes hingegen kommt Malaria praktisch nicht vor. Die Bevölkerung leidet dort an anderen Krankheiten (Rückfallfieber, Tuberkulose). In warmen Sommern und nach heftigen Regenfällen verschiebt sich aber das Vorkommen der Malaria in höhere Lagen und bricht in nicht-immune Bevölkerungsgruppen ein. Zahlreiche Erkrankungsfälle bei Patienten aller Altersgruppen sind die Folge, die Letalität an zerebralen Verlaufsformen und schweren Anämien ist hoch. Eine Malaria-Epidemie ist entstanden.

Die früher übliche Einteilung der Malariavorkommen in Hyper-, Holo-, Meso- und Hypoendemiegebiete wird zunehmend aufgegeben. Ihr liegt eine Bestimmung der Milzgrößen bei Kindern zwischen 2 und 10 Jahren zugrunde. Die WHO hat sich Anfang der 90er Jahre zu der einfacher anwendbaren Einteilung in *stabile* und *instabile Malaria* entschlossen (Tabelle 4.2). Diese Klassifizierung hilft insbesondere, das unterschiedliche Auftreten der Semi-

Tabelle 4.2. Unterschiede zwischen stabiler und instabiler Malaria (Auswahl!)

	Endemische „stabile" Malaria	Epidemische „instabile" Malaria
betroffene Bevölkerung	Erkrankungsgipfel bei Kindern unter 5 Jahren, evtl. bei Primigravidae; Semiimmunität bei Erwachsenen vorhanden	alle Altersgruppen von schweren Malariaformen gleichmäßig betroffen; keine Immunitätsentwicklung der Bevölkerung
zeitliches Auftreten der Erkrankung	häufig ganzjährig mit saisonalen Schwankungen (Regenzeit)	Malaria bisher unbekannt, jahrelang nicht vorhanden oder mit extrem niedriger Prävalenz
parasitologische Diagnose und Therapieindikation	häufig asymptomatische Parasitämie	jeder Nachweis von Plasmodien ist pathologisch und therapiebedürftig
generelles Ziel von Kontrollstrategien	Reduktion der Morbiditätszahlen bei Hochrisikogruppen	Reduktion der Letalität (*case fatality rate*) auf <1%
Möglichkeit der Unterbrechung der Malariatransmission	in der Regel illusorisch angesichts der hohen Vektorendichte und des hohen Infektionsdrucks; nur über eine deutliche Verbesserung der sozioökonomischen Lebensbedingungen möglich	unter günstigen Bedingungen durch den Einsatz verschiedener Kontrollstrategien möglich

immunität bei den betroffenen Bevölkerungen und damit die Vulnerabilität von Risikogruppen besser einzuschätzen.

Dieses grobe Raster auf alle Malariagebiete dieser Erde anwenden zu wollen würde allerdings ihren hohen regionalen Unterschieden nur ungenügend Rechnung tragen. Deshalb wurden acht „epidemiologische Zonen" definiert, die eine bessere Einschätzung der jeweils vorhandenen Situation erlauben (Tabelle 4.3).

Diese Zonen sind nicht als geographisch fest umschriebene Gebiete zu verstehen: In unserem Beispiel aus Äthiopien würden die Bewohner des Tieflandes in der Zone 1, die der Highlands in der Zone 2 leben. Auf beide treffen aufgrund der speziellen innenpolitischen und sozioökonomischen Situation des Landes durchaus auch Kriterien für die Zone 8 zu.

Tabelle 4.3. Epidemiologische Zonen der Malaria. (Nach WHO 1991)

Zone	Beschreibung	Charakteristika
1	Malaria in der afrikanischen Savanne	ca. 80% aller Malariafälle der Welt meist stabile Transmission mit hochpotenten Vektoren häufig über 50% der Bevölkerung infiziert
2	Randzonenmalaria	in ökologischen Übergangsgebieten am Rand von Wüste oder Hochland Gefahr von Epidemien in Abhängigkeit von Regenfällen und Umgebungstemperatur
3	Malaria im Rahmen traditioneller Landwirtschaft außerhalb Afrikas	besonders in den Ebenen und Flußtälern Zentralchinas "background malaria" mit rel. geringer Transmission
4	Waldzonenmalaria	im Gebiet waldbewohnender Vektoren in Südostasien betrifft häufig spezielle Risikogruppen (Waldarbeiter, Minenschürfer, Soldaten u. a.) vielfach kombiniert mit hoher medikamentöser Resistenz
5	Malaria im Rahmen extensiver landwirtschaftlicher Veränderungen	Epidemien nach saisonaler Einwanderung von neuen Arbeitern menschengemachte Umweltveränderungen mit günstigeren Voraussetzungen für die Vektoren (Bewässerungsprojekte, Abholzung der Tropenwälder) typische Situation in Bananen-, Kautschuk- und Zuckerrohrplantagen Lateinamerikas
6	urbane Malaria	Besiedlung von periurbanen Gebieten durch besonders anpassungsfähige Vektoren, besonders in Vorderasien und Indien schlechte sanitäre Verhältnisse ungenügende Gesundheitseinrichtungen, oft hohe Resistenzzahlen
7	Küsten- und Sumpflandmalaria	Epidemien nach Flutkatastrophen und bei großen Bewässerungsprojekten speziell anpassungsfähige Vektoren
8	Kriegszonenmalaria	Zusammenbruch der Gesundheitseinrichtungen Flüchtlingsbewegungen, Umsiedlungsprogramme Unterbrechung von Kontrollprogrammen

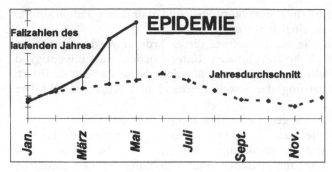

Abb. 4.1. Beispiel einer Malariaepidemie

Besonders das epidemische Auftreten von Malaria (Abb. 4.1), beispielsweise nach schweren Regenfällen oder bedingt durch die Einwanderung nichtimmuner Bevölkerungsgruppen (Wanderarbeiter, Flüchtlingsbewegungen), ist wegen der hohen Mortalität bei Menschen aller Altersgruppen gefürchtet. Von einer Epidemie kann man immer dann sprechen, wenn die Zahl der Erkrankten deutlich höher als der erwartete Durchschnittswert der Vorjahre liegt. Dabei wird häufig anhand der örtlichen Gegebenheiten ein Schwellenwert (*epidemic threshhold*) definiert.

Bei einem epidemischen Auftreten muß zügig innerhalb von Tagen oder Wochen gehandelt werden. Fragen der späteren Tragfähigkeit des Programms (*sustainability*) spielen dabei eine untergeordnete Rolle. Im Gegensatz dazu ist der Ansatz bei Kontrollmaßnahmen in stabilen endemischen Situationen auf längere Zeiträume ausgelegt, wobei dann auch die lokale Bevölkerung in einem viel höheren Maße in die Planung und Durchführung des Programms miteinbezogen werden sollte.

4.1.3
Strategien der Malariakontrolle

Derzeitige Strategien bei Malariabekämpfungsprogrammen

- verbessertes Management von Erkrankungsfällen
- Methoden der persönlichen Prävention
  - Chemoprophylaxe
  - persönlicher Schutz vor Moskitos
- Vektorkontrolle
  - Beseitigung von Brutstätten
  - Sprühkampagnen
  - insektizidimprägnierte Moskitonetze
- Kontrollstrategien im Versuchsstadium

Verbessertes Management von Erkrankungsfällen

Die Infektionen mit den vier menschenpathogenen Erregern *Plasmodium falciparum*, *P. vivax*, *P. ovale* und *P. malariae* sind Anthroponosen: Der Mensch stellt das einzige Reservoir der Erkrankung dar. Durch eine effektive Behandlung aller Infizierten ließe sich deshalb theoretisch die Malaria wirksam kontrollieren.

Ziel dieser Kontrollstrategie ist es, das Management der Patienten zu verbessern, die bereits an Malaria erkrankt sind. Patienten werden entweder in einer Gesundheitseinrichtung betreut oder aktiv aufgesucht (*active case detection*).

Die Realität in vielen Ländern endemischer Gebiete ist eine Nichtexistenz oder Inkompetenz des staatlichen Gesundheitssystems, das den Anforderungen einer suffizienten Diagnostik und Therapie von Malariapatienten sowie einer adäquaten epidemiologischen Überwachung nicht gewachsen ist. Durch legal und illegal praktizierende Heiler und Medikamentenverkäufer werden Patienten mit falschen Therapien oder unzureichenden Dosen von Malariamedikamenten behandelt. So werden beispielsweise in Kambodscha etwa 90% aller Patienten mit Malaria im privaten Sektor völlig unzureichend behandelt.

Die Strategie des verbesserten Managements von Malariapatienten zielt auf eine Stärkung des kurativen Sektors ab. Training des Personals steht dabei im Vordergrund. Eine klare, den örtlichen Gegebenheiten angepaßte klinische Falldefinition sollte durch eine verbesserte Labordiagnostik abgesichert werden. Damit wird die Früherkennung der Malaria erleichtert und verläßlich gemacht. Einheitliche Kriterien für den rationalen Einsatz der vorhandenen Medikamente und klare Therapieschemata dienen der Standardisierung und Verbesserung der Behandlung. Richtlinien für die Verlegung von komplizierten Fällen müssen eingeführt werden. Vorkehrungen sollten getroffen werden, um das Auftreten von medikamentösen Resistenzen frühzeitig zu erkennen und zu behandeln.

Die periodische Verabreichung der kurativen Dosis eines Malariamedikamentes an eine ganze Bevölkerungsgruppe *ohne* vorherige individuelle Diagnostik ist eine Sonderform dieser Strategie und nur als Ausnahme speziellen Situationen vorbehalten. Nach Naturkatastrophen oder unter den Bedingungen eines Flüchtlingslagers, dessen nicht-immune Bewohner sich plötzlich in einem Malariagebiet wiederfinden und zu einem hohen Prozentsatz erkranken (und sterben), mag es die geeignete Methode sein. Voraussetzung ist, daß die Zielgruppe überschaubar und gut abgrenzbar bleibt, einem hohen Malariarisiko ausgesetzt ist und ein geeignetes Präparat [z. B. Sulfadoxin/Pyrimethamin (Fansidar), Mefloquin] in ausreichender Menge zur Verfügung steht.

Beispiel: Nach der Katastrophe in Ruanda im April 1994 kam es zu einer Massenflucht von vielen hunderttausend Menschen. Flüchtlingslager entstanden buchstäblich über Nacht in den benachbarten Ländern. Einige davon befanden sich im malariaverseuchten Tiefland Tansanias. Eine hohe Malariamorbidität und -mortalität unter den Flüchtlingen war die Folge. Die

Situation war in der Kürze der Zeit und im Kontext des gesamten Desasters nicht anders zu beherrschen als durch eine Verabreichung einer einmaligen Dosis von Fansidar an jeden Bewohner des Lagers.

Methoden der persönlichen Prävention

Chemoprophylaxe

Die prophylaktische Gabe von Malariamedikamenten sollte – wenn überhaupt – heute nur noch sehr selektiv erfolgen. Eine Massenchemoprophylaxe ist nicht mehr zu rechtfertigen. Ziel ist nicht, wie es bei Ansätzen in der Vergangenheit noch üblich war, eine Unterbrechung der Malariatransmission in der gesamten Bevölkerung, sondern lediglich eine Reduktion der Sterblichkeit in Hochrisikogruppen, in erster Linie bei Kindern unter 5 Jahren und schwangeren Frauen, besonders Primigravidae. Ein gut funktionierendes MCH-Programm ist die Voraussetzung einer solchen Maßnahme. Die Entwicklung neuer Wirkstoffe oder die sinnvolle Kombination verschiedener Substanzgruppen eröffnet hier für die Zukunft neue interessante Perspektiven.

Propagiert man die Chemoprophylaxe als Methode der Malariakontrolle, muß man sich darüber im klaren sein, daß ein hohes Risiko der Induktion von Resistenzen gegenüber dem verwendeten Medikament besteht.

Persönlicher Schutz vor Moskitos

Hierzu zählen der Gebrauch von Repellenzien, langer Kleidung in den Dämmerungs- und Nachtstunden sowie der Einsatz von Fliegengittern und Moskitonetzen, evtl. auch von Klimaanlagen. Werden Moskitonetze mit Insektiziden imprägniert, wirken sie zusätzlich als Methode der Vektorkontrolle (s. unten).

Vektorkontrolle

Anopheles Moskitos benötigen zum Brüten in aller Regel sauberes Wasser in natürlicher Umgebung; nur wenige Arten konnten sich auf Brackwasser und künstliche Wasserbehälter (z.B. *An. stephensi* in Indien) als Brutstätten umstellen (was in naher Zukunft ein großes Problem speziell im urbanen Bereich werden kann). Alle für die Malariatransmission wichtigen Arten sind relativ ortsgebunden und nahezu ausschließlich nachtaktiv. Sie unterscheiden sich jedoch darüber hinaus oft wesentlich in ihrem Stichverhalten und der genauen Wahl ihrer Brutplätze.

Beseitigung von Brutstätten

In überschaubarem Terrain, z.B. einem Flüchtlingslager, kann es helfen, die wesentlichen Brutstätten der *Anopheles* zu identifizieren. Durch Entfernung der Randvegetation, periodisches Fluten oder komplette Drainage kann es gelingen, diese Brutstätten dann vollständig zu beseitigen. Entomologische Vorkenntnisse sind hierfür allerdings erforderlich, da die Wasserstellen, die von jeweils lokal vorkommenden *Anopheles*-Vektoren bevorzugt werden, manchmal unscheinbar und nicht auf den ersten Blick zu finden sind. Dennoch ist es in Einzelfällen möglich, durch die richtige Wahl des „Sumpfes" die Malariatransmission völlig zu unterbrechen (*environmental management*) (Ault 1994).

In flächenmäßig ausgedehnten oder unüberschaubaren Arealen ist in aller Regel eine Beseitigung der Brutstätten nicht mehr möglich. Das großflächige Versprühen von Insektiziden aus der Luft oder das Bedecken von Sümpfen mit einem Ölfilm ist heute aus ökologischen Gründen abzulehnen.

Sprühkampagnen

Das Aussprühen von Wohnstätten mit Insektiziden (*indoor residual spraying*) ist immer noch die am meisten angewandte Methode in der Malariakontrolle. Sie beruht auf der Überlegung, daß *Anopheles* Moskitos vor und/oder nach ihrer Blutmahlzeit einige Zeit an den Innenwänden der Häuser rasten und dann eine für sie tödliche Insektiziddosis aufnehmen. Sind diese Voraussetzungen gegeben, können Sprühkampagnen äußerst erfolgreich sein.

Allerdings sind in den letzten Jahrzehnten Negativentwicklungen eingetreten, die die Effizienz von Sprühkampagnen reduzieren: Moskitos verändern unter dem Druck der Selektion zunehmend ihr Verhalten und lassen sich gar nicht mehr an den Hauswänden nieder (exophil) oder verlegen gar ihre Blutmahlzeit ganz ins Freie (exophag). Damit kommen sie nicht mehr mit dem Insektizid in Berührung. In weiten Teilen Afrikas, Asiens und Lateinamerikas kam es auch zum Auftreten von Resistenzen gegenüber allen gängigen und preisgünstigen Insektiziden (z. B. DDT), so daß immer neuere, teurere und für Mensch und Umwelt gefährlichere Sprühlösungen notwendig sind, die das Budget der *Vector Control Units* schnell erschöpfen.

Die korrekte Durchführung von Sprühkampagnen ist schwieriger, als es scheint (WHO 1990). Sie beinhaltet die richtige Auswahl des Insektizids (heute meist Pyrethroide, Organophosphate wie Malathion, manchmal noch DDT, jeweils in wäßriger Lösung), das richtige Aufbereiten der Lösungen bis hin zum Schutz der Sprayteams vor schädlichen Wirkungen der Substanzen. Oft finden sich einheimische Kräfte, die früher bereits bei Sprayteams mitgearbeitet haben und auf deren Erfahrungen man zurückgreifen kann. Die disziplinierte Arbeit dieser Sprayteams ist für das Gelingen der Kampagne von entscheidender Bedeutung.

In vielen Gebieten regt sich zunehmender Widerstand der Bevölkerung, fremden Sprayteams Zutritt zu ihren Häusern zu gewähren. Auch die Beschaffenheit der Wände und Decken (an Beton und Wellblech haften die Insektizide besser als auf Bambus oder Stroh) bedingt große Unterschiede in der Wirksamkeit dieser Maßnahme.

Beispiel: Trotz großer Anfangserfolge mußte in China in vielen Gebieten auf das Aussprühen der Häuser aufgrund des Widerstandes der Dorfbevölkerungen verzichtet werden: Das DDT tötete nicht nur die Moskitos, sondern auch die Seidenraupen in den Häusern. Die Seidenraupenzucht ist eine wichtige Erwerbsquelle der ländlichen Bevölkerung in vielen Teilen Asiens.

Große Bedeutung haben Spraykampagnen unter Katastrophenbedingungen, beispielsweise in einem Flüchtlingslager, wenn eine nicht-immune und entkräftete Bevölkerung auf ein hohes Malariainfektionsrisiko trifft. Das Aussprühen der Zelte oder die Verneblung der Aufenthaltsstätten mit Insektiziden kann manchmal zu einem schnellen Durchbruch in der Seuchenbekämpfung führen. Diese Maßnahme hat sich auch im Kampf gegen andere vektorübertragene Krankheiten bewährt (z.B. Dengue-Fieber in Südostasien, Kala-Azar im Süd-Sudan).

Insektizidimprägnierte Moskitonetze

Die Nachtaktivität von *Anopheles* bringt es mit sich, daß die meisten Menschen im Schlaf mit Malariaparasiten infiziert werden. Ein Bettnetz wirkt als mechanische Barriere, die jedoch von hungrigen Moskitos oft überwunden werden kann: Bereits kleine Löcher und Öffnungen werden im Laufe einer Nacht von ihnen entdeckt oder am Netz anliegende Körperteile durch das Maschenwerk hindurch gestochen.

Tränkt man jedoch das Netz vor seinem Gebrauch in einer insektizidhaltigen Lösung, bleibt die entsprechende Substanz am Netzmaterial haften. Moskitos, die nachts mit dem Netz in Berührung kommen, und sei es nur, um sich durch ein kleines Loch zu zwängen, nehmen über ihre empfindlichen Fußpolster binnen Sekunden eine tödliche oder lähmende Insektiziddosis auf und kommen nicht mehr dazu, die Malaria zu übertragen. Der Schlafende ist somit wesentlich besser vor dem Risiko einer Malaria geschützt als mit einem einfachen Netz.

Neben diesem Effekt am einzelnen entfalten imprägnierte Moskitonetze eine zusätzliche Schutzwirkung auf ihre gesamte Umgebung. Sie wirken als regelrechte Moskitofallen mit dem schlafenden Menschen als Köder. Angreifende *Anopheles* werden in hoher Zahl dezimiert, wenn viele Bewohner im Dorf oder Lager ein imprägniertes Netz verwenden. Die durchschnittliche Lebensdauer von Moskitos kann im günstigsten Fall unter eine kritische Grenze gedrückt werden, so daß die Malariatransmission wirksam unterbrochen wird. Damit sind dann auch diejenigen Bewohner geschützt, die kein oder nur ein zerschlissenes Netz besitzen. Übrigens werden auch andere blutsaugende Insekten wie Kopfläuse, Flöhe und Bettwanzen von den Insektiziden abgetötet, was von den Benutzern der Netze oft noch vor der Malariaschutzwirkung positiv bemerkt wird (Stich 1994).

Heute gelten imprägnierte Moskitonetze als sehr erfolgversprechende Methode der Vektorbekämpfung in der Malariakontrolle. Ausgedehnte Studien in den 3 Malariakontinenten haben ihre Wirksamkeit vielfach und hinreichend bewiesen (Sexton 1994). Am eindrücklichsten war der Nachweis einer Reduktion der Kindersterblichkeit in Gambia auf nahezu die Hälfte allein durch die Einführung dieser Maßnahme, was bisher durch keine andere Kontrollmaßnahme im gleichen Kosten-Nutzen-Verhältnis erreicht werden konnte (Alonso et al. 1991).

Beispiel: Sowohl in den Gebieten mit eher saisonaler Malaria in Gambia als auch im Tiefland Tansanias, wo jeder ungeschützt Schlafende pro Nacht viele Male neu infiziert wird, konnten kontrollierte Studien etwas zeigen, was vorher mit keiner anderen Methode der Malariakontrolle in gleichem Maße erreicht wurde: Eine Kontrollmaßnahme, die von der Bevölkerung selbst durchgeführt wird, hat einen hochsignifikanten Rückgang der Malariamorbidität und -mortalität zur Folge. Die Dorfgemeinschaften wählen selbst Verantwortliche, die die Imprägnierung der Netze organisieren, deren Verteilung überwachen und für den Fortbestand der Aktivitäten sorgen. Eine Unterstützung von außen erfolgt nur in geringem Maße.

Die Frage der Toxizität der verwendeten Insektizide, meist sind es Permethrin, Deltamethrin und neuerdings Cyfluthrin aus der Substanzklasse der synthetischen Pyrethroide, wird unterschiedlich beurteilt. Einig ist man sich in der Frage, daß das Risiko der Malaria für die Bevölkerung endemischer Gebiete höher einzustufen ist als mögliche gesundheitliche Nachteile durch die Insektizide. Die WHO hat eindeutige Empfehlungen formuliert, die den Einsatz in tropischen Ländern befürworten (WHO 1993). Uneinigkeit besteht in der Einschätzung, ob für den deutschen Reisenden „die Schädlichkeit imprägnierter Moskitonetze mit an Sicherheit grenzender Wahrscheinlichkeit ausgeschlossen" werden kann (Hoffmann 1995).

Die Nachteile bei der Verwendung imprägnierter Moskitonetze als Strategie der Malariakontrolle bestehen in den folgenden Bereichen:

- Die Maßnahme ist relativ teuer (im Vergleich jedoch preiswerter als Spraykampagnen, wenn nicht neben dem Insektizid auch das Netzmaterial mitgeliefert werden muß).

- Hat eine Bevölkerung bisher keine Bettnetze verwendet, wird von ihr vielleicht diese Methode abgelehnt. Eine genaue Einschätzung der Gewohnheiten der Zielbevölkerung ist deshalb nötig. Die Maßnahme ist um so erfolgreicher, je mehr sie aktiv von der Bevölkerung mitgetragen wird (Kroeger 1995).

- Ein ausreichendes „follow-up" ist zu organisieren, um die dauerhafte Wirksamkeit der Netze zu gewährleisten. Meist ist eine Reimprägnierung nach 6 bis 9 Monaten notwendig.

- Das Insektizid geht verloren, wenn die Netze in Seifenlösung oder häufig in Wasser gewaschen werden.

- Eine echte Resistenz bei *Anopheles*-Moskitos gegenüber Pyrethroiden ist bisher nur im Labor aufgetreten. Sie ist aber eine ständige Gefahr, besonders dort, wo Pyrethroide breite Verwendung in landwirtschaftlichen Entwicklungsprogrammen finden oder wenn auf die rechtzeitige Reimprägnierung verzichtet wird. Beides führt dazu, daß der Kontakt von Moskitos mit subletalen Insektiziddosen wahrscheinlicher und damit eine Resistenzentwicklung provoziert wird (WHO 1992; Kroeger 1995).

Eine Abwandlung der Methode, die Verwendung von nach gleicher Technik imprägnierten Fenster- und Türvorhängen, hat sich ebenfalls bewährt, scheint allerdings nicht so effektiv zu sein wie die Verwendung von Bettnetzen. Die Kombination beider Methoden ergänzt sich in der Wirkung, vermehrt aber auch erheblich die Kosten des Programms.

Weitere Kontrollstrategien im Versuchsstadium

Unter großer Aufmerksamkeit der Laienpresse werden derzeit Möglichkeiten der *Malariaimpfung* diskutiert und im Feld getestet (Kolumbien, Gambia, Tansania, Thailand). Die derzeitigen Ergebnisse deuten darauf hin, daß moderne Impfstoffe unter bestimmten Bedingungen eine limitierte Schutzwirkung entfalten können. Es werden allerdings noch Jahre vergehen, bis Impfstoffe soweit ausgereift sind, daß sie in ein durchführbares Konzept von Kontrollstrategien integriert werden können.

Ansätze wie die *Genmanipulationen* an Moskitos, die *Sterilisierung* von Männchen durch die Infektion mit bestimmten insektenpathogenen Bakterien, die Einbringung von *larventötenden Bakterien* (z. B. *Bacillus sphaericus*) in Brutstätten oder die selektive *Züchtung plasmodienresistenter Anophelen* sind alle für die Fachwelt höchst faszinierend, aber noch weit von einer konkreten Einsatzmöglichkeit entfernt.

Biologische Bekämpfungsverfahren, so der Einsatz natürlicher Freßfeinde von Anopheleslarven (Libellenlarven, Guppy-Fische, *Toxorhynchites*-Larven u.a.), können in kleinem Rahmen, beispielsweise einem Dorfteich, durchaus erfolgreich sein, sind aber noch nicht genügend etabliert, um derzeit eine echte Option im Sortiment der Kontrollstrategien darzustellen. Lediglich in den großen Reisanbaugebieten Chinas hat sich diese Methode in größerem Rahmen bewährt (Lacey 1994).

4.1.4
Vorbereitung und Durchführung von Malariakontrollprogrammen

Die Vorbereitung und Durchführung von Malariakontrollprogrammen sind arbeitsintensive Schritte, die viel Erfahrung voraussetzen und ein hohes Maß von Verantwortung beinhalten. Die falsche Durchführung eines Kontrollprogramms kann auf lange Sicht mehr Probleme als Nutzen hinterlassen.

Erhebung malariologischer Ausgangsdaten

Einem jeden Kontrollprogramm sollte die Erhebung von Ausgangsdaten vorausgehen, die hauptsächlich durch zwei sich ergänzende Verfahren gewonnen werden: in Form eines klassischen Malaria-Surveys und durch aktive Recherche und Sammlung sämtlicher bereits vorhandener Daten eines bekannten Malariafokus. Hauptziele der Datensammlung sind die exakte Einschätzung der Schwere des jeweiligen Malariaproblems, das frühzeitige Erkennen einer Epidemie und die Erstellung von Ausgangswerten zur späteren Evaluierung des Programms.

Immer sollten bei der Beschreibung der jeweiligen Situation die drei klassischen Fragen der Epidemiologie gestellt werden: *Wer* ist *wann* und *wo* betroffen? Ihre Beantwortung führt letztlich zur Identifikation der Hauptrisikopersonen als wichtigster Zielgruppe einer geplanten Intervention, der Abschätzung der Größe der betroffenen Bevölkerung (*target population*) und einer Einschätzung der Schwere der Epidemie (*case fatality rates*).

Neben diesen epidemiologischen Ausgangsdaten sind weitere Informationen über die vorherrschenden Vektorspezies sowie die Geschichte früherer Bekämpfungsprogramme notwendig. Häufig sind wichtige Daten über das Gesundheitsministerium oder das nationale *Malaria Office* zu bekommen. Obwohl viele der darin enthaltenen Informationen falsch oder lückenhaft sein können, ist ihre Einsicht wichtig, allein schon, um begangene Fehler nicht erneut zu wiederholen.

Beispiel: Wenn, wie oben am Beispiel Chinas veranschaulicht, ersichtlich wird, daß Haussprayprogramme wegen des Widerstands der Bevölkerung scheiterten, wäre es unklug, ohne entsprechende Vorbereitung diese Maßnahme erneut aufzugreifen, auch wenn sie unter rein entomologisch-parasitologischen Gesichtspunkten sinnvoll erschiene.

Kontrollprogramme, speziell großangelegte Spraykampagnen mit Insektiziden oder Massenchemotherapie, legten in der Vergangenheit den Grundstein zum Entstehen von Resistenzen bei Parasit und Moskito. Als Faustregel kann gelten, daß, je mehr Programme bereits in einem Gebiet durchgeführt worden sind, alle weiteren Maßnahmen um so schwieriger werden. Vorinformationen helfen deshalb beim Vermeiden von Fehlern und bei der Planung der Kontrollstrategien, die die größtmöglichen Erfolgsaussichten haben.

Festlegung der Ziele des Kontrollprogramms

Entschließt man sich zur Durchführung eines Kontrollprogramms, sollten unbedingt vorher genau die Ober- (*objectives*) und Unterziele (*targets*) definiert werden, die dieses Programm erreichen soll.

Beispiel: In einem Gebiet mit stabiler endemischer Malaria im Tiefland Afrikas könnte das Oberziel eines Malariakontrollprogramms die Reduktion der Kindersterblichkeit sein. Das Erreichen dieses Zieles kann eine bestimmte Zahl von Einzelaktivitäten (z. B. Aufstellung einheitlicher Therapieschemata im Health Centre, Verbesserung des Nachschubs von Medikamenten, Einführung imprägnierter Moskitonetze in den Dörfern) beinhalten, deren Erfolg dann auch am Rückgang der Kindersterblichkeit gemessen werden kann.
Beim epidemischen Auftreten von Malaria ist ein häufig gesetztes Ziel die Reduktion der Letalitätszahlen (*case fatality rate*) auf Werte unter 1%. Dementsprechend anders werden dann auch Maßnahmen und Meßkriterien ausgewählt werden müssen (z. B. Spraykampagnen, aktives Aufsuchen aller schweren Malariafälle mit gezielter Verlegung ins Hospital und intensiver Therapie).

Nutzung vorhandener Ressourcen

Jede Planung von Aktionen sollte eine genaue Aufstellung vorhandener Ressourcen beinhalten. Diese betrifft nicht nur den finanziellen Rahmen des Projektes, obwohl zu realisieren ist, daß Malariakontrollprogramme, auch wenn sie nur in kleinem Rahmen durchgeführt werden sollen, nicht billig sind!

Noch bedeutungsvoller als das Budget sind die *human resources*. Gerade in den 60er und 70er Jahren wurden viele lokale Gesundheitsarbeiter in Malariabekämpfungsprogramme einbezogen und in speziellen Techniken ausgebildet. Es lohnt sich, diese Leute aufzufinden und sich ihrer Vorerfahrungen zu bedienen.

Die Arbeit in einem Malariakontrollprogramm birgt das Risiko der Eigeninfektion. Bedenken Sie auch Ihren eigenen Schutz und den Ihres Personals. Bereiten Sie sich darauf vor, daß gerade während eines epidemischen Ausbruchs oftmals das Ansprechen der Parasiten auf gängige Malariamedikamente vermindert ist, und halten Sie effektive Therapeutika in ausreichender Zahl vor.

Machen Sie eine vollständige Aufstellung aller benötigten Materialien, von Medikamenten, Insektiziden, Fahrzeugen bis hin zum letzten Kugelschreiber. Die Zeit, die Sie sich für diese Vorbereitung nehmen, gewinnen Sie später in der Durchführung mehrfach zurück!

Kontakte zu Gesundheitsbehörden und Referenzstellen

Die örtlichen Gesundheitsbehörden und das Gesundheitsministerium sollten frühzeitig in einen Dialog mit den Projektverantwortlichen eingebunden und an der Planung eines Kontrollprogramms beteiligt werden. Auch wenn in manchen Ländern die staatlichen Strukturen weder effizient noch kompetent arbeiten, so ist doch grundsätzlich eine enge Kooperation mit ihnen anzustreben. Oft genug bietet ein gut laufendes, extern finanziertes Kontrollprojekt die Möglichkeit, lokale Kräfte, beispielsweise Mitarbeiter des Gesundheitsministeriums, auszubilden und zu eigenverantwortlicher Tätigkeit anzuregen. Eine solche Chance sollte unbedingt genutzt werden.

Die Durchführung von Malariakontrollprogrammen im Alleingang ist nicht sinnvoll. Koordinieren Sie Ihre Aktionen auch mit den ortsansässigen NGOs und IOs (z.B. UNHCR, UNICEF, ICRC). Frühzeitig sollte man den Kontakt zu Referenzstellen herstellen, auch wenn man aus bestimmten Gründen deren Rat nicht befolgen möchte oder deren Hilfe z.Zt. nicht nötig hat. Im späteren Verlauf können sich immer wieder neue Probleme einstellen, deren Lösung dann entscheidend von einer Vernetzung von Experten, von gegenseitigen Hilfestellungen und einem guten Informationsfluß abhängig sein wird.

Derartige Referenzstellen können sein

- die nationale Vertretung der WHO;
- ein parasitologisches Referenzlabor (evtl. mit Möglichkeit der *in vitro* Resistenzbestimmung);
- ein entomologisches Referenzlabor für gezielte Fragestellungen zu den Vektoren;
- ein tropenmedizinisches Institut als Ansprechpartner für Fragen, die vor Ort nicht geklärt werden können.

Integration des Kontrollprogramms

Bei Planung und Durchführung eines Kontrollprogramms sollte die Anstrengung gemacht werden, die Aktivitäten so weit wie möglich in bestehende Strukturen des Gesundheitswesens zu integrieren. Je besser ein Netzwerk von Basisgesundheitsdiensten bereits funktioniert, um so leichter werden sich lokale Kontrollprogramme verwirklichen lassen. Dies bedeutet eine aktive „Devertikalisierung" des Programms.

Es ist wichtig, sich darüber hinaus Ansprechpartner auf der Ebene der community, d. h. des Dorfes, Slumviertels oder Lagers, zu suchen.

Beispiel: So schien zunächst ein Programm zur Imprägnierung von Moskitonetzen in Sansibar zu scheitern. Erst als die Dorfvorsteher (*Balozis*) zusammen mit Dorfgesundheitshelfern die Verteilung und Imprägnierung vorbereiteten, die Dorfgemeinschaft selbst den Zeitpunkt der Aktionen bestimmt und einen Teil des finanziellen, materiellen und personellen Aufwandes mitgetragen hatte, war das Programm genügend integriert. Die Aussicht auf dauerhafte Tragfähigkeit (*sustainability*) des Programms war danach sicherlich größer als wenn – wie zuvor – externe Teams in ein Dorf hineinrauschten, eine Aktion durchführten und danach wieder verschwanden.

Kein Kontrollprogramm sollte ohne Gesundheitsberatung durchgeführt werden. Die Aktionen sollen dazu benutzt werden, bei der Bevölkerung das Wissen um das Wesen der Malariaerkrankung, den Schutz und ihre Behandlung zu vermehren.

Überwachung, Bewertung und Fortführung eines Programms

Überwachung (*monitoring*) und Bewertung (*evaluation*) sind integrale Bestandteile eines Kontrollprogramms. In der Bedarfsplanung sollten immer ausreichende Mittel dafür vorgesehen werden. Überlegen Sie intensiv, wie Sie ein Programm während seiner festgelegten Laufzeit überwachen und seinen Erfolg bewerten wollen, um bereits von Beginn an bestimmte Kriterien und deren Indikatoren zu definieren.

Der Erfolg eines Programms ist an seinen eingangs gesteckten Zielen zu messen.

Beispiel: So könnte während einer Malariaepidemie das Ziel gewesen sein, die Letalität (*case fatality rate*) auf unter 1% zu drücken. Das Programm war dann erfolgreich, wenn die Indikatoren (z. B. Hospitalsstatistik, *community survey*) melden, daß dieses Ziel erreicht worden ist. Die Tatsache, daß Sie nach Beendigung Ihrer Intervention immer noch Malariafälle in Ihrem Labor diagnostizieren oder daß in der Hospitalsstatistik immer noch „Malaria" als Diagnose auftaucht, zeigt *nicht* einen Fehlschlag ihres Programms an. Dies wäre anders zu bewerten, wenn Ihr Ziel die komplette Beseitigung von Malaria in einer Region gewesen wäre.

Organisieren Sie auch die weitere Fortführung des Programms. Sowohl personell wie materiell sollte dafür gesorgt sein, daß beispielsweise die Reimprägnierung von Moskitonetzen nach einer festgelegten Zeit stattfinden kann, ohne erneut bei Null anfangen zu müssen. Im Falle einer abgelaufenen Malariaepidemie sind „Frühwarnsysteme" zu installieren (z. B. wöchentliche Meldungen von positiven Befunden im Labor), die frühzeitig die Gefahr eines erneuten Aufflackerns der Malaria anzeigen. Ein Aktionsplan für solche Fälle sollte bereits in der Schublade bereitliegen und mit allen Verantwortlichen vordiskutiert sein.

Unabhängig von der Wahl der Strategie sind folgende Punkte für die Durchführung eines Malariakontrollprogramms essentiell:

- gute Vorbereitung und Planung mit genauer Definition der Ziele des Programms;
- Bereitstellung der notwendigen materiellen und personellen Ressourcen;
- Integration des Kontrollprogramms soweit wie möglich in bestehende Strukturen der Gesellschaft und des Gesundheitswesens (Devertikalisierung, *community participation*);
- ausreichende Überwachung während der Durchführung und genaue schriftliche Evaluierung nach Beendigung des Programms;
- Fortführung der Kontrollaktivitäten und Aktionsplan für den Fall eines erneuten Malariaproblems.

Literatur

Alonso PL, Lindsay SW, Armstrong JR, Conteh M et al. (1991) The effect of insecticide-treated bed nets on mortality of Gambian children. Lancet 337:1499–1502

Alonso PL, Linday SW, Armstrong-Schellenberg JRM et al. (1993) A malaria control trial using insecticide-treated bed nets and targeted chemoprophylaxis in a rural area in The Gambia, West Africa. Trans R Soc Trop Med Hyg 87 [Suppl]

Ault SK (1994) Environmental management: a re-emerging vector control strategy. Am J Trop Med Hyg 50 [Suppl]:35–49

Hoffmann G (1995) Wirkung, Einsatzgebiete und Erfordernis der Anwendung von Pyrethroiden im nicht-agrarischen Bereich. Bundesgesundheitsblatt 8:294–303

Kroeger A, Mancheno M, Alarcon J, Pesse K (1995) Insecticide-impregnated bed nets for malaria control: varying experiences from Ecuador, Colombia, and Peru concerning acceptability and effectiveness. Am J Trop Med Hyg 53(4):313–323

Lacey LA, Orr BK (1994) The role of biological control of mosquitoes in integrated vector control. Am J Trop Med Hyg 50 [Suppl]:97–115

Sexton JD (1994) Impregnated bed nets for malaria control: biological success and social responsibility. Am J Trop Med Hyg 50 [Suppl]:72–81

Stich AHR, Maxwell CA, Haji H, Curtis CF (1994) Insecticide-impregnated bed nets reduce malaria transmission in rural Zanzibar. Trans R Soc Trop Med Hyg 88:150–154

WHO (1990) Equipment for vector control, 3rd ed. Geneva

WHO (1992) Vector resistance to pesticides 15th report of the WHO expert committee on vector biology and control. Technical Report Series 818. Geneva

WHO (1993) A global strategy for Malaria control. Geneva

4.2
Tuberkulosekontrolle

AXEL KROEGER und GERD FALKENHORST

Die Tuberkulose (Tbc) stellt in fast allen Entwicklungsländern ein ernstes Problem des öffentlichen Gesundheitswesens dar. In diesem Beitrag gehen wir zunächst auf die Bedeutung der Tuberkulose und Grundlagen zu ihrer Bekämpfung ein (Abschn. 4.2.1). Danach werden Strategien der Fallsuche (Abschn. 4.2.2), die Therapie und Umgebungsprophylaxe (Abschn. 4.2.3) und die Bedeutung der BCG-Impfung (Abschn. 4.2.4) behandelt. Anschließend werden Prinzipien der Organisation der Tuberkulosekontrolle auf Distriktebene (Abschn. 4.2.5) dargestellt.

Der Beitrag soll v.a. zeigen, daß die Tbc-Kontrolle keine Spezialisten benötigt. Entscheidend sind vielmehr die Integration in die bestehenden Gesundheitsdienste im Distrikt und das Eingehen auf die Bedürfnisse der Patienten.

4.2.1
Die Bedeutung der Tuberkulose
und Grundlagen zu ihrer Bekämpfung
Die epidemiologische Situation

Es ist zu unterscheiden zwischen *Infektion* und *Erkrankung*. Schätzungsweise ein Drittel der Weltbevölkerung ist mit *Mycobacterium tuberculosis, typus humanus* infiziert. Nur bei etwa 10% der Infizierten kommt es irgendwann im Laufe des Lebens zu einer Erkrankung („aktive Tuberkulose"). Nach einer aktuellen Prognose von Dolin et al. (1994) sind in den kommenden Jahren weltweit jährlich 9–10 Mio. Erkrankungsfälle zu erwarten (mit steigender Tendenz), davon 95% in den Entwicklungsländern. Von den prognostizierten 3–3,5 Mio. Todesfällen pro Jahr werden sich sogar 98–99% in den Entwicklungsländern ereignen. Die höhere Letalität ist v.a. Ausdruck der schlechteren medizinischen Versorgung.

Die jährlichen Inzidenzraten in verschiedenen Kontinenten (Tabelle 4.4) erlauben eine grobe Orientierung darüber, wie viele Tbc-Patienten z.B. in einem Distrikt mit bekannter Einwohnerzahl zu erwarten sind. Die jährliche Infektionsrate gibt die beste Auskunft über den Tbc-Trend (d.h. die Geschwindigkeit der Zunahme oder Abnahme an Tbc-Infektionen) in einer Bevölkerung und wird als wichtigster epidemiologischer Index angesehen.

Das Infektionsrisiko und das Erkrankungsrisiko werden durch sozioökonomische Faktoren wie Ernährung, Wohnbedingungen, psychologische Belastungen entscheidend mitgeprägt, so daß die Tuberkulose schon seit langem als „soziale Krankheit" aufgefaßt wird. Der starke Rückgang der Tuberkulose in den Industrieländern auch vor Einführung der Chemotherapie ist auf die verbesserten sozioökonomischen Bedingungen zurückzuführen. Insbesondere die Verbesserung der Wohnverhältnisse (weniger Personen je m Wohnfläche, bessere Ventilation) führt dazu, daß sich weniger Personen bei einem Tuberkulösen anstecken und daß auch ein geringerer Teil der Infizierten erkrankt.

Tabelle 4.4. Geschätzte epidemiologische Kennzahlen der Tuberkulose nach Weltregionen

Region	Inzidenz-rate[1]	Letalität[2]	Jährliche Infektionsrate[3]
Südost-Asien[4]	247	35%	1,0–2,5%
Afrika[4]	293	40%	1,0–2,5%
Lateinamerika[4]	120	20%	0,5–1,5%
Osteuropa inkl. ehem. UdSSR	48	15%	keine Angaben
Industrieländer	24	7%	0,01–0,1%

[1] Nicht-standardisierte Inzidenzrate pro 100 000 Bevölkerung im Jahr 2000.
[2] Berechnet nach Daten aus Dolin (1994).
[3] Nach Kochi (1991).
[4] WHO-Regionen, stimmen nicht völlig mit den geographischen Regionen überein.

Stark ansteigende Inzidenzen sowohl der pulmonalen als auch der extrapulmonalen Tuberkulose werden in Gebieten mit hoher HIV-Prävalenz beobachtet (Raviglione et al. 1992; Girardi et al. 2000). Von den eigenen Tbc-Patienten in einem ländlichen Distrikt in Zimbabwe waren 1991 63% HIV-positiv.

Die Bedeutung der Tuberkulose für die öffentliche Gesundheit

Die Public-Health-Bedeutung der Tuberkulose liegt v.a. in der hohen Sterblichkeit und in den hohen volkswirtschaftlichen Kosten der Erkrankung. Häufig sind es die Ernährer der Familien, die von der Tuberkulose betroffen sind und dann für lange Zeit nicht am Arbeitsprozeß teilnehmen können. Auch die kindliche Tuberkulose hat ökonomische Auswirkungen, weil sie die Arbeitskapazität der Mutter für einen längeren Zeitraum überlasten kann.

Nach Berechnungen der Weltbank stellt die – oft als teuer geltende – Tbc-Behandlung tatsächlich eine der kosteneffizientesten Interventionen im Gesundheitssektor dar (Jamison und Mosley 1993).

Grundlagen der Tuberkulosebekämpfung

Die Übertragung der Tuberkulose erfolgt fast ausschließlich durch Tröpfcheninfektion von Mensch zu Mensch. Infektionsquellen sind diejenigen Erkrankten, die Mykobakterien aushusten („offene Lungentuberkulose"). Sie machen etwa die Hälfte aller Erkrankten aus. Unbehandelt bleibt ein offen Tuberkulöser durchschnittlich zwei Jahre infektiös und infiziert in dieser Zeit 10–20 Personen.

Entsprechend sind die wichtigsten Komponenten eines Tuberkulosekontrollprogramms die Suche nach Bakterienausscheidern und die Behandlung dieser Erkrankten *(case-finding and treatment, CFT)*. Eine Grundidee moderner CFT-Programme ist die Standardisierung aller Aktivitäten, so daß jeder Mitarbeiter der Gesundheitsdienste weiß, was er zu tun hat und entsprechend supervidiert werden kann (dies widerspricht dem Selbstverständnis vieler Ärzte und führt bei ihnen oft zu Ablehnung). Fast alle Länder haben nationale Normen, die sich aber sehr ähnlich sind, weil sie sich an internationalen Standards orientieren. Diese wurden von der IUATLD (International Union Against Tuberculosis and Lung Disease, Adresse im Anhang) und der WHO entwickelt (s. Enarson et al. 1994).

Die mit Abstand wichtigste Maßnahme zur Bekämpfung der Tuberkulose ist die Unterbrechung der Infektionskette durch

- Identifikation der Menschen mit „offener Tuberkulose" in einer Bevölkerung und
- effektive Behandlung dieser Personen.

4.2.2
Fallsuche
Die mikroskopische Sputumuntersuchung

Epidemiologische Bedeutung für die Weitergabe der Infektion haben nur solche Kranke, die eine ausreichende Zahl von Mykobakterien aushusten. Bei diesen können säurefeste Stäbchen im nach Ziehl-Neelsen gefärbten Sputumpräparat mikroskopisch (*direct smear microscopy, DSM*) nachgewiesen werden. Patienten, die erst durch die Kulturuntersuchung ihres Sputums entdeckt werden, sind wegen der niedrigen Keimzahl (<5000 pro ml Sputum) gar nicht oder kaum infektiös (Tabelle 4.5). Diese Feststellung hat sich in mehreren Untersuchungen bestätigt.

Die meisten Länder sind dazu übergegangen, nur noch einen Mykobakterienausscheider als „Tuberkulose-Kranken" oder „Fall" zu definieren und zu behandeln. Die „geschlossenen Fälle" (Röntgen „positiv"/DSM negativ) werden als „Tbc-Verdächtige" bezeichnet und nur dann behandelt, wenn über die Behandlung der mikroskopisch-positiven Fälle hinaus genügend

Tabelle 4.5. Infektionsübertragung an kindliche Kontaktpersonen (<14 Jahre) im Haushalt. [Aus Shaw JB, Wynn-Williams N (1954) Am Rev Tub Dis 69: 5, zitiert nach Toman (1979), von den Autoren übersetzt und modifiziert]

Sputumstatus des Tbc-Patienten	untersuchte Kontaktpersonen	Tuberkulinpositive Kontaktpersonen in %
Mikroskopie positiv	374	65,2%
Kultur positiv (Mikroskopie negativ)	228	26,8%*
Kultur und Mikroskopie negativ („geschlossene" Tbc)	221	17,7%*
Kein Tbc-Patient bekannt („Normalbevölkerung")	709	22,1%*

* Statistisch nicht signifikante Unterschiede.

Ressourcen zur Verfügung stehen. Die bakteriologische Begriffsdefinition eines Tuberkulosefalls hat folgende Vorteile:

- die Untersuchungsmethode ist einfach, billig, überall anwendbar;
- semiquantitative Methode zur Erfassung des Schweregrades und der Therapiekontrolle;
- saubere Vergleichsstatistiken;
- diejenigen, die unter der Krankheit leiden und zur Therapie bereit sind, werden erfaßt;
- gezielter Einsatz der (in der Praxis immer begrenzten) Ressourcen zur Therapie der epidemiologisch bedeutsamen Fälle.

Indikation zum Anfertigen eines Sputumpräparates

Leitsymptom bei der Tuberkulose des Erwachsenen ist der Husten. Bei verschiedenen Untersuchungen in aller Welt hatten 80–95% aller Sputum-positiven Fälle mindestens 2 Wochen lang Husten. Daraus ergibt sich die Forderung:

> Erwachsene mit mehr als 2 Wochen Husten sind verdächtig auf Tuberkulose und müssen Sputum zur Ziehl-Neelsen-Färbung abliefern.

Eine komplexere Strategie der Fallsuche ist überall dort angebracht, wo sehr viele Menschen chronischen Husten haben:

Beispiel: An der Küste Papua-Neuguineas ist die Tuberkulose sehr häufig (Prävalenz 500 pro 100 000 Einwohner). 7% der Menschen haben chronischen Husten. Würde man das Sputum aller chronischen Huster untersuchen, wäre folglich 1 von 14 Sputen positiv (unter der Annahme, daß alle Tbc-Kranken Husten haben).

Im Hochland dagegen ist die Prävalenz der Tuberkulose sehr gering (15 pro 100 000 Einwohner), gleichzeitig haben 70% der über 40Jährigen chronischen Husten. In dieser Altersgruppe müßte man 5 000 Sputen untersuchen, um einen Tuberkulösen zu finden. Dies ist aus praktischen Gründen nicht durchführbar (Zeit, Geld, Geduld des Laboranten) und würde auch zu keinen brauchbaren Ergebnissen führen. Denn selbst bei einer angenommenen Spezifität der Untersuchungen von 98% (was praktisch kaum erreichbar ist) bekäme man 100mal mehr falsch positive als richtig positive Resultate.

In dieser Situation hat sich die ex juvantibus Vorbehandlung mit Procain-Penicillin bzw. mit Tetracyclin bewährt, durch die Patienten mit Bronchitiden und Pneumonien von den Sputumuntersuchungen ausgeschlossen wurden (Pust 1982).

(Zu Spezifität, Sensitivität und positivem Vorhersagewert vgl. Tabelle 4.11)

In manchen solcher „Hustengegenden" mag eine Voruntersuchung mit Röntgen (wo durchführbar) oder Tuberkulinprobe (wenn die Leute zum Ablesen wiederkommen und BCG nicht geimpft war) sinnvoll sein.

Sputumgewinnung

Im allgemeinen sind drei Sputumproben ausreichend. Wichtig ist die technisch korrekte Gewinnung des Sputums, d.h. der Patient muß kräftig abhusten, so daß das Material aus den Bronchien hochgeschleudert wird. Am ergiebigsten ist der erste morgendliche Husten. Um möglichst schnell drei Proben zu bekommen, empfiehlt sich bei ambulanten Patienten folgendes Vorgehen:

- erste Probe sofort nehmen,
- dem Patienten einen Sputumbehälter für das Morgensputum des folgenden Tages mitgeben,
- dritte Probe nehmen, wenn der Patient die zweite Probe abliefert.

Detaillierte Hinweise zur labortechnischen Durchführung der Sputumuntersuchung finden sich in Enarson et al. (1994), s. Anhang A.

Kulturuntersuchungen

Die Möglichkeit der kulturellen Sputumuntersuchung besteht in Entwicklungsländern nur in wenigen regionalen oder nationalen Referenzlabors. Wie oben ausgeführt, ist die Methode für die Routinediagnostik entbehrlich, zumal Ergebnisse erst nach 4–6 Wochen (plus Postweg!) vorliegen, wenn die Entscheidung für oder gegen eine Behandlung des Patienten längst getroffen werden mußte. In folgenden Situationen ist die Kultur dennoch sinnvoll:

- bei Therapieversagen in Verbindung mit einer Resistenzbestimmung;
- bei Verdacht auf extrapulmonale Tbc, da andere Sekrete als Sputum (z.B. Pleuraerguß) in der DSM fast immer negativ sind;
- evtl. zur Diagnostik der kindlichen Tbc;
- evtl. bei Patienten mit 3mal negativem DSM-Befund, aber starkem klinischen Verdacht auf Tbc, insbesondere in HIV/AIDS-Endemiegebieten.

Röntgen-/Schirmbildreihenuntersuchungen

Die Röntgenreihenuntersuchung bringt keine ausreichende Ausbeute in der systematischen Suche nach Tuberkulösen, weil

- sich die Tuberkulose in der Mehrzahl der Fälle zu schnell entwickelt. In einer Studie in den USA hatten 24% der neuentdeckten Fälle noch wenige Monate vorher ein unauffälliges Thorax-Röntgenbild (Sbarbaro 1975). Bei sieben Großuntersuchungen zur Röntgenreihenuntersuchung blieb trotz optimaler Bedingungen die Ausbeute an neuentdeckten Tuberkulosefällen klein (Toman 1974);
- das Röntgenbild sehr unspezifisch ist. Eine Zusammenstellung verschiedener Untersuchungen zur erstaunlichen inter- und intraindividuellen Diskrepanz bei der Beurteilung von Thorax-Röntgenbildern findet sich in Toman (1979).

Es kommt hinzu, daß die Reihenuntersuchung teuer ist und eine Reihe von „geschlossenen" Tuberkulosen aufdeckt, die wegen des mangelnden Leidensdrucks auf den Patienten meist ohnehin nicht ausbehandelt werden können.

Die Tuberkulinprobe

Eine positive Tuberkulinprobe beweist lediglich eine (evt. schon lange zurückliegende) *Infektion* oder stattgefundene BCG-Impfung, nicht aber eine *Erkrankung*. Bei immunsupprimierten Patienten (HIV!) kann die Tuberkulinprobe trotz aktiver Erkrankung negativ ausfallen. Sie ist in Entwicklungsländern nur sinnvoll zur Testung von Kontaktpersonen neuer Tbc-Fälle und von nicht BCG-geimpften Kleinkindern. Zur Fallsuche wird sie in Hochprävalenzländern nicht benutzt.

Im allgemeinen wird die intradermale Injektion (Mantoux-Technik) am inneren Unterarm mit 0,1 ml PPD-RT23 empfohlen, entsprechend einer Stärke von 2–5 Tuberkulineinheiten. Die Ablesung erfolgt nach 48–72 Stunden. Es wird der Querdurchmesser der entstandenen Induration (nicht der Rötung) gemessen. Bei Durchmessern von ≥ 10 mm (in einigen Ländern ≥ 6 mm) ist die Reaktion positiv.

Fallsuche bei Kindern

Die Diagnose der Tuberkulose ist bei Kindern schwierig, da es keine eindeutigen Leitsymptome gibt. Bei Kleinkindern ist die direkte Sputummikroskopie in der Regel negativ („geschlossene Tuberkulose"), bzw. es gelingt gar nicht erst, eine Sputumprobe zu bekommen. Falls die Möglichkeit einer Kulturuntersuchung besteht, kann man bei älteren Kindern folgende Technik anwenden: Man hält einen angefeuchteten Watteträger unter die Uvula und provoziert so einen kräftigen Hustenstoß. Dies ist für die Kinder weniger unangenehm als die Gewinnung von Magensaft, zu dessen Beurteilung ebenfalls die Kultur notwendig ist.

Die Tuberkulinprobe kann bei HIV-infizierten oder bei hochgradig mangelernährten Kindern oder nach kürzlich durchgemachter Masernerkrankung trotz einer aktiven Tuberkulose negativ sein. Ein positiver Tuberkulintest hilft bei BCG-geimpften Kindern nicht weiter. Das Röntgenbild hat noch weniger Aussagekraft als bei Erwachsenen (s. oben).

In der Praxis ist es daher gerechtfertigt, bei schlecht gedeihenden Kindern mit unklarer Diagnose, die auf die übliche Therapie der Mangelernährung nicht ansprechen, eine Tuberkulosetherapie zu versuchen.

4.2.3
Therapie und Umgebungsprophylaxe
Therapieschemata

Die Therapie der Tuberkulose ist biphasisch:

- Intensivphase über 2 Monate mit einer Kombination aus 3–4 Tuberkulostatika zwecks Reduktion der Keimzahl, Ausmerzen der gegen eines der Medikamente primär resistenten Stämme, Verminderung der Selektion sekundär resistenter Stämme, anschließend

- Erhaltungsphase über 4–10 Monate mit 2 Tuberkulostatika zur weitgehenden Keimeliminierung.

Eine Liste der meistverwendeten Tuberkulostatika und Therapieschemata findet sich in Tabelle 4.6. Die wirksamsten Medikamente sind Isoniazid und Rifampicin sowie Pyrazinamid, welches aber aufgrund seines Wirkprinzips nur in der Intensivphase verwendet wird. Das billige Thioacetazon (in Schema I und IV) hat den Nachteil, daß es insbesondere bei HIV-positiven Patienten häufig zu teilweise tödlich verlaufenden Hautreaktionen (Stevens-Johnson-Syndrom) führt. Deshalb wird es in vielen Ländern mit hoher HIV-Prävalenz nur noch für HIV-negativ getestete Patienten empfohlen.

Bei der Behandlung sollte man sich, wann immer möglich, an die jeweiligen nationalen Richtlinien halten. Das vor allem, weil der Patient im Laufe der mehrmonatigen Therapiedauer häufig von verschiedenen Behandlern gesehen wird, und dies ohne ein einheitliches Therapieschema zu Chaos führen würde.

Mit der zunehmenden Verbreitung multiresistenter Mykobakterienstämme auch in Entwicklungsländern ist die strikte Einhaltung der Kombinationsbehandlung besonders wichtig geworden. Wenn das relativ teure Rifampicin in ausreichender Menge zur Verfügung steht, sollte nach einem der Kurzzeitschemata (Schema I, II oder III, Gesamtdauer: 6–8 Monate) behandelt werden. Diese sind zwar von den reinen Arzneimittelkosten her deutlich teurer als das 12monatige Schema IV. Trotzdem sind sie letztlich kosteneffizienter, weil es bei längerer Behandlungsdauer mehr Therapieabbrecher gibt, von denen ein Teil einen Rückfall bekommt und ein zweites Mal – und zwar mit dem noch teureren Zweitbehandlungsschema V – behandelt werden muß.

Nach Möglichkeit ist überwachte Medikamenteneinnahme (*direct observation therapy, DOT*) anzustreben, d.h., der Patient schluckt die Medikamente unter den Augen einer Überwachungsperson (Krankenschwester, Dorfgesundheitshelfer, evtl. auch andere Personen aus der Gemeinde). Bei *DOT* reicht die intermittierende Behandlung mit 2–3 Dosen pro Woche aus, zumindest in der Erhaltungsphase (Schema III).

Ambulante oder stationäre Behandlung?

Die klassische Madras-Studie (1959–1966) zur Frage der ambulanten bzw. stationären Tbc-Behandlung hat zu folgenden Ergebnissen geführt:

Tabelle 4.6. Medikamente und empfohlene Schemata zur Tbc-Behandlung (falls keine nationalen Normen vorhanden oder diese nicht durchführbar sind)

Medikament	Abkürzung	Tagesdosis[1] (bei 60 kg KG)	monatliche Therapiekosten (in US$)[2]
Isoniazid	H oder INH	300 mg	0,25
Rifampicin	R oder RMP	600 mg	4
Pyrazinamid	Z oder PZA	1500 mg	2,75
Streptomycin	S oder SM	1 g (altersabhängig weniger)	4,6[3]
Ethambutol	E oder EMB	1600 mg	2,75
Thioacetazon	T oder "TB1"	150 mg	0,32[4]

Schema I:	2 HRZE/6 HT		Kosten: 22 US$

Kurzzeitschema für neue Fälle[1]
strikte Überwachung der Medikamenteneinnahme in der Intensivphase

	Medikamente	Gabe	Dauer
Intensivphase	Isoniazid + Rifampicin + Pyrazinamid + Ethambutol	täglich (überwacht)	2 Monate
Erhaltungsphase	Isoniazid + Thioacetazon	täglich	6 Monate

Schema II:	2 HRZS/4 HR oder 2 HRZE/4 HR Kurzzeitschema (ohne Thioacetazon)	Kosten: 40 US$[3] Kosten: 36,5 US$

Schema III:	2 HRZE (oder 2 HRZS)/4 H_3R_3 intermittierendes Kurzzeitschema (ohne Thioacetazon) 3× wöchentlich überwachte Medikamenteneinnahme (INH 600 mg + RMP 600 mg) in der Erhaltungsphase	Kosten: 27,5–31 US$[3]

Schema IV:	2 HTS/10 HT Langzeitschema (falls Rifampicin nicht vorhanden)	Kosten: 13 US$[3]

Schema V:	2 HRZES/1 HRZE/5 HRE Zweitbehandlungsschema[1] (bei Rückfall oder Therapieversagen)	Kosten: 73 US$[3]

[1] Nach IUATLD-Empfehlung.
[2] Preise bei UNICEF 1994.
[3] Reine Arzneikosten, ohne Berechnung der Kosten der Injektionen.
[4] Preis für Kombinationspräparat Thioacetazon 150 mg + Isoniazid 300 mg.

- Die stationäre und ambulante Behandlung führen zu demselben Therapie-erfolg, wenn die Medikamente regelmäßig eingenommen werden.
- Die Zahl der infizierten und dann an Tbc erkrankten Kontaktpersonen ist unter den hospitalisierten und ambulant behandelten Patienten gleich groß. Mit anderen Worten: Zum Zeitpunkt der Tbc-Diagnose und ggf. Hospitalisierung waren die Kontaktpersonen bereits infiziert. Nach Be-

handlungsbeginn verlieren die Erkrankten in kurzer Zeit (etwa zwei Wochen) ihre Infektiosität (obwohl der Sputumbefund noch positiv sein kann).

Weitere Untersuchungen in aller Welt zeigten, daß Heilungsrate und -geschwindigkeit allein davon bestimmt werden, ob die Chemotherapie konsequent durchgeführt wird. Keinen Einfluß haben Erholung, Ernährung, Klima, psychologische Faktoren; einen geringen Einfluß hat die Schwere der Erkrankung bei Therapiebeginn.

Eine Hospitalisierung des Patienten ist nur in folgenden Fällen indiziert:

- bei schweren Komplikationen (respiratorische Insuffizienz, Meningitis etc.);
- bei notwendigem chirurgischen Vorgehen;
- chronische Fälle mit nachgewiesener Resistenz;
- für die Dauer der Intensivphase bei Patienten, bei denen die Einnahme der Medikamente ambulant nicht zuverlässig überwacht werden kann.

Compliance (Behandlungstreue)

Die theoretisch erreichbare Behandlungseffektivität der modernen Therapieschemata liegt bei über 90%, sofern die Medikamente regelmäßig und vollständig eingenommen werden. Der entscheidende Faktor für Erfolg oder Mißerfolg der Tbc-Behandlung ist die Compliance der Patienten: Nur etwa 30–50% der Tbc-Patienten halten die Behandlung über ein Jahr durch. Bessere Resultate (80–90% Compliance) werden für Kurzzeitschemata berichtet (Broekmans 1994). Diese Zahlen stammen allerdings aus Ländern (Benin, Malawi, Tanzania, Vietnam), deren Tbc-Kontrollprogramme von der IUATLD unterstützt werden, und sind nicht ohne weiteres auf andere Länder übertragbar. Die wichtigsten Gründe für Non-Compliance und Ansätze zu ihrer Bewältigung sind in Tabelle 4.7 aufgeführt.

Eine andere Strategie zur Steigerung der Compliance ist die Überwachung der Medikamenteneinnahme durch eine vom Patienten selbst bestimmte Vertrauensperson außerhalb des Gesundheitswesens, z.B. Ladenbesitzer (Wilkinson 1994). In der Erprobung sind auch Systeme, bei denen der Patient freiwillig ein Pfand hinterlegt, das er erst nach vollständig beendeter Therapie zurückerhält. Kombinationspräparate (INH+RMP oder INH+Thioacetazon) erleichtern die Einnahme.

Um die Energie aufzubringen, regelmäßig nach schwachen Stellen in der Aufklärung, Beratung und Kontrolle der Patienten zu suchen, muß man sich darüber klar sein, daß der normale Patient derjenige ist, der seine Medikamente *nicht* regelmäßig einnimmt. Man mutet ihm ja auch eine schwer erfüllbare Doppelrolle zu: Einerseits ist er ein Kranker und soll deswegen die Tabletten regelmäßig schlucken; andererseits ist er ein Gesunder, der seine normale Arbeit fortsetzen soll. Nach einer indischen Studie (Shukla et al. 1983) kann ein wesentlicher Beitrag zur Tbc-Kontrolle durch wiederholte zusätzliche Motivation des Patienten bei jeder Übergabe von Tuberkulostatika geleistet werden: durch Erläuterung der Notwendigkeit der regelmäßigen Ein-

Tabelle 4.7. Gründe für den vorzeitigen Abbruch der Tbc-Behandlung

Gründe	mögliche Lösungen
fehlende Kenntnisse über die Krankheit (Dauer, Bedeutung der vollständigen Behandlung usw.)	genaue Aufklärung jedes einzelnen Patienten über seine Krankheit mit verständlichem didaktischen Material
Tbc wird als soziales Stigma angesehen	Verzicht auf besondere hygienische Maßnahmen und Verhaltensrichtlinien
Probleme mit den Gesundheitsdiensten	
- unfreundliches Personal	Supervision
- falsche Instruktionen durch das Personal	Weiterbildung des Personals/standardisierte Behandlung
- Fehlen von Medikamenten	Verbesserung der Medikamentenbeschaffung und Lagerhaltung
- unpassende Öffnungszeiten	Anpassung der Öffnungszeiten an Gewohnheiten der Bevölkerung
- große Entfernung/ teure Verkehrsmittel	Dezentralisierung der Behandlung und Verlaufskontrolle/kostenlose Fahrscheine
Nebenwirkungen (NW) der Medikamente	vorherige Aufklärung über mögliche NW ggf. Therapie der NW ggf. Wechsel des auslösenden Medikaments Motivierung des Patienten zur Fortsetzung der Behandlung
Vergeßlichkeit	Betonung der Wichtigkeit der Behandlung gegenüber Patient und seiner Familie Überwachung der Medikamenteneinnahme
Nutzung anderer Gesundheitseinrichtungen (moderner oder traditioneller Art)	Kontaktaufnahme mit anderen Anbietern von medizinischen Diensten einschließlich der traditionellen Heiler/Benachrichtigungssystem
Wohnsitzwechsel	Überweisung an eine andere Gesundheitseinrichtung und Benachrichtigung dieser Einrichtung

nahme, der schweren Folgen von Therapieunterbrechungen und durch Bewußtmachen der Art der Krankheit.

Noch schwieriger als die Patientenaufklärung kann es bisweilen sein, Lungenfachärzte von einer dezentralisierten und normierten Tuberkulosebehandlung zu überzeugen!

Umgebungsuntersuchungen

Unter den Kontaktpersonen eines Patienten mit offener Tuberkulose haben die Haushaltsangehörigen das größte Infektionsrisiko. Am Arbeitsplatz etwa ist die Übertragungswahrscheinlichkeit nur ca. ein Zehntel so hoch wie zu Hause. Allerdings kann es unter sehr begünstigenden Bedingungen (enges und schlecht ventiliertes Klassenzimmer, mehrstündige Flugreise) zu einer Übertragung kommen.

Die routinemäßigen Umgebungsuntersuchungen bei neuentdeckten Fällen beschränken sich daher in der Regel auf die Haushaltsangehörigen. Von allen Personen mit Husten muß Sputum untersucht werden. Das größte Infektionsrisiko haben Säuglinge und Kinder unter 5 Jahren. Diese sollten bei Tbc-verdächtigen Symptomen auf jeden Fall eine Tbc-Behandlung bekommen. Asymptomatische Kinder sollten – unabhängig von Tuberkulintest und BCG-Impfstatus – für 6 Monate eine präventive Chemotherapie mit Isoniazid allein erhalten. Falls sie sich infiziert haben, kann damit die Wahrscheinlichkeit einer manifesten Tbc-Erkrankung reduziert werden.

Kontrovers diskutiert wird die Frage, welche Bedeutung die Tuberkulinprobe bei diesen Kontaktkindern hat und ab welcher Reaktionsstärke ein positives Ergebnis trotz BCG-Impfung für eine frische Infektion spricht. Ebenfalls keine einheitlichen Empfehlungen gibt es zur Frage der Indikation der präventiven Chemotherapie für ältere Kinder und Erwachsene (vgl. O'Brian 1994).

4.2.4
Die BCG-Impfung

Die Auswirkung der BCG-Impfung auf die Erkrankungsrate an Tuberkulose ist in zahlreichen Studien mit sehr widersprüchlichen Ergebnissen untersucht worden. Es gibt bislang keine überzeugende Erklärung für die große Diskrepanz der beobachteten Schutzwirkungen, die von 0–80% reichen (Fine 1994).

Weitgehende Einigkeit besteht darüber, daß die Ausbreitung der Tuberkulose in einer Bevölkerung durch die BCG-Massenimpfung nicht oder nur wenig beeinflußt werden kann. Beim individuellen Schutz scheint sie eine Rolle zu spielen. Vor allem kann sie die schweren Verlaufsformen der kindlichen Tuberkulose (Tbc-Meningitis) durch Verschiebung der Primärinfektion in höhere Altersgruppen verhindern.

4.2.5
Organisation eines Tbc-Kontrollprogramms auf Distriktebene

Die Tbc-Kontrolle sollte voll in die Strukturen des Gesundheitsdistrikts (vgl. Abschn. 6.1) integriert sein. Auf der Ebene der Distriktleitung ist eine Person als Verantwortliche(r) für das Tbc-Kontrollprogramm zu benennen (*District Tuberculosis Officer, DTO*). Die Aufgaben des DTO umfassen die Planung und kontinuierliche Evaluierung des Programms (vgl. Planungsprinzipien Kap. 2) sowie die Umsetzung der Planung: Organisation und Überwachung der Fallsuche und der Behandlung einschließlich der dazu notwendigen Aktivitäten wie Weiterbildung des Personals, Logistik, Gesundheitsberatungs-Maßnahmen mit der Bevölkerung.

Planung

Die Ermittlung der jährlich zu erwartenden Tbc-Fälle gibt die Berechnungsgrundlagen für die Planung des Kontrollprogramms: die Zahl der benötigten Sputumuntersuchungen (und des hierfür benötigten Materials vom Objektträger bis zum Mikroskop und des Personalbedarfs), die Zahl der benötigten Krankenhausbetten, Medikamente, Sozialarbeiter etc. In der Mehrzahl der Entwicklungsländer liegen allerdings nur ungenaue Angaben über die Prävalenz, Inzidenz oder gar die jährliche Infektionsrate vor.

Mindestens genauso wichtig wie die epidemiologischen Daten sind Informationen zur Krankheitswahrnehmung in der Bevölkerung. So wird man u.U. eine erhebliche Stigmatisierung der Tuberkulösen vorfinden, die durch die räumliche Abgrenzung der Tuberkulosestation im Krankenhaus in den Augen der Bevölkerung bestätigt und verstärkt wird. Für Arbeiter kann die langwierige Tbc-Behandlung den Verlust des Arbeitsplatzes bedeuten, so daß es Aufgabe des DTO wird, bei den entsprechenden Arbeitgebern Überzeugungsarbeit zu leisten.

Fallsuche

Erste Priorität hat die *passive Fallsuche*, d.h. die diagnostische Abklärung (Sputumuntersuchung) von Patienten, die aufgrund ihrer Beschwerden (Husten) spontan eine Gesundheitseinrichtung aufsuchen. Um möglichst von jedem Tbc-verdächtigen Patienten drei Sputumproben zu bekommen, sollten die Ausstriche auf möglichst peripherer Ebene angefertigt werden. Auch Dorfgesundheitshelfer können angelernt werden, Sputumausstriche anzufertigen, sie an der Luft zu trocknen und nach wenigen Tagen (wegen der Kontamination mit Pilzen) der Ziehl-Neelsen-Färbung zuzuführen. Auch diese ist leicht erlernbar und überall durchführbar (Kroeger 1976, Equipe du Projet Kasongo 1981).

Die mikroskopische Untersuchung der Sputen kann im Labor des Distriktkrankenhauses, evtl. auch in größeren Gesundheitszentren, von den dort beschäftigten Laboranten durchgeführt werden. Die Qualität der mikroskopischen Diagnose hängt im wesentlichen von der Sorgfalt des Laborpersonals ab. Man muß oft zehn Minuten lang ein Präparat durchmustern, um einzelne säurefeste Stäbchen zu entdecken. Eine gute Laborantin kann etwa 30 Sputen pro Tag untersuchen. Es sollte einen Mechanismus zur Qualitätskontrolle geben, z.B. durch Nachuntersuchung von allen positiven und 10% der negativen Präparate in einem regionalen/nationalen Referenzlabor.

Eine begrenzte Form der *aktiven Fallsuche* stellen die Umgebungsuntersuchungen bei neuentdeckten Fällen dar.

Überwachung der Behandlung

Zunächst einmal ist sicherzustellen, daß jeder positive Sputumbefund dem richtigen Patienten zugeordnet wird und auch die Einleitung der Behandlung zur Folge hat. Bei jedem neuen Patienten muß

- ein ausführliches Informationsgespräch mit dem Patienten und seinen Angehörigen über die Krankheit und die Therapie erfolgen;
- die Untersuchung von Kontaktpersonen eingeleitet werden (s. Abschn. 4.2.3);
- eine Behandlungskarte in zweifacher Ausfertigung (eine für das Tbc-Register im Behandlungszentrum, eine für den Patienten) ausgefüllt werden.

Die Behandlungskarte enthält mindestens folgende Informationen: Name und Adresse des Patienten, Sputumbefund (semiquantitativ), Therapieplan, Ort und Termin der nächsten Einbestellung. Das Tbc-Register muß so organisiert sein, daß das Nichterscheinen eines Patienten zum vereinbarten Termin sofort auffällt und Nachforschungen zur Folge hat, z.B. durch Hausbesuch.

Durch das Exemplar, das der Patient erhält, wird gewährleistet, daß die Behandlung auch von einer anderen Gesundheitseinrichtung fortgeführt werden kann, z.B., wenn der Patient zwischen Heimat- und Arbeitsort pendelt. Die Medikamenteneinnahme bzw. -abholung und der weitere Verlauf, insbesondere die Ergebnisse der nach 2, nach 4–5 Monaten und am Ende der Behandlung vorgesehenen Sputumkontrollen, werden auf beiden Exemplaren der Behandlungskarte dokumentiert.

Anhand der im Tbc-Register erfaßten Patientenzahlen kann der Medikamentenbedarf kalkuliert werden. Auch kann man den Bettenbedarf für die Tbc-Station abschätzen.

Rechenbeispiel für die Ermittlung der benötigten Tbc-Betten in einem Distrikt: Annahme: 100 000 Einwohner, 160 Neuerkrankungen pro Jahr, von denen 80 zu weit von einer Gesundheitseinrichtung entfernt wohnen, um eine regelmäßig überwachte ambulante Therapie durchzuführen. Bei 2 Monaten Liegezeit (für die intensive Anfangsphase der Behandlung) kann ein Bett pro Jahr 6 Patienten beherbergen. Damit werden für 80 Patienten 13 Betten benötigt. Man sollte sich über den Bettenbedarf im Verhältnis zum Bettenbestand Klarheit verschaffen, um entscheiden zu können, ob ausreichend Kapazitäten vorhanden sind, auch resistente Fälle stationär behandeln zu können, die ja eine deutlich längere Liegezeit haben.

Monitoring und Evaluierung des Programms

Zur Verlaufskontrolle (Monitoring) und intermittierenden Evaluierung von Tuberkuloseprogrammen lassen sich die in Tabelle 4.8 aufgeführten Indikatoren benutzen. Besonders aufschlußreich sind Veränderungen der Indikatoren im zeitlichen Vergleich.

Die Effektivität eines CFT-Programms hängt im wesentlichen von der Gründlichkeit der Suche, der Therapieüberwachung und erst zuletzt von der pharmakologischen Wirksamkeit des Therapieschemas ab, wie folgendes durchaus realistisches Rechenbeispiel (modifiziert nach Rouillon et al. 1976) zeigt:

Effektivität der Suche	Effektivität der Administration		Effektivität der Medikamente	Effektivität des Tbc-Programms
$\dfrac{\text{gefundene Fälle}}{\text{existierende Fälle}}$	$\times \dfrac{\text{anbehandelte Fälle}}{\text{gefundene Fälle}}$	$\times \dfrac{\text{ausbehandelte Fälle}}{\text{anbehandelte Fälle}}$	$\times \dfrac{\text{geheilte Fälle}}{\text{ausbehandelte Fälle}}$	$= \dfrac{\text{geheilte Fälle}}{\text{existierende Fälle}}$
z.B. 25%	$\times$ 80%	$\times$ 50%	$\times$ 95%	$=$ 9,5%

In diesem Beispiel werden nur 9,5% der tatsächlich existierenden Tbc-Fälle vom Programm mit Erfolg behandelt. Es geht also nicht darum, noch bessere Medikamente zu finden, sondern die Fallsuche und die Patientenbetreuung zu verbessern.

CFT-Programme mit sehr schlechtem Verhältnis von geheilten zu anbehandelten Fällen können letztlich zu einer Verschlimmerung des Tbc-Problems beitragen: Die Infektiösen werden nicht geheilt, aber länger am Leben erhalten, als es ohne Behandlung der Fall wäre, und streuen die Infektion deshalb über längere Zeit. Zusätzlich wird durch unvollständige Behandlung die Selektion resistenter Mykobakterien gefördert. Dies ist z.B. bei der Entscheidung zu bedenken, ob man in einer instabilen Situation (Bürgerkrieg, Flüchtlingslager) Tbc-Behandlung durchführt oder nicht.

Neben der Auswertung von quantitativen Indikatoren ist es wichtig, durch Gespräche mit Personal und Patienten und durch Beobachtungen die menschlichen und technischen Fehler des Programms aufzudecken.

Tabelle 4.8. Indikatoren zur Beurteilung von Tbc-Kontrollprogrammen

Programmkomponente	Indikator (jeweils bezogen auf ein Jahr)
Fallsuche:	$\dfrac{\text{Symptomatiker (chron. Husten)}}{\text{alle ambulanten Patienten}} \times 100$
Qualität der Sputumproben und des Labors:	$\dfrac{\text{diagnostizierte Tbc-Fälle}}{\text{untersuchte (neue) Sputen}} \times 100$
Kontaktsuche:	$\dfrac{\text{untersuchte Kontaktpersonen}}{\text{geschätzte/registrierte Kontaktpers.}} \times 100$
Management der Patienten:	$\dfrac{\text{Therapie-Aussteiger}}{\text{neue Fälle}} \times 100$
technische Qualität des Programms:	$\dfrac{\text{Sputum-negative Fälle am Ende der Behandlung}}{\text{vollständig behandelte Fälle}} \times 100$

Literatur

Broekmans JF (1994) Control strategies and programme management. In: Porter JDH, McAdam KPWJ (eds) Tuberculosis – Back to the Future. Wiley & Sons, Chichester New York Brisbane Toronto Singapore

Dolin PJ, Raviglione MC, Kochi A (1994) Global tuberculosis incidence and mortality during 1990–2000. Bull WHO 72:213–220

Enarson DA, Rieder HL, Arnadottier T (1994) Tuberculosis guide for low income countries. International Union Against Tuberculosis and Lung Disease (IUALTD), Paris, 3. Aufl.

Equipe du Projet Kasongo (1981) Le projet Kasongo: Une expérience d'organisation d'un système de soins de santé primaires. Ann Soc Belg Med Trop 60 [Suppl]

Fine PEM (1994) Immunities in and to Tuberculosis: Implications for pathogenesis and vaccination. In: Porter JDH, McAdam KPWJ (eds) Tuberculosis – Back to the Future. Wiley & Sons, Chichester New York Brisbane Toronto Singapore

Girardi E, Raviglione MC, Antonucci G et al. (2000) Impact of the HIV epidemic on the spread of other diseases: the case of tuberculosis. AIDS 14 Suppl 3:S47–56

Jamison DT, Mosley H (eds) (1993) Disease control priorities in developing countries. OUP for the World Bank, New York

Kochi A (1991) The global Tuberculosis situation and the new control strategy of the World Health Organization. Tubercle 72:1–6

Kroeger A, Ileckova E (1976) Der Aufbau eines dezentralisierten Gesundheitssystems unter den Shuara-Indianern von Ecuador. Med Klinik 71:1210–16

O'Brian RJ (1994) Preventive therapy for tuberculosis. In: Porter JDH, McAdam KPWJ (eds) Tuberculosis – Back to the future. Wiley & Sons, Chichester New York Brisbane Toronto Singapore

Pust RE (1982) The risk factor approach to sputum-smear diagnosis. World Health Forum 3:78–80

Raviglione MC, Narain JP, Kochi A (1992) HIV-associated Tuberculosis in developing countries: Clinical features, diagnosis, and treatment. Bull WHO 70: 515–526

Rouillon A et al. (1976) Transmission of Tubercle bacilli: The effects of chemotherapy. Tubercle 57:275–299

Sbarbaro JA (1975) Tuberculosis: the new challenge to the practicing clinician. Chest 68:436–443

Shukla R et al. (1983) Impact of extra motivation among Tuberculosis patients on the duration of their unbroken drug continuity – a multivariate approach. Indian J Med Sci 37:23–29

Toman K (1974) Identification des sources d'infection tuberculeuse dans les pays à faible prévalence. Bull Int Union Tuberc 49:208–221

Toman K (1979) Tuberculosis case-finding and chemotherapy. Questions and answers. WHO, Geneva

Wilkinson D (1994) High-compliance Tuberculosis treatment programme in a rural community. Lancet 343:647–648

4.3
AIDS- und STD-Kontrolle

GERD FALKENHORST

Sexuell übertragbare Krankheiten (*sexually transmitted diseases*, STDs) waren bis vor einigen Jahren ein im globalen Maßstab völlig unterschätztes Public-Health-Problem. Erst im Zuge der weltweiten Ausbreitung von HIV/ AIDS, die ganz überwiegend durch Geschlechtsverkehr erfolgt, entwickelte sich ein stärkeres Bewußtsein für die große Bedeutung auch der übrigen Geschlechtskrankheiten (*classical STDs, cSTDs*). Aufgrund des gemeinsamen Übertragungsmodus von HIV und cSTDs ergibt sich zwangsläufig, daß sowohl im Hinblick auf die Risikofaktoren als auch im Hinblick auf die Kontrollmaßnahmen eine Trennung zwischen beiden Bereichen nicht sinnvoll ist. Dies um so mehr, als die Übertragung von HIV durch das gleichzeitige Vorliegen einer cSTD begünstigt wird.

Im folgenden wird zunächst auf die besonderen Charakteristika von HIV/AIDS als einer relativ neuen, sich pandemisch ausbreitenden und bislang unheilbaren Infektion in bezug auf die Situation in Entwicklungsländern eingegangen (Abschn. 4.3.1–4.3.5). Strategien zur Prävention von HIV und STDs werden in Abschn. 4.3.6 diskutiert. In Abschn. 4.3.7 wird der syndromorientierte Ansatz der STD-Behandlung als ein Beispiel für eine den Verhältnissen in Entwicklungsländern angepaßte Strategie dargestellt.

4.3.1
Die weltweite Verbreitung von HIV

Der aktuelle Stand der Pandemie

Die weltweite Prävalenz der HIV-Infektion ist schwierig zu ermitteln. UN-AIDS – das HIV/AIDS-Kontrollprogramm der Vereinten Nationen – schätzt die Zahl der Ende 2000 weltweit mit HIV/AIDS lebenden Menschen auf ca. 36 Millionen, davon ca. 1,4 Mio. Kinder (Abb. 4.2). Im Laufe des Jahres 2000 haben sich weltweit schätzungsweise 5,3 Mio. Menschen neu infiziert und 3 Mio. sind an AIDS gestorben.

Die höchste Prävalenz findet sich im subsaharischen Afrika, welches einen Anteil von nur ca. 10% der Weltbevölkerung, aber ca. 70% der HIV-Infizier-

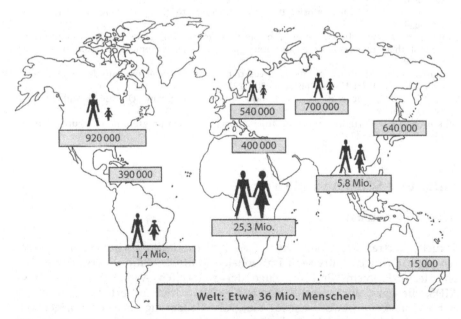

Abb. 4.2. Geschätzte HIV-Prävalenz, Stand Ende 2000. Quelle: http://www.unaids.org/epidemic_update/report_dec00/index_dec.html; aufgerufen 06.01.2001

Tabelle 4.9. Geschätzte HIV-Prävalenz in verschiedenen Ländern (Stand Ende 1999). Quelle: http://www.unaids.org/epidemic_update/report/Table_E-htm, aufgerufen 6.1.01

Land	HIV-Prävalenz bei Erwachsenen in %	Land	HIV-Prävalenz bei Erwachsenen in %
Burkina Faso	6,5	Nigeria	5
Côte d'Ivoire	11	Thailand	2
Guinea	1,5	Indien	0,7
Kenya	14	Vietnam	0,2
Uganda	8 (?)	Haiti	5
Tanzania	8	südamerikanische	
Zimbabwe	25	Länder	< 1
Zambia	20	USA	0,6
Südafrika	20	Deutschland	0,1

ten hat. Am stärksten betroffen sind das östliche und südliche Afrika, wo AIDS die häufigste Todesursache von jungen Erwachsenen geworden ist und eine erhebliche Belastung der Volkswirtschaften darstellt. Die höchsten Zuwächse der Zahl jährlicher Neuinfektionen (Inzidenz) werden aktuell aus Südafrika, Süd- und Südostasien, aber auch aus Osteuropa und den zentralasiatischen ehemaligen Sowjetrepubliken berichtet. Dagegen scheint sich die Inzidenz in einigen schon sehr früh von AIDS betroffenen afrikanischen Ländern (z.B. Uganda) zu stabilisieren bzw. sogar rückläufig zu sein (UNAIDS 2000 a).

Innerhalb der in Abb. 4.2 dargestellten Regionen ist die HIV-Prävalenz von Land zu Land (s. Tabelle 4.9) und auch zwischen einzelnen Gebieten und Bevölkerungsgruppen innerhalb einzelner Länder sehr unterschiedlich. Die angegebenen Seroprävalenzschätzungen beruhen auf begrenzten Stichprobenuntersuchungen (z.B. bei Teilnehmerinnen der Schwangerenvorsorge, bei Blutspendern, bei i.v.-Drogenbenutzern, bei Patienten von STD-Kliniken usw.) oder auf epidemiologischen Meldesystemen fraglicher Zuverlässigkeit. Eine gewisse Skepsis hinsichtlich der Repräsentativität solcher Zahlen ist deshalb berechtigt, aber eine bessere Datenbasis für die Einschätzung des Ausmaßes und des zeitlichen Verlaufs der HIV-Ausbreitung existiert in der Regel nicht.

Wer ist hauptsächlich betroffen?

In den Industrieländern blieb die Ausbreitung von HIV bisher im wesentlichen auf bestimmte Bevölkerungsgruppen mit klar definierbaren Risikofaktoren (homo- und bisexuelle Männer, i.v.-Drogenbenutzer, Hämophile) sowie deren Sexualpartner/innen beschränkt, so daß 80% der Infizierten Männer sind. Eine Ausbreitung in die sog. „heterosexuelle Normalbevölkerung" hat in viel geringerem Maße stattgefunden, als in den 1980er Jahren befürchtet wurde.

Im subsaharischen Afrika dagegen erfolgt die HIV-Ausbreitung zu 90% durch heterosexuellen Geschlechtsverkehr, die Hälfte der Infizierten sind Frauen, und alle Bevölkerungsschichten sind betroffen. Als Gründe für die überragende Bedeutung der heterosexuellen Übertragung werden - neben der geringen Verbreitung von i.v.-Drogenkonsum und (praktizierter) Homosexualität – die große Häufigkeit von Geschlechtskrankheiten, welche das Risiko der sexuellen HIV-Übertragung stark erhöhen, und sozioökonomische Gegebenheiten angesehen (s. Abschn. 4.3.5).

In den übrigen Teilen der Welt finden sich sehr verschiedenartige Situationen mit wechselnder Bedeutung der einzelnen Übertragungswege. In manchen Ländern laufen epidemiologisch gesehen mehrere HIV-Epidemien gleichzeitig oder nacheinander ab, z.B. in Thailand, wo zunächst vor allem i.v.-Drogenkonsumenten betroffen waren, anschließend Prostituierte und von diesen ausgehend die „Normalbevölkerung". Die Kenntnis der vorherrschenden Ausbreitungswege ist für gezielte Präventionsarbeit wichtig.

Die überwiegende Zahl von HIV-Infektionen bei Kindern kommt durch die sog. *vertikale Übertragung* von der Mutter auf ihr Kind zustande, die prä- bzw. konnatal oder durch die Muttermilch erfolgen kann. Der größte Teil der schätzungsweise jährlich 600 000 neuen Fälle findet sich im subsaharischen Afrika, weil dort die meisten infizierten Frauen leben.

4.3.2
Übertragungswege

Übertragungswege von HIV

- Geschlechtsverkehr
  - heterosexuell,
  - homosexuell.
- Vertikale Übertragung
  - vor/während der Geburt,
  - durch Stillen.
- Bluttransfusionen.
- Kontaminierte Nadeln und Spritzen
  - im Gesundheitswesen (moderner und traditioneller Sektor),
  - i.v.-Drogenkonsumenten.
- Exposition der Schleimhaut oder nicht-intakten Haut.

Das HI-Virus wurde in den verschiedensten Körperflüssigkeiten Infizierter nachgewiesen: in Blut, Urin, Speichel, Schweiß, Tränen, Sperma, Vaginalsekret, Muttermilch. Ob eine Übertragung durch alle diese Sekrete möglich ist, ist nicht endgültig geklärt.

Zahlreiche epidemiologische Studien bei Haushaltsmitgliedern HIV-infizierter Indexpersonen haben jedoch übereinstimmend gezeigt, daß soziale und familiäre Alltagskontakte nicht zur Übertragung von HIV führen. Bei den gefundenen HIV-positiven Individuen handelte es sich ausnahmslos um die Sexualpartner der Indexperson, um Personen mit Risikoverhalten außerhalb des Haushalts oder um Kleinkinder HIV-positiver Mütter, bei denen die Infektion wahrscheinlich durch vertikale Übertragung erfolgt war (Gershon et al. 1990).

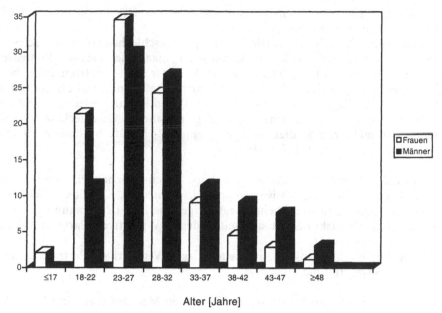

Alter [Jahre]

Abb. 4.3. Altersverteilung der HIV-Infektion in einem afrikanischen Patientenkollektiv; HIV-positive Patienten (≥5. Lebensjahr) im Bonda Mission Hospital, Zimbabwe, 1987–1991 (n = 373, eigene Daten)

Ein weiteres Indiz für die Ungefährlichkeit nicht-sexueller familiärer Kontakte ergibt sich aus der Altersverteilung der HIV-Infizierten (Abb. 4.3). Unter den 5- bis 15Jährigen finden sich nur sehr wenige HIV-Positive. Bei den wenigen Betroffenen sind in der Regel andere Risikofaktoren bekannt (ungeschützter Geschlechtsverkehr, Bluttransfusion, Injektionen mit unsterilen Spritzen und/oder Nadeln). Die Seltenheit der HIV-Infektion in dieser Altersgruppe ist im übrigen auch ein starkes Indiz dafür, daß HIV nicht durch blutsaugende Insekten (Mücken, Wanzen, Flöhe etc.) übertragen wird.

Von praktischer Relevanz sind die in der Übersicht dargestellten Übertragungswege. Die Wahrscheinlichkeit, daß es bei einer einmaligen Exposition der jeweiligen Art zu einer HIV-Übertragung kommt, wird als *Transmissionseffektivität* bezeichnet. Sie hängt im konkreten Einzelfall sehr davon ab, in welchem Stadium der Infektion sich der Virusträger befindet: Bei frisch Infizierten und bei manifest an AIDS Erkrankten ist die Viruskonzentration am höchsten, so daß das Transmissionsrisiko größer ist als in der dazwischen liegenden Phase der Infektion. Es gibt Hinweise darauf, daß der Virustyp HIV-2, der v. a. in Westafrika vorkommt, weniger kontagiös ist als HIV-1 und daß möglicherweise auch die einzelnen Subtypen von HIV-1 unterschiedlich kontagiös sind.

Übertragung durch Geschlechtsverkehr

Global betrachtet häufigster Übertragungsweg ist der vaginale Geschlechtsverkehr zwischen Mann und Frau. In den Hochprävalenzländern Afrikas, der

Karibik und teilweise Asiens kommen 80–90% der HIV-Infektionen bei Erwachsenen auf diesem Weg zustande.

Das durchschnittliche Infektionsrisiko pro Geschlechtsverkehr ist schwierig zu ermitteln (unzuverlässige Angaben zu Anzahl der Partner, Koitusfrequenz, Kondombenutzung etc.). Das Risiko einer HIV-negativen Frau, sich bei einem HIV-positiven Mann zu infizieren, scheint in der Größenordnung von 0,1–1% zu liegen (z.B. Hayes et al. 1995) und ist mindestens 2- bis 3mal größer als umgekehrt. Gleichzeitig vorliegende andere Geschlechtskrankheiten führen mehreren Studien zufolge zu einem 2- bis 9fach höheren Infektionsrisiko (Lande 1993). Dabei gilt:

- Sowohl entzündlich-ulcerative (Syphilis, weicher Schanker, Herpes) als auch entzündlich-exsudative (Gonorrhö, Clamydien, Candida, Trichomonaden) Geschlechtskrankheiten begünstigen die HIV-Übertragung.
- Eine Geschlechtskrankheit auf seiten des HIV-positiven Partners erhöht dessen Infektiosität.
- Eine Geschlechtskrankheit auf seiten des HIV-negativen Partners erhöht dessen Suszeptibilität.

Die zugrundeliegenden pathophysiologischen Mechanismen sind folgende: Beim nichtinfizierten Partner wird durch jegliche Entzündungsprozesse das Durchdringen der Schleimhaut für das HI-Virus erleichtert bzw. die Barrierefunktion der Haut im Bereich von Ulzerationen aufgehoben. Beim infizierten Partner kommt es am Ort der Entzündung zu einer Anhäufung von Entzündungszellen, darunter auch HIV enthaltender T-Lymphozyten. Außerdem kommt es durch die mechanische Beanspruchung während des Verkehrs leichter zu blutenden kleinen Verletzungen, welche ebenfalls eine Erhöhung von Infektiosität und Suszeptibilität bedeuten.

Außer durch Geschlechtskrankheiten ist das Risiko auch bei jungen Mädchen durch die biologische Unreife und bei Verletzungen infolge relativer Trockenheit der Scheide erhöht, was z.B. bei erzwungenem Geschlechtsverkehr von Bedeutung ist.

Beispiel: In manchen Teilen Afrikas verhindern Frauen absichtlich eine ausreichende Lubrikation, indem sie adstringierende Kräuter in die Scheide einführen. Dadurch soll das Lustempfinden des Mannes beim Geschlechtsverkehr gesteigert werden. „Nebenwirkungen" sind häufigere kleine Verletzungen und damit ein erhöhtes HIV-Infektionsrisiko der Frau.

Ein besonders hohes Infektionsrisiko besteht bei rezeptivem Analverkehr aufgrund bestimmter Charakteristika der Rektalschleimhaut und häufiger Mikrotraumen. HIV-Infektionen durch Oralverkehr wurden ebenfalls dokumentiert; das Risiko scheint relativ gering zu sein.

Vertikale Übertragung

Unter „vertikaler" HIV-Übertragung versteht man die Infektion eines Kindes durch seine Mutter, die intrauterin, im Geburtskanal oder durch die Muttermilch erfolgen kann. Das Risiko einer prä- bzw. konnatalen Übertragung scheint in Entwicklungsländern im Mittel 20–30% zu betragen und ist von zahlreichen Faktoren abhängig. So steigt es z.B. mit der Viruskonzentration im Blut der Mutter, mit der Wehendauer und bei vaginal-operativen Entbindungen (UNAIDS 2000b).

Studien haben gezeigt, daß die Transmissionsrate durch kurzfristige antiretrovirale Medikation der Schwangeren und Neugeborenen in etwa halbiert werden kann. Hinsichtlich einer breiten Anwendung dieser Maßnahme in Entwicklungsländern sind aber noch viele Fragen offen: Wie sollen die HIV-Testung und das Counselling aller Schwangeren (in der Schwangerenvorsorge bisher in der Regel nicht vorgesehen) organisiert und finanziert werden? Oder ist es ethisch vertretbar, *allen* Schwangeren ohne vorherigen HIV-Test antiretrovirale Medikamente zu geben? Wie häufig sind Nebenwirkungen, wie können sie erfaßt und behandelt werden? Welche Bedeutung hat die mögliche Selektion resistenter Virusstämme?

Durch werbewirksame Spendenaktionen verschiedener Pharmafirmen, die sich auf die kostenlose Abgabe bestimmter Medikamente beschränken, werden diese Probleme nicht gelöst (Jenkes 2000). Routinemäßige Sectioentbindungen von HIV-positiven Schwangeren – in Industrieländern Standard – sind wegen unzureichender finanzieller und personeller Ressourcen nicht durchführbar und wegen der deutlich höheren Sectiomortalität in armen Ländern sogar abzulehnen.

Bei gestillten Kindern ist mit einem zusätzlichen HIV-Risiko von 10–15% zu rechnen, möglicherweise insbesondere dann, wenn früh zugefüttert wird. Die Entscheidung für oder gegen das Stillen ist von der individuellen Situation der Frau abhängig. Kritische Punkte sind die Frage der Verfügbarkeit von Ersatznahrung und die Gefährdung des Kindes (Diarrhö, Mangelernährung) durch ihre falsche und/oder unhygienische Zubereitung. Das Auspressen der Muttermilch und anschließendes Abkochen oder die Verwendung von Milch einer (sicher HIV-negativen!) Amme sind mögliche, jedoch umständliche Alternativen. HIV-negative Frauen und Frauen, die ihren HIV-Status nicht kennen (das sind in armen Ländern bisher über 90% der Schwangeren), sollten stillen. Wegen der fehlenden Laktationsamenorrhö ist mit nichtstillenden Frauen die Frage der Schwangerschaftsverhütung zu klären.

Die Lebenserwartung infizierter Neugeborener ist in Afrika deutlich niedriger als in Europa. In einer prospektiven Studie in Zaire verstarben 44% der Infizierten in den ersten 3 Lebensjahren (Ryder et al. 1994).

Das Wissen um die Wahrscheinlichkeit einer vertikalen HIV-Übertragung und die Prognose für das Kind sind wichtig für die Beratung HIV-positiver Frauen hinsichtlich zukünftiger Schwangerschaften.

Übertragung durch Transfusion von Blut und Blutprodukten

Von praktischer Bedeutung ist in Entwicklungsländern v.a. die Transfusion von Vollblut und Erythrozytenkonzentraten, während andere Blutprodukte nur in Ausnahmefällen verfügbar sind.

Die Transmissionseffektivität liegt nahe 100%, so daß die Transfusion HIV-haltigen Bluts unter allen Umständen zu vermeiden ist. Selbstverständlich sollten alle Blutkonserven auf HIV-Antikörper getestet werden. Trotzdem wird immer ein gewisser Teil der im Test negativen Konserven doch HI-Virus enthalten: Entweder weil der Test falsch negativ ausgefallen ist oder weil sich der Spender erst kürzlich infiziert hat und sich noch innerhalb der Zeitspanne des „diagnostischen Fensters" (*window period*, s. Abschn. 4.3.4) befindet. Deshalb sollten die in Abschn. 4.3.6 dargestellten zusätzlichen Strategien zur Senkung des transfusionsbedingten HIV-Risikos befolgt werden.

Kontaminierte Spritzen, Nadeln, Klingen

Dieser Übertragungsweg ist sowohl innerhalb der modernen medizinischen Dienste als auch außerhalb möglich. Bedenklicher als die von traditionellen Heilern häufig durchgeführten Hautritzungen (Scarifikationen) sind Injektionen, die von selbsternannten „injection doctors", aber auch von Krankenpflegern quasi nebenberuflich unter völlig unsterilen Bedingungen durchgeführt werden. Je nach Land oder Landesteil kann die Übertragung durch „needle sharing" bei i.v.-Drogenkonsumenten von Bedeutung sein.

Insgesamt werden durch unsterile Instrumente wahrscheinlich weniger als 5% aller HIV-Infektionen in Entwicklungsländern erworben, obwohl nach einer Schätzung der WHO in Entwicklungsländern etwa die Hälfte aller in den Gesundheitsdiensten erfolgenden Injektionen mit Spritzen oder Nadeln verabreicht werden, deren Sterilität zu bezweifeln ist [Pete Evans (WHO/EPI) 1994, pers. Mitt.].

Gefährdung von Krankenhauspersonal

Neben der Gefährdung von Patienten ist auch an die Gefährdung des Personals zu denken, und zwar vom Arzt bis zum Müllentsorger. Dabei liegt das Risiko einer HIV-Serokonversion nach Stichverletzung mit einer HIV-kontaminierten Nadel durchschnittlich bei 0,4%. Es wurden auch einzelne Fälle von HIV-Serokonversion nach Kontakt zwischen Blut und Schleimhäuten bzw. nicht-intakter Haut dokumentiert, das Übertragungsrisiko wird auf etwa 0,1% geschätzt. In Abhängigkeit von der Häufigkeit, mit der man sich sticht, und der Prävalenz von HIV im Patientengut kann das individuelle Risiko im Laufe einer mehrjährigen Krankenhaustätigkeit in Hochprävalenzländern aber durchaus einige Prozent betragen.

Es sind vereinzelte Fälle von vermutlich berufsbedingten HIV-Infektionen bei Entwicklungshelfern bekannt. Bei der Vorbereitung auf die medizinische Arbeit im Ausland sollte man sich dieses Risikos bewußt sein, es aber auch zu anderen Gesundheitsrisiken (v. a. Verkehrsunfälle) im Gastland, aber auch hierzulande in Relation setzen.

4.3.3
Klinik und Therapie

Abgrenzung HIV-Infektion zu AIDS

Die verschiedenen Phasen der HIV-Erkrankung – von symptomfreier HIV-Infektion über symptomatische HIV-Infektion bis zum Vollbild AIDS – stellen ein Kontinuum mit fließenden Übergängen dar. Die hierzulande übliche Stadieneinteilung, die sich neben der Klinik an der Zahl der CD4-Lymphozyten im Blut orientiert, ist eine willkürliche Definition. Dennoch ist sie sinnvoll, da sie für die Indikationsstellung zur antiretroviralen Behandlung – normalerweise als Kombination von 3 verschiedenen Medikamenten (*HAART*) – eine Rolle spielt. Solange diese Medikamente für Entwicklungsländer praktisch unbezahlbar bleiben, ist die Stadienbestimmung mangels therapeutischer Konsequenzen für den einzelnen Patienten dort bedeutungslos.

Von Interesse ist eine Abgrenzung des Krankheitsbildes AIDS gegenüber der bloßen HIV-Infektion im Bereich der epidemiologischen Erfassung, um z. B. eine Vergleichbarkeit der AIDS-Fallzahlen aus verschiedenen Ländern zu gewährleisten. In Industrieländern wird die Diagnose AIDS überwiegend durch das Vorliegen opportunistischer Infektionen definiert, zu deren Nachweis bestimmte histologische, mikrobiologische und/oder bildgebende (CT, NMR) Untersuchungen vorgeschrieben sind (Ancelle-Park 1993). Da in den meisten Krankenhäusern und Gesundheitszentren in Entwicklungsländern weder diese Untersuchungsverfahren noch HIV-Tests zur Verfügung stehen, hat die WHO zur *epidemiologischen Erfassung* von AIDS-Fällen folgende klinische AIDS-Falldefinition entwickelt:

I WHO-Falldefinition zur epidemiologischen Erfassung (Surveillance) von AIDS

Bei Erwachsenen und Heranwachsenden (>12 Jahre) wird AIDS definiert durch das Vorliegen von mindestens 2 Hauptsymptomen zusammen mit mindestens 1 Nebensymptom, sofern keine andere, von einer HIV-Infektion unabhängige Ursache für die Symptome bekannt ist.

- Hauptsymptome:
  - Gewichtsverlust ≥10% des Körpergewichts,
  - chronischer Durchfall (>1 Monat),
  - chronisches Fieber (>1 Monat), intermittierend oder andauernd.
- Nebensymptome:
  - anhaltender Husten (>1 Monat; nicht bei Patienten mit Tuberkulose),
  - generalisierter juckender Hautausschlag,
  - Herpes zoster in der Anamnese,
  - Candidiasis (=Soor) des Mund-Rachen-Raums,
  - chronisch fortschreitende oder disseminierte Infektion mit Herpes simplex,
  - generalisierte Lymphknotenschwellungen.

Ein generalisiertes Kaposi-Sarkom oder eine Kryptokokken-Meningitis sind allein ausreichend für die Diagnose AIDS.

II   Erweiterte WHO-Falldefinition zur AIDS-Surveillance

Bei Erwachsenen und Heranwachsenden (>12 Jahre) wird AIDS definiert durch das Vorliegen eines positiven HIV-Antikörpertests und mindestens 1 der folgenden Symptome oder Erkrankungen:
- Gewichtsverlust ≥10% des Körpergewichts oder Kachexie, in Verbindung mit Durchfall oder Fieber oder beidem (≥1 Monat, intermittierend oder andauernd), sofern keine andere, von einer HIV-Infektion unabhängige Ursache für diese Symptome bekannt ist;
- Kryptokokken-Meningitis;
- pulmonale oder extrapulmonale Tuberkulose;
- Kaposi-Sarkom;
- neurologische Beeinträchtigungen, die die eigenständige Ausführung alltäglicher Aktivitäten verhindern und für die keine andere, von einer HIV-Infektion unabhängige Ursache bekannt ist (z.B. Trauma oder zerebrovaskuläre Ereignis);
- Candidiasis der Speiseröhre (Verdachtsdiagnose aufgrund von Schluckbeschwerden in Kombination mit Mundsoor ist ausreichend);
- lebensbedrohliche oder wiederholte Pneumonie (klinische Diagnose);
- invasives Zervikalkarzinom.

III   WHO-Falldefinition für Kinder

Bei Kindern wird die Diagnose AIDS bei Vorliegen von mindestens 2 Hauptsymptomen zusammen mit mindestens 2 Nebensymptomen vermutet, sofern keine andere Ursache einer Immunsuppression wie z.B. Krebs oder schwere Mangelernährung bekannt ist.
- Hauptsymptome:
  - Gewichtsverlust oder abnormal langsames Wachstum,
  - chronischer Durchfall (>1 Monat),
  - chronisches Fieber (>1 Monat).
- Nebensymptome:
  - generalisierte Lymphknotenschwellungen,
  - Candidiasis (=Soor) des Mund-Rachen-Raums,
  - wiederholte gewöhnliche Infekte (Otitis, Pharyngitis etc.),
  - anhaltender Husten,
  - generalisierter Hautausschlag,
  - nachgewiesene HIV-Infektion der Mutter.
(Quelle: WHO 1986, 1994, vom Autor übersetzt)

Beachte, daß die Diagnose AIDS nach der sog. „modifizierten Bangui-Definition" ohne HIV-Test gestellt werden kann! Es sei aber auch noch einmal betont, daß diese Falldefinitionen wegen ihrer unzureichenden Spezifität nicht zur Individualdiagnose, sondern nur zur epidemiologischen Erfassung gedacht ist.

Therapie

In Schwellenländern sind antiretrovirale Medikamente zunehmend erhältlich, woraus sich große Herausforderungen ergeben im Hinblick auf die Gewährleistung einer kontinuierlichen Behandlung (Logistik, Compliance). In armen Ländern ist derzeit meist nur die Therapie der verschiedenen opportunistischen Infektionen möglich, deren Häufigkeit je nach Kontinent variiert.

So findet man z.B. die in Europa und Nordamerika sehr häufigen *Pneumocystis carinii*-Pneumonien und Infektionen mit atypischen Mykobakterien in Afrika kaum. Dafür ist die Tuberkulose (durch *Mycobacterium tuberculosis*) bei HIV-Infizierten in Afrika eine der häufigsten AIDS-definierenden Krankheiten. Das weitverbreitete Tuberkulostatikum Thioacetazon sollte zur Behandlung HIV-Infizierter nicht verwendet werden, da die Rate an lebensbedrohlichen Nebenwirkungen (Stevens-Johnson-Syndrom) vielfach höher ist als bei HIV-Negativen. Ansonsten erfolgt die medikamentöse Behandlung HIV-Positiver unabhängig vom Erkrankungsstadium im wesentlichen genauso wie bei HIV-Negativen.

Gedanken machen muß man sich über die psychosoziale Betreuung von HIV-Patienten und ihrer Familien. Vielfach werden Patienten mit fortgeschrittener AIDS-Erkrankung in die häusliche Pflege durch die Angehörigen entlassen. Dies erfolgt teilweise aus humanitären Gründen, um ihnen das Sterben zu Hause zu ermöglichen, aber häufig auch als Notmaßnahme zur Entlastung überbelegter Hospitäler. In jedem Fall sollte eine weitere Betreuung der Patienten und Unterstützung der pflegenden Angehörigen durch lokale Dorfgesundheitshelfer oder mobile Teams erfolgen (*home-based care*).

4.3.4
HIV-Tests und Counselling
Indikationen für das Testen auf HIV

Folgende Gründe für das Testen auf HIV sind zu unterscheiden:

- Screening von Blutkonserven,
- anonymes Testen aus epidemiologischem Interesse (*surveillance*),
- individuelles Testen.

Jede dieser Indikationen stellt unterschiedliche Anforderungen an die Zuverlässigkeit der verwendeten Testverfahren. Beim individuellen Testen, das nur mit Einwilligung der zu testenden Person erfolgen sollte, muß gewährleistet sein, daß die Ergebnisse vertraulich behandelt werden und daß sowohl vor als auch nach dem Test eine kompetente Beratung erfolgt. Näheres dazu im Abschnitt *Counselling* (s. unten), wo auch die Frage diskutiert wird, welchen Sinn individuelles Testen macht.

Tabelle 4.10. HIV-Teststrategien (WHO-Empfehlung). (Aus WHO 1992)

Strategien:

I	ELISA oder Schnelltest × 1
II	ELISA oder Schnelltest, wenn POS.
	→ zweiter ELISA/Schnelltest (anderes Produkt)
III	wie II, wenn POS.
	→ ELISA/Schnelltest (drittes Produkt)

Anwendung der Strategien:

	HIV-Prävalenz	
Zweck	> 10%	≤ 10%
Testung von Personen ohne Symptome	II	III
Testung bei klin. Verdacht auf HIV-Infektion	II	II
Surveillance	I	II
Screening von Blutprodukten	I	I

Auswahl von Testverfahren

Die in der Routinediagnostik angewandten Testverfahren beruhen auf dem Prinzip des Nachweises von Antikörpern gegen HIV mittels ELISA, Western Blot (WB) oder mittels verschiedener Schnelltests (z. B. HIV-Check, Capillus). Der in Industrieländern als Bestätigungstest dienende hochspezifische Western Blot ist um ein vielfaches teurer als ELISA oder Schnelltests, so daß er in Entwicklungsländern nur in Ausnahmefällen eingesetzt wird. Die neueren ELISAs und einige Schnelltests erreichen fast die gleiche Spezifität wie der WB, so daß sie von der WHO sowohl als Suchtest als auch als Bestätigungstest empfohlen werden (Tabelle 4.10).

Allen Antikörpertesten gemeinsam ist, daß sie in der Frühphase der Infektion negativ sind, bis der Infizierte Antikörper bildet. Dies ist in der Regel nach spätestens 3 Monaten der Fall, kann im Einzelfall aber auch 6 Monate und länger dauern. Während dieser Zeit des „diagnostischen Fensters" (*window period*) sind die Infizierten besonders infektiös, so daß ein negativer Test in dieser Situation eine völlig falsche Sicherheit suggeriert. Schon deswegen sind Forderungen nach Testung z. B. aller chirurgischen Patienten zum Schutz des Krankenhauspersonals unsinnig.

Welcher Test in einer gegebenen Situation der geeignetste ist, hängt von verschiedenen Faktoren ab:

- **Indikation zum Testen**
  Beim Testen von Blutkonserven vor der Transfusion kommt es in erster Linie auf eine hohe Sensitivität an, während beim Testen mit individueller Ergebnismitteilung eine hohe Spezifität wichtig ist. Beim anonymen Testen zu epidemiologischen Zwecken (Seroprävalenzstudien) können einige falsch positive und falsch negative Ergebnisse am ehesten in Kauf genommen werden.

- **Ausstattung des Labors**
  Beispielsweise ist für das Ablesen der ELISA-Tests ein Photometer notwendig, während Schnelltests auch ohne Strom durchführbar sind.

- **Qualifikation des Personals**
  Schnelltests sind auch von angelernten Kräften leicht zu handhaben. Die Interpretation von Western Blots dagegen erfordert viel Erfahrung.

- **Zahl der durchzuführenden Tests**
  Bei wenigen Tests pro Tag (z.B. in einem Distrikthospital) sind Schnelltests kostengünstiger und mit weniger Arbeitsaufwand durchführbar als ELISAs, bei großen Testzahlen (z.B. nationaler Blutspendedienst) ist es umgekehrt.

- **Prävalenz der HIV-Infektionen in der Population**
  Bei jedem Test- oder Untersuchungsverfahren gibt es immer einige falsch positive und falsch negative Ergebnisse, so daß die möglichen Ergebnisse eines Verfahrens im Vergleich zur Wirklichkeit (bzw. im Vergleich zu dem zuverlässigsten existierenden Testverfahren, „*Goldstandard*") in einer Vierfeldertafel dargestellt werden können. Die Aussagekraft einer Testmethode wird charakterisiert durch Sensitivität, Spezifität, positiven und negativen Vorhersagewert (Tabelle 4.11).

Tabelle 4.11. Parameter zur Bewertung von Testverfahren

		Wirklichkeit bzw. „Goldstandard"	
		POS.	NEG.
zu bewertendes Testverfahren	POS.	RICHTIG POSITIV	FALSCH POSITIV
	NEG.	FALSCH NEGATIV	RICHTIG NEGATIV

Sensitivität	=	Fähigkeit eines Tests, die Kranken (bzw. die Merkmalsträger) zu erkennen
	=	$\dfrac{\text{RICHTIG POS.}}{\text{RICHTIG POS.} + \text{FALSCH NEG.}} \times 100$
Spezifität	=	Fähigkeit eines Tests, die Gesunden zu erkennen
	=	$\dfrac{\text{RICHTIG NEG.}}{\text{RICHTIG NEG.} + \text{FALSCH POS.}} \times 100$
Positiver Vorhersagewert	=	$\dfrac{\text{RICHTIG POS.}}{\text{RICHTIG POS.} + \text{FALSCH POS.}} \times 100$
Negativer Vorhersagewert	=	$\dfrac{\text{RICHTIG NEG.}}{\text{RICHTIG NEG.} + \text{FALSCH NEG.}} \times 100$

Der positive und der negative Vorhersagewert hängen neben der Sensitivität und Spezifität des Testverfahrens ganz entscheidend von der Prävalenz der HIV-Infektion in der Gruppe der getesteten Personen ab.

Beispiel: Ein HIV-Schnelltest habe eine Spezifität von 99,5%. Dies bedeutet mit anderen Worten: Von 200 getesteten HIV-negativen Personen wird eine ein [falsch] positives Testresultat haben. Wende ich diesen Test bei 200 Personen aus einer Bevölkerung an, in der die HIV-Prävalenz 1% beträgt, erwarte ich also 3 positive Testergebnisse: 2 richtig positive (1% von 200) und ein falsch positives.

Der positive Vorhersagewert (PVW) ist laut der Formel in Tabelle 4.11 nur 66%. Oder mit anderen Worten: Würde ich den Getesteten diese positiven Ergebnisse mitteilen, hieße das, daß bei jedem dritten die Mitteilung „Sie sind HIV-positiv" falsch wäre.

Verwende ich den gleichen Test aber z.B. bei Patienten mit Tuberkulose, unter denen die HIV-Prävalenz 50% betrage, so ist der PVW 99%. Die Ergebnismitteilung „Sie sind HIV-positiv" wäre nur in einem von 100 Fällen unzutreffend.

Counselling

Bei jedem HIV-Test aus individueller Indikation, d.h., wenn das Ergebnis dem Getesteten mitgeteilt werden soll, muß sowohl vor dem Test eine Beratung erfolgen (*pre-test counselling*) als auch bei der Ergebnismitteilung (*post-test counselling*).

Pre-test counselling

Inhalte des pre-test counselling sind

- Vermittlung von Informationen über HIV, insbesondere Übertragungswege, Unterschied zwischen HIV-Infektion und AIDS-Erkrankung, Aussagekraft des HIV-Tests;
- Abklärung der Motivation zum Testen;
- Einschätzung des individuellen HIV-Risikos;
- Bewußtmachen, welche Bedeutung und welche Verhaltenskonsequenzen sowohl ein negatives als auch ein positives Testergebnis für diesen Menschen haben würden.

Ziel des pre-test counselling soll nicht sein, die Zustimmung des Klienten zum HIV-Test zu erlangen, sondern ihm eine fundierte Entscheidung für (*informed consent*) oder gegen den Test zu ermöglichen!

Macht individuelles Testen Sinn?

In diesem Zusammenhang ist die Frage nach dem Sinn des individuellen Testens zu stellen. Es wird häufig argumentiert, daß man wissen müsse, ob man HIV-positiv ist, damit man andere nicht der Ansteckungsgefahr aussetzt. In der Praxis bedeutet dies in erster Linie, „safer sex" zu praktizieren. Allerdings braucht man nicht seinen HIV-Status zu kennen, um sich an die Regeln des safer sex zu halten, denn safer sex sollte man ja gerade auch als HIV-Negative(r) praktizieren, um sich vor Infektion mit HIV und anderen STDs zu schützen.

Dabei gilt der Satz „HIV bekommt man nicht, HIV holt man sich" selbstverständlich nur für Menschen, die über ihr Sexualleben selbst bestimmen können. Dies trifft leider für viele Frauen in Entwicklungsländern (und in Industrieländern!) nicht zu. Selbst wenn eine Frau sich über die gesellschaftliche Konvention hinwegsetzen würde, daß in der Ehe der Mann das Sagen hat, ist sie ohne eigene Berufsausbildung, ohne eigenes Einkommen, ohne Eigentum (vgl. Abschn. 3.4) doch wirtschaftlich von ihm abhängig. Nach meiner eigenen Erfahrung im ländlichen Zimbabwe wissen die Frauen oft sehr genau, daß ihre Männer in der Stadt fremdgehen und so STDs und möglicherweise HIV in die Ehe bringen. Sie wissen auch, daß ein Kondom sie vor Ansteckung schützen könnte. Aber was nützt ihnen dieses Wissen, wenn die Ehemänner sich auf keine Diskussion über ihr Sexualleben einlassen und keine Kondome verwenden wollen? Und was würde diesen Frauen die Kenntnis ihres HIV-Status nützen?

Sinnvoll ist ein HIV-Test nur dann, wenn ein positives Ergebnis eine andere Konsequenz zur Folge hätte als ein negatives.

Dies wird in armen Ländern in Zukunft evtl. bei Schwangeren zutreffen, falls eine antiretrovirale Kurzzeitmedikation zur Senkung des Risikos der vertikalen Übertragung eingeführt wird (s. Abschn. 4.3.2). Im Vorfeld kann die Kenntnis des eigenen HIV-Status bei der Entscheidung eines Paares für oder gegen Kinder von Bedeutung sein. Den rationalen Argumenten gegen eine Schwangerschaft [Risiko der vertikalen Übertragung, zu erwartender früher Tod der/des HIV-positiven Eltern(teils)] steht allerdings in traditionellen Gesellschaften oft ein enormer sozialer Druck entgegen, Nachkommen zu zeugen bzw. zu gebären. Letztlich wird deshalb das Ergebnis des HIV-Tests oft nur eine untergeordnete Bedeutung haben.

Dort, wo antiretrovirale Medikamente zur Behandlung von AIDS-Patienten unerschwinglich sind, wird ein individueller Test aufgrund AIDS-verdächtiger Symptome dem Patienten wenig nützen. Es sei denn, nach einem (rechtzeitig erhaltenen!) negativen Testergebnis kann durch verstärkte diagnostische Anstrengungen eine unter den gegebenen Bedingungen behandelbare Krankheitsursache ermittelt werden.

Post-test counselling
Aufgabe des Counsellors ist es, dem Getesteten Hilfestellung bei der Verarbeitung des positiven Resultats anzubieten. Dabei sollte er sich die Prinzipien des nicht-direktiven, klientenzentrierten Beratungsgesprächs nach *Carl Rogers* (vgl. Abschn. 3.3.4) zu eigen machen. Es kann nicht darum gehen, die Probleme des Klienten zu lösen, sondern ihm beim Erkennen seiner Handlungsalternativen zu helfen. Dies ist ein langwieriger Prozeß; deshalb sollte das Counselling dezentral organisiert sein, so daß der Klient auch in seiner Wohngegend einen Ansprechpartner finden kann. Keinesfalls darf ein positives Testresultat, das für viele Menschen einen erheblichen Schock bedeutet, ohne weiteres Gesprächsangebot mitgeteilt werden.

Aber auch bei negativem Testergebnis ist ein post-test counselling sinnvoll. In der Regel lag ja beim Klienten ein Risiko für eine HIV-Infektion vor, so

daß auch oder gerade das negative Resultat Motivation für eine Verhaltensänderung im Sinne der Risikoreduktion sein kann. Zusätzliche Ermutigung
dazu und konkrete Informationen, z.B. über korrekte Kondombenutzung,
können hilfreich sein.

4.3.5
Wechselwirkungen zwischen sozioökonomischen Lebensbedingungen und HIV

Wirtschaftliche und soziale Ursachen der HIV-Ausbreitung

Eine in vielen Entwicklungsländern häufige Konstellation ist die, daß
der (Ehe-) Mann in einer der großen Städte, auf einer Großfarm oder in einer Bergwerkssiedlung lebt und arbeitet, während die (Ehe-)Frau mit den
Kindern im gemeinsamen Heimatdorf lebt und dort Landwirtschaft betreibt.
Meist sehen sich die Partner nur einmal im Monat oder noch seltener, je
nachdem, wie zeitraubend und wie teuer im Verhältnis zum meist recht niedrigen Lohn die Reise zwischen Arbeitsort und Heimatdorf ist. In einer solchen Situation ist es nicht selten, daß der Mann in der Stadt noch andere Sexualpartnerinnen hat. Dies können wechselnde Prostituierte sein (zur Problematik des Begriffs s. das folgende Beispiel, besser: *Commercial Sex Worker*)
oder auch eine mehr oder weniger feste Freundin.

Es sind also soziale, infrastrukturelle und ökonomische Zwänge, die über
die Verursachungskette
- mangelnde Einkommensmöglichkeiten im ländlichen Raum,
- Migration,
- Trennung der Familie,
- Untreue eines oder beider Partner

zur Beschleunigung der Ausbreitung von HIV und anderen Geschlechtskrankheiten führen. Eine erhebliche Rolle spielt auch der aus Mangel an anderen Frei-
zeitgestaltungsmöglichkeiten oft reichlich konsumierte Alkohol, der Vorsätze,
monogam zu bleiben oder „safer sex" zu praktizieren, leicht zunichte macht.

> **Beispiel:** Wer ist eine Prostituierte?
> Während einer informellen Befragung von Teilnehmerinnen eines Seminars
> über HIV/STDs in Zimbabwe gab die Mehrzahl der befragten Krankenpfle-
> geschülerinnen(!) folgende Definition einer „Prostituierten":
> „Eine Frau, die gleichzeitig mit mehr als einem Mann eine sexuelle
> Beziehung unterhält."

Eine andere Folgeerscheinung der Armut und der hohen Arbeitslosigkeit in
vielen Entwicklungsländern ist die Armutsprostitution. Frauen und Mädchen –
aber auch Männer bzw. Jungen –, die aus materieller Existenznot als Commercial Sex Worker (CSW) arbeiten, haben naturgemäß eine äußerst schwache
Verhandlungsposition, wenn es darum geht, dem Freier gegenüber die Benutzung des Kondoms oder andere Formen des „safer sex" durchzusetzen. Je dringender eine CSW Geld braucht, um ihr Überleben und evtl. das ihrer Kinder zu
sichern, desto eher wird sie sich – gegen eine etwas bessere Bezahlung – auf
Wünsche des Kunden nach unsicheren Sexualpraktiken einlassen.

Beispiel: Im Rahmen einer geplanten Studie mit CSWs in Guinea (Westafrika) zeigte sich, daß eine klare Abgrenzung zwischen CSWs und „bürgerlichen" Frauen nicht möglich war. Auch viele verheiratete Frauen boten gelegentlich anderen Männern sexuelle Dienste gegen Bezahlung an (Kapaun, persönliche Mitteilung).
Dies soll zeigen, welche Überraschungen man erleben kann, wenn man HIV-Präventionsarbeit „für Prostituierte" machen will.

Eine andere häufig anzutreffende Spielart der sexuellen „Dienstleistung" im Tausch gegen materielle oder soziale Vorteile ist die Beziehung zwischen älteren, verheirateten Männern der Mittel- und Oberschicht zu ärmeren Mädchen, häufig Schülerinnen. Es handelt sich typischerweise um längerdauernde (Monate, Jahre) Verhältnisse, in denen sich die Männer (im anglophonen Sprachraum „sugar daddies" genannt) durch Geschenke (z.B. Kleider) oder z.B. Bezahlung der Schulgebühren die Bereitschaft der Mädchen zu Intimkontakten erwerben („transactional sex").
Risikoreich in bezug auf die Übertragung von HIV und anderen STDs und ungewollte Schwangerschaft sind diese Beziehungen in mehrerer Hinsicht:

- Es handelt sich nicht um monogame Beziehungen.
- Der Altersunterschied und das Gefälle im Sozialstatus zwischen den Partnern führen dazu, daß vom Mann auch riskante Sexualpraktiken durchgesetzt werden können.
- Mangelnde Informationen zu STDs und Schwangerschaftsverhütung auf seiten der Mädchen.
- Fehlender Zugang zu STD-Behandlung, Kontrazeptiva und sicherem Schwangerschaftsabbruch (kulturelle, ökonomische, legale Barrieren).
- Bei sehr jungen Mädchen erhöhte biologische Empfänglichkeit für HIV.

Wirtschaftliche und soziale Folgen der HIV-Ausbreitung
Aufgrund der dargestellten Risikofaktoren ist in den meisten Ländern der wirtschaftlich produktivste Teil der Bevölkerung am stärksten von HIV und AIDS betroffen. Waren zu Beginn der Pandemie in den Entwicklungsländern v.a. die materiell besser gestellten Eliten in den Großstädten betroffen, so hat sich das Virus inzwischen in den Hochprävalenzländern in alle Bevölkerungsschichten und auch in den ländlichen Raum hinein ausgebreitet.
Vor diesem Hintergrund ergeben sich die in der folgenden Übersicht aufgeführten wirtschaftlichen und sozialen Folgen für den einzelnen HIV-Infizierten bzw. AIDS-Kranken, seine Familie und für die Gesellschaft.

Soziale und wirtschaftliche Folgen von AIDS

für Individuum und Familie
- materiell:
  - sinkendes Einkommen,
  - Ausfall der Arbeitskraft in der Landwirtschaft,
  - Kosten der Behandlung,

- Beerdigungskosten,
- Verarmung, Verschuldung.
- sozial:
  - Stigmatisierung, Isolation,
  - Familiengründung problematisch,
  - Verlust des Arbeits-/Ausbildungsplatzes,
  - Nicht-Gewährung eines Stipendiums,
  - Doppelbelastung von Frauen durch Pflege AIDS-kranker Angehöriger,
  - Vernachlässigung und Überforderung von Kindern,
  - abgebrochene Schulbildung,
  - Waisenkinder/Straßenkinder.

für die Volkswirtschaft
- direkte Kosten
  - Gesundheitswesen,
  - Sozialversicherungen.
- indirekte Kosten
  - Verlust an qualifizierten Arbeitskräften,
  - Ausbau der Berufsausbildungskapazitäten, um die frühen Todesfälle durch AIDS zu kompensieren,
  - Arbeitsausfall durch Krankheit und Teilnahme an Beerdigungen,
  - sinkende Kaufkraft der Bevölkerung,
  - zurückgehende Deviseneinnahmen durch Rückgang des Tourismus.

Ein besonderes Problem stellen die Waisenkinder dar, die nach dem Tod ihrer Eltern durch AIDS entweder völlig auf sich selbst gestellt sind oder von anderen Familienmitgliedern mitversorgt werden müssen. Häufig fällt diese Aufgabe den Großeltern zu, welche aufgrund der altersbedingt nachlassenden Arbeitsfähigkeit – und nicht existierender Rentenversicherung – eigentlich selbst unterstützungsbedürftig wären.

4.3.6
Prävention

Die Bekämpfung der weiteren Ausbreitung der HIV-Infektion ruht auf drei Säulen:

- Aufklärung der Bevölkerung,
- Verhinderung der Übertragung im Gesundheitswesen,
- Behandlung und Prävention von Geschlechtskrankheiten.

Als Fundament für diese drei Säulen muß die Bekämpfung der Armut gesehen werden.

Die beste Aufklärungsarbeit kann nicht viel nützen, wenn die Menschen aufgrund ihrer Lebensumstände nicht motiviert sind oder keine Möglichkeit haben, die gewonnenen Erkenntnisse auch in die Praxis umzusetzen, also

v. a. ihr Sexualleben risikoarm zu gestalten (vgl. Abschn. 4.3.4 Macht individuelles Testen Sinn?).

Eine weitere Schwierigkeit der HIV-Aufklärung ergibt sich aus der jahrelangen Inkubationszeit der Infektion, aufgrund derer der Zusammenhang zwischen riskantem Verhalten und Erkrankung nicht unmittelbar erlebt wird und auch für viele Menschen intellektuell nicht nachvollziehbar ist. In Kombination mit den alltäglichen Überlebenssorgen ist es dann ein leichtes, das AIDS-Risiko auch emotional weit von sich zu schieben.

Aufklärung

In Abschn. 3.3 dieses Buches wurde dargestellt, daß Gesundheitsaufklärung dann am erfolgreichsten ist, wenn bereits die Identifikation der Gesundheitsprobleme gemeinsam mit den Betroffenen erfolgt. HIV wird aber von den meisten Menschen solange nicht als Problem wahrgenommen oder als ein Problem „der anderen" gesehen, bis die ersten Freunde oder Verwandten an AIDS versterben. Zu diesem Zeitpunkt sind dann in der Bevölkerung aber bereits viele mit HIV infiziert.

In der HIV-Aufklärung ist es daher sinnvoll, zwei unterschiedliche Ansätze miteinander zu kombinieren:

- Breitenwirksame Informationskampagnen über Massenmedien, in Vereinen, Kirchen, Schulen, Fabriken usw.
  Ziel solcher Maßnahmen ist es, neben der Informationsvermittlung auch zu erreichen, daß in der Öffentlichkeit über Sexualität und Tod gesprochen werden kann, daß diesbezügliche Tabus (die sich in fast allen Kulturen finden) allmählich aufgeweicht werden. Man muß sich darüber bewußt sein, daß gerade die Bevölkerungsgruppen mit dem höchsten Risiko auf diesem Wege nicht erreicht werden, weil sie marginalisiert sind (z. B. CSWs) und/oder weil sie wegen ihrer Armut und fehlender Bildung weder Zeitung lesen noch ein Radio oder Fernsehen haben.
- Gezielte Aufklärungsarbeit für einzelne Bevölkerungsgruppen.
  Dies können Gruppen sein, die besonders gefährdet sind (z. B. Jugendliche mit instabilen sexuellen Beziehungen oder CSWs) oder/und die besonders viele Sexualpartner haben und so als „Motoren der HIV-Ausbreitung" wirken, z. B.
  - Fernfahrer,
  - Fabrik- und Wanderarbeiter, die fern ihrer Familien leben,
  - Polizisten und Soldaten in Kasernen,
  - Beamte und Lehrer, die häufig versetzt werden,
  - Commercial Sex Workers.

Es geht hier nicht darum, *Risiko*gruppen zu definieren. Vielmehr ist es für erfolgreiche Aufklärungsarbeit notwendig, sich über die *Ziel*gruppen, über deren spezifisches Risiko*verhalten* und die Gründe dieses Verhaltens im klaren zu sein. Daraus leiten sich die Ziele der Aufklärungsmaßnahmen ab, die möglichst gemeinsam mit Vertretern der Zielgruppe festgelegt werden sollten. Auch sind die Beratungsmedien und -materialien sowie der Sprachstil entsprechend der Charakteristika der Zielgruppe auszuwählen. In der Arbeit mit Jugendlichen bedeutet HIV-Aufklärung oft zunächst einmal Sexualaufklärung, so daß hier besondere Sensibilität und Qualifikationen der Aufklärer gefragt sind.

Beispiel: Gedruckte Texte können zur Informationsvermittlung an Schulkinder nützlich sein, insbesondere wenn im Unterricht zu Rückfragen und Diskussion ermuntert wird. Für Gruppen mit hohem Analphabetenanteil, z. B. CSW, sind sie dagegen sinnlos. Für die Diskussion mit einer Schulklasse mag eine Krankenschwester oder ein Arzt die geeignete Person sein. Aber eine Gruppe von CSW wird u. U. eher einer Person aus ihrem eigenen Umfeld vertrauen (*peer education*). Auch wird man in der Beratungsarbeit mit CSW andere Ausdrücke für Themen aus dem Sexualbereich verwenden als in der Beratung von Kindern.
Während für Jugendliche sexuelle Enthaltsamkeit ein durchaus praktikables Verhalten sein kann, haben CSW diese Option nicht, solange sie zur Bestreitung ihres Lebensunterhalts darauf angewiesen sind, sexuelle Dienstleistungen zu verkaufen. Inhalt der Beratung werden also Strategien zur Minimierung des persönlichen Risikos der einzelnen CSW sein, z. B. die Frage, wie sich Kondomgebrauch gegenüber den Freiern durchsetzen läßt. Wahrscheinlich wird man auch feststellen, daß viele CSW ihr Gewerbe gern aufgeben würden, wenn es für sie andere Einkommensmöglichkeiten gäbe. In einem solchen Fall wäre es also für erfolgreiche Präventionsarbeit wichtig, einkommenschaffende Projekte z. B. für ledige Mütter zu initiieren.

Wie das Beispiel zeigt, kann HIV-Aufklärung nicht alleinige Aufgabe der Gesundheitsdienste sein. Vielmehr bedarf es der intersektoralen Zusammenarbeit mit Schulen, Firmen, Gewerkschaften, Kirchen, Parteigruppierungen, aber v. a. auch lokalen Nichtregierungsorganisationen und Selbsthilfeinitiativen.

Verhinderung der HIV-Übertragung im Gesundheitswesen

Das Risiko der HIV-Übertragung im Gesundheitswesen besteht sowohl für Patienten als auch für das Personal. Als Infektionsquellen kommen Bluttransfusionen und kontaminierte Nadeln, Spritzen und andere Instrumente in Betracht sowie direkter Kontakt mit Patientenblut, v. a. in der Geburtshilfe.

Bluttransfusionen

Das alleinige Testen aller Blutkonserven auf HIV-Antikörper reicht zur sicheren Verhütung der HIV-Übertragung durch Bluttransfusionen nicht aus, da immer ein gewisser Teil der Spender frisch infiziert und noch im „diagnostischen Fenster" (s. Abschn. 4.3.4) sein wird. Wünschenswert wären Antigentests. Diese sind aber z. Z. noch so teuer, daß sie selbst in Industrieländern nicht routinemäßig angewendet werden.
Der Anteil der im Antikörpertest negativen, aber infektiösen Konserven ist natürlich um so höher, je höher die Inzidenz von HIV-Infektionen in der Population der Blutspender ist. Deshalb sollten keine Blutspender aus Hochrisikogruppen (z. B. Soldaten) rekrutiert werden. Bezahlung von Spendern macht

die Blutspende für die armen Bevölkerungsschichten attraktiv, welche aber wegen ihrer Armut überdurchschnittlich häufig mit HIV, Hepatitis B und C u. a. infiziert sind. In Zimbabwe hat sich der Spenderselbstausschluß mit Hilfe eines Fragebogens als praktikabel und effektiv erwiesen, in dem nach Risikofaktoren für HIV (multiple Sexualpartner, frühere Episoden von Geschlechtskrankheiten etc.) gefragt wird. Darüber hinaus werden gezielte Blutspendeaktionen bei Schulkindern ab dem 15. Lebensjahr durchgeführt in Kombination mit HIV-Aufklärung.

Zusätzlich sind folgende Strategien zu befolgen:

- auf Transfusionen verzichten, wann immer möglich. Bluttransfusionen sind nur bei akuter Lebensgefahr indiziert. Keinesfalls gerechtfertigt ist „Hb-Kosmetik"; bei chronischen, sich langsam entwickelnden Anämien werden auch Hb-Werte von <5 g/dl toleriert und können mit Folsäure und Eisen (evt. intramuskulär) behandelt werden, sofern es sich um eine Eisenmangelanämie handelt;
- intraoperativ ggf. Autotransfusion durchführen (z.B. bei rupturierter Extrauteringravidität);
- die Entstehung transfusionspflichtiger Anämien verhindern durch:
  - Prävention/Frühbehandlung von Parasitosen (z.B. Hakenwurm, Malaria, Schistosomiasis) und Mangelernährung, v.a. bei Kindern,
  - Eisen-/Folsäureprophylaxe in der Schwangerschaft,
  - Minimierung von Blutverlusten bei Operationen und Geburten.

Kontaminierte Instrumente

Eine Gefährdung von Patienten kann sicher ausgeschlossen werden, wenn die üblichen, auch zur Abtötung anderer Keime gültigen Sterilisationsvorschriften eingehalten werden (vgl. Abschn. 6.3.4). Autoklavierbare Glas- oder Nylonspritzen sind in der Praxis oft sicherer als Einmalspritzen, die bei Nachschubproblemen – unzureichend ausgekocht – dann doch mehrfach verwendet werden. Deshalb sollten Injektionen auf das absolut Notwendige beschränkt und Arzneimittel möglichst oral statt parenteral appliziert werden.

Zur Verhütung von Stich- oder Schnittverletzungen des Personals sind folgende Maßnahmen notwendig:

- Aufklärung des gesamten Personals;
- Disziplin beim Umgang mit und bei der Entsorgung von Nadeln und Klingen. Niemals die Plastikkappe auf eine gebrauchte Nadel wieder aufsetzen! Dabei passieren die meisten Stichverletzungen! Stabilen Behälter für gebrauchte Nadeln und Klingen („sharps box") zum Patientenbett mitnehmen;
- umsichtige und ruhige Führung von Operationsinstrumenten, Finger nicht in die Nähe von Skalpell oder Nadel bringen;
- bei allen invasiven Prozeduren und in der Geburtshilfe OP-Handschuhe und Schutzbrille tragen. Handschuhe schützen nicht nur vor der HIV-Infektion über Wunden an den Händen, sondern verringern auch das Risiko einer Infektion bei einem Nadelstich, da das außen an der Nadel befindliche Blut am Handschuh abgestreift wird;
- dicke Haushaltsgummihandschuhe für die Mitarbeiter, die den Müll entsorgen.

Häufig sind OP-Handschuhe Mangelware, so daß sie behelfsmäßig autoklaviert und wiederverwendet werden. Dabei werden sie aber schnell löchrig.
Deshalb sollten die Entwicklungshilfeorganisationen – zum Schutz des eigenen wie auch des einheimischen Personals – bei Mangel an Einmalhandschu-
hen die ausreichende Versorgung als *ihre* Aufgabe betrachten!

Das Testen der Patienten auf HIV bietet keinen Schutz für das Personal, da
ein Patient trotz negativen Tests infiziert sein kann. Außerdem hat eine in
Lyon durchgeführte Studie gezeigt, daß sich Chirurgen bei Patienten, von denen sie wußten, daß sie HIV-positiv waren, 3mal häufiger gestochen haben
als bei Patienten mit unbekanntem HIV-Status (Caillot 1992).

4.3.7
Behandlung und Prävention von Geschlechtskrankheiten

Die zur Vermeidung der HIV-Übertragung durch Geschlechtsverkehr sinnvollen Maßnahmen stellen gleichzeitig auch eine effektive Prävention aller anderen sexuell übertragbaren Erkrankungen (*classical sexually transmitted diseases, cSTDs*) dar. Neben der STD-Prävention ist es aber auch wichtig, die Behandlung von Menschen mit Geschlechtskrankheiten sicherzustellen. Auch
dies ist ein effektiver Beitrag zur HIV-Prävention (Grosskurth et al. 1995), da
alle entzündlichen Erkrankungen des Genitalbereichs die Transmission von
HIV erheblich begünstigen (s. Abschn. 4.3.2).

Die Nutzerperspektive

Die Nutzung von Gesundheitsdiensten für die Behandlung von STDs ist in
vielen Ländern wesentlich geringer, als es nach der Inzidenz zu erwarten wäre. Ein Grund dafür ist sicherlich fehlendes Krankheitsbewußtsein bzw. fehlender Leidensdruck bei geringer Symptomatik und aufgrund des spontanen
Verschwindens der sichtbaren Symptome (z. B. der Primärläsion bei Syphilis).

Dies gilt insbesondere für Frauen, bei denen z. B. die Gonorrhöe und die
Clamydien-Infektion in der Mehrzahl der Fälle ohne oder mit nur unspezifisch wahrgenommenen Symptomen (Dysurie, geringe Unterbauchbeschwer-
den) verlaufen (Wisdom 1989). Gleichzeitig sind sie die häufigsten Ursachen
der sekundären Infertilität und für Eileiter-Schwangerschaften. Auch können
sie auf das Neugeborene übertragen werden und bei diesem Augeninfektionen und Pneumonien (Clamydien) verursachen.

Aber selbst bei subjektiv bestehendem Behandlungswunsch gibt es eine
Reihe von weiteren Voraussetzungen, die erfüllt sein müssen, damit die Gesundheitsdienste in Anspruch genommen werden:

- Eine als kompetent angesehene Gesundheitseinrichtung muß in zumutba-
  rer Entfernung vorhanden sein.
- Der Kranke muß das Gefühl haben, daß die zu erwartende Behandlung ihren Preis wert ist. Seine Alternative ist die Selbstbehandlung mit Medikamenten vom informellen Arzneimittelmarkt (vgl. Abschn. 7.1). Diese erfolgt aus Unkenntnis, Kosten- und Bequemlichkeitsgründen oft unvollständig, führt deshalb nicht zur Heilung und fördert die Resistenzentwicklung.

- Die Behandlung sollte mit möglichst wenig Aufwand verbunden sein. So läßt sich die Compliance durch Therapieschemata verbessern, die mit einer Einmaldosis von Antibiotika auskommen.
- Die Privatsphäre muß gewahrt werden. Dies ist insbesondere bei STDs wichtig, da sie Anlaß für allerlei Spekulationen – auch von seiten des Gesundheitspersonals – über gesellschaftlich nicht akzeptierte sexuelle Beziehungen bieten. Wenn Patienten moralisierende Belehrungen über sich ergehen lassen müssen, kommen sie sicher nicht wieder!

Die Stigmatisierung der Geschlechtskrankheiten macht vielen Mitarbeitern der Gesundheitsdienste und Patienten den Umgang mit STDs schwer. Wird die Familienplanung als „saubere" und ordentliche Seite der sexuellen Gesundheit gesehen, so sind die Geschlechtskrankheiten die „schmutzige" Seite. Dies führt z. B. zu der Befürchtung, daß die Inanspruchnahme von Familienplanungssprechstunden sinkt, wenn diese auch STD-Behandlung anbieten. Andererseits bietet ein integrales Konzept große Vorteile (s. Abschn. 5.7.5).

Die Anbieterperspektive

Ebenso wichtig wie die Akzeptanz ist selbstverständlich auch die Qualität der Gesundheitsdienste. Hierzulande steht zur Diagnostik von STDs neben der ausführlichen klinischen Untersuchung eine Palette von mikrobiologischen und serologischen Untersuchungen bis hin zur PCR zur Verfügung, während in den Gesundheitszentren der Entwicklungsländer oft nicht einmal ein Mikroskop vorhanden ist. Selbst Spekula sind Mangelware, und ihre Benutzung kann zur Gefahr für die Patientinnen werden, wenn zwischen zwei Untersuchungen keine Zeit für die Sterilisation bleibt oder diese aus Nachlässigkeit unterbleibt.

Um in dieser Situation trotzdem eine akzeptable STD-Behandlung auf möglichst peripherer Ebene anbieten zu können, wurde von der WHO in Zusammenarbeit mit internationalen STD-Experten der sog. *syndromic approach* (syndromorientierter Ansatz) der STD-Behandlung entwickelt. Dabei werden dem Behandler, der kein Mikroskop und kein Spekulum zur Verfügung hat, anhand des sichtbaren Befundes und weniger standardisierter anamnestischer Fragen klare Behandlungsrichtlinien gegeben, durch die alle in Frage kommenden STDs abgedeckt werden. Ein Wandposter mit den Behandlungsschemata kann man kostenlos von der Johns Hopkins School of Public Health anfordern (Adresse s. Anhang).

Beim *syndromic approach* nimmt man zwar die Gabe unnötiger Medikamente in Kauf, erreicht aber aus folgenden Gründen insgesamt eine effektivere und effizientere STD-Behandlung:

- geringerer Zeitaufwand für Personal und Patienten erhöht die Akzeptanz;
- der Wegfall routinemäßiger vaginaler Untersuchungen (durch männliches Personal) baut Hemmschwelle für Patientinnen ab;
- keine Verzögerung der Therapie durch Abwarten von Laborergebnissen;
- kosten- und zeitintensive Überweisungen ins Krankenhaus werden auf therapieresistente Fälle reduziert;

- der Versuch der weiteren Differenzierung des klinischen Befundes führt selbst bei Erfahrenen häufig zu Fehldiagnosen bzw. zum Übersehen von Co-Infektionen (O'Farrell et al. 1993);
- einfache Labormethoden (z.B. mikroskopischer Nachweis von Gonokokken) haben eine geringe Sensitivität und führen deshalb zu Fehldiagnosen.

Natürlich macht der *syndromic approach* Anstrengungen nicht überflüssig, weitere Verbesserungen der STD-Behandlung und -Prävention zu erreichen. Hier ist v.a. die Einstellung des Personals zu STD-Patienten zu nennen, die sich auf die Qualität der Beratung hinsichtlich Risikominderung und auf die Akzeptanz der Partnerbehandlung auswirkt.

Literatur

Ancelle-Park RA (1993) Expanded European AIDS case definition. Lancet 341:441

Caillot JL (1992) Blessures per-opératoires des équipes. SidAlerte No. 18:6–10

Gershon RRM, Vlahov D, Nelson E (1990) The risk of transmission of HIV-1 through nonpercutaneous, non-sexual modes – a review. AIDS 4:645–650

Grosskurth H, Mosha F, Todd J, Mwijarubi E et al. (1995) Impact of improved treatment of sexually transmitted diseases on HIV infection in rural Tanzania: Randomized controlled trial. Lancet 346:530–536

Hayes RJ, Schulz KF, Plummer FA (1995) The cofactor effect of genital ulcers on the per-exposure risk of HIV-transmission in sub-saharan Africa. J Trop Med Hyg 98:1–8

Jenkes C (2000) Nevirapine für Afrikas Babys? Reichen Medikamentenspenden im Kampf gegen AIDS? Pharma-Brief Nr.8/2000:1–3

Lande R (1993) Controlling sexually transmitted diseases. Population Reports L-9. Johns Hopkins School of Public Health, Baltimore

O'Farrell N, Hoosen AA, Coetzee KD, van den Ende J (1993) Accuracy of Clinical Diagnosis in Genital Ulcer Disease in Durban, South Africa (abstract). 9th International Conference on AIDS/4th STD World Congress, Berlin June 6–11, 1993, Vol. 2:687

Ryder RW, Nsuami M, Nsa W, Kamenga M et al. (1994) Mortality in HIV-1-seropositive women, their spouses and their newly born children during 36 months of follow-up in Kinshasa, Zaire. AIDS 8:667–72

UNAIDS (2000a) Die AIDS-Epidemie. Status-Bericht: Dezember 2000. Dokument UNAIDS 00.44 E

UNAIDS (2000b) Mother-to-child transmission of HIV (3) – Technical update. http://www.unaids.org/publications/documents/mtct/MTCT_TU4.doc (aufgerufen am 16.1.01)

WHO (1986) Provisional WHO clinical case definition for AIDS. Weekly Epidemiol Rec 61:69–73

WHO (1992) Global programme on AIDS-recommendations for the selection and use of HIV antibody tests. Weekly Epidemiol Rec 20:145–149

WHO (1994) WHO Case Definitions for AIDS Surveillance in Adults and Adolescents. Weekly Epidemiol Rec 69:273–275

Wisdom A (1989) A colour atlas of sexually transmitted diseases. Wolfe Medical Publications, London

5 Familiengesundheit

5.1
Gesundheitsrisiken des Kindesalters und der Reproduktion

Pitt Reitmaier und Oliver Razum

Kinder unter 5 Jahren und Frauen in der reproduktiven Lebensphase werden oft als *the most vulnerable groups* bezeichnet, als die Gruppen mit dem höchsten Gesundheitsrisiko. In Entwicklungsländern stellen sie zusammen ca. 40% der Gesamtbevölkerung, ihre Gesundheitsprobleme sind also auch besonders häufig. Sie benötigen von daher die besondere Aufmerksamkeit der Gesundheitsdienste. In den vergangenen Jahrzehnten wurden vielfältige Ansätze erdacht, erprobt, verworfen oder übernommen, um den Gesundheitszustand dieser Gruppen zu verbessern. Kapitel 5 zeichnet den Weg nach von selektiven Interventionen für Kinder hin zu einem umfassenden Konzept der Familiengesundheit, das auch die Bedürfnisse von Erwachsenen und älteren Menschen berücksichtigt. Dabei stehen Aktivitäten und Dienste *außerhalb* des Krankenhauses im Mittelpunkt.

5.1.1
Gründe für das erhöhte Gesundheitsrisiko von Kindern und Frauen

Die *Säuglingssterblichkeit* liegt in Entwicklungsländern durchschnittlich 10mal höher als in westlichen Industrieländern (vgl. Abschn. 1.1.2). Unter extremen Bedingungen jedoch, in Bürgerkriegsländern oder in benachteiligten Minderheiten, versterben bis zu einem Viertel der neugeborenen Kinder vor ihrem ersten Geburtstag und ein weiteres Viertel vor Erreichen des Schulalters. Ursachen sind überwiegend Infektionskrankheiten, häufig in Kombination mit Mangelernährung. Familiäre und soziale Faktoren spielen hierbei eine Rolle: Besonders gefährdet sind Kinder, die vorzeitig abgestillt werden, deren Bezugsperson wechselt, deren Mutter psychisch erkrankt oder besonders arm ist. Im Europa des 19. Jahrhunderts lag die Säuglingssterblichkeit ähnlich hoch wie heute in den Entwicklungsländern. Sie sank aber schon *vor* der Einführung moderner medizinisch-technischer Errungenschaften wie z.B. Antibiotika und Impfungen. Hierfür wird eine Reihe von Faktoren diskutiert: verbesserte Ernährung, Wasserversorgung, Hygiene, Wohn- und Arbeitsbedingungen, insgesamt also eine Verbesserung der *sozioökonomischen Lage*, eine Verringerung der Armut.

Die Ungleichverteilung der *Müttersterblichkeit* ist noch ausgeprägter. In Entwicklungsländern liegt die Müttersterblichkeitsrate etwa 100- bis 200mal höher als in Industrieländern. Rund 99% aller mütterlichen Todesfälle auf der Welt ereignen sich in Entwicklungsländern. Es gibt jedoch erheblich regionale Unterschiede. Die Müttersterblichkeit ist im subsaharischen Afrika am höchsten (WHO 1991). Ländliche Bereiche sind im allgemeinen deutlich benachteiligt gegenüber benachbarten städtischen Bereichen. Im ländlichen Bangladesch lag 1985 die Müttersterblichkeitsrate bei 623 Todesfällen auf 100 000 Lebendgeburten (Khan et al. 1985); in Gambia betrug sie sogar 2200/100 000 (Greenwood et al. 1987). Bedauerlicherweise war in den 1990er Jahren trotz internationaler Bemühungen kein allgemeiner Rückgang zu verzeichnen.

Im historischen Rückblick ist das heutige Risiko in Entwicklungsländern vergleichbar mit der Situation in Europa im 19. Jahrhundert. Abbildung 5.1 zeigt, daß die Müttersterblichkeit in Schweden um das Jahr 1800 bei ungefähr 600/100 000 lag. In den Industrieländern hat sich die Situation seither dramatisch verbessert. Dies ist aber keineswegs nur auf moderne Medikamente oder die Möglichkeit zur Ultraschalldiagnostik zurückzuführen. Wie in Abb. 5.1 zu erkennen, sank die Sterblichkeit bis Anfang des 20. Jahrhunderts bereits auf weit weniger als die Hälfte des Ausgangswertes (beachte die logarithmische Skala). Als Gründe hierfür werden die Einführung antiseptischer Maßnahmen und die gesetzliche Regelung der Hebammenausbildung genannt (Högberg u. Broström 1986). Der weitere Rückgang im 20. Jahrhundert hängt sicherlich eng mit dem medizinisch-technischen Fortschritt zusammen: Es gab nun Telefone, Autos als Transportmittel, ein funktionierendes Referenzsystem sowie Antibiotika und Bluttransfusionen. Diese Verbesserungen standen nicht nur in zunehmendem Umfang zur Verfügung, sondern

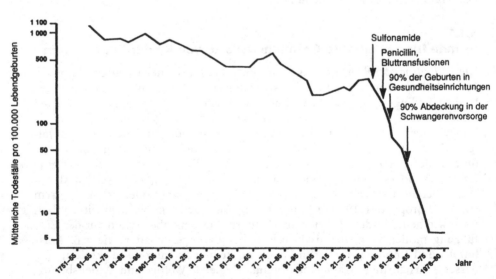

Abb. 5.1. Abnahme der Müttersterblichkeit in Schweden 1750–1980 (logarithmische Skala). (Aus Bergström 1994, übersetzt)

sie wurden aufgrund besserer Bildung und steigenden Wohlstandes auch für immer mehr Frauen *zugänglich*.

Armut ist, wie schon in Abschn. 1.1 aufgezeigt, *der* wesentliche Faktor, der Einfluß auf die Gesundheit der Menschen in Entwicklungsländern nimmt. Frauen, die schwanger werden, und Kinder unter 5 Jahren haben zusätzlich ein erhöhtes *physiologisches Grundrisiko*. Ein dritter Faktor ist die gesellschaftliche Stellung von Frauen und Kindern. Sie sind – nicht zahlenmäßig, wohl aber im sozialwissenschaftlichen Sinn – *Minoritäten*. In der Sozialwissenschaft wird eine Minorität definiert als eine Gruppe, der durch die sie umgebende Majoritätsgesellschaft nicht erlaubt wird, selbst zu entscheiden über ihre Lebensformen und über die Art, wie sie mit der Majorität kommuniziert (Ross 1982). Ein Minoritätenstatus schafft Benachteiligungen bei Sozialisation und Bildung, beim Einkommen und damit letztlich bei der Gesundheit. Konzepte der Kinder- und Frauengesundheit in Entwicklungsländern müssen also auch daraufhin untersucht werden, ob sie lediglich auf die physiologischen Risiken zielen oder ob sie Armut und Minoritätenstatus berücksichtigen und bei der Lösung auch dieser Probleme Unterstützung zu leisten versuchen.

Zunächst soll aber ein grundlegendes und viel verwendetes Konzept eingeführt werden, auf dem die Identifikation von Risikogruppen beruht.

5.1.2
Das Risikokonzept

Gesundheitsprobleme sind nicht gleichmäßig über die Bevölkerung verteilt. Mitglieder bestimmter Gruppen erkranken häufiger oder versterben früher, in Abhängigkeit von ihren Erbanlagen und ihrem Alter, ihrem natürlichen oder sozialen Umfeld und ihrem Verhalten. Sie haben ein erhöhtes *Risiko*. Als Risiko wird die Wahrscheinlichkeit bezeichnet, einen Gesundheitsschaden (Erkrankung, Ausfall der Arbeitsfähigkeit, bleibende Behinderung oder Tod) zu erleiden. Das Risiko ist somit ein Maß der Gefahr.

> **Beispiel:** In einem Entwicklungsland versterben 30 von 1 000 neugeborenen Kindern vor ihrem fünften Geburtstag an akuter Diarrhö. Das spezifische Sterblichkeitsrisiko durch Diarrhö in dieser Altersgruppe ist weitaus höher als in jeder anderen Altersgruppe. Das Risiko ist meßbar (30/1 000), und die 0- bis 5Jährigen sind als *Risikogruppe* leicht identifizierbar.

Das *Risikokonzept* beruht auf dem Prinzip, mit möglichst einfachen Mitteln die Gruppe der Gefährdeten zu entdecken („*screening*") und sie zu schützen. Dieses Konzept ist heute in der Präventivmedizin weit verbreitet. Voraussetzung für seinen sinnvollen Einsatz sind:

- die Existenz von *Risikofaktoren* mit hohem Vorhersagewert,
- die Existenz einfacher *Meßverfahren* zur Identifikation der Risikofaktoren,
- eine einfache Methode der Abgrenzung der *Risikogruppe* von der Gesamtbevölkerung,
- die Existenz effektiver und effizienter *Interventionen*,
- der gesicherte *Zugang* die Risikogruppe zum Risikoscreening und ggf. zu den Interventionen.

Ein *Risikofaktor* ist eine Gegebenheit, deren Vorhandensein, je nach Stärke, ein erhöhtes Risiko bedeutet. Nicht alle Risikofaktoren können beeinflußt werden. So sind Alter, Geschlecht und ethnische Gruppe nicht veränderbar (sie werden von manchen Autoren deshalb als Risiko*marker* bezeichnet). Ernährung, Rauchen oder sexuelle Gewohnheiten sind Risikofaktoren, die auf dem schwierigen Weg der Aufklärung zu beeinflussen sind; dies ist eine Aufgabe des Gesundheits- und des Erziehungssektors. Faktoren wie Einkommen, Wohnbedingungen und sozialer Status haben zumeist sehr großen Einfluß, sind aber nur langfristig und nicht primär über den Gesundheitssektor zu verändern.

> **Beispiel (fortgesetzt):** Im gleichen Land haben Kinder, die mit weniger als 6 Lebensmonaten abgestillt werden, ein Risiko von 150/1 000, vor ihrem 5. Geburtstag zu sterben. Ihr Risiko ist damit erheblich höher als das voll gestillter Kinder. Vorzeitiges Abstillen ist somit ein *zusätzlicher Risikofaktor* zu den Grundrisiken der Kleinkinder. Die betroffenen Kinder können als *Hochrisikogruppe* ausgewiesen werden.

Risikofaktoren stehen nicht notwendigerweise in einem *kausalen* Zusammenhang zum Ereignis. Beim oben genannten Beispiel des Abstillens und der Diarrhö ist ein solcher Zusammenhang biomedizinisch über Mangelernährung, Immunität und Infektion erkennbar. Abstillen ist also als kausaler Risikofaktor anzusehen. In Gesellschaften, in denen die Sterblichkeit von Säuglingen einer alleinstehenden Mutter erhöht ist, stellt die Angabe „Mutter alleinstehend" einen *nicht kausalen* Risikofaktor dar. Hier besteht *kein* direkter biomedizinischer Zusammenhang im Sinne einer Ursache-Wirkungs-Beziehung, und dennoch ist der Vorhersagewert gut. Nicht-kausale Risikofaktoren haben oft den Vorteil, daß sie leicht zu erfassen sind und stellvertretend für eine ganze Reihe von schwerer erfaßbaren oder unbekannten kausalen Risikofaktoren stehen. Während jedoch bei modifizierbaren kausalen Risikofaktoren die Möglichkeit besteht, das Risiko zu verringern, indem der Faktor verändert wird, ist dies bei nicht-kausalen Risikofaktoren meist nicht möglich.

Besteht ein Risiko und wird ein Risikofaktor identifiziert, so führt dessen Entdeckung keineswegs immer dazu, daß die notwendigen Interventionen schließlich erfolgreich durchgeführt werden. Abbildung 5.2 illustriert, wie sich auf jeder Ebene neue Probleme ergeben können; sie vermindern jeweils den Anteil der Risikoträger, deren Risiko schlußendlich beeinflußt wird.

5.1.3
Von der Kolonialmedizin zur Mutter-Kind-Fürsorge: historische Entwicklung

In Entwicklungsländern ist das besondere Augenmerk der Gesundheitsdienste auf die Risikogruppen Kinder und Mütter noch relativ neu. Kinder und Mütter waren Minoritäten innerhalb der kolonisierten Bevölkerung und standen somit nicht im Interesse der Kolonialregierungen. Die Kolonialmedizin hatte sich vorrangig um die Belange der Truppe und der Siedler zu kümmern. Die einheimische Bevölkerung wurde nur dann gesundheitlich betreut,

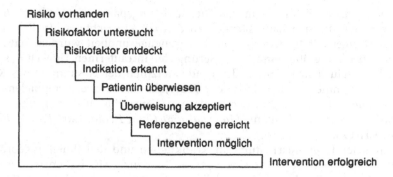

Risiko vorhanden
Risikofaktor untersucht
Risikofaktor entdeckt
Indikation erkannt
Patientin überwiesen
Überweisung akzeptiert
Referenzebene erreicht
Intervention möglich
Intervention erfolgreich

Ein Scheitern ist auf jeder Ebene erneut möglich, so daß nur bei einem kleinen Anteil der Risikopopulation letztendlich eine erfolgreiche Intervention durchgeführt wird.

Abb. 5.2. Vom Risiko zur erfolgreichen Intervention

wenn ihre Arbeitskraft benötigt wurde oder wenn sie als Reservoir von Infektionskrankheiten die Gesundheit der Siedlerbevölkerung gefährdete. Kinderkrankheiten und Probleme der Geburtshilfe gehörten nicht in diesen Bereich.

In den 1960er Jahren begann mit der Unabhängigkeit vieler afrikanischer Staaten auch eine neue Phase der öffentlichen Gesundheitspflege. Die hohe Kindersterblichkeit wurde nicht mehr als naturgegeben hingenommen, sondern als Ungerechtigkeit, als Erbe des Kolonialismus verstanden. Wesentliche Meilensteine wurden durch die Untersuchungen von David *Morley* gesetzt, der Anfang der 60er Jahre in Nigeria zeigen konnte, daß allein durch regelmäßige Kontrolle des Gewichtes und gezielte Ernährungsberatung eine erhebliche Reduzierung der Kleinkindersterblichkeit erreicht werden konnte. Daraufhin wurden *Wiege- und Ernährungssprechstunden* eingerichtet, wie sie auch aus Europa seit den 80er Jahres des letzten Jahrhunderts bekannt waren. Durch Hinzufügen weiterer Grundelemente der Kindervorsorge (Überwachung des Gesundheitszustandes, Malariaprävention, Impfungen, klinische Versorgung häufiger Erkrankungen) schnürte man ein Paket, das als *Under 5-clinic* (Sprechstunde für Kinder unter fünf Jahren) weltweit bekannt wurde. Nach der Veröffentlichung von Morleys Konzept in dem vielbeachteten Buch *Medical Care in Developing Countries* von Maurice *King* (1966) wurden in den meisten englischsprachigen Entwicklungsländern bis Anfang der 70er Jahre solche *Under 5-clinics* eingeführt.

Gesundheitsprogramme für Frauen blicken auf eine weit weniger systematische Konzeptentwicklung zurück. Frauenspezifische Gesundheitsprobleme wurden im wesentlichen auf dem Umweg über das Kind erschlossen. Schnell wurde klar, daß ein Teil des Problems der kindlichen Mangelernährung auf die Mangelernährung der Mutter zurückzuführen ist. Auch leiden Kinder von Müttern, die *sehr jung* sind oder *zu viele* Kinder *in zu kurzem Abstand* auf die Welt bringen, häufiger unter perinatalen Problemen. Man erkannte, daß die Erschöpfung der physischen und psychischen Ressourcen der Mutter sowie die sozioökonomischen Einschränkungen durch eine große Zahl von Kindern mitverursachend waren für das Leiden und Sterben der Kinder. Entsprechend wurden Elemente in das Dienstleistungspaket der *Under 5-clinics* aufgenommen, die sich hauptsächlich an Schwangere richteten. In Ermangelung eines eigenständigen Konzepts der Frauengesundheit wurden Maßnahmen bevorzugt, die über eine Verbesserung der intrauterinen Umwelt des Föten und der häuslichen Umwelt des Kindes letztlich der Gesundheit des Kindes zugute kommen sollten. Mitte der 70er Jahre wurden die Hauptelemente der *Schwangerenvorsorge* und der modernen *Kontrazeption* hinzugefügt. Aus der *Under 5-clinic* wurde damit *Maternal and Child Health Care/Family Planning* (MCH/FP).

Entsprechend der Ausrichtung an Krankheiten und den ihnen zugeordneten Risikogruppen bestand eine starke Tendenz, MCH-Dienste *vertikal* zu organisieren. *Vertikale* Denkmodelle gehen von einer bestimmten Krankheit oder einer Gruppe von Krankheiten aus und versuchen, die betroffene Bevölkerung zu erreichen. Horizontale Ansätze hingegen gehen aus vom Recht und Anspruch jeder Bevölkerung auf Gesundheitsdienste, welche dann versuchen, eine möglichst große Anzahl von Gesundheitsproblemen zu beherrschen. So entstanden vielerorts neben den „kurativen" Diensten von außen finanzierte MCH-Projekte mit eigenen Gebäuden, eigenen Transportmitteln und eigenem Personal, geleitet von nationalen MCH-Abteilungen in den Gesundheitsministerien. Die internationalen Organisationen unterstützten die Entwicklung durch eine Reihe von Programmen, die sich jeweils auf eine Krankheitsgruppe konzentrierten. So hat UNICEF mit seinem Paket GOBI-FFF (*Growth Monitoring, Oral Rehydration, Breastfeeding, Immunisation – Food Fortification, Female Education, Family Planning*) Anfang der 80er Jahre im Rahmen des Konzeptes *Selective Primary Health Care* (s. Abschn. 1.3) vertikale Programme propagiert. Die WHO hat nach jahrzehntelanger Unterstützung krankheits- und zielgruppenspezifischer Organisation ihrer Programme begonnen, integrierte Ansätze zu favorisieren, indem ein Programm „*Integrated Management of the Sick Child*" aufgelegt wurde (s. Abschn. 5.3.1).

Krankheitsspezifische Abteilungen bei der WHO mit direktem Bezug zur Familiengesundheit:

- CDR = *Control of Diarrhoeal and Acute Respiratory Diseases* (Kontrolle von Durchfall- und Atemwegserkrankungen), welches die Programme
  CDD = *Control of Diarrhoeal Diseases* und
  ARI = *Acute Respiratory Infections* zusammenfaßt.
- EPI = *Expanded Programme on Immunization* (Erweitertes Impfprogramm);
- MCH = *Maternal and Child Health Programme* (Mutter-Kind-Gesundheit);
- STD = *Sexually Transmitted Diseases and AIDS* (Geschlechtskrankheiten);
- NUT = *Nutrition* (Ernährung);
- ORH = *Oral Health* (Zahn- und Mundgesundheit).

Anfänglich zeitigten die vertikalen MCH/FP-Aktivitäten beeindruckende Erfolge hinsichtlich des Gesundheitszustandes von Kindern. Neue Entwicklungen Mitte der 80er Jahre, unter anderem eine weltweite Finanzkrise, führten jedoch zwangsläufig zu einer kritischeren Einstellung gegenüber dem MCH-Konzept und vertikalen Ansätzen im allgemeinen. Zum einen erwiesen sich vertikale Dienste als teuer, insbesondere, wenn sie mobile Einheiten für die Grundversorgung mit Impfungen etc. einsetzten (s. Abschn. 5.4.3). Zum anderen wies die Konferenz über sichere Mutterschaft im Februar 1987 in Nairobi (*Safe Motherhood Conference*) auf die nahezu unverändert hohe Müttersterblichkeit in Entwicklungsländern hin. Es wurde gefragt: *Wo ist das „M" in MCH?* Die MCH-Dienste hatten die Sicherheit der Geburt nicht gezielt verbessert. Sie hatten die Entwicklung dieser Komponenten z. T. sogar behindert, indem sie Personal für die vertikalen Dienste rekrutierten, das dann an anderer Stelle fehlte.

Es gibt bis heute keinen Dienst, der eine Frau mit *allen* ihren Gesundheitsproblemen betreut, die sich aus der Reproduktion und aus ihrer Rolle als Frau und Mutter ergeben. Gynäkologische Probleme einschließlich der sexuell übertragbaren Krankheiten interessieren die MCH-Dienste in aller Regel erst dann, wenn gleichzeitig eine Schwangerschaft besteht. Krebserkrankungen nehmen in den Entwicklungsländern rasch zu, zusammen mit anderen Problemen, die vorwiegend Mütter mit abgeschlossener Familienplanung betreffen. Doch auch hierfür haben die bestehenden MCH-Dienste kein Mandat. Die „Mutter" ist reduziert auf die Zeit der Schwangerschaft und auf die Zeit als Mutter von Kleinkindern. Entsprechend eng sind die MCH-Dienste konzipiert und organisiert.

Auch die Administration und Dokumentation in den Diensten geht nicht von einem Individuum „Mutter" aus. Statt dessen sind für jedes *Problem* eigene Formulare vorgesehen, die nicht systematisch zusammengeführt werden. Trotz der besonderen Bedeutung anamnestischer Risikofaktoren umfassen die Schwangerendokumente in den meisten Ländern nur eine einzige Schwangerschaft. Für Familienplanung gibt es besondere Karten, für Geschlechtskrankheiten ebenfalls. Letztlich ist die Frau als Individuum oder Mitglied einer Risikogruppe nicht mehr zu erkennen in diesem nach Einzelfunktionen zersplitterten Bild.

Zusammenfassend läßt sich sagen, daß die Elemente der MCH-Dienste zwar ein unverzichtbarer Bestandteil reproduktiver Gesundheit, des PHC-Konzeptes und damit der Gesundheitsversorgung in Entwicklungsländern sind; jedoch lassen sich mit der beschriebenen parzellierten Konzeption und vertikalen Organisation die Vorbedingungen für eine gute Qualität der Dienste (vgl. Kap. 2) kaum erfüllen.

Literatur

Bergström S (1994) The pathology of poverty. In: Lankinen KS, Bergström S, Mäkelä PH, Peltomaa M (Eds) Health and disease in developing countries. Macmillan, London Basingstoke

Greenwood AM, Greenwood BM, Bradley AK, Williams K, Shenton FC, Tulloch S, Byass P, Oldfield FSJ (1987) A prospective survey of the outcome of pregnancy in a rural area of the Gambia. Bull WHO 65:635–643

Högberg U, Broström G (1986) The impact of early medical technology on maternal mortality in late 19th century Sweden. Int J Gynaecol Obstet 24:251–261

Khan AR, Jahan FA, Begum SF, Jalil K (1985) Maternal mortality in rural Bangladesh. World Health Forum 6:325–328

Morley D (1966) The Under-Fives Clinics. In: King M (Ed) Medical care in developing countries. A symposium from Makerere. Oxford University Press, Nairobi

Ross J (1982) Urban development and the politics of ethnicity: A conceptual approach. Ethnic and Racial Studies 5:440–456

WHO (1991) Maternal mortality: A global factbook. WHO Document MCH/MSM/91.3. World Health Organization, Geneva

5.2
Das Konzept „Familiengesundheit"

Um Dienste von guter Qualität und Akzeptanz anbieten zu können, ist ein integrales, umfassendes Konzept erforderlich, das wir als *Familiengesundheit* bezeichnen. Familiengesundheit umfaßt die Grundversorgung der ganzen Familie, also der Kinder und der Heranwachsenden, der Mütter, der Väter und nicht zuletzt der rasch zunehmenden Zahl älterer Menschen. Familiengesundheit ist konzeptuell breiter angelegt als das auf Schwangere und Kleinkinder beschränkte, in der Praxis fast ausschließlich präventive MCH-Konzept. Moderne Kontrazeption, Familienplanung und die Kontrolle sexuell übertragbarer Krankheiten sind genuiner Bestandteil der Familiengesundheit, ebenso Impfungen, aber auch die klinische Versorgung von erkrankten Kindern, Erwachsenen und älteren Menschen. Ein modernes Konzept der Familiengesundheit muß also kurative, präventive, promotive, rehabilitative und soziale Komponenten in guter Qualität zusammenführen und verfügbar machen. Der Weg zu diesem Ziel ist die nachhaltige Verbesserung, Erweiterung und Zusammenfassung der Dienste innerhalb eines funktionierenden Distrikt-Gesundheitssystems; dabei müssen sich die Angebote an den Familien und ihren spezifischen Gesundheitsbedürfnissen ausrichten.

5.2.1
Familien als Partner der Gesundheits- und Sozialdienste

Es reicht nicht aus, daß Gesundheits- und Sozialdienste das Individuum und seine Gesundheitsprobleme im Blick haben – die Dienste müssen sich an die Familie als *Ganzes* richten. Dafür gibt es die folgenden Argumente:

- Es besteht ein Unterschied zwischen *Risikogruppe* und *Zielgruppe*. Ohne Zweifel sind es die unterprivilegierten Kinder und Frauen, die ein hohes Risiko haben. Sie sind es auch, die zu beraten, zu untersuchen oder zu impfen sind. Müssen jedoch Entscheidungen gefällt werden, und sei es nur die Entscheidung, ob eine junge Schwangere wegen ihres steigenden Blutdrucks eine Woche nicht zur Arbeit geht oder ob eine junge Frau die Pille nehmen soll oder nicht, dann sind andere Mitglieder der Familie daran beteiligt. Gerade weil Frauen und Kinder Minitäten sind, wird über sie entschieden – von Männern, von Großmüttern und Schwiegermüttern, von Instanzen der Großfamilie. Diese *Entscheidungsträger* sind es, die über die Akzeptanz und die Bezahlbarkeit eines angebotenen Dienstes oder einer therapeutischen Empfehlung entscheiden. Notwendigerweise müssen sie in die Aufklärungsarbeit und in die einzelne Entscheidungsfindung als Zielgruppe involviert werden. Dies ist unnötig erschwert, wenn beispielsweise Familienplanung nur von Frauen für Frauen angeboten wird.

- Familien haben ihr eigenes Verständnis von Gesundheitsproblemen, ihre eigenen ätiologischen Modelle. Familien treten bei Krankheit eines ihrer Mitglieder dem Gesundheitswesen als krankheitsbewältigende Gruppe (*therapy management group*) gegenüber.
- Viele der häufigen Gesundheitsprobleme haben eine verhaltensabhängige Komponente. Um diese Probleme zu lösen, müssen die Betroffenen ihre Ansichten und ihr Verhalten verändern. Verhaltensweisen sind aber kulturell determiniert und werden in der Familie tradiert und ausgeübt. Familien versorgen sich beispielsweise gemeinsam mit Wasser, und sie essen gemeinsam. Familien betreiben ihre Abwasser-, Fäkalien- und Müllentsorgung gemeinsam. Familien sind letztlich kulturelle, wirtschaftliche, sexuelle und reproduktive Gemeinschaften, die in einem gemeinsamen physischen und sozialen Umfeld leben und dieses gemeinsam ausgestalten. Wenn es um Veränderungen geht, muß also die Familie als Ganzes angesprochen und miteinbezogen werden.
- In vielen Ländern sind die Gesundheitsgefahren für Kinder aus „Bruchstück"-Familien mit nur einem Elternteil deutlich höher als in Familien mit zwei Elternteilen. Bestimmten Familien kann man also ein erhöhtes Gesundheitsrisiko zuschreiben. Mikroepidemiologische Untersuchungen zeigen darüber hinaus, daß es Hochrisikofamilien mit extrem hohen Sterblichkeitsrisiken gibt. Eigene Untersuchungen in Kap Verde haben gezeigt, daß sich die Hälfte der Säuglingssterblichkeit auf 10% der Familien mit Kindern beschränkt. Bei einer durchschnittlichen Säuglingssterblichkeitsrate von 35 pro 1 000 Lebendgeburten bedeutet dies, daß 90% der Familien bereits eine Rate von 20 pro 1 000 erreicht haben, während 10% bei einem Wert von über 100 pro 1 000 stehengeblieben sind.

Aus dem letztgenannten Punkt ergibt sich bereits, daß Familien untereinander nicht gleich sind. Mehr noch: Der Begriff „Familie" ist nicht eindeutig definiert und unterliegt stetigem Wandel, selbst innerhalb einer Gesellschaft. Man trifft eine Vielzahl von *Familientypen* an, jeder mit seinen spezifischen Vorteilen und Problemen. Eine Beziehung kann sich im Laufe der Jahre in verschiedenen Typen realisieren. Es können aber auch aufeinanderfolgende Beziehungen mit wechselnden Partnern sein, die jeweils einem Typ zugeordnet werden können. Das folgende Beispiel zeigt die unterschiedlichen Familientypen in einer kreolischen Gesellschaft (Reitmaier, eigene Untersuchungen).

Beispiel: Familientypen in einer kreolischen Gesellschaft
a) alleinerziehende und alleinwohnende Mutter mit Gelegenheitspartnern,
b) alleinerziehende Mutter im Haushalt ihrer Eltern,
c) alleinwohnende Mutter mit besuchendem Vater,
d) De-facto-Beziehung in gemeinsamem Haushalt,
e) christliche Einehe,
f) De-facto-Polygamie (als Variante der Typen b–e).

Auch wenn schon viel über Familiengesundheit und Familienplanung geschrieben wurde, so wird doch nur selten die grundlegende Frage gestellt, nämlich *welche* Familie angesprochen werden soll. *Welcher* Familie will der Dienst gegenübertreten, *welche* Familie soll geplant werden? Es sind Kenntnisse der Familiensituation und der daraus resultierenden Probleme und Stärken erforderlich, um Dienste gezielt und angepaßt anbieten zu können.

In den großen Städten Afrikas beispielsweise spricht man von einer *Kreolisierung der Gesellschaft*, was bedeutet, daß die Beziehungen zwischen Frauen und Männern instabiler werden und daß temporäre und Ein-Eltern-Familientypen zunehmend das Bild beherrschen. Dies bedeutet zum einen eine weiter wachsende Belastung der Frauen durch die alleinige Verantwortung für die Kinder. Zum anderen ist es Teil der in den Entwicklungsländern zu beobachtenden *Feminisierung der Armut*, indem die ökonomischen Lasten der Reproduktion noch stärker als zuvor von Frauen alleine getragen werden. Es gibt aber auch durchaus Positives in dieser Entwicklung. Mit der Alleinverantwortung sinkt die Bevormundung, und es steigt die Möglichkeit der Eigeninitiative. Nachbarschaftsbeziehungen und Mütterinitiativen (*female networks*) gewinnen an Kraft und Gewicht für die Versorgung der Kinder (vgl. Abschn. 3.4).

Die im Beispiel erwähnten Familientypen sind – mit Ausnahme der christlichen Einehe und der Gelegenheitspartnerschaften – über die *Reproduktion* definiert. Nur wenn ein gemeinsames Kind erwartet wird oder existiert, ist die Beziehung gesichert. Dies hat großen Einfluß auf die Familienplanung, da der Wunsch, eine neue Partnerschaft zu beginnen, untrennbar mit dem Wunsch nach einem (weiteren) Kind verbunden ist.

Es ist nicht möglich, den verschiedenen Familientypen spezifische Risiken zuzuordnen. Zwar ist bekannt, daß in Familien ohne dauerhafte Anwesenheit des Partners, wie z. B. beim Typ „besuchenden Vater" oder bei der „De-facto-Polygamie", eine besondere Vulnerabilität für Frauen und Kinder besteht. Ausnahmen sind jedoch so häufig, daß es immer notwendig ist, sich ein Bild von der jeweiligen Familie zu verschaffen. Auch Familien mit besuchendem Vater oder mit De-facto-Polygamie können beeindruckend stabil, ressourcenreich und belastbar sein. Im Umkehrschluß garantieren die De-facto-Ehe und die Ehe nicht automatisch ein gutes Umfeld für Kinder und Frauen.

Zusammenfassend gibt es also einleuchtende Gründe, weshalb sich Gesundheitsdienste der Erstkontaktebene an Familien wenden sollten und nicht nur an das erkrankte oder mit einem hohen Risiko behaftete Individuum. Soziale, familienspezifische Faktoren können sehr starke Risikomarker sein. Durch geeignete Untersuchungsmethoden lassen sich die vorherrschenden sozialen Komponenten eines Gesundheitsproblems in der Familie ermitteln.

5.2.2
Welches ist die vorherrschende Komponente eines Gesundheitsproblems?

Gesundheitsprobleme von Kindern und Frauen sind häufig nur der „medizinische Ausdruck" eines sozialen Problems in der Familie. Solange das soziale Problem nicht erkannt ist, verspricht das Beseitigen der Symptome nicht mehr als eine vorübergehende Erleichterung. Dies wird besonders deutlich bei der Protein-Energie-Mangelernährung, wie die folgenden drei Beispiele aus Kap Verde zeigen.

Beispiel 1: Maria wird im Alter von 14 Monaten erstmals ins Distrikthospital gebracht. Sie zeigt das Vollbild einer marasmischen Protein-Energie-Mangelernährung. Maria ist das erste Kind der 20jährigen Itelvina, die in einer De-facto-Beziehung mit einem Kraftfahrer lebt. Itelvina versorgt ihr Kind im Krankenhaus recht und schlecht. Nach vier Wochen kann Maria in gutem Gesundheits- und Ernährungszustand entlassen werden. Bereits sieben Wochen später folgt der nächste Krankenhausaufenthalt wegen Mangelernährung. Itelvina zieht den Zorn des Personals auf sich, weil sie lieber in der Stadt spazierengeht, als sich um Maria zu kümmern. Hilfreiche Mitpatientinnen übernehmen ihre Aufgabe, und so kommt Maria rasch wieder auf die Beine. Das Spiel wiederholt sich noch mehrmals. Maria wird zum chronisch mangelernährten Kind, viel zu klein und viel zu leicht für ihr Alter. Itelvina kennt alle Rezepte der MCH-Abteilung und des Hospitals auswendig, aufgrund der unzähligen Ernährungsberatungen, an denen sie teilnehmen mußte. Als Maria 2 1/2 Jahre alt ist, erfolgt ein erster Hausbesuch. Es stellt sich heraus, daß Itelvina im Haushalt der Schwiegermutter lebt und von dieser und von ihrem Mann mißhandelt wird. Itelvina besitzt keinen Schlüssel zur Küche und kann somit ihr Kind nicht versorgen. Das Problem löst sich, als Itelvina einige Wochen später von sich aus die Beziehung aufgibt und mit Maria in den Haushalt ihrer Eltern zurückkehrt.

Das Beispiel zeigt, wie die *Diskriminierung* Itelvinas zum Gesundheitsproblem Marias führt. Nur die Veränderung, die ihr das Recht und die Möglichkeit zurückgibt, ihr Kind zu versorgen, stellt eine dauerhafte kausale Intervention dar.

Beispiel 2: Die 2jährige Fátima fällt im MCH-Dienst als deutlich mangelernährt auf. Nachdem sich das Bild trotz intensiver Ernährungsberatung nicht bessert, erfolgt die Überweisung ins Hospital. Lúcia, die 26jährige Mutter, bringt zwei weitere Kleinkinder mit auf die Station. Sie kümmert sich selbst um die Kinder. Ohne wesentliche Interventionen von seiten des Personals kommen die Kinder wieder in guten Zustand. Am Tag der Entlassung erklärt Lúcia der Krankenschwester ihr Problem. Ihr Mann, in dessen Slumhütte sie wohnte, hat sich von ihr getrennt. Seitdem hat sie keinen festen Wohnsitz mehr. Die Kinder bekommen nur einmal pro Tag warmes Essen im Haushalt von Lúcias Schwester. Die Krankenschwester interveniert, indem sie Lúcia einige große Kisten schenkt, aus denen sich diese eine Unterkunft in der Nähe ihrer Schwester zimmert.

Das Problem absoluter *Armut* hat in diesem Fall ein solches Ausmaß angenommen, daß die Ernährung der Kleinkinder nicht mehr möglich ist. Eine sinnvolle Intervention ist nur durch das Bereitstellen und Sichern von *Ressourcen* möglich. Die Armut ist zwar nicht beseitigt, aber vermindert worden.

Beispiel 3: Joana ist 35 Jahre alt und hat 6 eigene gesunde Kinder in der stabilen De-facto-Beziehung mit João. Ihr 7. Kind, Joaninha, bringt sie im Alter von 13 Monaten zum ersten Mal zur MCH-Sprechstunde. Das Kind wiegt 3,9 kg und ist schwerst marasmisch. Joana hatte sich geschämt, dieses Kind vorzustellen, ist sie doch eine der erfahrenen „großen Frauen" im Dorf mit gesicherten Lebensumständen. Das anamnestische Gespräch und ein Hausbesuch klären die Ursachen auf. Joana hatte alle vorangegangenen Kinder voll gestillt. Als Joaninha auf die Welt kam, war Joana einige Tage fieberhaft erkrankt; ihre Milch ging auf ein Minimum zurück. Die Ersatzstoffe, die Joana für Joaninha zubereitete, waren ungeeignet, Joaninhas Ernährungsbedarf zu decken. Die während des Hausbesuchs praktisch vermittelten Kenntnisse zur Zubereitung eines Muttermilchersatzes und später einer geeigneten Breinahrung lösten das Problem binnen weniger Wochen.

Joanas Problem ist ihre *Unwissenheit* bezüglich der Ernährung ihres Kindes. *Lokal angepaßtes Wissen*, auf geeignete Art vermittelt, stellte eine kausale Intervention dar.

Aus den drei Beispielen wird ersichtlich, wie dem scheinbar gleichen Krankheitsbild des ernährungsbedingten Marasmus unterschiedliche Ursachen zugrunde liegen, die nach unterschiedlichen Interventionen verlangen: *Armut* im ökonomischen Sinne, *Diskriminierung* und *Unwissenheit*. Diese drei Komponenten des Armutskomplexes beeinflussen sich gegenseitig, indem jede Komponente die andere verstärkt. Wer arm ist, hat Probleme, Bildung zu erlangen. Wer ungebildet ist, kennt seine Rechte nur ungenügend und kann sie kaum verteidigen. Wer diskriminiert ist, verdient meist schlecht und verarmt. Zur kausalen Veränderung muß man *Ressourcen*, *Rechte* und *Wissen* einsetzen. Auch hier beeinflußt eine Intervention die anderen Bereiche positiv. Dies ist eine Chance, da Wissen und Rechte auf Dauer die ökonomische Armut verringern können. Es ist aber auch eine Falle, da die Zuwendung von Ressourcen für einige Zeit die anderen Probleme übertüncht. Itelvinas Situation (Beispiel 1) wäre sicherlich für einige Zeit erleichtert worden, wenn sie ihrer Schwiegermutter mit reichlichen Nahrungsmittelzuwendungen aus den Gesundheitsdiensten hätte gegenübertreten können. Joanas Problem (Beispiel 3) hätte mit importierten Muttermilchersatzstoffen gelöst werden können. Das sichtbare Problem der Kinder wäre verbessert worden. Eine grundsätzliche und dauerhafte Veränderung der Situation hätte sich daraus aber in keinem der Fälle ergeben.

Die vierte Komponente des Armutskomplexes, das *moralische Elend*, kann in der Arbeit mit Straßenkindern oder mit Emigranten der zweiten Generation einen hohen Stellenwert bekommen. In der Familiengesundheit wird diese Komponente jedoch oft außen vor gelassen. Zum einen ist die Gefahr groß, in Abhängigkeit von den eigenen Moralvorstellungen zu (ver-)urteilen, was die Kommunikation mit den Betroffenen behindert. Zum anderen fällt die Zuordnung einer kausalen Intervention zum moralischen Elend schwer; man kann lediglich auf eine indirekte Wirkung der anderen oben genannten Interventionen hoffen.

5.2.3
Ziele, Instrumente und praktische Durchführung der Familiendiagnose

Eine Familiendiagnose wird erforderlich, wenn ein anhaltendes oder schweres Gesundheitsproblem vorliegt, dessen Ursache unklar ist. Die *Ziele* der Familiendiagnose sind somit *das Erkennen der familienspezifischen Ursachen* bzw. der vorherrschenden Komponente der Verursachung von Gesundheitsproblemen. Um zu einer angepaßten und nachhaltigen Intervention zu kommen, sind jedoch noch zwei weitere diagnostische Schritte notwendig. Die *familieneigenen Ressourcen* müssen erfaßt und beurteilt werden, und es muß eine für die Familie akzeptable *Lösungsstrategie* gefunden werden. Schließlich sind *Prioritäten* zu setzen, indem man sich auf schwerwiegende, aber beeinflußbare Probleme beschränkt.

In den obigen Beispielen wurden *gezielte Hausbesuche* zur Familiendiagnose eingesetzt. Hausbesuche sind ein bewährtes, aber ausgesprochen teures Instrument der Diagnostik und Intervention. Sie müssen daher auf ausgesuchte Fälle beschränkt bleiben. Gezielte *Gespräche* in der Gesundheitseinrichtung können den Hausbesuch teilweise ersetzen. Im folgenden werden am Beispiel des gezielten Hausbesuchs einige Prinzipien der Kommunikation in der Familiendiagnose aufgezeigt. Diese Prinzipien gelten analog auch für weniger aufwendige Formen.

Der gezielte Hausbesuch richtet sich an eine *Familie*, nicht nur an das erkrankte Individuum. Hausbesuche sind keine einfache Tätigkeit und verlangen Übung und Supervision. *Fachliche, kulturelle* und *kommunikative Kompetenz* sind Voraussetzung. Die anfänglichen Ängste des aus der Mittel- und Oberschicht stammenden Personals vor derartig intensivem Kontakt mit der Armut sind ernst zu nehmen. Die emotionale Belastung durch direkten Kontakt mit einer Vielzahl von bedrückenden Problemen ist hoch. Angst vor Ansteckung, kriminellen Übergriffen und sexueller Belästigung richtet Barrieren auf, die nur langsam zu überwinden sind. Hinzu kommt die Befürchtung, durch diese Art der Arbeit an professionellem Prestige zu verlieren. Häufig ist der Hausbesuch auch die erste ernsthafte Herausforderung, lokal angepaßte Lösungen zu entwickeln, und es gibt sehr zu Recht Versagensängste. Viele der in den Diensten üblichen Empfehlungen sind in der Realität des besuchten Haushalts wertlos. Die Ängste des Personals sind also begründet; hierüber muß in der Vorbereitung und in der Supervision gesprochen werden. Der offene Austausch zwischen den Mitarbeitern ist eine der besten Formen der Supervision und Bewältigung.

Findet keine ausreichende Vorbereitung und Supervision statt, so entwickeln sich leicht kontraproduktive Verhaltensweisen:

- *Die Rolle des „Kontrolleurs":* Der Besucher tritt betont distanziert auf und wehrt Empathie ab, indem er sich hinter administrativen Routinen versteckt. Er nutzt die sprachliche Distanz, um seine Überlegenheit zu zeigen. Die Ratschläge sind zumeist unrealistische Standardverordnungen, da eine wirkliche Familiendiagnose nicht stattfindet.

- *Die Rolle der „guten Tante":* Die Besucherin bringt sehr viel Empathie auf und ist von der Fülle der Probleme der Familie überwältigt. Um dem emotionalen Druck zu entgehen, beginnt sie vielfältige kleine Interventionen, anstatt sich auf prioritäre, beeinflußbare Probleme zu beschränken. Sie schafft damit Versprechungen, die auf Dauer nicht eingehalten werden können. Durch ihre Einmischung in eine Vielzahl von Problemen entsteht die Erwartung, alle Lösungen müßten von außen kommen. Die familieneigenen Ressourcen werden nicht systematisch aufgespürt und dadurch letztlich entwertet. Wegen der emotionalen und zeitlichen Überlastung müssen sich die Bemühungen der „guten Tante" auf wenige Familien beschränken.

Hausbesuche dringen bewußt in die Privat- und mitunter auch Intimsphäre der Betroffenen ein. Die besuchten Familienmitglieder müssen Vertrauen in die Kompetenz und Person des Besuchers gewinnen, bevor sie ihre Probleme darlegen. Entsprechend wichtig ist die Einhaltung der Schweigepflicht. Der Besucher muß sich eine Rolle erarbeiten, die seiner Position und Persönlichkeit entspricht und in der er glaubwürdig ist, auch wenn er den schützenden Panzer des Schreibtischs und des weißen Kittels verläßt. Der intensive und intime Umgang mit der Wirklichkeit dient nicht nur den besuchten Familien, sondern auch den Diensten, indem er deren kulturelle und kommunikative Kompetenz verstärkt und eine Menge qualitativer Informationen über die Leistungsfähigkeit der Dienste erbringt.

Aus eigener Erfahrung in der Durchführung von Familiendiagnosen sowie aus der Erfahrung mit der Ausbildung von Gesundheitsarbeitern in diesen Techniken lassen sich wichtige Regeln ableiten:

- *Kontinuität muß garantiert sein.* Der Prozeß der Vertrauensbildung, der gemeinsamen Problemanalyse und der Intervention kann zeitaufwendiger sein als erwartet. Wenn nicht sichergestellt ist, daß Hausbesuche kurzfristig wiederholt werden können, sollte man diesen Prozeß besser nicht beginnen.
- Jeder Besuch muß *angekündigt* sein. Überraschende Besuche werden leicht als absichtliche Verletzung der Privatsphäre mißverstanden. Sie setzen das gewonnene Vertrauen aufs Spiel.
- Leiten Sie die Gespräche mit *positiven, anerkennenden* Feststellungen ein. Suchen Sie ständig das Positive, auch wenn es schwerer zu entdecken scheint als das Negative.
- *Beziehen* Sie alle am Problem beteiligten Familienmitglieder *mit ein.* Wenn beispielsweise eine Mitverantwortung des Vaters an der Erziehung der Kinder erkennbar ist, dann vereinbaren Sie einen Termin mit beiden Eltern.
- *Vermeiden Sie voreilige Lösungsvorschläge,* bevor eine umfassende Darstellung der Probleme durch die Betroffenen erfolgt ist. Machen Sie deut-

deutlich, daß Sie Lösungsvorschläge erwarten und die Lösung als *gemeinsame* Aufgabe verstehen.

- Beachten Sie *alle* Probleme, unabhängig davon, ob diese in Ihr Fachgebiet fallen. Wählen Sie ein bis zwei prioritäre Probleme aus, von denen Sie meinen, daß die Familie sie mit Ihrer Hilfe lösen kann.
- Entwickeln Sie gemeinsam eine *angepaßte* Lösung.
- *Demonstrieren* Sie praktische Beratungsinhalte und lassen Sie üben.
- *Versprechen Sie keine finanzielle oder materielle Unterstützung,* solange Sie diese nicht in der Hand halten.
- Werten Sie jeden Erfolg als einen *Erfolg der betroffenen Familie.*
- Werten Sie alle Mißerfolge als *Mißerfolge des Dienstes.* Dies hilft bei der Entwicklung angepaßter Strategien und vermeidet, daß über die Schuldzuweisung an die Familie künftige Kontakte erschwert werden.
- Erstellen Sie ein knappes *Besuchsprotokoll.* Halten Sie hierin Probleme, Prioritätensetzung, familieneigene Ressourcen, die vereinbarten Lösungsvorschläge und den nächsten Besuchstermin fest.
- Stellen Sie die *Supervision* durch erfahrene Mitarbeiter sicher (*peer to peer*).

5.2.4
Elemente der Familiengesundheit

Die folgenden Abschnitte behandeln die zentralen Elemente der Familiengesundheit: Kindergesundheit (5.3), Impfen und Impfprogramme (5.4), Überwachung des kindlichen Ernährungszustandes (5.5), Schwangerenvorsorge (5.6), Erwachsenengesundheit (5.7) sowie Familienplanung (5.8).

Die integrierende, fächerübergreifende Perspektive des Konzepts „Familiengesundheit" entspricht nicht der klassischen Strukturierung nach Fachgebieten in medizinischen Fachbüchern. Auch im vorliegenden Buch finden sich einzelne Elemente der Familiengesundheit in anderen Kapiteln, so etwa die Ernährung in Abschn. 3.2 des Kapitels zu primärer Prävention, die Kontrolle von Geschlechtskrankheiten im Abschn. 4.3 des Kapitels zur sekundären Prävention und die essentielle Geburtshilfe in Abschn. 6.4.

5.3
Kindergesundheit

5.3.1
Ein umfassendes Konzept der Kindergesundheit

In den Entwicklungsländern sterben jedes Jahr schätzungsweise 12,2 Mio. Kinder unter 5 Jahren. Mehr als 70% dieser Todesfälle sind auf lediglich 5 Ursachen zurückzuführen, die jeweils allein oder in Kombination auftreten können, nämlich schwere Atemwegserkrankungen, Mangelernährung, Durchfall mit Dehydratation, Masern und Malaria. Abbildung 5.3 verdeutlicht den jeweiligen Anteil dieser Probleme an der Gesamtsterblichkeit. Insbesondere im subsaharischen Afrika hat HIV/AIDS einen Anteil von bis zu 50% an den

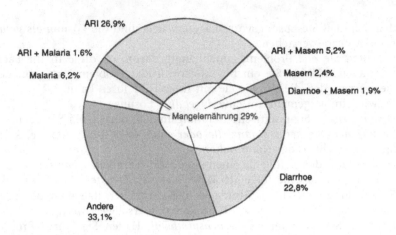

ARI 26,9%

ARI + Malaria 1,6%

Malaria 6,2%

ARI + Masern 5,2%

Masern 2,4%

Diarrhoe + Masern 1,9%

Mangelernährung 29%

Diarrhoe
22,8%

Andere
33,1%

Anteil der Todesfälle in Zusammenhang mit:

akuten Atemwegserkrankungen (ARI)	33,7%
Mangelernährung	29,0%
Diarrhoe	24,7%
Masern	9,5%
Malaria	7,7%
einer oder mehreren dieser Ursachen	71,0%

Abb. 5.3. Verteilung der 12,2 Mio. Todesfälle von Kindern unter 5 Jahren in allen Entwicklungsländern, 1993. [Aus WHO (1995) The world health report. WHO, Geneva, übersetzt]

direkten und indirekten Todesursachen erreicht. Dennoch konnte die Gesamtzahl der Todesfälle weltweit auf ca. 11,5 Mio. gesenkt werden.

Um die Sterblichkeit weiter zu senken, müssen die Gesundheitsdienste für die Risikogruppe der Kinder folgendes leisten können:

- durch Präventivmaßnahmen verhindern, daß die Erkrankungen auftreten (falls möglich),
- verhindern, daß sich ein leichter Fall verschlimmert,
- aufgetretene Fälle rechtzeitig und korrekt diagnostizieren und behandeln, um bleibende Gesundheitsschäden oder Tod zu verhindern.

Die *präventiven* Maßnahmen richten sich an *alle* gesunden oder leicht erkrankten Kinder und umfassen Kontrolle des Impfstatus und Gabe fälliger Impfungen, Überwachung der körperlichen und geistigen Entwicklung sowie eine den speziellen Erfordernissen der Familie angepaßte Gesundheitsberatung. Die Dienste sollten in der Lage sein, alle diese Elemente bei jedem Kontakt mit einem Kind anzubieten.

Um zu verhindern, daß sich *ein leichter Fall verschlimmert*, müssen die Mütter schon *zu Hause* geeignete Maßnahmen treffen können; die dazu notwendigen Kenntnisse müssen ihnen die Dienste vermitteln. Ein Beispiel dazu folgt im Abschnitt über Diarrhö. Die *rechtzeitige Behandlung* schwerer Fälle ist nur möglich, wenn Mütter gelernt haben, bestimmte Gefahrenzeichen zu erkennen und ihre kranken Kinder dann umgehend zu den Gesundheitsdiensten zu bringen. Hierzu folgt ein Beispiel im Abschnitt über Atemwegserkrankungen.

Eine *korrekte Diagnosestellung* wird für die behandelnden Schwestern und Hilfskräfte dadurch erschwert, daß kranke Kinder oft mehrere verschiedene Gesundheitsprobleme gleichzeitig haben (Abb. 5.3 verdeutlicht das). Es reicht dann nicht aus, nur *eine* Diagnose zu stellen und *eine* spezifische Therapie einzuleiten. Die bisherigen „Kontrollprogramme" (z. B. Programm zur Kontrolle von Atemwegserkrankungen, Programm zur Kontrolle von Durchfallerkrankungen) haben aber aufgrund ihrer Beschränkung auf jeweils ein Problem eine solche Denkweise gefördert. Die Gefahr, vorschnell nur *eine* Diagnose zu stellen, ist auch deshalb so groß, weil einige der häufigen kindlichen Erkrankungen ganz ähnliche (und damit unspezifische) Symptome haben. Daher müssen Schwestern und Pfleger angeleitet werden, das erkrankte Kind mit seiner Kombination von Symptomen und Gesundheitsproblemen systematisch zu betrachten. Die WHO (1995) schlägt folgendes Vorgehen vor:

Befragung:
- Wie ist die Vorgeschichte?
- Hat das Kind die altersentsprechenden Impfungen erhalten?

Untersuchung:
- Weist das Kind allgemeine Anzeichen schwerer Erkrankung auf wie Lethargie, Bewußtlosigkeit oder Unfähigkeit zur Nahrungsaufnahme?
- Hat das Kind Husten oder Atemnot?
- Hat das Kind Durchfall und Zeichen der Dehydratation?
- Hat das Kind Fieber? Was ist die wahrscheinlichste Ursache? (Malariagebiet? Nackensteife?)
- Hat das Kind Zeichen einer Mittelohrentzündung?
- Ist das Kind mangelernährt?
- Weist das Kind Anzeichen einer Anämie auf?

Diagnose und Triage:
Mit Hilfe dieser Informationen und Untersuchungsbefunde sollten Schwestern und Pfleger in der Lage sein, die häufigsten kindlichen Krankheitsbilder zu diagnostizieren. Anhand eines von der WHO ausgearbeiteten Schemas bestimmen sie anschließend den Schweregrad der Erkrankung. Es gibt jeweils drei Kategorien, die auf dem Schema farbig kodiert sind:
- *rot:* dringende Überweisung erforderlich (ggf. nach Anbehandlung des Kindes),
- *gelb:* spezifische medikamentöse Behandlung geben (z. B. Antibiotikum) und die Mutter entsprechend instruieren,
- *grün:* die Mutter anleiten, wie sie das kranke Kind zu Hause pflegen kann.

Behandlung:
Für die Behandlung gibt es festgelegte Behandlungsvorschriften, die für jedes Krankheitsbild die erforderlichen Therapiemaßnahmen einschließlich Dauer und Dosierung der Medikation in den verschiedenen Altersgruppen angeben. Solche Standards haben sich in vielen Ländern bewährt. Ein Beispiel ist die *Essential Drug List* aus Zimbabwe (EDLIZ 1994).

Aufklärung und Präventivmaßnahmen:
Bei ambulanter Behandlung müssen die Schwestern die Mutter über Zeichen einer Verschlechterung des Krankheitsbildes und die dann erforderlichen Schritte aufklären. Falls erforderlich, sollten sie auch auf die Bedeutung des Stillens hinweisen bzw. Ernährungsberatung erteilen sowie etwa fällige Impfungen geben.

Eine Triage in drei Kategorien erleichtert die Umsetzung des *Subsidiaritätsprinzips* (s. Abschn. 2.6): So wird sichergestellt, daß Behandlungsmaßnahmen, die auf einer niedrigeren (also peripheren) Ebene durchgeführt werden können, auch wirklich dort durchgeführt werden.

Die WHO propagiert heute den beschriebenen *integralen* Ansatz in der Kindergesundheit als *Integrated management of the sick child* (WHO 1995). Dazu wurden neue Ausbildungsmaterialien und Anleitungsbücher für Gesundheitsarbeiter entwickelt, in denen die umfassende, systematische Untersuchung und Behandlung erkrankter Kinder beschrieben ist (WHO 2000).

Im folgenden werden aus Gründen der Übersichtlichkeit wichtige Elemente des integralen Ansatzes in der Kindergesundheit jeweils in eigenen Abschnitten behandelt: Atemwegserkrankungen Abschn. 5.3.2, Durchfall und Dehydratation Abschn. 5.3.3, Impfungen und ihre Zielkrankheiten Abschn. 5.4, Überwachung des Ernährungszustandes Abschn. 5.5.

Wenn hier die Prävention und Therapie der häufigsten kindlichen Erkrankungen vorwiegend aus medizinisch-technischer und organisatorischer Sicht dargestellt werden, so darf dies nicht davon ablenken, daß viele der schweren Fälle lediglich der „medizinische Ausdruck" anderer, meist sozioökonomischer Probleme der Familie sind. Beispiele hierzu finden sich in den Abschn. 5.2.2 und 5.4.1.

5.3.2
Akute Atemwegserkrankungen (ARI) als Problem auf Distriktebene

Akute Atemwegserkrankungen, auf englisch ARI (*Acute Respiratory Tract Infections*), umfassen das gesamte Spektrum an Erkrankungen vom banalen Schnupfen über Mittelohrentzündung und Bronchitis bis hin zur schweren Pneumonie. Jedes Jahr sterben weltweit 4 Mio. Kinder unter 5 Jahren an diesen Krankheiten (WHO 1990); das entspricht einem Drittel aller Todesfälle in dieser Altersgruppe (WHO 1995). Akute Atemwegserkrankungen sind damit weltweit gesehen die häufigste kindliche Todesursache.

Die meisten Todesfälle durch ARI betreffen Kinder im Alter unter einem Jahr und gehen auf bakterielle Pneumonien zurück (WHO 1990). Mindestens die Hälfte der Todesfälle könnten durch rechtzeitige und angemessene Therapie vermieden werden. In der Praxis wird die Diagnose „Pneumonie" oft zu spät gestellt. Vielfach wird angenommen, eine zuverlässige Diagnosestellung könne nur durch Ärzte und unter Zuhilfenahme von Röntgenaufnahmen erfolgen, mache also einen Krankenhausbesuch erforderlich. Entsprechend wird mit der antibiotischen Therapie gewartet, bis die Diagnose „gesichert" ist. Dies kann sich bei schlechter geographischer Erreichbarkeit und ökonomischer Zugänglichkeit von Krankenhäusern so lange verzögern, bis jede Hilfe für das erkrankte Kind zu spät kommt.

Beispiel: Der ländliche *Chimanimani District* in Zimbabwe hat 110 000 Einwohner, drei Ärzte und umfaßt die eineinhalbfache Fläche des Saarlandes (1990). Jährlich kommt es zu ca. 30 000 Erstkontakten zwischen den Gesundheitsdiensten und Kindern im Alter bis zu 5 Jahren. In einem Drittel der Fälle wird die Diagnose ARI gestellt; darunter sind 6 000 leichte Fälle, die keiner spezifischen Behandlung bedürfen. 3 300 Fälle werden als „mittelschwer" diagnostiziert, weitere 700 Fälle als schwer. Sie benötigen antibiotische Behandlung. Es leuchtet ein, daß drei Ärzte unmöglich alle 10 000 Kinder mit ARI untersuchen und behandeln können. Ferner erlauben die begrenzten Mittel nicht, in allen Verdachtsfällen ein Röntgenbild anzufertigen. Auch wären die Wege zu den Krankenhäusern oft zu weit. Daher sind krankenhausunabhängige Strategien zur Diagnose und Therapie von ARI erforderlich.

Akute Atemwegserkrankungen sind ein so häufiges und potentiell schweres Problem, daß eine Intervention auf peripherer Ebene (also durch Schwestern oder angelernte Hilfspfleger) nicht nur angemessen, sondern unabdingbar ist. Voraussetzung ist allerdings eine gute Qualität der Intervention. Um dies zu erreichen, sind keine speziellen, von außen angeregten und finanzierten ARI-Kontrollprogramme erforderlich. Vielmehr sollten alle klinisch tätigen Mitarbeiter der Gesundheitsdienste routinemäßig in der Erkennung und Behandlung von schweren Atemwegserkrankungen aus- und weitergebildet werden; die zur Behandlung notwendigen Antibiotika müssen auch in peripheren Gesundheitseinrichtungen ohne Arzt bereitgehalten werden.

Diagnose der Lungenentzündung

Wie können Schwestern, Pfleger und Ärzte ohne technische Ausstattung zuverlässig eine Pneumonie bei Kindern diagnostizieren? Husten und Fieber als klinische Zeichen sind zu unspezifisch. Die Auskultation bringt nur bei erfahrenen Untersuchern zuverlässige Ergebnisse; für Hilfspersonal ist sie schwer zu erlernen. Lungenröntgenbilder von Kindern sind auch für Ärzte schwer zu interpretieren, oft nicht erhältlich oder zu teuer.

In dieser Situation macht man sich zunutze, daß bei Kindern mit einer Lungenentzündung die Atemfrequenz in Ruhe über 50/min ansteigt (und damit weit über das durch Fieber bedingte Maß hinaus). Man muß die Atemzüge eine Minute lang zählen, während das Kind nicht schreit – dies ist einfacher zu bewerkstelligen als das Auskultieren, da man zum Zählen das Kind nicht zu berühren braucht.

Bei einer schweren Lungenentzündung kommen Zeichen der akuten Luftnot hinzu: subcostale Einziehungen, Nasenflügelatmen, Trinkunlust, eventuell Zyanose. Basierend auf klinischen Studien und Empfehlungen der WHO wurden in vielen Ländern Faustregeln für die Behandlung von Husten bei Kindern im Alter zwischen 3 Monaten und 5 Jahren aufgestellt:

- Kinder, deren Atemfrequenz in Ruhe über 50/min beträgt, haben eine Pneumonie und benötigen ein Antibiotikum.
- Kinder, deren Atemfrequenz in Ruhe über 50/min beträgt und die subcostale Einziehungen, Nasenflügelatmen, Trinkunlust oder Zyanose zeigen, haben eine schwere Pneumonie und müssen ins Krankenhaus. Sie benötigen eine Therapie mit parenteralen Antibiotika und Sauerstoff.
- Kinder mit Husten bzw. Fieber, deren Atemfrequenz in Ruhe unter 50/min liegt, haben *keine* Pneumonie und benötigen *kein* Antibiotikum. (Quelle: EDLIZ 1994)

Andere Quellen (WHO 1990) setzen bei Kindern zwischen 1 und 5 Jahren die Grenze auf 40/min herab. Bei Säuglingen unter 3 Monaten liegt die Grenze bei 60/min. Man muß daran denken, daß bei ihnen eine Lungenentzündung ohne Husten, aber mit Zeichen einer Sepsis verlaufen kann.

Mit diesen einfachen Regeln erzielt man eine hohe Sensitivität und Spezifität bei der Diagnose der Pneumonie. Voraussetzung ist allerdings, daß die Atemfrequenz wirklich gezählt (und nicht nur grob geschätzt) wird, und daß die Kinder nach dem Zählen entkleidet und sorgfältig auf Zeichen von Luftnot hin untersucht werden. Anschließend müssen Rachen und Ohren inspiziert werden. Bei Mittelohrentzündung und eitriger Pharyngitis sind Antibiotika selbstverständlich auch dann indiziert, wenn die Atemfrequenz normal ist.

Angemessene Therapie der Lungenentzündung

In Entwicklungsländern werden die meisten behandlungsbedürftigen Pneumonien entweder von *Haemophilus influenzae* oder von *Streptococcus pneumoniae* hervorgerufen (schwere virale Pneumonien sind seltener). Bislang haben sich erst wenig Resistenzen gegen gängige Antibiotika gebildet. Die Behandlung mittelschwerer Pneumonien kann oral mit Cotrimoxazol oder Ampicillin erfolgen, alternativ auch i.m. mit Procainpenicillin. In schweren Fällen sollte Benzylpenicillin parenteral oder Chloramphenicol gegeben werden, wenn immer möglich auch Sauerstoff per Nasensonde. Auf ausreichende Flüssigkeitszufuhr ist zu achten.

Hat das Kind eine Temperatur über 38,5 °C, so sollte Paracetamol gegeben werden. Codeinhaltiger Hustensaft ist sehr beliebt bei Müttern und Schwestern. Bei akuten Atemwegsinfekten ist er jedoch *kontraindiziert*, da er das Abhusten von Sekreten unterdrückt. Lediglich bei trockenem Reizhusten kann er eingesetzt werden. Schleimlösende Präparate (die oft ebenfalls als „Hustensaft" bezeichnet werden) können dagegen hilfreich sein. Ihre Anwendung (und auch die von „Hausmitteln") darf aber im Falle einer Pneumonie die professionelle Behandlung nicht hinauszögern.

Mögliche Ansätze der Prävention von ARI-Todesfällen

Mit Abstand am wichtigsten sind die *rechtzeitige* Diagnose und Therapie. Mütter sollten darüber aufgeklärt werden, daß schnelles Atmen, Nasenflügeln und Trinkunlust Alarmzeichen sind. Betroffene Kinder müssen umgehend im nächstgelegenen Gesundheitsposten vorgestellt werden.

Kirkwood et al. (1995) schlagen die folgenden weiteren Ansätze zur Prävention von Erkrankungen bzw. Todesfällen durch ARI vor:

- die Bekämpfung spezifischer Ursachen durch Impfungen gegen Masern, Keuchhusten und Diphtherie (s. Abschn. 5.4),
- der Schutz vor Innenraumluftverschmutzung (s. Abschn. 3.1.3),
- das Stillen fördern (s. Abschn. 3.2),
- einen ausreichenden Ernährungszustand sicherstellen (s. Abschn. 3.2).

Bislang ist nur wenig bekannt über die Compliance der Mütter bei der Behandlung von mittelschwerer Pneumonie zu Hause, sowohl in Hinsicht auf die regelmäßige Gabe von Antibiotika als auch bezüglich der Anweisung, das Kind bei Verschlechterung des Zustands zu den Gesundheitsdiensten zurückzubringen. Oftmals ist es schwierig, in der lokalen Sprache geeignete Wörter für „schnelles Atmen" oder „Atemnot" zu finden, um so den Müttern die spezifischen Alarmzeichen konkret erklären zu können. Es ist dann empfehlenswert, in einer kleinen Interviewstudie (*focused ethnographic study*) den Sprachgebrauch und die Ansichten der Gemeinde hinsichtlich Atemwegserkrankungen, ihrer Ursachen, ihrer Symptome und der traditionellen Behandlungsmethoden zu untersuchen (WHO 1993 a). Dies kann wertvolle Hinweise zur Verbesserung der Gesundheitsberatung erbringen und dazu beitragen, Todesfälle durch ARI zu vermeiden.

5.3.3
Durchfallerkrankungen

Definition und Bedeutung des Problems

Die WHO definiert Durchfall als das Auftreten von drei oder mehr flüssigen Stühlen innerhalb von 24 Stunden. Im Kindesalter ist diese Definition wenig hilfreich, da die „normale" Stuhlfrequenz eines gestillten Kindes sehr stark variieren kann (von wenigen Entleerungen pro Woche bis zu mehreren am Tag). Mütter vergleichen die aktuelle Zahl und Konsistenz der Entleerungen mit dem, was sie von ihrem Kind gewohnt sind und entscheiden so, ob ihr Kind Durchfall hat (*mother's definition*). Dies ist zumindest bei Säuglingen ein besseres Kriterium als das sture Zählen.

In Entwicklungsländern machen Kinder aus ärmeren Familien in den ersten zwei Lebensjahren durchschnittlich 6 bis 10 Durchfallepisoden pro Jahr durch. Der mit dem Durchfall einhergehende Wasser- und Elektrolytverlust kann bei Kindern unter 5 Jahren schnell zu einer lebensbedrohlichen Dehydratation („Entwässerung") führen. Ferner verschlechtert sich nach wiederholten Durchfallepisoden der Ernährungszustand des Kindes. Mangelernährung kann wiederum die Abwehrkräfte gegen Infektionskrankheiten (einschließlich Durchfall) herabsetzen. Daher gehört Durchfall mit Dehydratation weltweit zu den häufigsten kindlichen Erkrankungen und Todesursachen (vgl. Abb. 5.3, geschätzte 3 Mio. Todesfälle pro Jahr).

Ätiologie und Übertragungswege

Häufige Ursachen von Durchfallerkrankungen bei Kindern sind Infektionen mit Rotaviren, enterotoxischen E. coli oder Campylobacter. Andere bakterielle Ursachen (Shigellen, Salmonellen, Vibrio cholerae) sowie Protozoen (Entamoeba histolytica, Giardia lamblia) sind im Vergleich dazu seltener. Hinzu kommen extraintestinale Ursachen wie Angina tonsillaris, Mittelohrentzündung, Masern und Malaria.

Die Übertragung erfolgt fäkooral: am häufigsten über die Hände des Kindes und die Hände der Betreuer, weniger häufig über kontaminiertes Trinkwasser oder über kontaminierte Nahrung (s. Abschn. 3.1.2).

Klassifikation und therapeutische Konsequenzen

Durchfall läßt sich nach Art und Dauer klassifizieren, was hinsichtlich der therapeutischen Konsequenzen (Tabelle 5.1) sinnvoll ist. In *jedem* Falle steht aber die Verhinderung der Dehydratation bzw. die Rehydrierung ganz im Vordergrund.

Stehen ausreichend Laborkapazitäten zur Verfügung, so kann die mikroskopische Untersuchung des Stuhls Anhaltspunkte geben: Bei einer Infektion mit Salmonellen oder Campylobacter finden sich polymorphkernige Leukozyten im Stuhl, bei Shigellen zusätzlich Erythrozyten. Bei Infektionen durch Viren, enterotoxische E. coli und Choleravibrionen ist dies jeweils nicht der Fall.

Im Mittel entwickelt sich aus 3–20% der akuten Diarrhöen eine *persistierende* Form. Die Ursache des Persistierens bleibt oft unklar, spezifische ätiologische Faktoren sind nicht bekannt. Als Risikofaktoren gelten u. a. Alter unter einem Jahr, Mangelernährung sowie ein Therapieversuch mit Metronidazol. Zu Ursachen und Behandlung einer *chronischen* Diarrhö und bei Diarrhöen mit Blutbeimengungen (Dysenterie) wird auf die Lehrbücher der Pädiatrie verwiesen.

Tabelle 5.1. Art und Dauer des Durchfalls und die therapeutischen Konsequenzen

Art und Dauer des Durchfalls	Therapeutische Konsequenzen
Akute wässrige Diarrhö (einschließlich Cholera)	Rehydrierung (s. Tabelle 5.2)
Dysenterie (blutige Diarrhö)	Rehydrierung und Gabe eines Antibiotikums, das gegen *Shigella* wirksam ist
Persistierende Diarrhö (Dauer 14 Tage oder länger)	Rehydrierung, Behandlung eventueller extraintestinaler Infektionen, Sicherstellen ausreichender Ernährung

Therapie

Das oberste Ziel in der Therapie der Diarrhö ist nicht, den Abgang flüssiger Stühle möglichst rasch zu reduzieren, sondern die Folgen für den Wasser- und Elektrolythaushalt gering zu halten bzw. zu korrigieren. Aus diesem Grunde gelten heute Aktivkohle, Adstringenzien, Enterovioform, Loperamid und andere die Darmmotilität hemmende Mittel sowie nicht resorbierbare orale Antibiotika wie Sulfonamide und Neomycin nicht nur als obsolet, sondern als gefährlich. Sie erzeugen die Illusion, eine sinnvolle Intervention eingeleitet zu haben und lenken damit die Mutter bzw. das Gesundheitspersonal von der wichtigsten und einzig erfolgversprechenden Maßnahme ab: der Prävention oder Therapie der Dehydratation durch frühe orale Gabe von ausreichend Flüssigkeit und Elektrolyten.

Die Therapie der Dehydratation ist unabhängig von Art, Dauer und Äthiologie des Durchfalls. Richtlinie ist allein die *Stärke* der Dehydratation, anhand derer die notwendigen therapeutische Schritte und der Ort der Behandlung bestimmt werden (WHO 1993b; Tabelle 5.2).

Akute Diarrhö ist meist eine Erkrankung des Dünndarms. Mikroorganismen oder Toxine führen zu einer drastischen Erhöhung der Sekretion von

Tabelle 5.2. Therapiepläne zur Behandlung der Dehydratation

Stärke der Dehydratation	Therapie
Drohende Dehydratation: waches, aufmerksames Kind; Mund und Zunge feucht, Tränen vorhanden; nicht auffallend durstig; Hautfalte bleibt nicht stehen.	Plan A: Vorbeugung der Dehydratation bzw. frühe Rehydrierung zu Hause – Aufklärung der Mutter über Flüssigkeitsgabe, Ernährung und Alarmzeichen, – pro flüssiger Stuhlentleerung erhalten Kinder im Alter unter 2 Jahren 50–100 ml ORF, Kinder über 2 Jahren 100–200 ml ORF
Mäßige Dehydratation: ruheloses, gereiztes Kind; Mund und Zunge trocken, keine Tränen; durstig, trinkt gierig; Hautfalte geht nur langsam zurück.	Plan B: „rechtzeitige" Rehydrierung im Gesundheitszentrum – innerhalb der ersten 4 Stunden wird ORF nach Körpergewicht (bzw. Alter) gegeben: bis 5 kg (unter 4 Monaten): 200–400 ml bis 8 kg (4–11 Monate): 400–600 ml bis 11 kg (12–23 Monate): 600–800 ml usw. – alle 4 Stunden Grad der Dehydrierung neu bestimmen und über die Therapie entscheiden
Schwere Dehydratation: lethargisches oder bewußtloses Kind; stehende Hautfalte, Mund und Zunge sehr trocken, tiefliegende, trockene Augen, Fontanelle eingesunken; zu schwach zum Trinken.	Plan C: „späte", schnelle Rehydrierung im Gesundheitszentrum oder Krankenhaus – erfordert meistens Gabe von Infusionen oder von ORS per Nasensonde (siehe unten)

elektrolythaltiger Flüssigkeit aus den Mukosazellen in das Dünndarmlumen. Das Prinzip der oralen Rehydratation beruht auf einer Förderung des gegenläufigen Vorgangs, also der Resorption von Wasser und Elektrolyten. Dies ist ein aktiver, energieumsetzender Prozeß. Wird den Zellen der Darmschleimhaut vom Darmlumen aus Glucose angeboten, so wird dadurch die Resorption von ebenfalls angebotenem Wasser und Elektrolyten stark gesteigert (Natriumionen und Glucose werden *gemeinsam* über einen Carrier resorbiert, Wasser folgt dem osmotischen Gradienten nach). Gelingt es, die Resorption so zu steigern, daß sie stärker wird als die Sekretion, so wird die Dehydratation verhindert oder korrigiert.

Glucose kann auch durch Stärke oder Kochzucker ersetzt werden, die im Darm zu Monosacchariden gespalten werden. Somit gibt es verschiedene Möglichkeiten der Zusammensetzung oraler Rehydratationsflüssigkeiten (ORF).

Beispiel 1: Zucker-Salz-Lösung
Es werden verschiedene Rezepte angegeben, die je nach lokal verfügbaren Meßvorrichtungen zu empfehlen sind. Wo Teelöffel (ca. 5 ml) und leere 750 ml Speiseölflaschen verfügbar sind, empfiehlt sich folgendes Rezept:
6 gestrichene Teelöffel Zucker plus 1/2 gestrichener Teelöffel Salz auf 750 ml Wasser.
Andere lokale Maßeinheiten können sinnvoll sein (Literflaschen; Kronkorken zum Abmessen der Zucker- und Salzmenge). Fatal wäre es, wenn bei der Zubereitung der Lösung Zucker und Salz verwechselt würden. Daher muß jede Rehydratationslösung vor Gebrauch abgeschmeckt werden. Sie darf nicht salziger als Tränen schmecken.

Beispiel 2: Reiswasser
Reiswasser steht stellvertretend für eine ganze Reihe von Zubereitungen aus stärkehaltigen Pflanzenprodukten. Statt Reis können Weizen, Gerste, Hirse, zerkleinerte Kartoffeln, Linsen, Yams oder Brotfrucht verwendet werden. Nur Maismehl in roher Form eignet sich nicht, aber durch Auskochen von Maisbrot oder Maisfladen (Tortillas) kann man ebenfalls eine geeignete Stärkelösung erhalten. Durch Kochen zerfällt das Getreide fast völlig, das Kochwasser wird bläulich-trübe und wird in dieser Form als ORF verwendet. Die Kochzeit läßt sich verkürzen, indem man das Getreide zu einem groben Gries zerstampft. Rezeptbeispiel:
Eine Handvoll Reis und ein gestrichener Teelöffel Salz in einem Liter Wasser für eine Stunde kochen, dabei verdampfendes Wasser wieder auffüllen.
Reiswasser hat den Nachteil, daß für die Zubereitung Brennmaterial und im Vergleich mit Zucker-Salz-Lösung viel Zeit erforderlich sind; Verwechslungen von Inhaltsstoffen sowie eine osmotische Diarrhö durch überhöhte Zuckerkonzentration sind jedoch ausgeschlossen, und die zubereitete Lösung ist durch das Kochen keimfrei.

Beispiel 3: Vorgefertigte Beutelchen mit oralen Rehydratationssalzen (ORS)
Internationale Hilfsorganisationen stellen Beutelchen aus Metallfolie mit einer vorgefertigten Mischung von oralen Rehydratationssalzen bereit (neben Natriumchlorid und Glucose sind Kalium und ein Zitratpuffer

enthalten). Der Inhalt eines Beutelchens wird in einem Liter Wasser aufgelöst. Die Beutelchen ermöglichen die schnelle und korrekte Zubereitung von ORF, die Voraussetzung dafür ist allerdings ein funktionierendes Vertriebssystem. In einem Distrikt mit 100 000 Einwohnern sind rund 20% der Bevölkerung Kinder unter 5 Jahren. Sie machen mindestens 3 Durchfallepisoden pro Jahr durch und benötigen pro Episode 3 Beutelchen. Jedes Jahr werden also 200 000 Beutelchen benötigt, die zudem noch flächendeckend verteilt werden müssen. Kann dies nicht sichergestellt werden, so müssen die Dienste auch noch andere Zubereitungen empfehlen. Ein weiterer Nachteil ist die Aufmachung der silberglänzenden Beutelchen, die dem Nutzer suggerieren, es handele sich um ein wertvolles modernes Medikament. Es wurde vielfach beobachtet, daß Mütter die zubereitete ORF wie eine Medizin nur teelöffelweise verabreichten. Damit verfehlt dieser Ansatz vollständig sein Ziel.

Säuglingen und Kleinkindern wird ORF mit einem quer vor den Mund gehaltenen Suppenlöffel oder aus (Metall-)Bechern verabreicht. Nuckelfläschchen sind in Entwicklungsländern aus hygienischen Gründen abzulehnen, auch für ORF.

Welches ist die geeignete Methode?

Akzeptanz und Wirksamkeit einer ORF hängen von ihrer Verfügbarkeit, ihrem Preis und dem für die Herstellung erforderlichen Zeitaufwand ab. Es gibt keine allgemein „beste" Lösung, sondern eine für die Bevölkerung akzeptable, an die lokalen Verhältnisse angepaßte Lösung. Bevor sich die Dienste auf eine (neue) Strategie festlegen, ist also zu klären:

- Bestehen ausreichende Kapazitäten für eine umfassende Beratung der Mütter über die korrekte Zubereitung und Anwendung?
- Sind die Grundsubstanzen von Zucker-Salz-Lösung (insbesondere der teure Zucker) auch für arme Haushalte jederzeit verfügbar?
- Sind Nachschub und flächendeckender Vertrieb von ORS-Beutelchen sicherzustellen?
- Kommt die Methode den Erwartungen der Zielgruppe entgegen?
- Kann die Methode gleichermaßen im Haushalt und bei den Gesundheitsdiensten angewandt werden?
- Können sich alle Organisationen und Institutionen, die orale Rehydratation propagieren, auf eine Methode einigen?

Der Unterschied zwischen vorgefertigten Beutelchen und hausgemachten Produkten (kein Kalium und Zitratpuffer) ist nur in schweren Fällen von Bedeutung. Die Unterscheidung nach schweren und leichten Fällen ist jedoch eine beschränkte Sichtweise der Dienste. Zu Hause beginnt zunächst jede Durchfallepisode *ohne* manifeste Dehydratation. Wenn die Mutter sofort reichlich zu trinken gibt und mit der Gabe von ORF beginnt, so kann in den meisten Fällen die Entstehung einer schweren Dehydratation vermieden werden. Die Verlagerung des Blickpunktes in den Haushalt macht aus leichten und schweren Fällen rechtzeitige und verspätete Interventionen! Daher geht die oft kontroverse und erbitterte Diskussion über die Vor- und Nachteile von Beutelchen gegenüber Zucker-Salz-Lösung am Kernpunkt des Problems vorbei. Nicht die Technik ist entscheidend, sondern der Zeitpunkt bzw. Ort der Intervention.

Rehydratation im Gesundheitsposten und Distriktkrankenhaus

Auch in Gesundheitseinrichtungen werden dehydrierte Kinder, die bei Bewußtsein sind und trinken können, oral rehydriert. Dies geschieht mit Hilfe von Löffel und Becher. Bei schwerem Erbrechen kann ORS über eine Nasensonde gegeben werden. Trotz des Erbrechens wird zumeist ein großer Teil der Flüssigkeit resorbiert. Die Nasensonde sollte jedoch nicht routinemäßig bei leichten Fällen eingesetzt werden – die Glaubwürdigkeit der oralen Rehydratation leidet darunter, außerdem stellt die Sonde im Gesicht des Kindes für Mütter eine emotionale Barriere dar, die ihnen die Beteiligung an Behandlung und Pflege erschwert.

Bei schwerer Dehydratation und Schock ist eine intravenöse (oder, falls kein venöser Zugang gefunden wird, intraperitoneale) Rehydrierung in einer Gesundheitseinrichtung erforderlich. Als Infusionsflüssigkeit zur Initialtherapie ist Ringer-Laktat-Lösung am besten geeignet. Innerhalb der ersten Stunde werden 30 ml pro kg Körpergewicht gegeben, in den beiden folgenden Stunden 20 ml/kg (s. Pädiatrielehrbücher). Sobald das Kind trinkt, sollte auf ORF umgestellt werden.

Prävention

Eine wirksame primäre Prävention der Diarrhö bei Kleinkindern ist nur schwer möglich (vgl. Abschn. 3.1.2). Vorrangiges Ziel ist daher eine Reduzierung der Sterblichkeit an Dehydratation. Dies geschieht am wirkungsvollsten, indem die Entstehung einer (schweren) Dehydratation bereits zu Hause verhindert wird. Dazu ist es erforderlich, die Gabe von reichlich Flüssigkeit sowie die orale Rehydratation bei Müttern und Familien zu propagieren. Rechtzeitige orale Rehydratation zu Hause stellt weder eine kausale Therapie der Diarrhö dar, noch mindert sie deren Inzidenz oder Dauer; sie kann jedoch die Letalität senken. Würde man sich nur darauf beschränken, in Gesundheitseinrichtungen wirksame Behandlungsmethoden für schwere Fälle bereitzustellen, so käme diese Hilfe für viele dehydrierte Kinder zu spät.

Ernährung bei Durchfall

Immer noch nicht ausreichend bekannt ist, daß bei Durchfall weitergefüttert bzw. gestillt werden soll, und dies mit besonders häufigen Mahlzeiten. Ziel ist, das Auftreten einer Mangelernährung zu vermeiden (vgl. auch Abschn. 3.2). Nahrungspausen oder eine spezielle Diät sind weder erforderlich noch hilfreich. Selbst wenn zeitweilig eine Malabsorption besteht, so ist doch „*die suboptimale Absorption von etwas Nahrung besser als eine durch Nahrungsentzug verhinderte Malabsorption*" (Kenneth Brown). Ausnahmen werden nur gemacht, wenn aufgrund der Durchfallerkrankung eine latente Laktoseintoleranz manifest wird. Dann können Tiermilchzubereitungen verdünnt oder besser durch Joghurt ersetzt werden.

Literatur

DHT (1991, unpublished) District health team Chimanimani: Annual report 1990, Part 1 and 2. District Medical Officer, Chimanimani

EDLIZ (1994) Essential drugs list for Zimbabwe. Ministry of Health and Child Welfare, Republic of Zimbabwe

Kirkwood BR, Gove S, Rogers S, Lob-Levyt J, Arthur P, Campbell H (1995) Potential interventions for the prevention of childhood pneumonia in developing countries: a systematic review. Bull WHO 73:793–798

WHO (1990) Acute respiratory infections in children: Case management in small hospitals in developing countries. WHO Document WHO/ARI/90.5. WHO, Geneva

WHO (1993a) Focused ethnographic study of acute respiratory infections. Unpublished draft. WHO, Geneva

WHO (1993b) The management and prevention of diarrhoea. Practical guidelines, 3rd ed. Geneva

WHO (1995a) Integrated management of the sick child. WHO, division of diarrhoeal and acute respiratory disease control. Bull WHO 73:735–740

WHO (2000) Management of the child with a serious infection or severe malnutrition. Guidelines for care at the first-referral level in developing countries. WHO/FCH/CAH/00.1. WHO, Geneva

5.4
Impfen und Impfprogramme

OLIVER RAZUM und GERD FALKENHORST

In den Industrieländern stehen heute zuverlässige und sichere Impfungen gegen eine Vielzahl von Krankheiten zur Verfügung. Sie schützen Kinder vor früher häufigen, schweren Kinderkrankheiten; ferner bieten sie Erwachsenen die Möglichkeit zur individuellen Prophylaxe, z. B. durch Auffrischimpfungen gegen Tetanus oder Diphtherie oder durch eine Impfung gegen Hepatitis vor einer Reise nach Übersee. Nach dem beeindruckenden Erfolg der Pockenausrottung hat das Interesse an Impfungen in Industrieländern jedoch nachgelassen, es herrscht „Impfmüdigkeit" vor. Viele Mütter sind sich nicht mehr bewußt, daß Kinderkrankheiten wie Masern oder Keuchhusten schwer oder sogar tödlich verlaufen können. Das Risiko von gefährlichen Nebenwirkungen bei Impfungen wird dagegen überschätzt.

In Entwicklungsländern sind Masern, Neugeborenentetanus und Keuchhusten auch heute noch „Killerkrankheiten", die für ein Drittel aller kindlichen Todesfälle verantwortlich sind. Dies zeigt die Notwendigkeit von *Impfprogrammen*, deren Priorität auf der Grundimmunisierung von Kindern liegen muß. Bei Impfprogrammen geht es nicht in erster Linie um den individuellen Schutz des einzelnen Kindes, sondern darum, möglichst die gesamte Zielgruppe, d. h. *alle* Kinder in einem Distrikt oder in einer Provinz rechtzeitig, d. h. vor vollendetem 1. Lebensjahr, zu impfen.

Ende der 70er Jahre startete die WHO ein weltweites Impfprogramm, das als *Expanded Programme on Immunization* (EPI) bezeichnet wird. Heute ist EPI ein Teil des von mehreren internationalen Organisationen getragenen *Global*

Programme for Vaccines and Immunization (GPV). EPI richtete sich zunächst gegen die sechs „Zielkrankheiten" Diphtherie, Keuchhusten, Tetanus, Masern, Poliomyelitis (Kinderlähmung) und Tuberkulose, an denen jedes Jahr weltweit schätzungsweise 5 Mio. Kinder starben. Das ursprüngliche Ziel, bis 1990 alle Kinder der Welt gegen diese Zielkrankheiten zu impfen, wurde nicht ganz erreicht. Der WHO zufolge werden heute weltweit etwa 80% der Kinder eines jeden Jahrganges geimpft, allerdings bestehen große geographische Unterschiede bei der Impfabdeckung. Sie beträgt in Afrika im Durchschnitt unter 60%, in China dagegen über 90%. Durch Impfungen werden jedes Jahr geschätzte 3 Mio. kindliche Todesfälle vermieden. Impfprogramme werden deshalb als einer der größten Erfolge der Präventivmedizin angesehen.

Heute gibt es praktisch in jedem Entwicklungsland ein Impfprogramm, meist kurz als „EPI" (französisch „PEV") bezeichnet. Die Organisation erfolgt durch die einzelnen Länder, Provinzen oder Distrikte, stützt sich jedoch auf detaillierte Empfehlungen der WHO. Insofern ist EPI weltweit standardisiert. Finanziert wird EPI aus den nationalen Gesundheitsbudgets. Bislang erhielten viele ärmere Länder die Impfstoffe kostenlos von UNICEF oder anderen Gebern. Durch eine neue Politik von UNICEF sind jedoch auch diese Länder in zunehmendem Maße gezwungen, die Kosten für Impfstoffe in ihren ordentlichen Haushalt aufzunehmen und selbst zu tragen.

Wenn man sich erstmals mit Impfprogrammen befaßt, denkt man zunächst an Impfstoffe, also an die „technische" Komponente des Programms. Man nimmt wahr, daß Impfstoffe gegen bestimmte häufige Krankheiten wie Durchfall oder Malaria heute noch fehlen und verspricht sich von zukünftigen neuen Impfstoffen dramatische Verbesserungen der Gesundheitssituation von Kindern. Dabei übersieht man leicht die großen Schwierigkeiten, alle heute bereits verfügbaren Impfstoffe rechtzeitig und unter Einhaltung der Impfvorschriften für die gesamte Zielgruppe erreichbar und akzeptabel zu machen, also die „operationale" Komponente der Impfprogramme. Auch die Rolle der sich verschlechternden Lebensbedingungen in Entwicklungsländern sollte man nicht außer acht lassen.

Abbildung 5.4 faßt die Faktoren zusammen, die die Wirksamkeit eines Impfprogramms bestimmen. Gesundheitsdienste auf Distriktebene können Lebensbedingungen und die Verfügbarkeit von Impfstoffen (die Faktoren auf der vertikalen Achse) nicht direkt beeinflussen. Sie sollten ihre Aktivitäten auf die Motivation der Mütter und die Sicherstellung von erreichbaren und qualitativ ausreichenden Impfdiensten (die Faktoren auf der horizontalen Achse) konzentrieren.

5.4.1
Lebensbedingungen

Impfungen sind potentiell hochwirksame Interventionen zur Vermeidung kindlicher Krankheits- und Todesfälle. Ihre Wirksamkeit muß jedoch in einem allgemein-gesundheitlichen Kontext betrachtet werden. So sank in Europa die Sterblichkeit an Tuberkulose, Diphtherie und Keuchhusten, lange bevor Impfungen verfügbar waren. Dies geschah zeitgleich mit einer allgemeinen Verbesserung der Lebensbedingungen (Ernährung, Wasserversorgung,

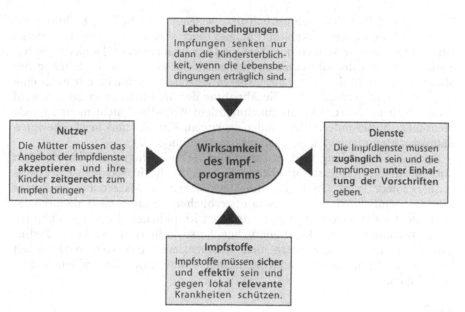

Abb. 5.4. Faktoren, die die Wirksamkeit eines Impfprogramms bestimmen. (Mod. aus Razum 1994)

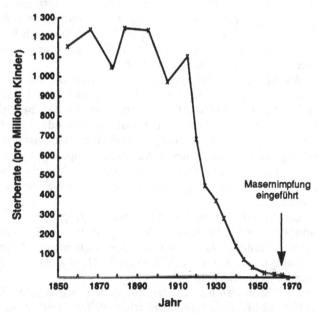

Abb. 5.5. Masernsterberaten in England und Wales, 1850–1970. (Aus McKeown 1977, übersetzt)

Sanitation). Selbst die Wohnverhältnisse spielen eine Rolle. Abbildung 5.5 zeigt die Masernsterblichkeit in England und Wales seit 1850. Im letzten Jahrhundert war sie ähnlich hoch wie heute in afrikanischen Ländern. Sie begann bereits um die Jahrhundertwende stark zu sinken, die Einführung der Masernimpfung in den 60er Jahren dieses Jahrhunderts spielte nur noch eine vergleichsweise geringe Rolle. Die Abnahme der Sterblichkeit in Europa wird darauf zurückgeführt, daß mit zunehmendem Wohlstand nicht mehr so viele Menschen, insbesondere Kleinkinder, in engem Kontakt und in überbelegten Räumen zusammenlebten (s. „Masern" in Abschn. 5.4.2).

Auch in Entwicklungsländern haben die Lebensbedingungen einen großen Einfluß auf die Kindersterblichkeit. Bei einer Studie in Kasongo/Zaire (Kasongo Project Team 1981) ging die Sterblichkeit an Masern bei geimpften Kindern deutlich zurück; die Gesamtsterblichkeit änderte sich dadurch jedoch nicht – die Kinder starben an anderen Krankheiten. Impfungen können die Auswirkungen einer kontinuierlichen Verschlechterung der Lebensbedingungen in Entwicklungsländern nicht kompensieren. Ihre volle Wirksamkeit können sie nur als integrales Element einer umfassenden Gesundheitsfürsorge entfalten.

5.4.2
Impfstoffe und Zielkrankheiten

Zur Terminologie: Beim Impfen gibt man einen abgeschwächten (attenuierten) oder abgetöteten Krankheitserreger oder das abgeschwächte Gift eines Erregers (Toxoid). Die Gabe eines solchen Impfstoffes, auch „Antigen" oder „Vakzine" genannt, ruft im Körper die Bildung von Antikörpern gegen den Erreger bzw. das Gift des Erregers hervor. Dadurch kommt es zu Immunität, d. h., natürlicher Kontakt mit dem Erreger oder mit dem Toxin führt nicht mehr zu Infektion bzw. Krankheit.

Als EPI eingeführt wurde, richtete sich die Auswahl der Zielkrankheiten (die WHO spricht auch von „Killerkrankheiten") nach den zur Verfügung stehenden Impfstoffen. Diese waren gemäß den Bedürfnissen der Industrieländer entwickelt worden. In Entwicklungsländern sind unter den Zielkrankheiten von EPI v.a. Masern, Neugeborenentetanus und Keuchhusten zahlenmäßig bedeutende „Killerkrankheiten". Impfungen gegen die anderen wirklichen „Killer" – Pneumonie, Durchfall und Malaria – wären aus epidemiologischer Sicht viel dringender erforderlich als etwa die Impfung gegen Diphtherie.

Ein Vorteil der in EPI verwendeten Impfstoffe ist ihre große Sicherheit und Effektivität (letzteres gilt nur mit Einschränkungen für die BCG-Impfung, s. unten). Allerdings ist eine sachgemäße Lagerung (kontinuierliche Kühlung) und Gabe nach Vorschrift (Einhalten von Mindestalter und -abständen) erforderlich.

Die Informationen in den folgenden Abschnitten basieren auf den EPI/WHO-Publikationen *Immunization Policy* (1995a) und *The Immunological Basis for Immunization* (1993).

Masern

Masern sind besonders gefährlich für Kinder, die jünger als ein Jahr alt sind. Todesfälle sind auf schwere Verlaufsformen mit Epithelbeteiligung (z.B. Pneumonie, Enteritis) oder bakterielle Superinfektionen zurückzuführen. Außerdem besteht in dem auf die Krankheit folgenden Jahr eine bis zu zehnfach erhöhte Sterblichkeit aufgrund der durch das Virus hervorgerufenen Immunsuppression und/oder der krankheitsbedingten Mangelernährung. Masern verlaufen unter Bedingungen der Armut besonders schwer (vgl. auch Abb. 5.5). Die Sterblichkeit ist erhöht bei Kindern, die in Häusern mit wenigen Räumen leben (wie das in einem Slum oft der Fall ist) und die dort von einem Geschwister infiziert werden. Ursache ist u. a. die höhere Dosis an Virus, die das Kind aufnimmt (Aaby 1995).

Masernausbrüche treten zyklisch auf. Je nach Impfabdeckung dauert es ein oder mehrere Jahre, bis sich wieder eine genügend große empfängliche (*suszeptible*) Population aufgebaut hat. Erst wenn deutlich über 90% der Bevölkerung durch Impfung (oder Erkrankung) eine Immunität erworben haben, kann sich das Virus nicht mehr ausbreiten. Die Zahl der suszeptiblen Individuen ist dann zu gering, um längere Infektionsketten zu unterhalten – es besteht „Herdenimmunität".

Da Masern in Entwicklungsländern häufig schon vor Ablauf des 1. Lebensjahres auftreten, wird – anders als in Industrieländern – bereits ab einem Alter von 9 Monaten geimpft. Man erzielt dann bei 85–90% der Impflinge eine Schutzwirkung. Würde man schon im Alter von 6–8 Monaten impfen, so hätten viele Kinder noch mütterliche Antikörper („Nestschutz"), die das Angehen der Impfung verhindern könnten. Daher träte bei bis zu 40% der Impflinge keine Schutzwirkung ein; nach Verlust der mütterlichen Antikörper könnten sie trotz Impfung an Masern erkranken.

In Gebieten mit sehr großer Bevölkerungsdichte und -bewegung (städtische Slums, Flüchtlingslager) kommen Kinder besonders häufig mit dem Masernvirus in Kontakt. Viele infizieren sich, sobald sie die mütterlichen Antikörper verloren haben, was schon im Alter von 6 Monaten der Fall sein kann. Die Erkrankung verläuft dann besonders schwer. In einer solchen Situation wird empfohlen, die Kinder im Alter von 6 *und* 9 Monaten zu impfen (die erste Impfung wird nicht auf der Impfkarte eingetragen, da sie bei Anwesenheit mütterlicher Antikörper nicht schützt). Allerdings wurde eine „Abstumpfung" (*blunting*) beschrieben: Kinder, die zum Zeitpunkt der ersten Impfung noch mütterliche Antikörper hatten, waren nach der zweiten Dosis schlechter geschützt als Kinder, die nur eine Einzeldosis im Alter von 9 Monaten erhalten hatten.

Mittlerweile bringen die ersten Frauen, die als Kinder gegen Masern geimpft wurden und daher keine natürliche Immunität durch Erkrankung erwarben, selbst Kinder zur Welt. Es gibt vereinzelte, anekdotische Berichte, daß diese Kinder keinen ausreichenden Nestschutz haben und bereits vor dem Alter von 6 Monaten an Masern erkranken können.

Eine Impfung im Prodromalstadium der Masernerkrankung schadet nicht (nützt aber auch nichts). Innerhalb der ersten 48 Stunden nach Exposition kann jedoch noch erfolgreich geimpft werden, da das Impfvirus eine kürzere Inkubationszeit hat als das Wildvirus.

Tetanus

Die Erkrankung wird hervorgerufen durch das Toxin des ubiquitär vorkommenden Bakteriums *Clostridium tetani*. Es gedeiht in devaskularisiertem Gewebe, beim Neugeborenentetanus (NNT) gewöhnlich im Nabelstumpf. Ziel der WHO ist es, NNT als Erkrankung bis 1995 zu eliminieren (eine Ausrottung des – ubiquitären – Erregers ist natürlich nicht möglich). Wichtigste Maßnahme hierfür ist die Impfung der Mutter vor oder während der Schwangerschaft (s. Tabelle 5.5).

Der Tetanusimpfstoff ist ein Toxoid (TT). Eine einmalige Gabe bietet noch keinen Schutz, daher ist eine mehrfache Impfung in ausreichendem zeitlichen Abstand (Boosterung) erforderlich (s. Tabelle 5.4 und 5.5). Falls eine Erkrankung an Tetanus auftritt und überlebt wird, besteht keine Immunität, der Patient muß also geimpft werden.

Keuchhusten (Pertussis)

Gegen Keuchhusten besteht kein Nestschutz, d.h., Kinder können schon im frühen Säuglingsalter erkranken; die Sterblichkeit ist dann am höchsten (10% der Erkrankungen, aber 75% der Todesfälle an Keuchhusten treten im 1. Lebensjahr auf; ab dem Schulalter milderer Verlauf). Daher wird ab dem Alter von 6 Wochen geimpft; mit 18 Monaten sollte ein Booster gegeben werden. Das Höchstalter für die Impfung ist je nach Land 4–7 Jahre.

Der in Entwicklungsländern übliche Impfstoff enthält das Bakterium *Bordetella pertussis* in abgetöteter Form (*„whole-cell vaccine"*). Seine Wirksamkeit wird durch die Kombination mit Diphtherie- und Tetanusvakzine erhöht (DPT-Impfstoff). Nach der Impfung kann es gelegentlich zu Episoden anhaltenden Schreiens oder von reduziertem Muskeltonus kommen, die selbstlimitierend verlaufen. Sehr selten werden Krampfanfälle oder anaphylaktischer Schock beobachtet. Kinder, bei denen die zuletzt genannten schwerwiegenden Nebenwirkungen aufgetreten sind, sowie Kinder mit epileptischen Anfällen in der Vorgeschichte sollten keine (weitere) Pertussisimpfung erhalten (DT- statt DPT-Impfstoff verwenden). Ein kausaler Zusammenhang zwischen Pertussisimpfstoff und neurologischen *Dauerschäden* konnte weder nachgewiesen noch zweifelsfrei widerlegt werden (Reik 1997).

Mittlerweile ist ein besser verträglicher, azellulärer Pertussisimpfstoff auf dem Markt. Aufgrund seines hohen Preises wird er in Entwicklungsländern noch nicht eingesetzt.

Poliomyelitis

Das Poliovirus, von dem es drei Serotypen gibt, wird fäkal-oral oder durch Tröpfcheninfektion übertragen, oft von asymptomatischen Ausscheidern (das Virus ist bis 4 Wochen im Mund-Rachen-Raum nachweisbar, bis 18 Wochen im Stuhl). Die Infektion führt bei 99% der Infizierten nur zu einem unspezifischen Krankheitsbild oder zu Durchfall; gefürchtet ist die Schädigung der spinalen Motoneuronen mit Lähmungserscheinungen („Poliomyelitis"), das Leitsymptom ist eine akute schlaffe Parese (*„acute flaccid paralysis"*). Die letzte große Polioepidemie in Industrieländern war in den 50er Jahren in den USA. Heute treten wegen Impfmüdigkeit und in bestimmten religiösen Gruppierungen wieder Fälle von Polio auf. Da es drei Serotypen des Erregers gibt, muß auch nach durchgemachter Erkrankung gegen Polio geimpft werden.

Es gibt zwei Polioimpfstoffe. Der in Entwicklungsländern gebräuchliche ist der orale, trivalente Lebendimpfstoff OPV (*Sabin*). Drei Dosen, in Abständen von 4 Wochen gegeben, erzielen in Industrieländern eine gute Schutzwirkung (*efficacy*) gegen alle drei Serotypen des Poliovirus. In Entwicklungsländern sind dafür 4–5 Dosen erforderlich, da es häufiger zu einer Interferenz mit anderen Enteroviren an den Rezeptoren im Darm kommt. Das Impfvirus wird 3–6 Wochen im Stuhl ausgeschieden und kann sich so in der Nachbarschaft ausbreiten und auch einige ungeimpfte Kinder schützen. Wo 50–60% der Kinder geimpft sind, nimmt daher die Zahl der Poliofälle dramatisch ab. Ein weiterer Vorteil von OPV ist der niedrige Preis. Beim Stillen besteht keine praktisch relevante Wechselwirkung mit mütterlichen Antikörpern. Nachteile von OPV sind die große Hitzeempfindlichkeit des Impfstoffes; ferner kann es in sehr seltenen Fällen (ca. 1 : 4 Mio.) beim Impfling oder bei ungeimpften Angehörigen zu Poliomyelitis kommen.

Der zweite Impfstoff, IPV (*Salk*), ist ebenfalls trivalent, jedoch inaktiviert. Er wird subkutan injiziert. Weil es ein Totimpfstoff ist, sind keine Fälle von Impf-Polio möglich. Allerdings kann sich das abgetötete Virus nicht ausbreiten und so ungeimpfte Kinder schützen. Weitere Nachteile von IPV sind der hohe Preis und geringe Produktionskapazitäten. Daher wird IPV z.Z. in Entwicklungsländern nicht eingesetzt.

Bei Polioausbrüchen werden alle Haushaltskontakte (ggf. alle Dorfbewohner) mit OPV geimpft, auch Schwangere. Aufgrund der schnellen Ausbreitung des Wildvirus, einer Inkubationszeit von bis zu 10 Tagen und vielen inapparenten Verläufen kommt die Impfung nach Entdeckung des ersten Falls von „*acute flaccid paralysis*" allerdings meist zu spät.

Ziel der WHO ist es, bis zum Jahr 2005 die Poliomyelitis weltweit auszurotten, d.h., den Erreger zu eliminieren, ähnlich wie das bei den Pocken geschehen ist. Dadurch würden Impfprogramme billiger, da OPV von allen Impfstoffen den größten Aufwand für die Kühlung erfordert. Die Ausrottung dürfte schwieriger werden als bei Pocken, da viele Erkrankungen an Polio inapparent verlaufen; die Infizierten können den Erreger für lange Zeit im Stuhl ausscheiden und so die Krankheit unbemerkt weiterverbreiten. Allerdings gilt Polio in Nord- und Südamerika seit 1994 und in der Region West-Pazifik seit 2000 offiziell als ausgerottet.

Um neue Fälle und Ausbrüche von Polio möglichst schnell zu identifizieren, sollte ein Meldesystem für „*acute flaccid paralysis*" eingerichtet werden. Bei Polioverdacht werden Stuhlproben des Erkrankten zum Virusnachweis in ein Referenzlabor geschickt. Die WHO hat hierfür spezielle Laborkits entwickelt, bestehend aus Stuhlröhrchen und Kühlcontainer.

Tuberkulose

Kleinkinder und immungeschwächte Kinder (z.B. durch HIV-Infektion oder vorübergehend nach Masernerkrankung) sind durch Tuberkulose besonders gefährdet. Bei ihnen kommt es auch häufiger zu tuberkulöser Meningitis und zur generalisierten Verlaufsform Miliartuberkulose.

Nach erfolgreicher intrakutaner Impfung mit dem BCG-Impfstoff (Bacillus Calmette-Guerin) bildet sich zunächst eine Ulzeration, später eine Narbe an der Injektionsstelle am rechten Oberarm. Geschieht dies nicht innerhalb von 3 Monaten, so muß die Impfung wiederholt werden. In Entwicklungsländern wird vor der BCG-Impfung kein Tuberkulin-Hauttest durchgeführt. Kontraindikationen für die Impfung mit BCG sind AIDS-Erkrankung (Achtung: In Entwicklungsländern ist BCG bei asymptomatischen HIV-positiven Kindern *nicht* kontraindiziert!) und Schwangerschaft. Frühgeborene werden erst bei der Entlassung aus dem Krankenhaus oder bei Erreichen eines Gewichts von ca. 2 200 g geimpft.

Die Schutzwirkung der BCG-Impfung vor Lungentuberkulose liegt in Industrieländern zwischen 10 und 80%. In Indien (Madras-Studie) wurde bei 260 000 Kindern BCG gegen ein Placebo getestet, die gemessene Schutzwirkung war 0%. Allerdings schützt BCG gut gegen Miliartuberkulose, tuberkulöse Meningitis und gegen Lepra.

Diphtherie

Die Erkrankung wird hervorgerufen durch das Toxin des Erregers. Die Übertragung kann durch symptomlose Ausscheider erfolgen. Um die Jahrhundertwende war Diphtherie eine häufige kindliche Todesursache in den Industrieländern. Diphtherie war in Entwicklungsländern früher selten, da durch Wundinfektionen mit dem Erreger eine Semiimmunisierung stattfand. Aufgrund verbesserter Hygiene geschieht dies heute seltener, so daß vermehrt Fälle von Rachendiphtherie beobachtet werden. Nur eine wiederholte Impfung (Boosterung) erzielt einen ausreichenden Schutz. Nach einer überstandenen Diphtherieerkrankung besteht keine sichere Immunität, der Patient sollte also geimpft werden.

Hepatitis B

Das Hepatitis-B-Virus (HBV) kann durch Blut, Sperma, Vaginalsekret und möglicherweise auch durch Speichel übertragen werden. In Entwicklungsländern erfolgt die Infektion meist schon in den ersten Lebensjahren, teilweise durch perinatale Mutter-Kind-Übertragung, teilweise im Kleinkindalter über kleine Wunden oder entzündliche Hautveränderungen und evtl. durch Schleimhautkontakt mit dem Speichel Infizierter. Da HBV 50- bis 100mal infektiöser ist als HIV, stellen auch Injektionen mit unsterilen Nadeln und Spritzen ein erhebliches Risiko dar.

Die akute Infektion verläuft im Kindesalter überwiegend inapparent. Allerdings ist das Risiko, eine chronische Infektion zu entwickeln, bei Kindern unter 5 Jahren 5- bis 10mal höher als bei Erwachsenen. Dadurch erklärt sich das häufige Vorkommen von HBV-Trägern (bis über 10% der Bevölkerung) und der Folgekrankheiten Leberzirrhose und Leberkarzinom.

Durch eine 3malige Impfung mit HBs-Antigen im 1. Lebensjahr wird ein mindestens 90%iger Schutz gegen eine chronische HBV-Infektion erreicht.

Deshalb empfiehlt die WHO seit 1997 weltweit die Aufnahme der Hepatitis-B-Impfung in die etablierten Kinderimpfprogramme. Da der Impfstoff mit ca. 0,50 US-$ pro Dosis aber deutlich teurer ist als die anderen EPI-Impfstoffe, fehlt er gerade dort, wo er am meisten gebraucht würde: in den ärmsten Ländern der Erde.

Unklar ist zur Zeit noch, ob zur Aufrechterhaltung der Immunität Booster-Impfungen notwendig sind. Mehrere Studien lassen vermuten, daß Individuen, die nach der Grundimmunisierung Anti-HBs gebildet haben, durch Gedächtniszellen des Immunsystems lebenslang geschützt bleiben, auch wenn Anti-HBs im Serum später nicht mehr nachweisbar ist (European Consensus Group on Hepatitis B Immunity 2000).

Die Rolle weiterer Impfstoffe in EPI

- *Gelbfieber:* wird in Endemiegebieten im Rahmen von EPI verimpft. Kontraindiziert bei symptomatischer HIV-Infektion;
- *Haemophilus influenzae b:* in Industrieländern nachgewiesen wirksam gegen Meningitis. Es fehlen Kosten-Nutzen-Studien zur epidemiologisch erwünschten Schutzwirkung gegen Lungenentzündung in Entwicklungsländern;
- *Streptococcus pneumoniae:* Der augenblicklich erhältliche Impfstoff bietet keine gute Schutzwirkung gegen Lungenentzündung bei Kindern unter 2 Jahren und wird in Entwicklungsländern nicht eingesetzt.

Tabelle 5.3. Impfstoffe

Impfstoff	Typ	Applikation	Komplikationen
BCG	attenuierter Lebendimpfstoff	je nach Charge 0,05 ml oder 0,1 ml intrakutan in den rechten Oberarm an der Ansatzstelle des Deltoid	lokale Lymphadenitis; anhaltende Ulzeration
Polio (OPV)	attenuierter, trivalenter Lebendimpfstoff nach *Sabin*	je nach Charge 2 oder 3 Tropfen oral	Lähmung (extrem selten)
DPT	Diphtherietoxoid; Tetanustoxoid; abgetötete Pertussisbakterien	als Kombinationsimpfstoff 0,5 ml i. m. in den Oberschenkel	Fieber; Rötung der Injektionsstelle; Schreiepisoden
Masern	attenuierter Lebendimpfstoff nach *Schwarz*	0,5 ml subkutan, meist in den linken Arm	Fieber 5–12 Tage nach der Impfung
Hepatitis B	HBs-Antigen	0,5 ml i. m. in den Oberschenkel	

Tabelle 5.4. Impfplan für Kinder

Zeitpunkt	Impfstoffe
Direkt nach der Geburt	BCG; in einigen Ländern OPV „0"
Alter von 6 Wochen	DPT 1; OPV 1; HB 1
Alter von 10 Wochen	DPT 2; OPV 2; HB 2
Alter von 14 Wochen	DPT 3; OPV 3; HB 3
Alter von 9 Monaten	Masern (evtl. Gelbfieber)

BCG=Bacillus Calmette-Guerin; DPT=Diphtherie-, Pertussis-, Tetanusimpfstoff;
OPV=orale Poliovaccine; HB=Hepatitis B-Vaccine

Tabelle 5.5. Impfplan für werdende Mütter

Tetanus-dosis	Zeitpunkt	Dauer des Impfschutzes
1.	beim ersten Kontakt (z. B. in der Schwangerenvorsorge)	noch kein Schutz
2.	mindestens 4 Wochen später	3 Jahre
3.	mindestens 6 Monate später	5 Jahre
4.	mindestens 1 Jahr später	10 Jahre
5.	mindestens 1 Jahr später	≥ 20 Jahre

In vielen Ländern werden DPT, OPV und HB im Alter von 3, 4 und 5 Monaten gegeben; in asiatischen Ländern mit hoher perinataler Hepatitis-B-Übertragungsrate wird HB 1 direkt nach der Geburt gegeben.

Kontraindikationen:

Echte Kontraindikationen gibt es innerhalb des EPI in Entwicklungsländern nur drei:

- Allergie gegen einen Impfstoff (selten!) oder gegen zugesetzte Konservierungsstoffe;
- eine manifeste AIDS-Erkrankung – *nur* für BCG und Gelbfieberimpfstoff (d.h., Kinder mit AIDS sollen alle übrigen EPI-Impfungen erhalten);
- Schwangerschaft – für Lebendimpfstoffe (Masern, BCG, Gelbfieber), nicht jedoch für OPV bei einem Polioausbruch.

Kinder, die wegen einer schweren Erkrankung ins Krankenhaus aufgenommen werden, sollten sofort nach Besserung ihres Zustandes geimpft werden, um einer Ansteckung während des Aufenthaltes vorzubeugen. Leichte fieberhafte Infekte, asymptomatische HIV-Infektion, Mangelernährung und Antibiotikabehandlung sind *keine* Kontraindikationen. Solche falsch verstandenen Kontraindikationen führen häufig zu einer sog. „verpaßten Gelegenheit zum Impfen", s. Abschn. „Einhaltung der Impfvorschriften".

Obwohl der Impfplan klar vorgegeben ist und von WHO/EPI technische Anleitungen zur Verfügung stehen, treten in der Praxis von Impfprogrammen immer wieder Fragen auf, die in den nationalen EPI-Handbüchern nicht ausreichend erläutert sind und deren Beantwortung Sachkenntnis auf seiten der Distriktmanager voraussetzt.

Beispiel 1: Häufig gestellte praktische Fragen
Fragen wie die folgenden können z. B. im Rahmen der Mitarbeiterweiterbildung in Form eines Quiz gestellt werden, um die Kenntnisse von Schwestern und Pflegern spielerisch zu ermitteln und aufzufrischen.

1. Ein Kind kommt im Alter von 9 Monaten zum ersten Mal zum Impfen. Welche Impfstoffe soll man an diesem Tag geben?
   (Alle fälligen, d. h. BCG plus DPT 1 plus OPV 1 plus HB 1 plus Masern)
2. DPT 1/OPV 1 wurden im Alter von 4 Monaten gegeben. Das Kind kommt erst mit 10 Monaten wieder. Muß die 1. Impfung wiederholt werden?
   (Nein – es gibt keinen Höchstabstand zwischen DPT-/Polioimpfungen)
3. In einem schadhaften Kühlschrank sind alle Impfstoffe gefroren. Welche Impfstoffe können weiterverwendet werden? Welche muß man wegwerfen?
   (Weiterverwenden: nicht aufgelöster BCG- und Masernimpfstoff, OPV. Wegwerfen: alle aufgelösten Impfstoffe sowie DPT, DT, TT, Hep B).

Dokumentation von Impfungen

Die Abb. 5.6 und 5.7 zeigen Vorder- und Rückseite einer Impf- und Wiegekarte aus Zimbabwe. Bis auf kleine Abweichungen des zimbabwischen Impfplanes (kein OPV 0, Mindestalter für DPT1/OPV 1 ist 3 Monate) gleicht sie den Karten in vielen anderen Ländern. Die Karte verbleibt bei der Mutter und soll zu jedem Besuch einer Gesundheitseinrichtung mitgebracht werden, was meist erstaunlich gut funktioniert. Die Karten gehen auch nur selten verloren. In einem ländlichen Distrikt Zimbabwes konnten 97% der Mütter von Kindern im Alter zwischen 1 und 2 Jahren eine Impfkarte für ihr Kind vorweisen (Razum 1994).

Obwohl Impfkarten bereits seit Jahrzehnten in Benutzung sind, weisen sie immer noch Schwachpunkte auf. Auf der abgebildeten Karte ist z. B. die Anordnung der Kästchen zum Eintragen der Impfungen (4 Kästchen für BCG) mißverständlich. Das kann Probleme bereiten, wie der Abschnitt „Einhaltung der Impfvorschriften" zeigt.

5.4.3
Erreichbarkeit und Akzeptanz von Impfprogrammen
Strategien von Impfprogrammen

Ziel eines Impfprogrammes ist es, alle Kinder im Distrikt möglichst vor dem ersten Lebensjahr vollständig zu impfen. Hierzu wurden verschiedene Strategien entwickelt. Bis in die 80er Jahre wurden nahezu ausschließlich „vertikale" Impfkampagnen durchgeführt. Dabei kamen spezialisierte Impfteams

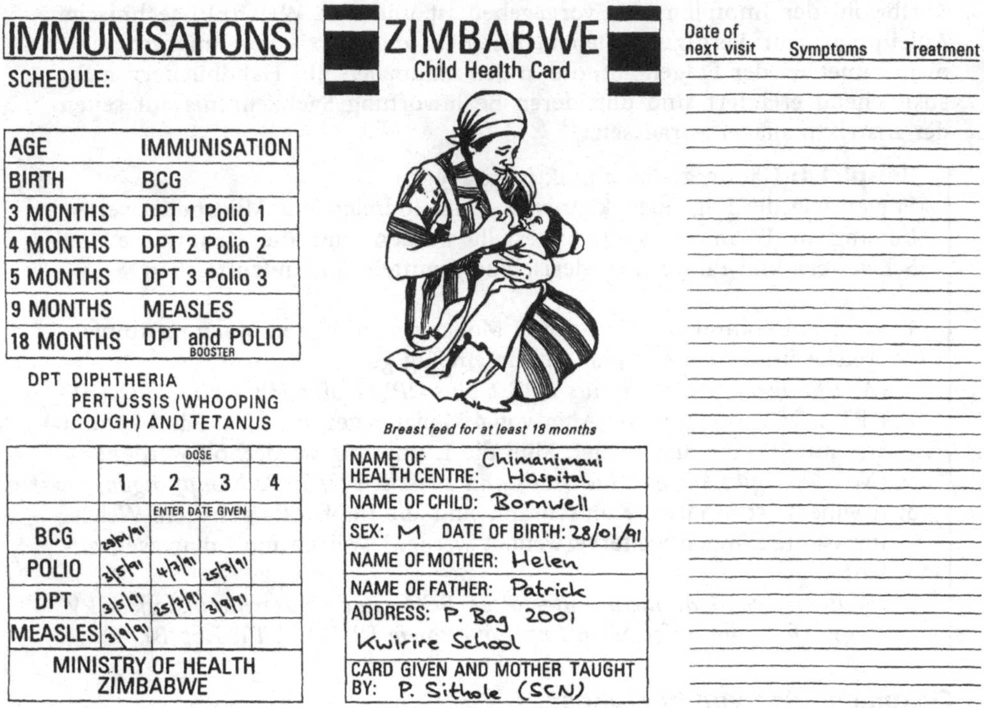

IMMUNISATIONS
SCHEDULE:

AGE	IMMUNISATION
BIRTH	BCG
3 MONTHS	DPT 1 Polio 1
4 MONTHS	DPT 2 Polio 2
5 MONTHS	DPT 3 Polio 3
9 MONTHS	MEASLES
18 MONTHS	DPT and POLIO BOOSTER

DPT DIPHTHERIA
PERTUSSIS (WHOOPING
COUGH) AND TETANUS

ZIMBABWE
Child Health Card

Breast feed for at least 18 months

	DOSE			
	1	2	3	4
	ENTER DATE GIVEN			
BCG	28/01/91			
POLIO	3/5/91	4/7/91	25/7/91	
DPT	3/5/91	25/7/91	3/9/91	
MEASLES	3/9/91			

MINISTRY OF HEALTH
ZIMBABWE

NAME OF HEALTH CENTRE: Chimanimani Hospital
NAME OF CHILD: Bornwell
SEX: M DATE OF BIRTH: 28/01/91
NAME OF MOTHER: Helen
NAME OF FATHER: Patrick
ADDRESS: P. Bag 2001 Kwirire School
CARD GIVEN AND MOTHER TAUGHT BY: P. Sithole (SCN)

Date of next visit	Symptoms	Treatment

Abb. 5.6. Impf- und Wiegekarte aus Zimbabwe (Vorderseite)

meist zweimal jährlich von außerhalb in den Distrikt und impften Kinder im Alter von 3 bis 8 Monaten mit BCG, DPT 1 und OPV 1, und Kinder im Alter von 9 bis 14 Monaten mit DPT 2, OPV 2 und Masernimpfstoff. Die vertikale Strategie hat erhebliche Nachteile:

- es wird nur ein suboptimaler Schutz erzielt, da kein DPT 3/OPV 3 gegeben wird,
- die Schutzwirkung wird zum suboptimalen Zeitpunkt erzielt (langer Abstand zwischen DPT/OPV 1 und 2; Masernimpfung u. U. erst im Alter von 14 Monaten),
- Impfungen sind nicht in die Mutter-Kind-Fürsorge im Distrikt integriert, daraus resultiert häufig ein mangelndes Vertrauen der Mütter in die Impfdienste.

Mit dem Auf- und Ausbau eines Netzes von Gesundheitszentren (die jeweils mit einem Kühlschrank zur Lagerung der Impfstoffe ausgestattet sein müssen) wurde es möglich, regelmäßige Impfdienste in der Peripherie anzubieten. Impfungen werden dabei von Schwestern oder Pflegern durchgeführt, was ein entsprechendes Training voraussetzt. Zunächst wurden Impfungen und andere Dienstleistungen jeweils an bestimmten Wochentagen angeboten, z. B. Masernimpfung jeden Montag, Kinderwiegen immer mittwochs. Für die

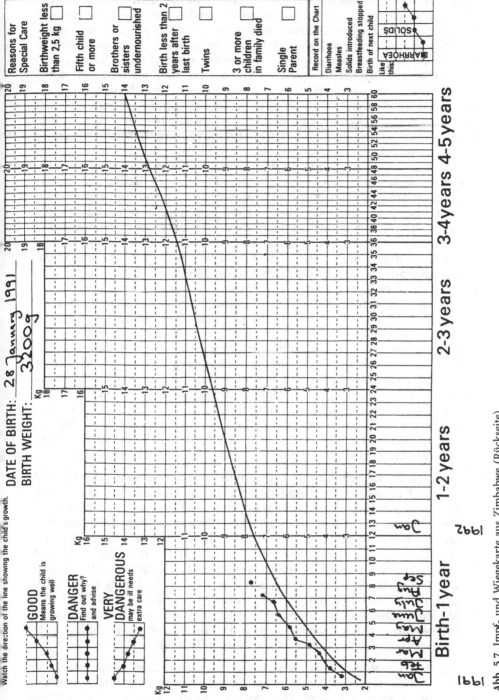

Abb. 5.7. Impf- und Wiegekarte aus Zimbabwe (Rückseite)

Mütter ergaben sich dadurch große Probleme, da sie den (oftmals weiten) Weg zum Gesundheitszentrum in kurzen Abständen wiederholt zurücklegen mußten, um verschiedene Dienstleistungen in Anspruch nehmen zu können. Dadurch verschlechterte sich die Beteiligung an einzelnen Angeboten. Abhilfe schaffte die „Supermarktstrategie" (*supermarket approach*), bei der an jedem (Werk-)Tag *alle* Dienstleistungen offeriert werden. Eine Mutter kann so bei einem Besuch ein Kind impfen lassen, ein anderes wegen Husten vorstellen und selbst die Schwangerenvorsorge in Anspruch nehmen. Damit wird EPI zu einer integralen Komponente der MCH-Dienste, wodurch sich nicht nur die Erreichbarkeit, sondern auch die Akzeptanz von Impfdiensten verbessert.

Als Nachteil der „Supermarktstrategie" erweisen sich hohe Kosten durch nicht aufgebrauchte Impfstoffe. In den meisten Entwicklungsländern werden Impfstoffe in Ampullen mit 10 oder 20 Dosen Impfstoff geliefert. Die Ampullen müssen am Tag des Öffnens aufgebraucht bzw. am Abend weggeworfen werden. Kommt an einem Tag nur ein Kind zum Impfen, so müssen 19 Dosen verworfen werden. In einigen Ländern kehrt man daher gezwungenermaßen zu festen „Impftagen" zurück. Aufgrund dieser Problematik hat die WHO ihre Politik geändert; geöffnete Ampullen von DPT, DT, TT und Hepatitis-B-Impfstoff dürfen jetzt bei sachgerechter Handhabung bis zum Verfallsdatum weiterverwendet werden (EPI 1995b).

Werden Impfungen täglich in einem Gesundheitsposten angeboten, so ist eine gute Erreichbarkeit für die in der Nähe wohnenden Familien gegeben. Um auch weiter weg lebende Kinder zu erreichen, werden zusätzlich mobile Impfdienste (*outreach*) angeboten. Einmal im Monat, an einem festgelegten Tag, kommt das Impfteam aus der Gesundheitseinrichtung zu einer Schule oder einem anderen zentral gelegenen Ort. Die Mütter aus der Umgebung bringen ihre Kinder dorthin zum Wiegen, zur Überprüfung des Impfstatus und zur Gabe fälliger Impfungen. Bei guter Organisation ist dies eine erfolgreiche Strategie. Erscheint das Impfteam jedoch mehrmals nicht zum angekündigten Termin, so läßt die Beteiligung der Mütter rasch nach (s. Beispiel 2). Ein großer Nachteil der mobilen Dienste sind die hohen Transport- und Personalkosten.

Beispiel 2: Wie schwierig es ist, mobile Impfdienste kontinuierlich und verläßlich anzubieten, zeigt ein Beispiel aus Chimanimani, einem ländlichen Distrikt Zimbabwes. Das mobile Impfteam sollte, wie jeden Monat an diesem festgelegten Tag, drei abgelegene Orte aufsuchen. Dort warteten schon die Mütter. Das einzige zur Verfügung stehende Fahrzeug war abfahrtbereit, als gemeldet wurde, daß ein schwerkrankes Kind mit Meningitis ins Krankenhaus verlegt werden müsse. Nach kurzer Diskussion entschieden die Verantwortlichen, den Wagen für die Verlegung zu benutzen und damit alle drei Impftermine ausfallen zu lassen. Das Kind mit Meningitis überlebte; wie viele Kinder allerdings aufgrund der ausgefallenen Impftermine (und der dadurch vielleicht nachlassenden Motivation ihrer Mütter) erkrankten oder verstarben, blieb unbekannt.

Um Polio auszurotten bzw. Masern stark zu reduzieren, sind sehr hohe Impfabdeckungsraten erforderlich. Sie können durch eine Strategie allein nicht überall erreicht werden. Die „Supermarktstrategie" und die mobilen Dienste werden daher in manchen Ländern durch jährliche vertikale Impfkampagnen ergänzt. Für Akzeptanz und Erfolg ist eine sorgfältige Koordinierung der Aktivitäten Voraussetzung.

Impfungen gelten als besonders kosteneffektive Intervention. Das darf nicht darüber hinwegtäuschen, daß Impfprogramme teuer sind. Es kostet – je nach gewählter Strategie und lokaler Situation – durchschnittlich zwischen 5 und 15 US$, ein Kind vollständig zu impfen. Zum Vergleich: Das Gesundheitbudget pro Kopf und Jahr liegt in vielen afrikanischen Ländern bei ca. 10 US$. In den letzten Jahren stellt sich in immer mehr Ländern das Problem, daß gut eingeführte Impfprogramme nicht mehr finanziert werden können. Mobile Dienste müssen reduziert werden, oder es kommt sogar zu Versorgungsengpässen bei den Impfstoffen. Dadurch kann innerhalb von wenigen Wochen das Vertrauen der Mütter in die Impfdienste zerstört werden, das in jahrelanger Arbeit aufgebaut worden war.

Weitere Faktoren, die die Akzeptanz von Impfungen beeinflussen

Mütter werden ein Impfprogramm nur dann akzeptieren, wenn die Lebensgrundlagen (Wasser, Nahrungsmittel) gesichert sind. Ist dies nicht der Fall, etwa während einer Dürre, so setzen die Mütter gezwungenermaßen andere Prioritäten als Impfungen.

Weitaus problematischer ist eine geringe Akzeptanz aufgrund religiöser Vorbehalte oder Vorurteile gegen Impfungen (s. Beispiel 4). Hiergegen hilft nur langfristige Aufklärungsarbeit unter den Betroffenen, besonders anläßlich von Krankheitsausbrüchen.

Auf der Seite der Anbieter gibt es eine Reihe von Faktoren, die die Akzeptanz der Impfdienste negativ beeinflussen können, z. B.:

- weite Wege (schlechte Erreichbarkeit),
- lange Wartezeiten,
- Personal unfreundlich oder einer anderen Ethnie angehörig,
- Abszeßbildung nach der Impfung (aufgrund unzureichender Sterilisation),
- Auftreten von Zielkrankheiten trotz Impfung (z. B., wenn der Impfstoff verdorben war).

Andererseits sind sich Mütter oft in erstaunlichem Maße der Vorteile von Impfungen bewußt und handeln auch entsprechend (s. Beispiel 4).

5.4.4
Management und Qualität von Impfprogrammen
Anforderungen an die Manager von Impfprogrammen

Für das Management eines Impfprogramms auf Distriktebene sind der Distriktarzt (DMO) und die Distriktschwester (DNO) verantwortlich. Sie müssen dabei zumindest folgende Aufgabenbereiche abdecken können:

- Organisation der Dienste (z. B. Wahl der geeigneten Strategie), um mit dem möglichen Mitteleinsatz eine möglichst gute Erreichbarkeit zu gewährleisten sowie besondere Risikogruppen zu erreichen;
- rechtzeitige Bestellung von Impfstoffen;

- Lagerung und Transport von Impfstoffen zu den Impfstationen unter Einhaltung der Kühlkette;
- Fortbildung und Supervision der Mitarbeiterinnen in der Peripherie;
- Untersuchung von Ausbrüchen der Zielkrankheiten;
- Programmevaluierung (z. B. Messung der Impfabdeckung) und Umsetzung der Ergebnisse in geeignete Aktivitäten.

Für jeden dieser Bereiche hält WHO/EPI ausführliche Anleitungen in Form einer Broschürenreihe *Training Course for Mid Level Managers* sowie technische Hilfsmittel (z. B. Temperaturindikatorstreifen) bereit. An dieser Stelle wird nur auf die Aspekte Supervision und Programmevaluierung näher eingegangen.

Supervision

Die Supervision der Impfdienste sollte Bestandteil der regelmäßigen Supervisionsbesuche in den Gesundheitszentren sein. Im Bereich EPI muß auf die korrekte und rechtzeitige Durchführung folgender Aktivitäten geachtet werden:

- Bestellung und Lagerung von Impfstoffen;
- regelmäßiges Anbieten von Impfungen (mobil oder im Gesundheitszentrum);
- Sterilisation von Spritzen und Nadeln;
- Einhaltung des Impfplanes und der Impfvorschriften;
- Gabe von fälligen Impfungen bei jeder Gelegenheit;
- Dokumentation der Impfungen;
- Gesundheitsberatung mit angemessenen Inhalten;
- Abschätzen der lokalen Impfabdeckung.

Für die Mitarbeiter auf der Ebene der Gesundheitszentren stellt WHO/EPI in der Serie *Immunization in Practice* Broschüren mit ausführlichen Anleitungen zu allen diesen Aspekten zur Verfügung. Auf die Einhaltung des Impfplanes und der Impfvorschriften wird im folgenden noch näher eingegangen.

Operationale Forschung zur Verbesserung der Qualität von Impfprogrammen

Selbst in einem gut eingefahrenen und hochstandardisierten Programm wie EPI treten immer noch überraschende operationale Probleme auf. Daher gilt für die Programmverantwortlichen: ständiges Beobachten und Hinterfragen der Qualität der Impfdienste. Neben regelmäßiger Supervision sollte daher programmbegleitend operationale Forschung (*operational research*) zur Evaluierung und Verbesserung der Impfdienste durchgeführt werden.

Naheliegend wäre es, zur Evaluierung eines Impfprogrammes die Auswirkungen auf die Zahl der Erkrankungen und Todesfälle zu messen (*impact*-Evaluierung). Hierbei gibt es mehrere Probleme: Das Meldesystem für die Zielkrankheiten ist meist nicht gut genug; die Größe der Zielgruppe ist nicht genau bekannt; manche Krankheiten wie z. B. Masern treten zyklisch auf; für die Häufigkeit anderer Krankheiten spielen Faktoren außerhalb des Impfprogrammes eine Rolle (z. B. korrekte Nabelpflege bei Neugeborenentetanus). Außerdem gibt die *impact*-Evaluierung keine Hinweise auf die Ursachen von ausbleibenden Erfolgen, so daß sich aus den Untersuchungsergebnissen keine direkten Handlungsanweisungen ableiten lassen.

Aus diesem Grunde ist für das Management von Impfprogrammen die Prozeß- und *output*-Evaluierung bedeutsamer. Dabei wird festgestellt, ob Aktivitäten wie geplant durchgeführt werden (z. B. Vorratshaltung von Impfstoffen; Anzahl und Termin der mobilen Impfsitzungen). Dies wird ergänzt durch Bestimmung der Impfabdeckung und durch Untersuchungen, ob die Impfungen nach Vorschrift durchgeführt werden.

Bestimmung der unbereinigten Impfabdeckung

Die WHO hat ein Verfahren entwickelt (*EPI Coverage Survey*), mit dem man anhand einer repräsentativen Stichprobe von Impfkarten die Impfabdeckung in einem Distrikt (oder im ganzen Land) bestimmen kann, auch wenn die Größe der Zielgruppe nicht genau bekannt ist. Als Ergebnis erhält man die unbereinigte Impfabdeckung (*crude coverage*) für Kinder im Alter von 12–24 Monaten. Sie stellt einen kombinierten Indikator dar für den Grad an Erreichbarkeit der Impfdienste und den Grad an Akzeptanz, den sie bei den Müttern genießen. Die Präzision der Bestimmung beträgt 10%, so daß es sinnvoll ist, *coverage surveys* nur alle zwei bis drei Jahre durchzuführen oder wenn meßbare Änderungen zu erwarten sind.

Aus einer niedrigen Abdeckung allein läßt sich nicht ersehen, ob es den Diensten an Erreichbarkeit oder Akzeptanz (oder an beidem) mangelt. Dafür sind zusätzliche Untersuchungen erforderlich. Ebensowenig läßt sich erkennen, ob die geimpften Kinder auch tatsächlich geschützt sind.

Einhaltung der Impfvorschriften

Die korrekte Durchführung von Impfsitzungen läßt sich bei einem Supervisionsbesuch oder im Rahmen operationaler Forschung direkt beobachten. Um größere Fallzahlen zu erhalten und einen Einfluß des Beobachters auszuschließen, empfiehlt sich die Analyse der Impfkarten während einer Studie zur Impfabdeckung.

> **Beispiel 3:** Ein genauer Blick auf die Impfkarte in Abb. 5.6 zeigt eine Reihe typischer Fehler:
>
> a) die fällige Dosis DPT 2 wurde nicht gegeben, als das Kind am 4.7.91 gebracht wurde,
> b) OPV 3 wurde in zu kurzem Abstand zu OPV 2 gegeben,
> c) der Masernimpfstoff wurde viel zu früh gegeben – im Alter von 7 Monaten statt von 9 Monaten.

Im Fall a) wurde das Kind zur Gesundheitseinrichtung gebracht, aber eine fällige Impfung wurde nicht gegeben. Man bezeichnet dieses (häufige!) Problem als „verpaßte Gelegenheit zum Impfen" (*missed opportunity for immun-*

ization). Im konkreten Beispiel konnte die verpaßte Impfung nachgeholt werden. Dies ist aber bei langen Wegen oder geringer Motivation der Mütter nicht immer möglich. Daher muß bei *jedem* Kontakt eines Kindes mit einer Gesundheitseinrichtung geprüft werden, ob eine Impfung fällig ist; ist das der Fall, so muß sie gleich gegeben werden. In gut akzeptierten Impfprogrammen werden verpaßte Gelegenheiten zu den häufigsten Ursachen für nicht kompletten Impfschutz.

Wichtige Ursachen für „verpaßte Gelegenheiten zum Impfen" sind:
- die Impfkarte wird nicht angeschaut, wenn das Kind aus anderen Gründen zur Gesundheitseinrichtung gebracht wird;
- die Schwestern wissen nicht, daß mehr als ein fälliger Impfstoff gleichzeitig gegeben werden kann (s. Beispiel 1);
- der Impfstoff ist nicht vorrätig;
- falsch verstandene Kontraindikation;
- Schwestern öffnen eine Ampulle mit 20 Impfstoffdosen nicht für nur ein Kind.

Die Probleme b) und c) bezeichnet man als „ungültige Impfungen" (*invalid doses*), da Mindestabstand bzw. -alter nicht eingehalten wurden. Eine Schutzwirkung der Impfungen ist nicht gewährleistet. Möglicherweise wird das Kind an Masern erkranken oder sogar sterben, obwohl es geimpft worden ist. Dies kann negative Auswirkungen auf die Akzeptanz von Impfungen haben. Im Fall b) haben Schwester oder Pfleger offenbar die Karte nicht genau genug geprüft, bevor sie geimpft haben. Im Fall c) haben sie wahrscheinlich das Alter des Kindes (7 Monate und 5 Tage) nicht ausgerechnet, sondern nur auf die Monatsspalte (Nummer 9) der Gewichtskurve (Abb. 5.7) geschaut und daraus geschlossen, das Kind sei 9 Monate alt – dies ist eine „Falle" auf vielen Wiegekarten (vgl. Razum 1994). In beiden Fällen empfiehlt es sich, die ungültigen Impfungen zu wiederholen.

Nicht alle Aspekte eines Impfprogrammes lassen sich durch quantitative Forschungsinstrumente erfassen. Wenn es um die Haltung der Mütter zu Impfungen geht oder darum, ihre Erfahrungen mit den Diensten zu hinterfragen, können offene Interviews besser geeignet sein. Auch die Ursachen verpaßter Gelegenheiten und ungültiger Dosen lassen sich im offenen Dialog mit den Schwestern und Pflegern am besten aufklären.

Beispiel 4: Das Distriktgesundheitsteam im Chimanimani Distrikt untersuchte die Leistungsfähigkeit und Akzeptanz der Impfdienste. Befürchtet wurden eine schlechte Erreichbarkeit, da ein Jahr vorher die mobilen Dienste hatten reduziert werden müssen; ferner bei manchen Müttern eine geringe Akzeptanz von Impfungen aufgrund religiöser Vorbehalte. Die unbereinigte Impfabdeckung betrug jedoch 87%, trotz des reduzierten *outreach*-Angebots. Dies sprach für eine gute Erreichbarkeit und Akzeptanz der Dienste. Allerdings wurde eine große Zahl verpaßter Gelegenheiten zum Impfen identifiziert, und nur 52% der Kinder waren sowohl rechtzeitig als auch unter Einhaltung der Vorschriften geimpft. In einem Workshop mit den

Schwestern konnten Mängel in der Ausbildung und in den Anleitungsbüchern (und nicht etwa mangelnde Motivation des Personals) als Ursachen aufgedeckt werden (Razum 1994). Die Mütter bekundeten bei einer Befragung ihre Bereitschaft, auch weite Wege zu den Impfposten in Kauf zu nehmen. Sie begründeten dies mit dem von ihnen selbst beobachteten Rückgang an Masernerkrankungen und -todesfällen seit der Einführung des Impfprogramms. Religiöse Bedenken spielten nur eine geringe Rolle (Razum 1993). Verantwortlich für die nicht optimale Impfabdeckung waren also Mängel in der Qualität des Impfprogramms und nicht die fehlende Akzeptanz bei den Müttern.

5.4.5
Zusammenfassung

Impfungen sind eine potentiell hochwirksame präventivmedizinische Intervention. Richtig eingesetzt, können sie helfen, kindliche Krankheits- und Todesfälle zu reduzieren. Impfstoffe sind jedoch keine Wunderwaffe, insbesondere nicht dort, wo sich die allgemeinen Lebensbedingungen stetig verschlechtern. Sie können ihre Rolle nur innerhalb gut organisierter Impfdienste spielen, die wiederum integraler Bestandteil einer umfassenden Familiengesundheitsfürsorge sein sollten. Impfprogramme erfordern einen nicht unerheblichen Teil der für Gesundheit verfügbaren Ressourcen. Daher ist die Sicherstellung ihrer Qualität eine zentrale Aufgabe im Distriktmanagement. Qualität von Impfdiensten beinhaltet Erreichbarkeit und Akzeptanz sowie Einhaltung der Impfvorschriften (Mindestalter und -abstand; Impfen bei jeder Gelegenheit; Kühlkette). EPI ist hochstandardisiert; Lösungen für die meisten praktischen Probleme sind in Publikationen der WHO dokumentiert. Dennoch tauchen immer wieder neue, überraschende Probleme auf, die es zu erkennen und zu lösen gilt. Regelmäßige Supervision und operationale Forschung sind daher Voraussetzungen für eine ausreichende Qualität und damit Wirksamkeit von Impfprogrammen.

Literatur

Aaby P (1995) Assumptions and contradictions in measles and measles immunization research: is measles good for something? Soc Sci Med 41:673–686

European Consensus Group on Hepatitis B Immunity (2000) Are booster immunizations needed for lifelong hepatitis B immunity? Lancet 355:561–565

Expanded Programme on Immunization (1998) Immunization in practice. (Document WHO/EPI/TRAM/98.01–11). WHO, Geneva

Expanded Programme on Immunization (1991) Training course for mid level managers. WHO Document; WHO/EPI/MLM/91.01–13). WHO, Geneva

Expanded Programme on Immunization (1993) The immunological basis for immunization. WHO Document WHO/EPI/GEN/93.11–18. WHO, Geneva

Expanded Programme on Immunization (1995a) Immunization policy. WHO Document WHO/EPI/GEN/95.03 Rev. 1. WHO, Geneva

Expanded Programme on Immunization (1995b) The use of opened vials of vaccine in subsequent immunization sessions. WHO Policy Statement, Document WHO/EPI/LHIS/95.1. WHO, Geneva

Kasongo Project Team (1981) Influence of measles vaccination on survival patterns of 7–35 month old children in Kasongo/Zaire. Lancet 1:764–767

McKeown T (1977) The modern rise of population. Arnold, London
Razum O (1993) Mothers voice their opinion on immunization services. World Health Forum 14:282–286
Razum O (1994). Improving service quality through action research, as applied in the Expanded Programme on Immunization (EPI). (Bd 38 der Reihe „Medizin in Entwicklungsländern", Hrsg. von HJ Diesfeld.) Lang, Frankfurt/Main
Reik L (1997) Neurological complications of immunization. Neurol Infect Epidemiol: 69–98

5.5
Die Überwachung des kindlichen Ernährungszustandes

PITT REITMAIER und OLIVER RAZUM

5.5.1
Das Problem Protein-Energie-Mangelernährung

Mangelernährung ist an fast einem Drittel aller kindlichen Todesfälle ursächlich beteiligt; sie stellt einen wichtigen Risikofaktor dar. In vielen Entwicklungsländern ist die Mehrheit der Kinder zumindest gering- bis mittelgradig mangelernährt. Das macht eine differenzierte Betrachtung des Problems Mangelernährung und seiner Ausprägungen erforderlich, um die Entwicklung des kindlichen Ernährungszustandes sinnvoll überwachen zu können und geeignete Indikatoren bzw. Grenzwerte für die Identifizierung der besonders stark gefährdeten Kinder auswählen zu können.

Unter dem Begriff *Protein-Energie-Mangelernährung* (PEM) wird eine Reihe von ernährungsbedingten Problemen zusammengefaßt, nämlich *Mangelentwicklung*, *Marasmus* und *Kwashiorkor*. Entgegen der früheren Lehrmeinung geht man heute davon aus, daß in nahezu allen Fällen von PEM der *Energie*mangel im Vordergrund steht; dazu kommt ein Mangel an bestimmten Mineralien und Vitaminen, besonders Vitamin A (s. auch Abschn. 3.2).

- *Mangelentwicklung* entsteht typischerweise durch eine zu niedrige Energieaufnahme über einen langen Zeitraum. Die Folgen sind eine verlangsamte Gewichts- und Größenzunahme bei oft noch normalem Gewicht im Vergleich zur Größe. Diese Kinder sind zu leicht und zu klein für ihr Alter.
- *Marasmus* bezeichnet eine schwere Form der PEM mit Verlust des subkutanen Fettgewebes (was das Gesicht des Kindes wie das eines alten Mannes wirken läßt). Diesem Zustand liegt häufig eine chronische Infektion zugrunde.
- *Kwashiorkor* ist die schwerste Form der PEM mit der höchsten Sterblichkeit. Es tritt am häufigsten nach dem Abstillen auf, also im Alter von 9 Monaten bis 2 Jahren. Oft geht ein Marasmus voraus. Die Kinder sind zu klein und zu leicht für ihr Alter, haben ausgeprägte Ödeme, reduzierte Muskelmasse, pellagra-ähnliche Hautveränderungen und dünnes, gelegentlich rötliches Haar; häufig weisen sie neurologische Veränderungen wie Apathie und Irritierbarkeit auf.

Schwer mangelernährte Kinder geraten in einen *circulus vitiosus* (Teufels-kreis) aus PEM und Infektion. Aufgrund der PEM ist die Immunantwort be-einträchtigt und damit die Resistenz vermindert, es kommt etwas häufiger zu Infektionen, die v.a. schwerer verlaufen. Dies führt zu erhöhtem Grundum-satz bei verminderter Nahrungsaufnahme und Absorption, was wiederum den Ernährungszustand verschlechtert. So schließt sich der Kreis, mit der Folge einer erhöhten Sterblichkeit. Um diesen Kreis aufzubrechen, ist es zu-nächst notwendig, die Kinder mit erhöhtem Sterberisiko zu identifizieren. Anschließend muß bei den Betroffenen interveniert werden, und zwar durch Diagnose und Behandlung der Infektion und/oder durch Verbesserung der Ernährungssituation.

5.5.2
Die Überwachung der Gewichtsentwicklung des einzelnen Kindes (*Monitoring*)

Ein Kind unter 5 Jahren, das sich normal entwickelt, nimmt stetig an Ge-wicht zu. Diese Erkenntnis macht man sich zunutze bei der Überwachung der körperlichen Entwicklung des einzelnen Kindes durch regelmäßiges Wie-gen (*Monitoring*). Stagnierendes oder sogar sinkendes Körpergewicht sind Alarmzeichen und bedürfen der sofortigen Abklärung und gegebenenfalls ei-ner Intervention.

David Morley entwickelte in den 1960er Jahren die heute in den meisten Entwicklungsländern verbreitete Wiegekarte, die er *Road To Health Chart* nannte. Die Karte wird von der Mutter aufbewahrt und bei jedem Besuch ei-ner Gesundheitseinrichtung vorgelegt, was zuverlässiger ist als die Führung einer Kartei im Gesundheitsposten. Auf der Karte sind Name, Geburtsdatum, Wohnort, Impfstatus, überstandene Krankheiten und besondere Risiken (z.B. vorzeitiges Abstillen, Wechsel der Bezugsperson, psychische Erkrankung der Mutter, Tuberkulosefall in der Familie) vermerkt. Weiterhin enthält die Wie-gekarte ein Diagramm, auf dem das Gewicht über dem Lebensalter eingetra-gen wird (vgl. Abb. 5.7). In das dick umrandete Kästchen unterhalb der er-sten Spalte wird der Geburtsmonat des Kindes eingetragen, jede folgende Spalte repräsentiert einen Kalendermonat. Nach 12 Monatsspalten folgt wie-der ein dick umrandetes Kästchen, in dem der Geburtsmonat stehen muß (sonst wurde beim Eintragen ein Fehler gemacht).

Bei jeder Konsultation wird das aktuelle Gewicht als Punkt in der aktuel-len Monatsspalte eingetragen und so eine Gewichtskurve erstellt. In das Dia-gramm sind zwei Linien eingezeichnet, zwischen denen die „Straße zur Ge-sundheit" liegt. Die Linien geben die Gewichtsverteilung in Abhängigkeit vom Alter in einer US-amerikanischen Referenzpopulation wieder (*NCHS-Standard*, s. Abschn. 5.5.4). Die untere Linie entspricht der 3. Perzentile für Mädchen (d.h., 97% der Mädchen des jeweiligen Alters sind schwerer), die obere Linie der 50. Perzentile für Jungen (d.h., die Hälfte der Jungen sind schwerer; eine Eintragung oberhalb dieser Linie ist also nicht pathologisch). Ein Kind, dessen aktuelles Gewicht unterhalb der 3. Perzentile liegt (dessen Eintrag auf der Gewichtskurve also *unterhalb der Linie* der „Straße zur Ge-sundheit" liegt), gilt als mangelernährt. Dieser Grenzwert wurde in vielen

Ländern „korrigiert", unter der Annahme, daß Vergleichswerte von amerikanischen Kindern in Entwicklungsländern nicht sinnvoll sind. Tatsächlich sind jedoch im Alter bis 5 Jahre Gewicht und Größe vorwiegend durch Umwelteinflüsse bestimmt und werden nur sehr geringfügig durch ethnische Zugehörigkeit beeinflußt (s. auch Abschn. 5.5.4).

Diskussionen um die Notwendigkeit solcher „Korrekturen" lenken davon ab, daß zur Beurteilung der Entwicklung eines Kindes nicht sein aktuelles Gewicht im Vergleich zu einem festgelegten Grenzwert entscheidend ist, sondern der *Verlauf* der Gewichtskurve. Abb. 5.8 illustriert das. Sie zeigt eine Wiegekarte, auf der ausnahmsweise die Daten von zwei Kindern wiedergegeben sind. Paolo und Pedro haben fast das gleiche aktuelle Gewicht, nahe der 3. Perzentile. Pedro kam als Frühgeborenes zur Welt und hat sich nach anfänglichen Problemen blendend entwickelt. Seine Gewichtskurve steigt seit Monaten stetig an. Obwohl er die 3. Perzentile noch nicht erreicht hat, ist seine Prognose ausgezeichnet, er benötigt keine Interventionen mehr. Paolo hingegen war im ersten Lebensjahr ein wohlgenährtes Kind. Seit einigen Monaten stagniert sein Gewicht oder nimmt sogar ab. Dies ist ein höchstes Alarmzeichen. Obwohl Paolos Gewicht noch oberhalb der 3. Perzentile liegt, ist er akut durch Mangelernährung gefährdet. Er hat offenbar ein Gesund-

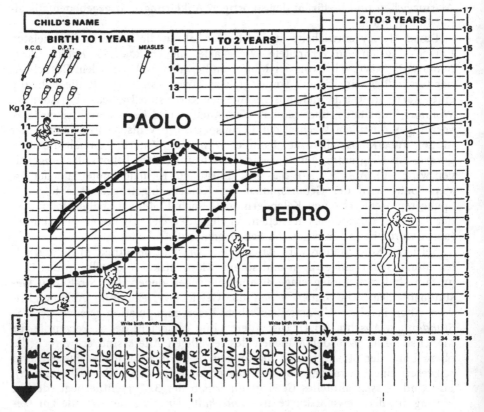

Abb. 5.8. Wiegekarte: unterschiedlicher Verlauf bei ähnlichem aktuellen Gewicht

heits- oder Ernährungsproblem, das umgehend abgeklärt und behoben werden muß.

Der Fall Paolos zeigt ein in der Praxis häufiges Problem der MCH-Dienste. Bereits beim Besuch im Mai hätte das Gesundheitspersonal erkennen müssen, daß ein Problem vorliegt (da Paolos Gewicht deutlich *gefallen* war). Offenbar nahm das Personal aber nur wahr, daß das aktuelle Gewicht noch über der Linie lag. Die Mutter machte drei weitere Besuche, bevor endlich festgestellt wurde, daß für Paolo ein besonderes Risiko besteht. Das Monitoring hat somit seine Funktion nicht erfüllt, *rechtzeitig* auf ein Risiko hinzuweisen. Meist sind es Mängel in der Ausbildung oder Supervision des Personals, die Wiegen und Monitoring zur sinnentleerten Routine werden lassen. Im Extremfall wird die absteigende Gewichtskurve sorgfältig weitergeführt, bis das Kind verstirbt. Maßnahmen, um den Tod zu verhindern, werden aber nicht getroffen.

Zur *Technik* des Wiegens gibt es ausführliche Literatur (z. B. United Nations 1986). Weltweit haben sich Hängewaagen durchgesetzt, die robust sind und eine ausreichende Wiegegenauigkeit bieten. Säuglinge werden in einem Korb, Krabbler in Trägerhöschen und größere Kinder an einem Trapez gewogen. Völlig ungeeignet sind „Badezimmerwaagen", da sie zu ungenau und störanfällig sind.

5.5.3
Die Suche nach gefährdeten Kindern in der Gemeinde (*Screening*)

Das Wiegen von Kindern stellt im Blick auf die gesamte kindliche Bevölkerung eine Form des Risiko-*Screening* dar. *Alle* Kinder unter 5 Jahren im Distrikt sollten regelmäßig gewogen werden, bei Kindern unter 2 Jahren sollte das monatlich geschehen. Ziel ist es, die gefährdeten bzw. mangelernährten Kinder in der Bevölkerung zu identifizieren. Die Dienste bieten dazu Sprechstunden an, die sich an alle, also auch an die augenscheinlich gesunden Kinder richten (*Well Baby Clinic*). Dort werden die Kinder gewogen, ihr Impfstatus wird überprüft und die Mütter werden beraten. Die Organisation sollte so erfolgen, daß Mütter dieses präventive Angebot jederzeit während der normalen Arbeitszeiten einer Gesundheitseinrichtung wahrnehmen können (s. „Supermarkt-Strategie" im Abschn. 5.4.3).

Dieses Screening erfaßt nur Kinder, die zu den Diensten gebracht werden. Wenn die Wege weit sind und kein unmittelbarer Vorteil aus der Teilnahme am Wiegen zu erkennen ist, dann bringen viele Mütter ihr Kind nur dann, wenn eine Impfung fällig ist oder eine Behandlung benötigt wird. Auch kommen die ärmsten Mütter, deren Kinder das höchste Sterberisiko haben, in vielen Ländern nicht zu den Diensten, z. B., weil sie sich ihrer ärmlichen Kleidung schämen.

Wo die Beteiligung am Screening hoch genug ist, geben die routinemäßig erhobenen Daten Auskunft über den ungefähren Anteil mangelernährter Kinder und damit über den Ernährungszustand im Distrikt (s. auch Abschn. 2.11). Vergleiche zwischen verschiedenen Distrikten oder über die Zeit sind damit prinzipiell möglich, vorausgesetzt, es werden die gleichen Standards benutzt.

Eine einfache, zeitsparende und weitverbreitete Technik zum Screening des Ernährungszustandes von Kindern im Alter zwischen 1 und 5 Jahren ist die Messung des Oberarmumfangs. Sie kann auch eingesetzt werden, wenn das genaue Alter eines Kindes nicht bekannt ist.

Zwischen dem 1. und 5. Geburtstag ersetzt Muskulatur zunehmend die sich zurückbildenden Fettpolster am Oberarm. Dabei bleibt der mittlere Oberarmumfang (*mid upper arm circumference, MUAC*) beim gesunden Kind während dieser Zeit bei beiden Geschlechtern nahezu konstant. Ein Umfang von weniger als 12,5 cm gilt als Indikator für schwere Mangelernährung, zwischen 12,5 cm und 13,5 cm für mäßige Mangelernährung, über 13,5 cm für normalen Ernährungszustand. Zum Messen werden Maßbänder aus nicht-elastischem, wasserfesten Material benötigt (z. B. aus alten Röntgenfilmen herzustellen). Statt einer cm-Einteilung genügt eine dreifarbige Markierung (z. B. rot für schwere und gelb für mäßige Mangelernährung, grün für den Normalbereich). Die Messung erfolgt am hängenden linken Arm des Kindes. Das Maßband wird in der Mitte zwischen Acromion und Olecranon so um den Arm gelegt, daß es glatt und flächig aufliegt, den Arm aber nicht einschnürt (Abb. 5.9).

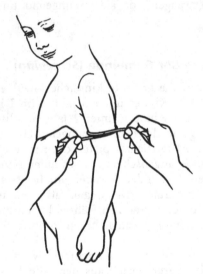

Abb. 5.9. Die Messung des mittleren Oberarmumfangs (MUAC). [Aus Shakir A (1975) A report to UNICEF. Environment Child Health, April 1975]

Der Vorhersagewert des MUAC für die kindliche Sterblichkeit ist ausreichend hoch, wenn ein Grenzwert von < 12,5 cm gewählt wird; dabei ist die Spezifität sogar sehr hoch (Vella et al. 1994). Ein Nachteil des Verfahrens ist allerdings, daß die Meßergebnisse von Untersucher zu Untersucher deutlich schwanken, insbesondere, wenn die Messungen von Laienhelfern durchgeführt werden (geringe Reproduzierbarkeit). Kleine Veränderungen sind somit kaum zu erfassen, so daß diese Technik zur individuellen Überwachung mangelernährter Kinder *nicht* geeignet ist. Hingegen kann sie sinnvoll eingesetzt werden:

- für schnelle und billige Querschnittuntersuchungen (Flüchtlingslager),
- wenn das genaue Alter der Kinder nicht bekannt ist,
- wo geeignete Waagen nicht zur Verfügung stehen.

5.5.4
Überwachung des Ernährungszustandes auf Bevölkerungsebene (*Surveillance*)

Neben dem *Monitoring* des Ernährungszustandes des einzelnen Kindes und dem *Screening*, um gefährdete oder mangelernährte Kinder in der Gemeinde zu finden, wird oft angestrebt, den Ernährungszustand der gesamten kindlichen Distriktbevölkerung bzw. einer repräsentativen Stichprobe zu überwachen (*Surveillance*). Dabei ist sowohl der aktuelle Zustand, also der Anteil mangelernährter Kinder von Interesse, als auch die Entwicklung des kindlichen Ernährungszustandes über die Zeit. Man benötigt anthropometrische Indikatoren, die Mangelernährung eindeutig anzeigen und die sich auch in wiederholten Untersuchungen zuverlässig bestimmen lassen.

Dies wirft methodische Probleme auf, denn es gibt keine theoretisch begründbaren, „idealen" Zielvorgaben für das Wachstum und den Ernährungszustand von Kindern. Es ist deshalb schwer, Grenzwerte festzulegen, die zwischen noch normalem und schon pathologisch verringertem Wachstum unterscheiden lassen und eine sichere Identifikation von Kindern mit besonderem Risiko zulassen. Man behilft sich, indem man die aktuellen Maße eines Kindes mit denen einer Referenzpopulation gleichen Alters vergleicht und angibt, wo das Kind in dieser Population einzuordnen wäre.

Referenzpopulationen sind besonders sorgfältig erstellte Sammlungen von Vergleichsdaten zum kindlichen Wachstum (z. B. Gewicht oder Größe in Abhängigkeit vom Alter). International wird meist der oben erwähnte Standard des US-amerikanischen *National Center for Health Statistics* (NCHS) benutzt. Das Wort „Standard" bedeutet in diesem Zusammenhang nicht, daß es sich um eine Zielvorgabe handelt; die Tabellen geben vielmehr die Verteilung von anthropometrischen Maßen in einer großen, repräsentativen Stichprobe aus einer Bevölkerung mit überprüfbaren Altersangaben und ausreichendem Nahrungsangebot seit zwei Generationen wieder.

Nur drei der fast 40 beschriebenen anthropometrischen Maße an Kindern sind für die Gesundheitsdienste in Entwicklungsländern von Bedeutung: der bereits oben abgehandelte Oberarmumfang sowie Gewicht und Größe. Aus letzteren lassen sich die Indikatoren *Gewicht-zu-Alter* (vgl. Wiegekarte), *Gewicht-zu-Größe* und *Größe-zu-Alter* ableiten. Um die aktuellen Werte dieser Indikatoren für ein Kind mit denen der Referenzpopulation zu vergleichen, kann man die Perzentile oder den erreichten Wert in Prozent des Medians der Referenzpopulation angeben. Heute bedient man sich häufig der normal verteilten *z-scores*, mit denen man, vereinfacht gesagt, Abweichungen vom Median der Referenzpopulation in Form von Standardabweichungen (SD) ausdrücken kann. Dabei zeigt ein *z-score* von ≤ -2 mehr oder weniger starke Mangelernährung an (s. unten). Die Berechnung von *z-scores* ermöglicht es, Mittelwerte samt zugehörigen Konfidenzintervallen für eine kindliche Bevölkerung zu berechnen und somit Vergleiche über die Zeit und zwischen Populationen anzustellen. Die hierzu erforderlichen Berechnungen werden mit dem Computer vorgenommen, z. B. mit der Software Epi-Info (Epi-Nut).

Will man aufgrund von anthropometrischen Messungen den Anteil unterernährter Kinder feststellen oder Risikoscreening betreiben, so muß man Grenzwerte festlegen. Statt den früher üblichen Klassifikationen von *Gomez* und *Wellcome* hat sich heute die von *Waterlow* durchgesetzt, die *Gewicht-zu-Größe* und *Größe-zu-Alter* umfaßt (Tabelle 5.6). Der Grenzwert für Mangelernährung ist dabei auf ein *z-score* von –2 festgelegt; ein *z-score* bis –3 wird häufig als „mäßig mangelernährt" interpretiert, ein noch niedrigerer Wert wird entsprechend als „schwer mangelernährt" gedeutet.

Wasting wird als Zeichen akuter Mangelernährung interpretiert, *stunting* als Zeichen chronischer oder ehemaliger Mangelernährung. Kinder, deren *z-scores* sowohl für Gewicht-zu-Größe als auch für Größe-zu-Alter unterhalb von –2 liegen, sind klein und mager, ein Zeichen gleichzeitiger akuter und chronischer Mangelernährung. Nach Waterlow sollte bei allen mageren Kindern interveniert werden. Man muß sich aber im klaren sein, daß die Festlegung eines Grenzwertes willkürlich ist. Es werden sich immer Kinder finden, die unterhalb des Grenzwertes liegen und sich trotzdem „normal" entwickeln (es befinden sich ja auch 2,3% der NCHS-Meßwerte unterhalb der entsprechenden Grenzwerte). Daher sollte man einen *z-score* unterhalb von –2 als ein Screeninginstrument ansehen, das es ermöglicht, Kinder zu identifizieren, die mit großer *Wahrscheinlichkeit* unterernährt sind. Im Einzelfall wird immer eine genaue Abklärung nötig sein.

Heute wird angezweifelt, daß der Grenzwert –2 („mäßig mangelernährt") für die drei oben genannten Indikatoren eine ausreichend spezifische Vorhersage des kindlichen Sterberisikos ermöglicht (Vella et al. 1994). Verschiedene Studien zeigten, daß Kinder beispielsweise erst ab einem *z-score* für Größe-zu-Alter von weniger als –3 ein deutlich erhöhtes Sterberisiko haben. Wenn es um akute Nahrungsmittelhilfe geht, mag es zynisch anmuten, die Verteilung allein nach dem Sterberisiko zu bemessen; wo jedoch mittelschwere Mangelernährung häufig ist und die verfügbaren Ressourcen beschränkt sind, bleibt kaum eine andere Wahl. Man legt einen Grenzwert fest und überschlägt, wie viele Kinder Zusatznahrung erhalten müßten. Wenn auf diese Weise mehr mangelernährte Kinder identifiziert werden, als mit der vorhandenen Zusatznahrung versorgt werden können, dann läßt sich die Spezifität durch Absenken des Grenzwertes erhöhen und damit die Zuteilung auf die ganz besonders gefährdeten Kinder konzentrieren.

Tabelle 5.6. Klassifikation von Waterlow

| | | Größe-zu-Alter | |
		≥–2 (normal)	< –2 (niedrig)
Gewicht-zu-Größe	≥ –2 (normal)	normal	klein (*stunted*)
	< –2 (niedrig)	mager (*wasted*)	mager und klein (*wasted* und *stunted*)

Es wird immer noch diskutiert, welche anthropometrischen Indikatoren in der Praxis am besten geeignet sind, um Kinder mit hohem Sterberisiko zu identifizieren. Vella et al. (1994) zeigten in ihren Untersuchungen, daß MUAC und Gewicht-zu-Alter eine höhere Sensitivität bezüglich der Vorhersage kindlicher Todesfälle haben als Gewicht-zu-Größe; geeignete Grenzwerte sind 12,5 cm bzw. ein *z-score* von –2,5. Dies würde bedeuten, daß Gesundheitsdienste ohne die fehleranfällige und zeitintensive Messung der Körpergröße auskommen könnten. Gorstein et al. (1994) hingegen halten den Indikator Gewicht-zu-Größe weiterhin für wichtig, um akut mangelernährte Kinder zu identifizieren und den Verlauf zu beobachten.

5.5.5
Anthropometrische Studien (*Nutritional Surveys*)

Bevor man eine anthropometrische Studie im Distrikt plant, sollte man die Ziele der Untersuchung exakt festlegen. Geht es ausschließlich darum, die akut gefährdeten Risikogruppen zu identifizieren, etwa um Lebensmittelhilfe an die Bedürftigsten verteilen zu können, so reicht die Analyse der Routinedaten oder das Screening des Oberarmumfangs wahrscheinlich aus. Eine anthropometrische Studie kann erforderlich sein, wenn Interventionen geplant sind, die den Ernährungszustand beeinflussen und die später evaluiert werden sollen. Bei Planung und Durchführung einer solchen Studie werden häufig folgende methodische, technische und organisatorische Fehler gemacht:

- die Stichprobe ist nicht repräsentativ und liefert dadurch ein verzerrtes Bild,
- die Stichprobe ist zu klein, um Veränderungen über die Zeit aufzeigen zu können,
- die angewandten Meßverfahren sind zu ungenau (Badezimmerwaagen oder nicht geeichte Waagen, ungenaue Bestimmung der Körpergröße),
- die Datenauswertung ist vorab nicht ausreichend geplant (unerwartet viele Daten, daher überraschend hoher Zeitaufwand),
- es besteht ein Mißverhältnis in der Mittelzuweisung für Studien und Interventionen.

Literatur

Gorstein J, Sullivan K, Yip R, Onís M de, Trowbridge F, Fajans P, Clugston G (1994) Issues in the assessment of nutritional status using anthropometry. Bull WHO 72:273–283
United Nations (1986) How to weigh and measure children. Assessing the nutritional status of young children in household surveys. UN Department of Technical Co-operation for Development and Statistical Office, New York
Vella V, Tomkins A, Ndiku J, Marshal T, Cortinovis I (1994) Anthropometry as a predictor for mortality among Ugandan children, allowing for socio-economic variables. Europ J Clin Nutrition 48:189–197

5.6
Schwangerenvorsorge

In den folgenden Abschnitten werden Prinzipien und Grundlagen der Schwangerenvorsorge im Rahmen eines umfassenden Konzepts der Familiengesundheit dargestellt. Klinische Details sind dabei nur berücksichtigt, wenn sie sich von der heute in Europa üblichen Praxis unterscheiden oder beispielhaft für angepaßte Methoden sind. Zur Ergänzung wird in jedem Falle ein aktuelles geburtshilfliches Lehrbuch in der Amtssprache des Einsatzlandes benötigt.

5.6.1
Das Problem Müttersterblichkeit aus medizinischer Sicht

Die WHO definiert einen mütterlichen Todesfall als den Tod einer Frau während der Schwangerschaft oder innerhalb von 42 Tagen nach Beendigung der Schwangerschaft durch jegliche Ursache, die in Zusammenhang steht mit der Schwangerschaft, mit einem durch die Schwangerschaft vergrößerten Gesundheitsproblem oder mit der medizinischen Versorgung der Schwangeren, nicht jedoch durch Unfall. Man unterscheidet zwischen:

- *direktem mütterlichen Todesfall*, der verursacht wird durch Komplikationen der Schwangerschaft, der Geburt oder des Puerperiums, durch Eingriffe, Unterlassungen, fehlerhafte Behandlung oder durch eine Abfolge von Ereignissen, die auf einen der obengenannten Zustände zurückzuführen ist;
- *indirektem mütterlichen Todesfall*, der verursacht wird durch eine vorbestehende Krankheit, die sich durch die physiologischen Veränderungen der Schwangerschaft verschlechtert hat.

In Entwicklungsländern ist es schwierig, mütterliche Todesfälle festzustellen, da nur ein Bruchteil der Todesfälle von Frauen im reproduktionsfähigen Alter überhaupt registriert wird. Der Grad der Unterregistrierung ist dabei abhängig von der Todesursache. Eine Studie aus Indien zeigte, daß nur 35% der mütterlichen Todesfälle als solche erfaßt wurden (Bhatia 1993). Auch in Ländern mit kompletter Registrierung der Todesfälle werden zu niedrige Zahlen für die Müttersterblichkeit angegeben, da es zu Fehlregistrierungen unter anderen Ursachen kommt. So wurden aus Kap Verde 33% korrekte Registrierungen berichtet (Reitmaier u. Dupret 1995), aus England 71% (Graham u. Airey 1987). Je weniger direkt die Todesursache mit der Geburt verknüpft ist, zeitlich wie ursächlich, desto höher ist die Unterregistrierung. Es ist somit nicht verwunderlich, daß die wenigen verläßlichen Angaben zur Müttersterblichkeit aus wissenschaftlichen Studien stammen.

Es gibt verschiedene Wege, das Risiko von Frauen zu quantifizieren, in Zusammenhang mit einer Schwangerschaft zu versterben:

- die *maternal mortality ratio* ist definiert als die Zahl der mütterlichen Todesfälle, bezogen auf 100 000 Lebendgeburten im gleichen Zeitraum;

- die *maternal mortality rate* ist definiert als die Zahl der mütterlichen Todesfälle während eines Jahres, bezogen auf 100 000 Frauen im Alter von 15–44 Jahren in der Wohnbevölkerung;
- das *lifetime risk* ist definiert als die Wahrscheinlichkeit zu Beginn der Fertilitätsperiode einer Frau, in Zusammenhang mit einer Schwangerschaft zu versterben;
- die *relative maternal mortality* entspricht dem prozentualen Anteil der mütterlichen Todesfälle an der Gesamtheit von Sterbefällen unter Frauen im reproduktionsfähigen Alter im gleichen Zeitraum.

Am häufigsten verwendet wird die *maternal mortality ratio*, was der MCH-Tradition entspricht, die Gesundheit der Frauen in Funktion der Gesundheit von Föten und Kindern zu betrachten. Die Aussagekraft dieses Indikators ist aus verschiedenen Gründen begrenzt:

- Es kommt nicht direkt zum Ausdruck, wie hoch das Risiko für die Frauen ist. Während bei allen anderen Sterblichkeitsraten immer davon ausgegangen wird, daß die Betroffenen nur *einmal* dem Risiko zu Sterben ausgesetzt sind, können Frauen *mehrmals* schwanger werden und sind entsprechend häufiger diesem Risiko ausgesetzt.
- Es wird kritisiert, daß die Falldefinition umständlich ist; sie wird vom Gesundheitspersonal und dem Personal der Standesämter nicht immer gekannt und verstanden.
- Die willkürlich gesetzte Zeitspanne von 42 Tagen läßt 5 bis 10% der mütterlichen Todesfälle unberücksichtigt. Für diese wurde der Fachbegriff *late maternal death* geprägt.

In der Praxis stehen oft nur Daten aus Gesundheitseinrichtungen zur Verfügung. Bezieht man die Zahl der mütterlichen Todesfälle in Gesundheitseinrichtungen auf 100 000 Lebendgeburten in den gleichen Einrichtungen, so erhält man eine „institutionelle Müttersterblichkeitsrate". Deren Absolutwert und Veränderungen sind jedoch gleichermaßen schwierig zu interpretieren. Todesfälle, die sich zu Hause ereignen, werden dabei gar nicht berücksichtigt.

Die *Ursachen* mütterlicher Todesfälle in Entwicklungsländern gleichen denen in Schweden im 19. Jahrhundert. Damals waren 69% der mütterlichen Todesfälle auf direkte Ursachen wie Geburtsstillstand, Eklampsie, Blutung und Puerperalsepsis zurückzuführen. Die restlichen 31% wurden durch Pneumonie, Tuberkulose, Dysenterie usw. verursacht (Högberg u. Broström 1985). Dem entspricht weitestgehend die Verteilung im heutigen ländlichen Anantapur in Indien. Bhatia (1993) ermittelte dort 67% direkte mütterliche Todesfälle, mit Sepsis als der häufigsten Ursache (36%), gefolgt von Blutungen (12%). Deborah Maine (1987) analysierte 11 bevölkerungsbezogene Studien aus Entwicklungsländern und fand rund 75% direkte mütterliche Todesfälle (Abb. 5.10). In allen Studien lag die Blutung an der Spitze der Todesursachen, gefolgt von Eklampsie, Sepsis und Geburtsstillstand in wechselnder Reihenfolge.

Das *reproduktive Verhalten* einer Bevölkerung trägt viel zum Risiko der Frauen bei. Das Alter der Mutter, die Parität und der Geburtenabstand gehö-

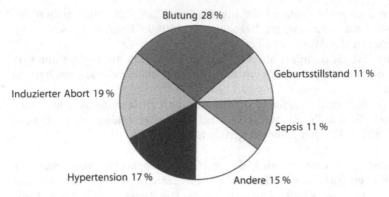

Abb. 5.10. Verteilung direkter obstetrischer Todesursachen in Entwicklungsländern. (Aus Maine 1987)

ren zu den häufig genannten Risikofaktoren (s. auch Abschn. 5.8.2). Die Mechanismen, über die diese Faktoren wirksam werden, sind nur zum kleineren Teil biologischer Natur, wie neue Studien aus Skandinavien zeigen. Das erhöhte Risiko resultiert v. a. aus den *sozioökonomischen* und *soziokulturellen* Bedingungen: Viele sehr junge und sehr alte Mütter sind arm und sozial benachteiligt.

Ein weiterer wichtiger Faktor ist der *geographische Zugang* zu den Diensten; dies muß getrennt betrachtet werden für die präventiven und für die obstetrisch-kurativen Dienste. Die präventiven Dienste können in einfach ausgestatteten Einrichtungen erbracht werden und müssen auch nicht permanent verfügbar sein. Kommt es jedoch zu einem geburtshilflichen Notfall, dann verfügt zumeist nur das operativ ausgestattete Distrikt- oder Regionalhospital über die notwendigen Möglichkeiten essentieller Geburtshilfe. Dorfgesundheitshelfer, Gesundheitsposten und Gesundheitszentrum entpuppen sich als verzögernde, „hilflose" Institutionen, wenn bei einer Hausgeburt die Indikation zum notfallmäßigen Kaiserschnitt eintritt. Es klafft somit eine *obstetrische Versorgungslücke* auf dem Weg von der Laienhebamme zum operierenden Hospital. Auf den je nach Land bis zu fünf zwischengeschalteten Ebenen des Gesundheitssystems findet kein Kompetenzzuwachs statt, der es ermöglichen würde, das Problem zu lösen.

Die Anantapur-Studie zeigte, wie stark die Müttersterblichkeit von der Entwicklung der Infrastruktur am Wohnort abhängt. Gemessen am „Entwicklungsstand" der untersuchten Dörfer, der die Lage, die Wegezeiten zum Gesundheitszentrum, die Qualität der Straßen, das Vorhandensein von Bus- und Bahnverbindungen, Telefon etc. beinhaltete, wiesen die am schwächsten entwickelten Dörfer eine vierfach höhere Müttersterblichkeitsrate auf als die besser entwickelten Dörfer. Die Entfernung zur untersten Ebene der Gesundheitsdienste spielte hingegen keine signifikante Rolle (Bhatia 1993).

Es gibt drei Strategien, um den geographischen Zugang zu verbessern:

• Nachbesserung bestehender oder Bau neuer Hospitäler, um das Netz der für die Geburtshilfe ausgestatteten Einrichtungen auszuweiten,

- Verbesserung der Früherkennung von Komplikationen und Verbesserung des Primärtransports,
- „geburtshilfliche Wartezonen" (*maternity waiting areas* und *maternity waiting homes*).

Auf die erste Möglichkeit wird in Kap. 6 näher eingegangen. Die zweite Möglichkeit liegt zunächst in der Hand der Schwangeren sowie der Laienhebammen. Sie müssen über die Zeichen geburtshilflicher Komplikationen und über die Höchstdauer einer normalen Geburt Bescheid wissen. Laienhebammen können auch wesentlichen Einfluß nehmen auf die familieninterne Entscheidung, rechtzeitig einen Transport zu organisieren. In einigen Gemeinden werden lokale Versicherungsschemen erprobt, die im Notfall die Transportkosten übernehmen oder mindern; sie erleichtern damit der betroffenen Familie wie auch dem Besitzer des vielleicht einzigen Fahrzeugs am Ort, den Transport rechtzeitig vorzunehmen. Solche Einrichtungen haben den Vorteil, nicht geburtsspezifisch zu sein und die Chancen des Überlebens und einer kompetenten Behandlung auch bei anderen medizinischen Notfällen zu verbessern. Eine Studie aus Conakry (Guinea) zeigte, daß nicht nur der primäre Transport von großer Bedeutung ist. Sekundärtransporte zum Referenzhospital mit Taxis, Verspätungen und schließlich die schlechte Ausstattung der Referenzeinrichtungen führten zu hoher Letalität unter den betroffenen Frauen (Thonneau et al. 1994). Dies verdeutlicht noch einmal, wie untrennbar die Organisation der Dienste mit dem Problem des geographischen Zugangs verknüpft ist.

Bei der dritten Möglichkeit wird das aus dem deutschen Sprachraum bekannte Prinzip der „Hausschwangeren" auf Entwicklungsländer übertragen. Die Schwangere kommt Wochen oder Tage vor der Geburt in die Nähe eines Hospitals mit operativer Ausstattung und erwartet dort ihre Geburt. Spezifisch hierfür geschaffene Einrichtungen werden *maternity waiting homes* genannt. In der Vergangenheit haben insbesondere die abgelegenen Missionshospitäler solche Einrichtungen geschaffen. Geht die Schwangere zu Verwandten in der Stadt, wo sich das Krankenhaus befindet, so spricht man von *maternity waiting areas*. Es gibt keine bevölkerungsbezogenen Studien über den Erfolg dieser Einrichtungen, hospitalbezogene Statistiken zeigen jedoch einen sehr guten Effekt für die Nutzerinnen (Poovan et al. 1990). Aus einer Untersuchung von *maternity waiting homes* in Tansania weiß man, daß diese in hohem Maß von der Initiative und der finanziellen Unterstützung ausländischer Organisationen abhängig sind. Ferner hat sich gezeigt, daß Langeweile während der Wartezeit die Akzeptanz der Einrichtungen bei den Nutzerinnen vermindert (Winful 1994).

5.6.2
Das Konzept der Schwangerenvorsorge und seine Probleme

Die Zahl der Schwangeren und somit die Zielbevölkerung der Schwangerenvorsorge läßt sich anhand der Geburtenrate recht gut schätzen. Während jeder Schwangerschaft sollte über zumindest 6 Monate Vorsorge betrieben werden, so daß zu jeder Geburt ein „vorsorgepflichtiger" Zeitraum von einem halben Jahr gehört. Damit liegt der zu jeder Zeit in der Gesellschaft anzutreffende Anteil an Schwangeren bei der halben Geburtenrate, in den meisten Entwicklungsländern also bei 1,7–2,5%.

Die Schwangerenvorsorge hat drei wesentliche Aufgaben:

- *Screening* der Schwangeren mit dem Ziel, Risikoschwangere zur kompetenten Diagnostik und Intervention zu überweisen,
- *Prophylaxe* prioritärer Gesundheitsprobleme der Schwangeren und des Neugeborenen durch Impfung, Medikation und Beratung,
- *Gesundheitsberatung* mit allgemeinen und spezifischen Inhalten.

Diese Aufgaben können dezentral erfüllt werden, denn für die Schwangerenvorsorge selbst sind weder ein Krankenhaus noch ärztliches Personal erforderlich. Dank der Durchführung durch Schwestern und dem Angebot auch in peripheren Gesundheitszentren ist die Schwangerenvorsorge ein Programm, das weltweit gesehen höchste Abdeckungsraten erreicht. Selbst in vielen Entwicklungsländern ist es heute üblich, daß über 90% der Schwangeren erfaßt (*extent of use*) und 3- bis 5mal während der Schwangerschaft gesehen werden (*intensity of use*). Trotzdem wird zunehmend Kritik an der Schwangerenvorsorge laut. Sie richtet sich zum einen auf das Konzept, zum andern auf die Qualität der Durchführung.

Die Kritik am *Konzept* bezieht sich auf die Auswahl der erfaßten Risikofaktoren. Viele sind sehr schwache Risikofaktoren und haben kaum Vorhersagewert für den Ausgang der Schwangerschaft (Maine 1991). Ein Beispiel sind die früher vielbeachteten Beinödeme, die heute als schwach protektiver Faktor gelten. Blutdruckwerte von über 130/90 haben hingegen einen deutlichen Vorhersagewert, ebenso anamnestische Faktoren, insbesondere der negative Ausgang der vorangegangenen Schwangerschaft.

Das aktuelle Interesse an der Müttersterblichkeit hat ein weiteres Argument in den Vordergrund gerückt: Für die Hauptursachen der mütterlichen Todesfälle, nämlich Blutung und Sepsis, sind keine prognostisch bedeutsamen Risikofaktoren bekannt; der Vorhersagewert von Faktoren, die den Geburtsstillstand betreffen, ist schwach. Selbst eine Eklampsie kündigt sich nur in zwei Dritteln der Schwangeren durch die bekannten Vorzeichen (Hypertonie, Proteinurie) an. So nimmt es nicht wunder, daß die große Mehrheit der Frauen, die einen mütterlichen Tod sterben, zuvor *nicht* als Risikoschwangere aufgefallen sind (Lindmark u. Cnattingius 1992). Es bleibt daher anzuzweifeln, ob der Risikoansatz als Grundphilosophie der Schwangerenvorsorge gerechtfertigt ist.

Die Kritik an der *Durchführung* betrifft vorwiegend die Organisation und Qualität der Dienste. Breites Screening macht nur dann Sinn, wenn nötigenfalls eine Überweisung auf die Referenzebene möglich ist. Wenn das Referenzkrankenhaus so schlecht organisiert oder ausgestattet ist, daß nicht einmal für Patientinnen mit grotesk verengtem Becken die Möglichkeit zu einem geplanten Kaiserschnitt besteht, dann muß vor der Einführung des Screening zunächst die Referenzebene entwickelt werden (s. hierzu Kap. 6, v. a. Abschn. 6.4).

Die Vielzahl von Faktoren mit schwachem Vorhersagewert führt dazu, daß 20–60% der Schwangeren als Risikoschwangere eingestuft werden. Die Referenzebene ist dann nicht in der Lage, die hohe Zahl der Risikoschwangeren zu betreuen. Die Mitarbeiter der Schwangerenvorsorge geraten in ein unlösbares Dilemma: Überweisen sie vorschriftsgemäß alle Risikopatientinnen, dann müssen sie damit rechnen, daß nur ein kleiner Teil der Patientinnen der Überweisung Folge leistet oder daß viele wegen Überlastung von der Referenzebene abgewiesen werden. Überweisen sie dagegen nur eine Auswahl nach selbstgesetzten Kriterien, dann verliert die Screeningroutine ihren Sinn. Aus Madagaskar wird berichtet, daß sich die Überweisungen zur Hospitalgeburt de facto auf Patientinnen mit massiven Skelettveränderungen beschränken (Jahn 1994). Evaluationen der Schwangerenvorsorge zeigen, daß der Anteil der auffälligen Screeningbefunde, aus dem erfolgreich Konsequenzen gezogen wurden, erschreckend gering ist (vgl. Abb. 5.2).

Bezüglich der Qualität ist zu bedenken, daß die Screeninguntersuchungen ein Massenprodukt der Erstkontaktebene sind. Entsprechend besteht die Gefahr, daß sie in eine sinnentleerte Routine einmünden. Untersuchungen werden zwar noch sichtbar durchgeführt, jedoch werden dabei Vorschriften und Standards nicht eingehalten, so daß pathologische Befunde übersehen werden oder ohne Konsequenz bleiben.

Trotz der notwendigen Kritik am Screening und der Qualität der Durchführung bleibt die Berechtigung der Schwangerenvorsorge als Ganzes unbestritten. Wo die Behandlung geburtshilflicher Notfälle gesichert ist, rechtfertigt sich das Screening auch dann, wenn nur ein bescheidener Teil der Gefährdeten gefunden werden kann. Auch andere Elemente sind ohne Zweifel wichtig: die Tetanusprophylaxe, für einen Teil der Patientinnen auch die Malariaprophylaxe und die Diagnose und Behandlung sexuell übertragbarer Krankheiten. Schließlich kann die Schwangerenvorsorge viel zur Gesundheitsberatung beitragen. Gerade wenn das Screening kritisch betrachtet wird, bekommen diese Aktivitäten ein höheres Gewicht und sollten in den Vordergrund gestellt werden.

5.6.3
Die korrekte Durchführung und Dokumentation von Screeninguntersuchungen

Es gibt es einige einfache Regeln, die helfen können, die Qualität des Screenings von Schwangeren sicherzustellen bzw. zu verbessern:

- Eine *Standardisierung* der Untersuchungstechniken hilft, die Unterschiede zwischen verschiedenen Untersuchenden zu verkleinern und die Reproduzierbarkeit der Resultate zu verbessern.
- *Unsichere* Befunde werden als solche gekennzeichnet, beispielsweise durch ein mit Bleistift eingetragenes Fragezeichen. Unsichere Befunde sind ehrliche Befunde und wichtige Befunde. Sie verlangen besondere Aufmerksamkeit!
- *Wiederholung von Untersuchungen* am Ende der Sprechstunde, wenn sich die Wartenden und der Lärm verzogen haben, helfen Zweifelsfälle zu klären. Plötzlich sind die fraglichen Herztöne deutlich zu hören, die fragli-

chen Zwillinge zu tasten, und der zunächst erhöhte Blutdruckwert hat sich wieder normalisiert.

- Ein *Namenszeichen* hinter jedem Untersuchungsbefund erlaubt es, Befunde den Untersuchenden zuzuordnen. Dies erleichtert die vergleichende Wiederholung von Untersuchungen. Wichtiger noch ist, daß mit dem Setzen des Namenszeichens die Verantwortung für die Entscheidungsfindung bestätigt wird.

Die Dokumentation aller Untersuchungsergebnisse erfolgt auf der *Schwangerschaftskarte*. Die Abb. 5.11 und 5.12 zeigen Vorder- und Rückseite der in Kap Verde verwendeten Karte. Solche Karten sind ein Paradebeispiel der *patientenbasierten Dokumentation*. Sie verbleiben bei der Patientin und stehen somit im Bedarfsfall auch außerhalb des Wohnorts oder bei Selbstüberweisung zur Verfügung. Der Informationsverlust bei patientenbasierter Dokumentation ist mit 2–5% Kartenverlust in 12 Monaten weitaus geringer als bei dienstbasierter Dokumentation (bis zu 70% Datenverlust in 12 Monaten).

Im Gegensatz zu den Gepflogenheiten in Europa, wo zur rechtlichen Absicherung der Mitarbeiter sehr viel dokumentiert wird, beschränkt sich die Dokumentation auf Informationen, die für künftige Entscheidungen von Belang sein könnten. Probleme, die endgültig abgeschlossen sind, können undokumentiert bleiben. Die strenge Beschränkung auf ein Minimum an klar strukturierter, lesbarer Dokumentation ist eine überaus wichtige Voraussetzung für Qualität. Ausufernde und unleserliche Dokumentation führt im Massenbetrieb dazu, daß Angaben nicht gelesen und nicht berücksichtigt werden.

Ein Vorteil der dargestellten Karte sind die ♥-Zeichen, die eine Entscheidungsfindung erleichtern. Der grundlegende Nachteil dieser und ähnlicher Karten aus anderen Ländern ist, daß sie nur eine einzige Schwangerschaft umfassen. Somit werden wichtige Angaben zur Anamnese nicht fortgeschrieben und systematisiert.

5.6.4
Der Erstkontakt in der Schwangerenvorsorge

Der Erstkontakt der Schwangeren mit den Vorsorgediensten sollte möglichst früh in der Schwangerschaft (nicht später als 16. Woche) stattfinden. In vielen afrikanischen Ländern erfolgt der erste Besuch jedoch oft erst in der zweiten Schwangerschaftshälfte. Kommt eine ungeimpfte Schwangere erstmals in der 36. Woche, so ist ein ausreichender Impfschutz gegen Neugeborenentetanus nicht mehr zu erreichen.

In der Organisation der Sprechstunden ist zu berücksichtigen, daß Erstkontakte weitaus aufwendiger sind als die Wiederholungsuntersuchungen. Wo sich angelernte Helferinnen und Schwestern bzw. Ärzte die Aufgabe der Schwangerenvorsorge teilen, sollte der Erstkontakt, insbesondere mit Primigravidae, von möglichst hochqualifizierten Mitarbeiterinnen durchgeführt werden. Es muß genügend Zeit für eine eingehende *Anamnese* zur Verfügung stehen. Die Einschätzung der Qualität eines Dienstes durch die Nutzer wird entscheidend davon beeinflußt, ob das Personal zum Zuhören bereit ist. Dies

Ecke abtrennen bei
Indikation
zur Hospital-
entbindung

M.C.H.
Müttervorsorge
Nr. ....

Name: ....
Geburtsdatum: .... Alter: .... [<16 ▼▼▼]
Wohnort: .... Beruf: ....

Vorangegangene Schwangerschaften

Jahr	Abort / Interr.	Lebend	Tot	Geschl	Geburts gewicht	Haus / Institutio	Normal Kompliziert

Beobachtete Risiken:

Vorgeschichte	Aktuelle Schwangerschaft	
▼▼▼	▼▼▼	Überweisung zum Hospital
▼▼	▼▼	Überweisung zum Arzt
▼	▼	kurzfristige Kontrolle

Geburtshilfliche Vorgeschichte

	Risiko
bei vorangegangenen Geburten:	
Zange /Saugglocke	▼▼▼
Kaiserschnitt	▼▼▼
manuelle Plazentalösung	▼▼▼
hämorrhagische Komplikationen	▼▼▼
Totgeburt bei der letzten Geburt	▼▼
neonataler Todesfall nach letzter Geburt	▼▼
>= 2 Aborte	▼▼
>= 2 Totgeburten	▼▼
Hypertensive Schwangerschaftskrankheit	▼▼
Krampfanfälle	▼▼
Neugeborenes >= 4 kg	▼▼
in dieser Schwangerschaft:	
unter 16 Jahre alt	▼▼▼
über 35 Jahre alt	▼▼
auffälliger Hunger / Durst	▼
Dysurie / Polakiurie	▼
in Behandlung wegen Tuberkulose	▼
produktiver Husten >= 3 Wochen	▼
außerhalb Schwangerschaft / Geburt:	
Krampfanfälle	▼
Hypertonie	▼

Sonstige Risiken:
....
....

Abb. 5.11. Schwangerschaftskarte (Vorderseite)

Erstuntersuchung:

Körpergröße: .... [< 150 cm ♥♥♥]

Pelvimetrie (nur Primipara)

Intracristarum:............ Intraspinarum .... Conj. externa ....
[<29 cm ♥ ♥]   [<26 cm ♥ ♥]   [<20 cm ♥ ♥]

V.D.R.L Test: .... **Datum** ....

Anm.: ....[Positiv ♥♥]

Blutgruppe: .... [rh neg ♥♥]

Coombs: ....

Letzte Regelblutung (erster Tag):..................... **Errechneter Geburtstermin:** ....

Tetanusimpfung aktiv	
Dosis	**Datum**
1	
2	
3	
4	
5	

Verlaufsbeobachtung:

Befund / Symptom		Risiko	Datum										
Kindsbewegungen	fehlend ab 24 SSW	♥♥											
Gewicht	< 40 kg	♥♥											
	Monatszuwachs < 2kg	♥											
Blutdruck	> 130/85 mm HG bei Wiederholung	♥♥											
Ödeme	Beine	-											
	Hände / Gesicht	♥♥											
Fundusmaß	>36 cm	♥♥											
	entspricht nicht SSW	♥											
Einstellung	Schädel	-											
	Becken ab 32 SSW	♥♥♥											
Lage	Querlage oder Mehrlinge	♥♥♥											
Herztöne	fehlend	♥											
Hämoglobin	< 8 g/100	♥♥											
Albuminurie positiv		♥♥											
Schwangerschaftswoche	SSW												
Unterschrift Namenszeichen													

Datum	Beobachtung /Anmerkung	Therapie / Empfehlung	Namens-zeichen

Abb. 5.12. Schwangerschaftskarte (Rückseite)

begründet das Vertrauen in den Dienst und fördert letztlich die Compliance. Vor allem aber haben einige der anamnestischen Risikofaktoren einen hohen Vorhersagewert.

- Schon die *Personalien* erbringen relevante Informationen; der Wohnort z. B. ermöglicht Aussagen über die Straßen- und Telefonanbindung und damit über die Möglichkeit eines Nottransports sowie über die Qualität der dort möglichen traditionellen Geburtshilfe.
- Die *Sozialanamnese* richtet sich zunächst auf die ökonomischen Möglichkeiten der Familie, im Notfall die Dienste rechtzeitig erreichen. Sie dient aber auch dazu zu erfahren, inwieweit die Frau Rechte auf Mutterschutz oder finanzielle Zuwendungen vom Arbeitgeber oder andern Institutionen hat. Diese Rechte aktiv zu verteidigen ist eine wichtige Aufgabe in sich industrialisierenden Regionen. Nicht zuletzt trägt die Sozialanamnese zur Einschätzung des Risikos des Kindes bei. Ein vorangegangener kindlicher Todesfall in der Familie ist immer als Risikofaktor zu betrachten.
- Die *allgemeinmedizinische Anamnese* zielt auf vorbestehende Erkrankungen, die potentiell zu einem indirekten mütterlichen Todesfall führen können, wie z. B. Tuberkulose, Herzfehler oder Diabetes.
- Die *geburtshilfliche Anamnese* richtet sich nicht nur auf vorangegangene Schwangerschaften, sondern auch auf aktuelle und frühere gynäkologische Beschwerden und Symptome. Bei negativem Ausgang der vorangegangenen Schwangerschaft ist besondere Sorgfalt angebracht und grundsätzlich ein erhöhtes Risiko anzunehmen. Unter negativem Ausgang ist nicht nur die Totgeburt oder der neonatale Tod zu verstehen, sondern auch die Notwendigkeit geburtshilflicher Operationen sowie die Geburt eines Kindes mit niedrigem Geburtsgewicht (<2500 g). Eine junge Erstgebärende kann beispielsweise ein Frühgeborenes gesund zur Welt gebracht haben; erst beim nachfolgenden Kind normalen Gewichts wird sich herausstellen, daß ihr Becken verengt ist.

Die *körperliche Untersuchung* der Schwangeren sollte sich nicht nur auf die in der Schwangerenkarte aufgeführten Parameter beschränken. Der allgemeine Gesundheitszustand und insbesondere der Ernährungszustand wird oft nicht oder nicht genügend beachtet, obwohl das Personal von seiner Ausbildung her dafür ausreichend qualifiziert ist. Häufig werden 40 kg als unterer Grenzwert für das für einen normalen Schwangerschaftsverlauf erforderliche Körpergewicht angegeben; dieser Wert hängt aber von Körpergröße und Konstitutionstyp ab, kann also im Einzelfall viel zu niedrig gewählt sein. Bei marasmischen Patientinnen ist die Frage zu stellen, wie der schlechte Ernährungszustand zu erklären ist. Der Ratschlag, auf eine ausgeglichene Diät zu achten, löst das Problem meist nicht; zumindest müssen Tuberkulose und andere konsumierende Erkrankungen ausgeschlossen werden.

Zur Vorhersage eines zephalopelvinen Mißverhältnisses kann die *Skelettbeurteilung* durch Inspektion und Palpation eine wichtige Rolle spielen. Sie hat in Europa an Bedeutung verloren. Zum einen stehen in jeder gynäkologischen Praxis hervorragende bildgebende Verfahren zur Verfügung, zum anderen sind Patientinnen mit Skelettveränderungen hier selten geworden. Dies ist in Entwicklungsländern anders. Wo im Kindes- und Schulalter die Prävalenz von Protein-Energie-Mangelernährung, Rachitis, Poliomyelitis und Knochentuberkulose hoch ist und wo der Anteil sehr junger Mädchen unter den Primiparae bedeutend ist, kann die Skelettbeurteilung als angepaßtes Screeninginstrument sinnvoll sein. Einschränkend ist allerdings zu bemerken, daß Studien in Industrieländern keine hohen Vorhersagewerte für die aus der Skelettbeurteilung hergeleiteten Indikatoren gefunden haben. Aus Entwicklungsländern sind uns keine derartigen Studien in gesicherter Qualität bekannt. Somit ist es angemessen, die nachfolgend dargestellten einfachen Untersuchungsmethoden kritisch zu betrachten.

Die Skelettbeurteilung wird als zweistufiges Screeningverfahren durchgeführt. Es gibt allgemeine Skelettzeichen, Pelvimetriewerte und weitere Befunde, die auf Veränderungen des Beckens hinweisen können. Keines dieser Zeichen alleine kann als „harter" Risikofaktor gelten, sein Vorhandensein sollte aber zu einer eingehenden Beckenbeurteilung Anlaß geben.

a) *Allgemeine Skelettzeichen sind:*
- Körpergröße <150 cm,
- Hinken,
- Beckenschiefstand (Höhendifferenz der Cristae, Asymmetrie der Pofalten),
- fehlende Valgusstellung (fehlender „Knick") in der Armmittelachse,
- Gibbus (Buckel),
- kräftige Hände mit kurzen Fingern („Tatzenhände"),
- unverhältnismäßig starke Kniegelenke („Fußballerknie"),
- Asymmetrie oder längliche Form der Michaelis-Raute.

b) Die *äußere Pelvimetrie* mit dem Beckenzirkel wurde bis Ende der 1970er Jahre in den Standardwerken der Geburtshilfe empfohlen. Nach den damals angegebenen Grenzwerten (Pschyrembel 1973) wären in manchen Entwicklungsländern die Mehrheit der Frauen als Risikofälle einzustufen. Die hier im Vergleich angegebenen Grenzwerte für die äußere Pelvimetrie beruhen auf lokaler klinischer Erfahrung und sind wissenschaftlich nicht gesichert.

Maß	Deutschland	Kap Verde
distantia cristarum	27+ cm	24+ cm
distantia spinarum	24+ cm	22+ cm
conjugata externa	20+ cm	17,5+ cm

c) *Anamnestische* Hinweise auf mögliche Beckenprobleme:
- stark verlängerte Geburtsdauer,
- Geburtstraumen,
- Totgeburt oder perinataler Tod.

d) Hinweise aus dem *geburtshilflichen* Befund:
- Querlage nach der 32. Woche,
  unbestimmte Lage nach der 34. Woche,

- hohes Ballotieren des Kopfes (DD: Placenta praevia! Bei weiterer Verdachtsmomenten oder Blutung ist die Beckenaustastung kontraindiziert). Finden sich Hinweiszeichen auf eine Beckenveränderung, so wird eine *manuelle Beckenaustastung* vorgenommen (vaginale Untersuchung und Spiegeleinstellung gehören in Entwicklungsländern sonst nicht zur Routine der Schwangerenvorsorge, da zum einen der Mangel an Ausstattung unlösbare hygienische Probleme aufwirft; zum anderen würde dadurch vielerorts die Akzeptanz beeinträchtigt). Assistenzpersonal sollte in der Lage sein, ein vorspringendes Promontorium bzw. eine plattverengtes Becken sicher zu erkennen. Hebammen und Ärzte sollten auch die folgenden Zeichen beurteilen können:
- Beckenausgang (Winkel beim Abformen des Schambeinbogens sollte 90° betragen; kleine Faust sollte zwischen die Sitzbeinhöcker passen),
- Beckenboden und Bandapparat (Narben? Ungewöhnlich derb? Verknöcherungen?),
- Hinterwand der Symphyse (Exostosen? Vorspringende Symphyse?),
- Spinae ossis ischii (Abstand verringert? Spornartige Exostosen?),
- Kreuzbeinvorderwand (Wölbung vorhanden? Knöcherne Querleisten?),
- linea terminalis (normalerweise nicht tastbar!),
- Promontorium (normalerweise nicht tastbar bei Eingehen bis 11 cm),
- Steißbein (in den Geburtskanal eingewinkelt? Unbeweglich?).

Laboruntersuchungen in der Schwangerenvorsorge sollten sofort und vor Ort durchgeführt werden können. Nur so kann sichergestellt werden, daß die Befunde in den Schwangerenpaß eingetragen werden und daß die notwendigen Konsequenzen aus der Untersuchung gezogen werden.

- Eine *Proteinurie* kann überall und jederzeit mit Teststreifen nachgewiesen werden (zur Kosteneinsparung mit der Schere der Länge nach halbieren). Einfache Labormethoden sind billiger, erfordern aber z.T. (Essigsäure-Methode) einen Bunsenbrenner.
- Für die Bestimmung des *Hämoglobins* hat sich die Kupfersulfatmethode bewährt. Man läßt direkt von der Fingerbeere der Patientin einen Blutstropfen in eine standardisierte Kupfersulfatlösung tropfen. Ist das spezifische Gewicht dank des enthaltenen Hämoglobins ausreichend hoch, so geht der Tropfen unter. Schwimmt der Tropfen an der Oberfläche, dann ist die Hämoglobinkonzentration zu niedrig.
- Weitere Blutuntersuchungen wie *Blutgruppe* und *Coombstest* sind nur dann angezeigt, wenn die Dienste einen Standard erreicht haben, der eine gezielte Intervention erlaubt. Wo weder eine Blutbank noch Anti-D-Hyperimmunglobuline erhältlich sind, muß vor Einführung des Screening die Ausstattung verbessert werden, sonst machen die Tests keinen Sinn.
- Der *Syphillis-Suchtest* sollte eingeführt werden, sobald die Laborkapazitäten Routinebluttests zulassen. Hohe Prävalenzen von 10–25% in afrika-

nischen Städten unterstreichen die Bedeutung des Problems. Der Syphillis-Suchtest sollte bei der Erstuntersuchung stattfinden. Da sich der Test zumeist nicht sofort durchführen läßt, muß sichergestellt werden, daß ein positives Ergebnis Konsequenzen hat, nämlich die Behandlung der Betroffenen, die Untersuchung auf weitere sexuell übertragbare Krankheiten, insbesondere auf Gonorrhöe, sowie die Untersuchung des Partners und ggf. dessen Behandlung.

In Entwicklungsländern sind *Anämien* in der Schwangerschaft häufig, die Prävalenz kann jedoch lokal stark variieren. Es kommt durchaus vor, daß im gleichen Distrikt in einem Gesundheitszentrum viele anämische Schwangere gesehen werden, während das Problem in einem anderen Zentrum selten ist. Der Grad der Anämie bei Schwangeren, die voll im Alltagsleben stehen, kann Werte von unter 5 g% Hb erreichen, ohne daß die Patientinnen spontan Beschwerden vorbringen. Anämien in der Schwangerschaft haben zumeist mehrere Ursachen. Am häufigsten ist die Kombination einer eisenarmen Diät mit erhöhten Eisenverlusten durch Geburten, Regelblutungen, Malaria und Hakenwürmer.

Je früher die Anämie entdeckt wird, desto höher sind die Chancen, vor der Geburt durch Eisensubstitution und Therapie der Grundkrankheiten eine Verbesserung zu erreichen und damit eventuell eine Bluttransfusion zu vermeiden. Im Zeitalter von AIDS hat dieser Gedanke weiter an Bedeutung gewonnen. Die Substitution von Eisen erfolgt idealerweise durch eine Verbesserung der Diät (s. Abschn. 3.2). Bei der Verwendung von Eisensalzen in Tablettenform, sinnvollerweise in Kombination mit Folsäure, ist zu unterscheiden zwischen einer prophylaktischen und einer therapeutischen Dosierung. Wenn bereits eine erhebliche Eisenmangelanämie besteht, ist die höhere therapeutische Dosierung zu wählen. Als Nebenwirkung treten häufig Verstopfung und Übelkeit auf. Da die Resorption von Eisensulfat durch phosphatreiche Nahrung vermindert wird, sollte die Einnahme auf nüchternen Magen erfolgen. Bei der Abgabe von Eisentabletten ist unbedingt darauf hinzuweisen, daß sie kindersicher aufbewahrt werden müssen.

Im letzten Trimenon erkranken präimmune Schwangere weitaus schwerer an *Malaria* als nichtschwangere Patientinnen, weshalb Malaria eine der häufigen Ursachen indirekter Müttersterblichkeit ist. Malaria erhöht auch das Risiko von Früh- und Mangelgeburten erheblich. Für die Schwangeren gelten deshalb besondere Empfehlungen zur Prophylaxe. Zum einen ist die Exposition zu vermeiden, indem beispielsweise Reisen in Endemiegebiete chloroquinresistenter Malaria unterlassen werden. Zum anderen ist bei unvermeidbarer Exposition die Chemoprophylaxe und eine besonders rasche und konsequente Therapie angezeigt. Die Auswahl gleichzeitig kostengünstiger und für den Embryo wenig gefährlicher Medikamente beschränkt sich auf Chloroquin und Paludrine. Chinin kann bei der Schwangeren eine tödliche Hypoglykämie auslösen. Wegen der rasch wechselnden Malariasituation und den regionalen Unterschieden empfiehlt es sich, aktuelle Empfehlungen zur Prophylaxe den entsprechenden Veröffentlichungen der WHO zu entnehmen.

Hinsichtlich der *Tetanusprophylaxe* wurde in der Vergangenheit der Hygiene bei der Abnabelung und beim Nabelverband größte Bedeutung beigemessen. Insbesondere Laienhebammen wurden entsprechend weitergebildet. Die Erfolge blieben mäßig, da die Grundhygiene in den Haushalten ungenügend ist, da kaum alle Hebammen und Mütter den Anweisungen folgen und da die Infektion nicht nur über den Nabel, sondern beispielsweise auch beim Durchstechen der Ohrläppchen erfolgen kann. Die sicherste und kostengünstigste Methode zur Bekämpfung des Neugeborenentetanus ist, beim Neugeborenen eine Leihimmunität durch diaplazentar übertragene mütterliche Antikörper zu schaffen. Nach zwei Impfungen im Abstand von 4 Wochen erreicht die Mutter Antikörperkonzentrationen, die das Neugeborene für die ersten Monate zuverlässig schützen. Weitere Details finden sich in Abschn. 5.4.2.

Gesundheitsberatung im Zusammenhang mit der Schwangerschaft soll die Einstellung der Schwangeren und ihrer Familie dahingehend beeinflussen, Schwangerschaft und Wochenbett als etwas Besonderes anzusehen. Dies ist Voraussetzung für die Akzeptanz vieler wichtiger Empfehlungen, einschließlich des raschen Transports bei auftretenden Problemen. Die Schwangeren müssen über Sinn und Ablauf der Präventivmaßnahmen in der Schwangerenvorsorge informiert werden. Sie müssen wissen, daß sie bei Symptomen und Beschwerden wie Kopfschmerzen, Übelkeit, Schwindel und Blutungen, denen sie außerhalb der Schwangerschaft vielleicht keine besondere Bedeutung beimessen würden, baldmöglichst die Gesundheitsdienste aufsuchen sollten. Die Beratung sollte außerdem Themen umfassen wie ausgewogene Ernährung, Vorteile einer Geburt im Gesundheitszentrum, Zeichen der Gefahr im Wochenbett, Stillen, Säuglingsprävention und Familienplanung. Zu geeigneten Methoden der Gesundheitsberatung s. Abschn. 3.3.

5.6.5
Verlaufsbeobachtung und Erkennen von Komplikationen

Die nationalen Vorgaben vieler Entwicklungsländer sehen bei normalem Verlauf der Schwangerschaft monatliche, im letzten Monat 14tägige Wiederholungsbesuche bei der Schwangerenvorsorge vor. Diese Vorgabe ist nicht überall realistisch. Die WHO strebt heute eine Mindestzahl von 4 Besuchen an (in der 16., 24., 32. und 36. Woche).

Die *Verlaufsbeobachtung* in der Schwangerenvorsorge in Entwicklungsländern ähnelt der in Europa. Hier werden nur solche Aspekte erwähnt, die sich vom gewohnten Ablauf unterscheiden. So kommt in Entwicklungsländern der *ausreichenden Gewichtszunahme* während der Schwangerschaft große Bedeutung zu. Der physiologische Gewichtszuwachs in der Schwangerschaft (Kind, Plazenta, Fruchtwasser, Wassereinlagerungen in das Gewebe etc.) beträgt ca. 10 kg. Die Schwangere sollte durch zusätzliche Fetteinlagerungen um weitere 2 kg zunehmen, um eine Basis für die Brustmilchernährung des Kindes zu schaffen. In der Normalbevölkerung Tansanias allerdings liegt der *gesamte* Gewichtszuwachs nur bei 8,0 kg, bei armen indischen Frauen gar nur bei 6,6 kg. Das bedeutet, daß die Frauen deutlich leichter aus dem Wochenbett kommen, als sie in die Schwangerschaft hineingegangen sind. Auch wenn die

Armut ein häufiger Grund für die ungenügende Gewichtszunahme ist, können Nahrungstabus und die Vorstellung, ein leicht gehaltenes Kind ließe sich leichter gebären, eine Rolle spielen.

Eine vorbestehende oder während der Schwangerschaft entstehende Mangelernährung der Mutter führt zu einem erhöhten Risiko, ein Kind mit niedrigem Geburtsgewicht zu gebären. Außerdem produzieren mangelernährte Mütter weniger Muttermilch, die zudem weniger Fett enthält, und dies auch nur für eine kürzere Zeit, so daß ein erhöhtes Risiko für kindliche Mangelernährung besteht. Durch dieses doppelte Problem ist die Sterblichkeitsrate von Kindern mangelernährter Mütter erschreckend hoch. Steht Nahrungsmittelhilfe zur Verfügung, so sollte man nicht zögern, sie bei den untergewichtigen Schwangeren und Stillenden kräftig einzusetzen. Die Vorteile gegenüber dem Einsatz bei anderen Zielgruppen sind:

- die Dauer der notwendigen Intervention ist natürlich begrenzt,
- der Kosten-Nutzen-Effekt der Intervention ist gut (für Mutter und Kind!),
- es wird keine teure und hygienisch problematische Spezialdiät notwendig wie beispielsweise für mangelgewichtige Neugeborene,
- die Zielgruppe ist klein, damit sind die Auswirkungen auf den Agrarbinnenmarkt unwesentlich.

Eine angepaßte Methode, um die *Größenentwicklung des Fötus* zu überwachen, ist das *Symphysen-Fundus-Maß*. Es ist bezüglich der Entdeckung einer Wachstumsretardierung und der Vorhersage des Geburtsgewichtes gleich zuverlässig wie der biparietale fötale Schädeldurchmesser im Ultraschall B-Bild.

Gemessen wird mit Hilfe eines Maßbandes von der tastbaren Oberkante der Symphyse in caudo-kranialer Richtung zum tastbaren oberen Pol des Uterus. Liegt der Uterus nicht auf der Körpermittelachse der Schwangeren, so folgt man der Mittelachse des Uterus. Auf den Schwangerschaftskarten einiger Länder ist ein Diagramm zur Bewertung des Symphysen-Fundus-Maßes abgedruckt. Es wird erfahrungsgemäß wenig benutzt, teils weil es Mitarbeiterinnen mit geringer Schulbildung vor Probleme stellt, teils weil es im Falle der Terminunklarheit nur schwer zu interpretieren ist.

Die folgende Faustregel erlaubt, Terminunklarheiten und fötale Wachstumsretardierung zu erkennen:

Symphysenfundusmaß in cm = Schwangerschaftswochen – 2
Schwangerschaftswochen = Symphysenfundusmaß in cm +2

Diese Faustregel gilt ab etwa der 14. bis zur 36. Schwangerschaftswoche. Nach der 36. Woche steigt der Uteruspol nicht mehr weiter an. Im Zusammenhang mit den Senkwehen sinkt er sogar wieder etwas ab. Bei Terminunklarheit wird die früheste Messung herangezogen, zur Beurteilung der Wachstumsretardierung die letzte vor der 37. Schwangerschaftswoche durchgeführte Messung.

Ein im Vergleich zum berechneten Termin zu niedriger Fundusstand kann ein Zeichen von Mangelentwicklung, *missed abortion* oder Querlage sein; ein zu hoher Fundusstand kann sich bei Blasenmole, Hydramnion, Mehrlingen oder verengtem Becken finden. In jedem Falle ist von einer *Risikoschwangerschaft* auszugehen.

Der erfahrene Untersucher kann *Lage und Einstellung* des Föten vermittels der *Leopold-Handgriffe*, die in (älteren) Lehrbüchern der Geburtshilfe erklärt werden, relativ sicher bestimmen. Eine pathologische, unklare oder wechselnde Lage und Einstellung ist bis zur 33. Woche nicht beunruhigend. Danach wechselt der Fötus seine Position nur noch selten. Die Untersuchungstechnik einschließlich des Symphysen-Fundus-Maßes läßt sich sehr schön am Modell üben, indem einer Freiwilligen eine Puppe unter einer wechselnd dikken Decke auf den Bauch gelegt wird.

Die *Auskultation des Abdomens* der Schwangeren erhält an Orten, an denen keine bildgebenden Verfahren wie Ultraschall zur Verfügung stehen, einen hohen Stellenwert. Ein internistisches Stethoskop mit dickem Doppelschlauch ist hierfür genauso geeignet wie ein Holz- oder Blechstethoskop nach Pinard. Um pulsierende Geräusche dem Kind oder der Mutter zuordnen zu können, tastet der Untersucher gleichzeitig den Puls der Schwangeren.

- Ein Lautstärkemaximum der kindlichen Herztöne kranial des Nabels der Schwangeren kann auf eine Beckenendlage oder auf eine Mehrlingsschwangerschaft hinweisen.
- Der Verdacht auf Mehrlingsschwangerschaft läßt sich belegen, indem die unterschiedlichen Herzfrequenzen der Mehrlinge nachgewiesen werden. Wenn zwei Untersucher jeweils ein Maximum abhören und der erste dem zweiten den gehörten Puls durch Handbewegungen mitteilt, kann der Nachweis gelingen.
- Unter günstigen Bedingungen ist das Plazentageräusch zu hören und dadurch die Lage der Plazenta zu bestimmen. Eine größere Lautstärke der Arteria uterina (zwei Querfinger kranial des Leistenkanals auskultieren) weist darauf hin, auf welcher Seite die Plazenta an das Gefäßsystem angeschlossen ist.

Wenn die Auskultation des Abdomens nicht auf Anhieb gelingt, sei es wegen Nebengeräuschen oder wegen einer ungünstigen Lage des Föten, so wiederholt man die Untersuchung zu einem etwas späteren Zeitpunkt.

Hypertone Schwangerschaftserkrankungen gehören zu den häufigen Ursachen mütterlicher und perinataler Sterblichkeit. Nach den drei Hauptsymptomen Ödeme, Proteinurie und Hypertonie wurden sie lange Zeit EPH-Gestose genannt. Wegen der inzwischen geänderten Einschätzung der Bedeutung der Ödeme setzen sich zunehmend die Begriffe *Präeklampsie* und *schwangerschaftsinduzierte Hypertonie* durch. Screening ist sinnvoll, denn es gibt einfach bestimmbare Zeichen und Symptome der Präeklampsie, und es gibt die Möglichkeit und die Notwendigkeit frühzeitiger Therapiemaßnahmen.

Die Grenzwerte für den *Blutdruck* betragen 130/90 mmHg. *Ödeme* werden nur noch dann als Risikofaktor angesehen, wenn sie im Gesicht und an den Händen oder als massive Beinödeme auftreten. Der früher übliche Druck auf das Schienbein zur Suche eines leichten Beinödems hat somit seine Bedeutung verloren. Bei jedem Besuch muß der Urin der Schwangeren auf *Proteinurie* untersucht werden. Geeignete Methoden wurden oben beschrieben. In der *Therapie* der Präeklampsie stehen Ruhe und körperliche Entlastung, antihypertensive Medikation sowie möglichst frühzeitige Beendigung der Schwangerschaft (durch Geburt oder Schnittentbindung) als sich ergänzende Maßnahmen zur Verfügung. In der Praxis ist es oft schwierig, die sichere Anbindung der Patientin an eine kompetente Gesundheitseinrichtung zu erreichen, wie es für die zumindest 2mal pro Woche durchzuführenden Kontrolluntersuchungen und für die Therapie notwendig wäre. Eine stationäre Aufnahme kommt aufgrund des beschränkten Bettenangebots nur in schwereren Fällen in Frage; auch ist die Akzeptanz von seiten der Familie gering, solange die Patientin noch keine für sie erkennbaren Zeichen einer schweren Erkrankung hat.

5.6.6
Wöchnerinnenvorsorge

Der *Wöchnerinnenvorsorge* (*post-natal care*; PNC) wird von Müttern und Diensten häufig – aber fälschlicherweise – eine geringere Priorität beigemessen. Der größte Teil (um 60%) der mütterlichen Sterbefälle ereignet sich im Wochenbett (Puerperium), das bei Hausgeburten weitgehend ungeschützt bleibt. Die Hospitalgeburt bietet nur kurzzeitig Schutz, da die Wöchnerinnen wegen zu geringer Bettenkapazität oft schon wenige Stunden nach der Geburt entlassen werden müssen. Dadurch werden auch neonatale Probleme des Kindes nur teilweise erfaßt. Vielerorts verbinden die Mutter-Kind-Vorsorgeprogramme daher minimale Aktivitäten der Wöchnerinnenvorsorge mit frühen präventivmedizinischen Kontakten zum Neugeborenen.

Wichtigstes Ziel der Wöchnerinnenvorsorge ist es, Zeichen schwerer Komplikationen wie Geburtsverletzungen, Nachblutung, Eklampsie und Infektion zu Hause zu erkennen und eine Überweisung zu veranlassen. Dieses Ziel ist nur zu erreichen, wenn die Frauen selbst über mögliche Probleme und Hinweiszeichen informiert sind. Die erforderlichen Kenntnisse sollten in der Schwangerenvorsorge und in einem Entlassungsgespräch nach einer Hospitalgeburt vermittelt werden und Gegenstand der Weiterbildung traditioneller Hebammen sein. Ein Präventivkontakt mit der Mutter eine bis zwei Wochen nach der Geburt kommt für diese Probleme meist zu spät. Er ist aber sehr sinnvoll für die folgenden Aktivitäten:

- Frühdiagnose von kindlichen Störungen,
- Verlaufsbeobachtung bei Mutter und Kind,
- Stillberatung und Inspektion der Brust,
- Beginn des Entwicklungsmonitorings und des kindlichen Impfschutzes mit BCG und Polio 0, sofern dies nicht bereits bei einer Hospitalgeburt erfolgte,
- Kontrazeptionsberatung (s. Abschn. 5.8).

Literatur

Bhatia JC (1986) Maternal mortality: a south Indian study. In: Kessel E, Gulardi H, Wiknjos-astro AA (Eds) Maternal and infant mortality – closing the gap between perinatal and health services. Southern Printing, Chapel Hill/NC

Graham WJ, Airey P (1987) Measuring maternal mortality: sense and sensitivity. Health Policy and Planning 2:323–333

Högberg U, Broström G (1985) The demography of maternal mortality – seven Swedish parishes in the 19th century. Int J Gynaecol Obstet 23:489–497

Jahn A (1994) Die Betreuung von Schwangeren in Entwicklungsländern. In: Wacker J, Baldé MD, Bastert G (Hrsg) Geburtshilfe unter einfachen Bedingungen. Springer, Berlin Heidelberg New York Tokyo

Lindmark G, Cnattingius S (Eds) (1992) The scientific basis of antenatal care routines: the state of the art. Int J Technol Assess. Health Care 8, Suppl. 1

Maine D (1987) Studying maternal mortality in developing countries: Rates and causes. A guidebook. WHO Document FHE/87.7. WHO, Geneva

Maine D (1991) Safe motherhood programmes: Options and issues. Center for Population and Family Health, Columbia University, New York

Poovan P, Kifle F, Kwast B (1990) A maternity waiting home reduces obstetric catastrophes. World Health Forum 11:440–445

Reitmaier P, Dupret A (1995) Mortalidade das mulheres em idade fertil em Cabo Verde: Causas e consequncias, Praia

Thonneau P, Xu Q, Toure B (1994) Obstetric transfers and maternal mortality: a study in Conakry, Guinea. Health Policy and Planning 9:81–85

Winful S (1994) How do maternal waiting homes operate and function? A case study from Tanzania. MSc Thesis, University of Heidelberg

5.7
Gesundheitsfürsorge für Erwachsene und ältere Menschen (*Adult Health*)

5.7.1
Erwachsenengesundheit – ein vernachlässigtes Problem

Im Rahmen eines umfassenden Konzepts der Familiengesundheit müssen Gesundheitsdienste Angebote an *alle* Familienmitglieder machen, nicht nur an Kinder unter 5 Jahren und Schwangere. Häufig werden für Heranwachsende, Erwachsene und ältere Menschen jedoch nur Programme zur Bekämpfung übertragbarer Krankheiten (Tuberkulose, Geschlechtskrankheiten, AIDS) angeboten. Menschen in diesen Altersgruppen haben aber noch andere Gesundheitsprobleme, die sie selbst als dringlich empfinden; sie richten dementsprechend oftmals ausgeprägte Erwartungen an die Gesundheitsdienste oder suchen Hilfe im informellen Sektor.

Auch aus epidemiologischer Sicht gewinnen die Gesundheitsprobleme Erwachsener und älterer Menschen zunehmend an Interesse. Abbildung 5.13 zeigt, daß die Bedeutung von nicht-übertragbaren (chronischen) Krankheiten in Entwicklungsländern weit größer ist als vielfach angenommen. Herz-Kreislauf-Erkrankungen, Karzinome, chronisch-obstruktive Atemwegserkrankungen und Diabetes sind keineswegs nur Probleme der „Überflußgesellschaften". Nach Ansicht von Experten der Weltbank bedingen sie in Entwicklungs- und Schwellenländern bereits 40% aller Todesfälle. In absoluten Zahlen gemessen, sterben in Entwicklungs- und Schwellenländern bereits erheblich

in Entwicklungsländern (39 Millionen Todesfälle)   in Industrieländern (11 Millionen Todesfälle)

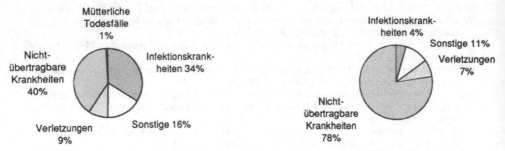

Abb. 5.13. Geschätzte Verteilung der Todesursachen weltweit, 1990, *nichtübertragbare Krankheiten*: Herz-Kreislauf-Erkrankungen, Karzinome, chronisch-respiratorische Erkrankungen und Diabetes

mehr Menschen an Herz-Kreislauf-Erkrankungen und Karzinomen als in den Industrieländern. Gleiches gilt für den Tod durch „externe" Ursachen, also durch Verkehrsunfälle, andere Verletzungen und Gewalt. Hiervon sind v. a. Männer betroffen (*paternal mortality*); in lateinamerikanischen Ländern ist die Sterblichkeit der Männer durch externe Ursachen mehr als 3mal so hoch wie durch Tuberkulose und fast eineinhalbmal so hoch wie durch Karzinome (Murray u. Lopez 1994).

Ein bedeutender Teil all dieser Todesfälle ereignet sich vorzeitig, in der noch wirtschaftlich aktiven Altersgruppe von 45–59 Jahren. Dem Tod an chronischen Erkrankungen geht zudem ein langes Leiden voraus, nicht selten an mehr als einer Krankheit gleichzeitig. Oft werden die Erkrankten nicht ausreichend behandelt oder bleiben sogar gänzlich unbehandelt. Bis heute verfügt kaum ein Entwicklungsland über eine explizite Gesundheitspolitik für Erwachsene und ältere Menschen (Feachem et al. 1992; World Bank 1993).

Nach Einschätzung der Weltbankexperten ist ein großer Anteil der Krankheitslast Erwachsener vermeidbar oder kann durch gesundheitsbezogene Interventionen unter Kontrolle gebracht werden. Bei Erwachsenen tragen allerdings – im Vergleich zu Kindern und Schwangeren – eine größere Zahl verschiedener Krankheiten zur Krankheitslast bei. Chronische Krankheiten haben zudem meist eine Vielzahl von Ursachen. Einzelne Interventionen haben daher möglicherweise nur einen geringen Effekt auf Morbidität und Mortalität. Viele technisch mögliche Interventionen sind außerdem zu teuer für Entwicklungsländer. Es gilt daher zu ermitteln, welche Gesundheitsprobleme besonders häufig und wichtig sind und für welche dieser Probleme es wirksame, aber kostengünstige Interventionen gibt, die möglichst an mehreren Ursachen ansetzen.

In vielen Fällen sind nicht klinisch-medizinische Interventionen gefordert, sondern Präventivmaßnahmen. Durch Aufklärung, Beratung und Gesetzgebung müssen bestimmte soziale Faktoren beeinflußt werden, die das Gesundheitsverhalten des einzelnen oder ganzer Bevölkerungsgruppen steuern.

In den folgenden Abschnitten wird aufgezeigt, daß der Bereich Erwachsenengesundheit *überall* auf der Welt weiterhin an Bedeutung gewinnen wird und daß keineswegs nur die städtischen Reichen von chronischen, nicht-übertragbaren Krankheiten betroffen sind. Anhand der Beispiele von Herz-Kreislauf-Erkrankungen und Krebs werden die Möglichkeiten und Grenzen der Prävention beschrieben. Dabei wird deutlich, daß es für einige Probleme noch keine fertigen Lösungen gibt, daß monokausales Denken und die immer noch üblichen vertikalen Ansätze aber der falsche Weg sind. Im letzten Abschnitt werden anhand des Teilbereichs „integrale Frauengesundheit" Schlußfolgerungen hinsichtlich der erforderlichen Neuorganisation von Gesundheitsdiensten gezogen.

5.7.2
Die „Health Transition" und ihre Folgen

Aussagen über das Ausmaß der Gesundheitsprobleme Erwachsener und älterer Menschen in Entwicklungsländern beruhen vielfach nur auf Hochrechnungen von (nicht-repräsentativen) Krankenhausstatistiken. Insbesondere aus Afrika gibt es wenig bevölkerungsbezogene Daten zu alters- und ursachenspezifischen Erkrankungs- und Sterberaten Erwachsener. Dennoch besteht kein Zweifel mehr, daß nicht-übertragbare Krankheiten und Verletzungen rapide an Bedeutung gewinnen und z. T. – ähnlich wie bereits in den Industrieländern geschehen – epidemisches Ausmaß annehmen werden.

Viele Entwicklungsländer befinden sich heute im „Übergang" von einer hohen Gesamtsterblichkeit vorwiegend an Infektionskrankheiten zu einer niedrigeren Sterblichkeit vorwiegend an nicht-übertragbaren Krankheiten. Ein solcher Übergang wird als *health transition* bezeichnet und hat die folgenden drei Komponenten:

• Die Altersstruktur vieler Bevölkerungen verändert sich. Durch sinkende Fertilität nimmt der relative Anteil Erwachsener an der Bevölkerung zu. Dank gesunkener Kindersterblichkeit erreichen mehr Menschen das Erwachsenenalter; zwischen 1985 und 2015 wird sich die absolute Zahl Erwachsener in Entwicklungsländern voraussichtlich verdoppeln. Dadurch nehmen sowohl der relative Anteil wie die absolute Zahl der Erwachsenen zu, die erkranken und sterben können.
• Die relative Bedeutung von bestimmten Risikofaktoren verändert sich. Aufgrund von Impfungen sind weniger Kinder dem Risiko ausgesetzt, an vermeidbaren Infektionskrankheiten zu sterben; jedoch beginnen z. B. mehr Jugendliche und Erwachsene mit dem Rauchen und setzen sich damit neuen Risiken aus. Dies führt zu einer relativen Zunahme chronischer Erkrankungen bei Erwachsenen.
• Aufgrund wirksamer Behandlungsmöglichkeiten sinkt die Sterblichkeit an bestimmten Infektionskrankheiten. Auch dadurch gewinnen nicht-übertragbare Krankheiten relativ gesehen an Bedeutung.

Zunächst könnte man vermuten, es seien vorwiegend die reichen, städtischen Bevölkerungsschichten, die unter den Folgen der *health transition* zu leiden haben. Erfahrungen wie die aus Nauru, einer Insel im Pazifik, scheinen dies zu bestätigen. Dort veränderte sich aufgrund eines plötzlichen wirtschaftlichen Wohlstandes die traditionelle Lebensweise und glich sich immer mehr der von Industrieländern an. Innerhalb von nur wenigen Jahrzehnten entwickelte sich eine hohe altersspezifische Sterblichkeit Erwachsener durch Herz-Kreislauf-Erkrankungen und Diabetes sowie durch Verkehrsunfälle. Es überrascht daher auch nicht, daß in Tansania, einem der ärmeren afrikanischen Länder, die Prävalenz der Hypertonie in städtischen Gebieten 12,8% beträgt, auf dem Lande aber nur 3,1%. Wohlstand, Urbanisierung und die damit einhergehenden Veränderungen der Lebens- und Ernährungsgewohnheiten spielen also offensichtlich eine große Rolle beim Ansteigen der Sterblichkeit an chronischen Krankheiten.

Studien aus Schwellenländern wie Brasilien und China (und aus Industrieländern) zeigen jedoch, daß es in der weiteren Entwicklung gerade Schichten mit geringem Einkommen und niedrigem Bildungsniveau sind, die mehr rauchen, mehr Alkohol konsumieren, ein höheres Körpergewicht und einen höheren Blutdruck haben. In der Phase der *health transition* sind die ärmeren Schichten somit doppelt belastet: Sie entwickeln eine höhere Prävalenz und Sterblichkeit an nicht-übertragbaren, chronischen Krankheiten als die Reichen, *und* sie haben aufgrund ihrer schlechteren Lebensbedingungen auch weiterhin eine höhere Erkrankungsrate und Sterblichkeit an Infektionskrankheiten.

Eine weitere Ungleichheit in der gesundheitlichen Situation in Entwicklungsländern besteht zwischen Männern und Frauen. Die Sterblichkeit von Männern aller Altersgruppen, v. a. aber zwischen dem 30. und 60. Lebensjahr, ist deutlich höher als die von Frauen, selbst nach Berücksichtigung der Müttersterblichkeit. Das liegt zum einen am höheren Verletzungsrisiko, zum anderen am Risikoverhalten der Männer und der daraus resultierenden höheren Sterblichkeit an nicht-übertragbaren Krankheiten.

Erkrankungen Erwachsener haben große sozioökonomische Auswirkungen, die die ganze Familie betreffen. Zur Behandlung erkrankter Erwachsener werden oft sehr viel höhere Beträge aufgewandt als für Kinder (Feachem et al. 1992). Hinzu kommen die wirtschaftlichen Verluste aufgrund von Verdienstausfällen oder fehlender Arbeitskraft auf den Feldern. Ärmere Familien ohne Rücklagen werden durch Krankheit besonders stark belastet.

Wenn es gelingen würde, Interventionen zur Prävention von chronischen Erkrankungen und Verletzungen für die *gesamte* Bevölkerung zugänglich zu machen, so würden keineswegs nur die Reichen davon profitieren, denn gerade die ärmeren Bevölkerungsschichten sind besonders stark betroffen. Solche Interventionen können also zu mehr Gleichheit in der Gesundheitsfürsorge beitragen. Auch aus diesem Grunde sollten die staatlichen Gesundheitsdienste dem Thema „Erwachsenengesundheit" hohe Priorität beimessen.

5.7.3
Herz-Kreislauf-Erkrankungen

Unter den Herz-Kreislauf-Erkrankungen sind weltweit am bedeutendsten diejenigen, die durch arteriosklerotische Veränderungen und/oder Bluthochdruck gekennzeichnet sind. Koronare Herzkrankheit und Schlaganfall bedingen zusammen 5,7 Mio. Todesfälle pro Jahr in den Entwicklungsländern und damit 15% der Gesamtsterblichkeit. In den Industrieländern sind es 4,1 Mio. Todesfälle pro Jahr, entsprechend 38% der Gesamtsterblichkeit. Während in Europa die ischaemische Herzerkrankung an der Spitze steht, ist in den afrikanischen Ländern südlich der Sahara und in China die Mortalität durch Schlaganfälle weitaus höher (Murray u. Lopez 1994).

Da eine Behandlung der manifesten Erkrankungen für die Bevölkerungsmehrheit in den Entwicklungsländern entweder nicht möglich oder nicht bezahlbar ist, kommt der Prävention größte Bedeutung zu. Prinzipiell ist zu denken an:

- *primordiale Prävention*; es wird verhindert, daß sich Risikofaktoren in der Bevölkerung überhaupt erst herausbilden; dies ist in ländlichen Gebieten vieler afrikanischer Länder (im Gegensatz zu Europa) noch möglich;
- *Primärprävention*, also die Beseitigung bzw. Modifizierung von bestehenden Risikofaktoren;
- *Sekundärprävention*, also eine Intervention, die das Voranschreiten der Krankheit verhindern soll, nachdem Vorstufen bzw. erste Gefahrenzeichen entdeckt wurden.

Die Risikofaktoren für die genannten Erkrankungen sind weitgehend die gleichen wie in Europa; im Prinzip gelten auch die gleichen Hinweise zur Prävention durch Veränderung von Ernährungsgewohnheiten und risikoreichem Lebensstil, und, wenn notwendig, zur Behandlung von modifizierbaren physiologischen Faktoren wie Bluthochdruck. Allerdings lassen sich daraus kaum „allgemeingültige" Botschaften für die Gesundheitsberatung formulieren. So gab die WHO zum Weltgesundheitstag 1992 den Ratschlag, sich fettärmer zu ernähren und mehr körperliche Aktivität zu entwickeln; für einen Großteil der städtischen Bevölkerung in Schwellenländern war das ein sinnvoller Hinweis. Er stieß aber bei der ländlichen Bevölkerung in Entwicklungsländern, die ihren Kalorienbedarf nicht oder nur knapp decken kann und harte körperliche Arbeit leistet, sicherlich nur auf wenig Verständnis. Ebenso spielen in Populationen, in denen arteriosklerotische Erkrankungen selten sind, bestimmte Risikofaktoren wie z.B. erhöhtes Serum-LDL *(low-density lipoprotein)* eine sehr viel geringere Rolle als in Europa und können in der Gesundheitsberatung entsprechend zurückstehen. In jedem Fall müssen die Ratschläge also sorgfältig der lokalen sozioökonomischen und epidemiologischen Situation angepaßt werden.

Rauchen und Hypertonie sind Risikofaktoren, die jeweils an der Entstehung oder Verschlimmerung von *mehreren* Krankheiten beteiligt sind. Daher soll ihre Bedeutung in Entwicklungsländern hier etwas näher betrachtet werden.

Rauchen

Raucher haben ein signifikant höheres Risiko, an Herz-Kreislauf-Erkrankungen, an chronisch-respiratorischen Erkrankungen sowie an Karzinomen der Lunge, der Speiseröhre und des Mund-Rachen-Raumes zu erkranken und zu versterben. Dies ist als ein wichtiges gesundheitliches Problem der Industrie-

Tabelle 5.7. Anteil der Raucher unter
den Erwachsenen (1985–90)

Land	Männer	Frauen
USA	32%	27%
Nigeria	29%	20%
China	61%	7%
Bangladesh	70%	20%

länder wohlbekannt. Es überrascht zunächst, daß aus der Sicht eines Welt-bank-Experten „die Kontrolle des Tabakkonsums *weltweit* gesehen eines der wichtigsten (wenn nicht *das* wichtigste) Problem der öffentlichen Gesund-heit" sein soll (Stanley 1993). Die Tabelle 5.7 zeigt jedoch, daß sich das Rau-chen in Entwicklungs- und Schwellenländern mit beängstigender Geschwin-digkeit ausbreitet.

In den Entwicklungsländern werden mehr filterlose Zigaretten geraucht, zudem ist der Teer- und Nikotingehalt der Zigaretten höher. Die Zahl der im Durchschnitt pro Kopf und Jahr gerauchten Zigaretten liegt in Nigeria und Bangladesh noch bei unter 500 (bei allerdings sehr junger Bevölkerung); Chi-na erreicht mit 2 000–2 500 bereits europäisches Niveau. Auch die Zuwachsra-ten sind beeindruckend. Während im Zeitraum 1982–1990 der Zigaretten-konsum in den USA und Europa abnahm oder praktisch gleich blieb, betrug die Steigerung in Afrika 1,8%, in China sogar 7,2% (Stanley 1993). Bei gleichbleibenden Zuwachsraten wird es im Jahr 2025 weltweit ca. 10 Mio. To-desfälle durch Tabakkonsum geben, davon 7 Mio. in Entwicklungsländern, was 15% aller Todesfälle dort entspräche (Jokinen u. Pitkänen 1994).

Nichtraucherkampagnen und eine Erhöhung der Tabaksteuer haben sich in Studien aus Industrieländern als teilweise wirksam erwiesen (Pearson et al. 1993). Langfristiges Ziel muß sein, Nichtrauchen als normales soziales Verhalten zu etablieren. Auf individueller Ebene steht dem, gefördert durch die Werbung der Tabakindustrie, das Image des Rauchens als Statussymbol entgegen, auf nationaler (legislativer) Ebene in Entwicklungsländern die Tat-sache, daß Tabakanbau bzw. Zigarettenproduktion Arbeitsplätze schaffen und dringend benötigte Devisen ins Land bringen.

Die WHO hat eine „Tobacco Free Initiative" ins Leben gerufen (http:// tobacco.who.int/), die sich zum Ziel gesetzt hat, international mehr Aufmerk-samkeit, Ressourcen und Aktivitäten auf die Tabakpandemie (weltweite Epi-demie) und ihre Kontrolle zu lenken. 1999 wurden unter Beteiligung der mei-sten Länder der Welt, der EU und von vielen Nichtregierungsorganisationen die Verhandlungen über ein legal bindendes Rahmenabkommen aufgenom-men („Framework Convention on Tobacco Control"). Es soll dazu dienen, durch gesetzgeberische und regulatorische Maßnahmen weltweit die Gesund-heitsgefahr durch Tabakkonsum zu vermindern.

Hypertonie

Ein *erhöhter Blutdruck* steigert das Risiko, an Schlaganfall und an koronarer Herzkrankheit zu erkranken oder zu versterben. Das Risiko erhöht sich kontinuierlich mit dem diastolischen Blutdruck, d. h., es gibt aus epidemiologischer Sicht keinen unteren „Grenzwert" für das Risiko. Wenn man sich die Blutdruckwerte in einer Gemeinde als etwa normalverteilt vorstellt (der Mittelwert der Verteilung wird dabei wesentlich von lokalen Lebens- und Ernährungsgewohnheiten einschließlich des Kochsalzkonsums abhängen), dann ergeben sich zwei denkbare präventive Ansätze:

- die *individuelle* Behandlung der klinisch als Hypertoniker definierten Patienten, also des vergleichsweise kleinen Bevölkerungsanteils unterhalb des rechten Ausläufers der Verteilungskurve. Dazu ist zunächst die Fallsuche erforderlich. Dann müssen die Gesundheitsdienste den Betroffenen Beratung zu salz- und ggf. kalorienarmer Diät erteilen, preisgünstige Antihypertensiva bereitstellen und eine regelmäßige Blutdruckkontrolle (Monitoring) ermöglichen;
- die Beeinflussung der Ernährungs- und Lebensgewohnheiten der *ganzen Gemeinde*, hin zu mehr Bewegung und ggf. verringerter Kalorienaufnahme. Damit sinkt der mittlere diastolische Blutdruck in der Gemeinde, die gesamte Verteilungskurve verschiebt sich also im Koordinatensystem nach links.

Der gemeindebezogene Ansatz (im Sinne einer Primär- oder, in vielen ländlichen Gebieten Afrikas, einer primordialen Prävention) rettet potentiell mehr Menschenleben als die Fallsuche und Therapie von Hypertonikern, denn selbst eine kleine Verringerung des mittleren diastolischen Blutdrucks senkt das Risiko einer großen Zahl von Menschen. Unter dem rechten Ausläufer der Kurve befindet sich zwar weiterhin der gleiche Anteil von Menschen mit überdurchschnittlich hohem Blutdruck, aber auch ihre Blutdruckwerte und damit ihr Risiko sind gesenkt worden. Zudem sind die Kosten für diesen Ansatz in der Regel geringer. Vermutlich ergänzen und verstärken sich die beiden Ansätze gegenseitig in ihrer Wirksamkeit, aber darüber fehlen Studien aus Entwicklungsländern (Pearson et al. 1993).

5.7.4
Krebserkrankungen

Nach Schätzungen von Weltbank und WHO treten weltweit pro Jahr 6 Mio. neue Krebserkrankungen auf, mehr als die Hälfte davon in Entwicklungsländern. Dort stehen teilweise Karzinome im Vordergrund, die in den Industrieländern eher selten sind, z. B. primäres Leberkarzinom und Speiseröhrenkarzinom; allerdings ist auch eine starke Zunahme des Lungenkarzinoms zu beobachten. Bei Frauen ist das Zervixkarzinom weitaus häufiger als Brustkrebs.

Im klinischen Bereich bestehen drei oftmals zusammenhängende Probleme: Die Möglichkeiten und Ressourcen für Diagnostik und Therapie sind meist unzureichend, die frühen Beschwerden von Karzinompatienten werden fehldiagnostiziert, ins Krankenhaus kommen sie dann erst im Spätstadium. Sehr häufig bleibt nur noch die Betreuung der präterminal Kranken. Dies ist eine Aufgabe der Grundversorgung, die leider sehr vernachlässigt wird, obwohl sie billig und machbar wäre. Das absolute Minimum ist, eine ausreichende Schmerztherapie sicherzustellen. Hier besteht zum einen die Aufgabe, die Versorgung mit ausreichend starken, ggf. oralen Schmerzmitteln für die häusliche Pflege von Sterbenden zu organisieren. Zum anderen gilt es, Vorbehalte des Gesundheitspersonal gegen die Gabe starker Schmerzmittel in der stationären Palliativbehandlung auszuräumen; ähnlich wie früher bei uns besteht die Sorge, man würde damit beim Patienten eine Abhängigkeit erzeugen.

Wiederum ist an die Möglichkeit der *Primärprävention*, also der Beseitigung von Risikofaktoren, zu denken, und an die *Sekundärprävention*, also eine Intervention, die das Voranschreiten der Krankheit verhindern soll, nachdem Vorstufen bzw. erste Gefahrenzeichen im Screening entdeckt wurden (Früherkennung). Die folgenden Beispiele zeigen allerdings, daß die Primärprävention meist eine Veränderung von liebgewonnenen Lebensgewohnheiten erfordert und daß es in Entwicklungsländern momentan nur für eine der häufigen Krebsarten ein Screening gibt.

Eine wirkungsvolle Primärprävention ist beim *Leberkarzinom* möglich. In afrikanischen und asiatischen Ländern geht ein großer Teil der Fälle auf eine chronische Hepatitis-B-Infektion zurück, oft in Kombination mit der Aufnahme von Aflatoxinen (Gifte von Schimmelpilzen) mit der Nahrung. Durch die Hepatitis-B-Impfung kann die Erkrankung und damit der chronische Verlauf und die Entwicklung des Karzinoms verhindert werden (s. Abschn. 5.4.2). Die mit zunehmendem Wohlstand und Urbanisierung einhergehenden Änderungen der Ernährungsgewohnheiten (konservierte Nahrungsmittel) werden sich voraussichtlich ebenfalls positiv auswirken. Schwieriger ist die Primärprävention des *Speiseröhrenkarzinoms*. Dessen Entstehung wird durch Alkohol und Rauchen (in bestimmten Regionen auch noch durch weitere starke exogene Karzinogene) gefördert. Hier ist eine Änderung der entsprechenden Lebensgewohnheiten erforderlich, z. B. durch eine wirksame Gesundheitsberatung. Für keine dieser beiden Krebsarten gibt es ein sinnvolles Screening.

Jedes Jahr sterben weltweit zwischen 200 000 und einer halben Mio. Frauen an einem Zervixkarzinom, 85 % davon in Entwicklungsländern (Murray u. Lopez 1995; Kjellgren 1994). Die Sterblichkeit am Zervixkarzinom liegt damit dort in ähnlicher Größenordnung wie die Müttersterblichkeit und wird diese in den nächsten Jahrzehnten voraussichtlich überholen. Als Risikofaktoren gelten die frühe Aufnahme sexueller Aktivitäten und eine große Zahl von Partnern; ursächlich ist wahrscheinlich die sexuell übertragene Infektion mit einem *Human Papilloma*-Virus. Die primäre Prävention erfordert die Änderung der Sexualgewohnheiten und ähnelt der HIV-Prophylaxe (s. Abschn. 4.3). Zervixkarzinome entwickeln sich vergleichsweise langsam aus Dysplasien (atypische Zellveränderungen) in der Übergangszone zwischen Gebärmutterschleimhaut und Vaginalepithel. Da diese Dysplasien relativ leicht zu diagnostizieren und einfach zu behandeln sind, liegen gute Voraussetzungen für erfolgreiche Früherkennung und Frühintervention vor. In Industrieländern haben 50 Jahre Vorsorge mit Zytodiagnostik nach Papanicolau („Pap-smear") die Sterblichkeit an Zervixkarzinom um 40–60 % vermindert.

In Entwicklungsländern wurde trotz vielfacher Implementierungsversuche ein ähnlicher Erfolg noch nicht erreicht, weil

- die Laborkapazitäten für massenhafte Auswertung von Pap-smears nicht geschaffen oder nicht erhalten werden konnten,
- es schwierig und kostentreibend ist, Frauen mit verdächtigen Befunden zu kontaktieren und zu einer Wiederholungsuntersuchung bzw. Intervention zu motivieren,
- ein Screening mit gynäkologischer Untersuchung in vielen Kulturen nur schlecht akzeptiert wird,
- die Qualitätssicherung des Screeningprogramms bis hin zur Intervention keine Lücken aufweisen darf, was die Kosten gerade in Entwicklungsländern überproportional erhöht,
- zu Beginn eines Programms vorwiegend weit fortgeschrittene Fälle identifiziert werden, für die keine adäquate Behandlung bereitsteht; darunter leidet die Glaubwürdigkeit des Präventionsversprechens.

Neuere Studien haben gezeigt, daß eine Inspektion der Zervix nach Pinseln mit Essigsäure („visual inspection with acetic acid", VIA) mit unbewehrtem Auge oder einem einfachen Kolposkop ähnlich aussagekräftig sein kann wie die Zytologie nach Papanicolau (Gaffikin et al. 1999). Werden Dysplasien gefunden, so können sie selbst an Orten mit einfacher Ausstattung und ohne Elektrizität durch Vereisung (Kryotherapie) entfernt werden. So ist es möglich, in nur einem Kontakt mit der Patientin Screening und Therapie durchzuführen. Weitere angewandte Forschung in diesem Bereich erscheint lohnend.

Aus dem heutigen Verständnis der Pathologie und aus praktischen Erfahrungen mit Screeningprogrammen läßt sich eine Folge prioritärer Schritte ableiten:

1. Sicherstellung der Erreichbarkeit und Durchführung therapeutischer Intervention,
2. Screeningangebot an alle Frauen, die an gynäkologischen und Sprechstunden für sexuell übertragbare Krankheiten teilnehmen,
3. Screeningangebot an Frauen zwischen 20 und 59 Jahren,
4. möglichst alle Frauen mobilisieren und mindestens einmal untersuchen (bei Frauen in der 2. Hälfte des reproduktionsfähigen Alters wird selbst eine einmalige Untersuchung noch als wirksam angesehen),
5. Wiederholungsuntersuchungen alle 5 Jahre.

5.7.5
Die konzeptionelle Einbindung von *Adult Health* in die Familiengesundheit

Auch im Bereich Erwachsenengesundheit sind die Erfahrungen mit vertikalen Programmen, die jeweils Interventionen zu nur einem Gesundheitsproblem bieten, also enttäuschend. Das gilt für das Screeningprogramm für Zervikalkarzinome ebenso wie für viele „aufgesetzte" Kampagnen zur Veränderung einer bestimmten Ernährungsgewohnheit. In der Forschung hat man sich bislang darauf konzentriert, die Häufigkeit medizinisch diagnostizierbarer Symptome oder Krankheiten Erwachsener zu messen. Die „empfundenen" Gesundheitsprobleme der Betroffenen und ihr „Leiden" wurden selten untersucht. Dies könnte jedoch von großer Bedeutung sein, gerade wenn soziale Faktoren beeinflußt werden müssen, die das Gesundheitsverhalten steuern, oder wenn Patienten davon überzeugt werden sollen, daß sie eine Dauerbehandlung für ein nicht empfundenes Problem wie Hypertonie benötigen.

Eine Analyse von Studien aus verschiedenen Entwicklungsländern zeigt, daß Erwachsene zwischen 40 und 59 Jahren im Vergleich zu allen anderen Altersgruppen am meisten Geld pro medizinische Konsultation ausgeben, obwohl es für sie bislang nur wenige spezifische und wirksame Angebote gibt. Die Weltbankexperten sind der Ansicht, daß effizientere Gesundheitsprogramme für Erwachsene aus den Mitteln finanziert werden können, die Erwachsene heute bereits für ineffektive Maßnahmen aufwenden (Feachem et al. 1992). Ob die potentiellen Nutzer sich auf neue Angebote einlassen, hängt aber sicherlich davon ab, ob ihre empfundenen Bedürfnisse erfüllt werden und ob die angebotenen Leistungen von akzeptabler Qualität sind.

Das folgende Beispiel soll Alternativen aufzeigen. Es stellt modellhaft die konzeptionelle Weiterentwicklung der Gesundheitsdienste für Frauen über die ambulante Gynäkologie hin zu einem Ansatz der „integralen Frauengesundheit" dar.

Während seit Mitte der 80er Jahre die Probleme der Geburtshilfe in Entwicklungsländern systematisch untersucht und Lösungsvorschläge erarbeitet werden, fehlt eine solche Initiative bezüglich der Gynäkologie. Als Erbe aus der Kolonialzeit verfügten periphere Gesundheitseinrichtungen über keine oder nur völlig unzureichende Möglichkeiten der gynäkologischen Diagnostik und Therapie. Mittlerweile wurden zwar die physischen Voraussetzungen verbessert und Personal weitergebildet, meist jedoch nur für vertikale Ansätze zur Lösung ausgesuchter Probleme, insbesondere Schwangerenvorsorge, Kontrazeption mit der Spirale und die Kontrolle sexuell übertragbarer Krankheiten. Wegen der Ausrichtung auf spezielle Probleme und der damit verbundenen Organisation der Dienste stehen diese Einrichtungen jedoch nur selten für eine *ambulante gynäkologische Grundversorgung* zur Verfügung. In Allgemeinsprechstunden werden nur ausnahmsweise die vaginale Untersuchung und Spiegeleinstellung angewandt, obwohl sie zum Grundspektrum der allgemeinmedizinischen Untersuchungstechniken gehören, ähnlich der Verwendung eines Ohren- oder Augenspiegels. Ihre technische Beherrschung ist Voraussetzung für die flächendeckende Einführung des Zervikalkarzinom-Screening.

Für die Patientin ist eine vertikale Aufteilung der Funktionen schwer verständlich. Sie hat Beschwerden und Erwartungen und wünscht eine umfassende Antwort. Auch aus der Sicht der Dienste ist es vorzuziehen, einen integrierten Dienst anzubieten, der erlaubt, aus den Ergebnissen der Untersuchung und Beratung eine kompetente, sofortige und umfassende Intervention abzuleiten. Aus diesen Überlegungen heraus wurde das Konzept der *„integralen Frauengesundheit"* entwickelt, das die wichtigsten Elemente der Frauengesundheit auf der Erstkontaktebene zusammenfaßt:

- Schwangeren- und Wöchnerinnenvorsorge,
- ambulante Gynäkologie, einschließlich Kontrazeption und Familienplanung, Kontrolle von Geschlechtskrankheiten und Krebsvorsorge,
- psychosoziale Dienste,
- Gesundheitsberatung.

In diesem integrierten Konzept werden je nach Bedarf der Patientin die individuell notwendigen Leistungen erbracht. Ein nicht nach Funktionen aufgesplittertes Dokumentationssystem erlaubt, die Gesamtheit der Probleme und des Verlaufs zu erfassen. Gesundheitsberatung kann sich am aktuellen Informationsbedarf der Frau ausrichten, die Ratschläge können ihrer sozioökonomischen Situation angemessen sein. Der integrale Ansatz erleichtert es auch, die „institutionale" Schweigepflicht einzuhalten. Wenn alle Funktionen gleichzeitig angeboten werden, läßt sich an den Warteschlangen nicht mehr erkennen, welche Patientin welches Problem hat. Damit wird ein wichtiges Hindernis der Akzeptanz spezieller Sprechstunden (insbesondere für Familienplanung und für Geschlechtskrankheiten) beseitigt.

Hier zeigt sich am Beispiel „Frauengesundheit" ein weiteres Mal der Vorteil eines integralen Konzepts gegenüber einer Aneinanderreihung von vertikalen Ansätzen. Auch im Bereich Erwachsenengesundheit kann nur ein integrales Konzept wichtige Voraussetzungen für Qualität erfüllen (vgl. Kap. 2): ein *globales Verständnis der Gesundheitsprobleme*, die *Kontinuität* in der Betreuung über längere Zeit und die *Integration* von *promotiven, präventiven, kurativen, rehabilitativen* und *sozialen* Aktivitäten.

Literatur

Feachem RGA, Kjellstrom T, Murray CJL, Over M, Phillips MA (Eds) (1992) The health of adults in the developing world. Published for the World Bank. Oxford University Press, New York

Gaffikin L, Blumenthal D, McGrath J, Chirenje ZM (1999) Visual inspection with acetic acid for cervical-cancer screening: Test qualities in a primary-care setting. University of Zimbabwe/JHPIEGO Cervical Cancer Project. Lancet 353:869–873

Jokinen H, Pitkänen YT (1994) Alcohol and tobacco. In: Lankinen KS, Bergström S, Mäkelä PH, Peltomaa M (Eds) Health and disease in developing countries. Macmillan, London Basingstoke

Kjellgren O (1994) Malignancies: a growing problem. In: Lankinen KS, Bergström S, Mäkelä PH, Peltomaa M (Eds) Health and disease in developing countries. Macmillan, London Basingstoke

Murray CJL, Lopez AD (1994) Global and regional cause-of-death patterns in 1990. Bull WHO 72:447–480

Pearson TA, Jamison DT, Trejo-Guiterrez J (1993) Cardiovascular disease. In: Jamison DT, Mosley WH, Measham AR, Bobadilla JL (Eds) Disease control priorities in developing countries. Published for the World Bank. Oxford University Press, New York

Stanley K (1993) Control of tobacco production and use. In: Jamison DT, Mosley WH, Measham AR, Bobadilla JL (Eds) Disease control priorities in developing countries. Published for the World Bank. Oxford University Press, New York

5.8
Familienplanung

REGINA GÖRGEN

5.8.1
Einleitung

Unter Familienplanung verstehen wir alle von Paaren oder Individuen getroffenen Maßnahmen, um Zeitpunkt, Abstand und Zahl der Nachkommen zu beeinflussen. Zur Familienplanung gehören *schwangerschaftsverhütende* Maßnahmen ebenso wie *fruchtbarkeitsfördernde* Maßnahmen bei Subfertilität oder Infertilität. Zur Familienplanung gehörten und gehören per definitionem auch Maßnahmen, die nach erfolgter Befruchtung angewandt werden wie Abtreibung oder Kindestötung (Infantizid), auch wenn dies vielen religiös motivierten Menschen als unannehmbar erscheint. So werden auf nationalen und internationalen Konferenzen immer wieder Beschlüsse gefaßt, die besagen, daß Abtreibung keine Methode der Familienplanung ist. Hierbei handelt es sich um eine politische und ethische Festlegung.

Familienplanung hat es zu allen Zeiten und in allen Gesellschaften gegeben, um die biologisch mögliche Fruchtbarkeit, die auf 15–20 Geburten pro Frau geschätzt wird, der gesellschaftlich erwünschten Fruchtbarkeit anzupassen. Familienplanung wird heute besonders unter bevölkerungspolitischen Aspekten diskutiert und gefördert. Hierauf soll an dieser Stelle nicht eingegangen werden (s. hierzu Abschn. 1.1.2). Familienplanung wird aber auch als Menschenrecht verstanden, und hier v.a. als Selbstbestimmungsrecht der Frau. Frauen, die über Zeitpunkt, Abstand und Anzahl der Schwangerschaften bestimmen können, haben mehr Möglichkeiten der Selbstverwirklichung als Frauen, die dem Segen oder Fluch der eigenen Fruchtbarkeit unterworfen sind.

5.8.2
Familienplanung und Gesundheit

Zu frühe, zu rasch aufeinanderfolgende, zu viele und zu späte Schwangerschaften führen zu einem erhöhten Gesundheitsrisiko für Mütter und Kinder.

Zu früh: Jugendschwangerschaften

Weltweit werden jährlich ca. 15 Mio. Kinder von Teenagermüttern geboren, 80% davon in Entwicklungsländern. Inwieweit Schwangerschaften bei Teenagern ein Gesundheitsrisiko darstellen, hängt neben Faktoren der biologischen Reife auch vom sozialen und kulturellen Umfeld ab. Weltweit sind

Schwangerschafts- und Geburtskomplikationen die Haupttodesursache bei 15- bis 19jährigen Mädchen. Die sozioökonomischen Faktoren einschließlich der Gesundheitsversorgung spielen dabei wohl die Hauptrolle. In Bangladesch sind 40% der Sterblichkeit der 15- bis 19jährigen schwangerschafts- und geburtsbedingt, in Ägypten sind es 26% und in Industrieländern weniger als 1%. Besonders voreheliche Schwangerschaften stellen ein Risiko dar, wenn sie sozial geächtet sind: Fehlende Schwangerenvorsorge, soziale und psychologische Vernachlässigung der jungen Mutter und induzierte Aborte tragen in diesem Fall zu den Gesundheitsproblemen bei. Unstrittig ist, daß eine Schwangerschaft mit 16 Jahren oder früher eine Gefahr für das Leben der Mutter darstellt, da der körperliche Reifungsprozess noch nicht weit genug fortgeschritten ist. Für Mädchen älter als 16 Jahre sind die Erkenntnisse zu den biologischen Risiken nicht eindeutig. Gesundheitsprobleme, die bei sehr jungen Müttern verstärkt auftreten, sind Gestosen, Anämien, Mißverhältnis von Becken und kindlichem Kopf, Zervixverletzungen, Frühgeburten und niedriges Geburtsgewicht. Kinder von Teenagermüttern haben schlechtere Überlebenschancen als Kinder von Müttern, die 20 Jahre oder älter sind. Auch hier spielen wohl neben biologischen v.a. soziale, ökonomische und psychologische Faktoren die wesentliche Rolle. Die Risiken von Schwangerschaften bei sehr jungen Mädchen werden in traditionellen Gesellschaften oft nicht gesehen. Durch ein sehr niedriges Heiratsalter werden Teenagerschwangerschaften im Gegenteil gesellschaftlich sanktioniert.

Zu viele und zu rasch aufeinanderfolgende Schwangerschaften

Die Zahl der Schwangerschaften hat einen wesentlichen Einfluß auf die Gesundheit der Mutter. Die erste Geburt birgt ein etwas größeres Risiko als die folgenden. Die zweite, dritte und vierte Geburt sind die risikoärmsten; ab der fünften steigen Mütter- und Kindersterblichkeit deutlich an. Hier spielt neben der Zahl der Kinder auch das Alter der Mutter eine Rolle.

Ein weiterer wesentlicher Faktor ist der Abstand zwischen den Geburten. Sehr gut untersucht ist der Zusammenhang zwischen Geburtenabstand und Säuglingssterblichkeit. Traditionell ist dieser Zusammenhang in vielen Gesellschaften bekannt; soziale Systeme, die eine längere sexuelle Enthaltsamkeit der Mutter nach der Geburt fördern, waren und sind verbreitet unter der Voraussetzung, daß für den männlichen Partner während dieser Periode andere Frauen zur Verfügung stehen. In diesem Zusammenhang hat die Polygynie auch eine familienplanerische Funktion. Diese traditionellen Systeme der Familienplanung sind weltweit in Erosion begriffen, so daß das sog. *child spacing* eine wesentliche Aufgabe moderner Familienplanung ist.

Zu späte Schwangerschaften

Frauen, die mit 35 Jahren und älter Kinder bekommen, haben ein größeres Risiko, Geburtskomplikationen zu erleiden oder in Zusammenhang mit der Geburt zu sterben. Auch ist die Säuglingssterblichkeit bei Kindern von Frauen über 35 Jahren höher als bei jüngeren Müttern. Bei älteren Müttern steigt der Anteil von Kindern mit erblichen Schäden wie z.B. Trisomie 21 (*Down-*

Syndrom). Vor allem aber ist die späte Schwangerschaft in Entwicklungsländern oft auch die 8., 9. oder 10. Schwangerschaft einer Frau. Hier kommt zu den Risiken des zunehmenden Alters noch die körperliche Belastung durch die vorhergegangenen Schwangerschaften und die Fürsorge für die Familie. Diese Gruppe der älteren Multipara hat das ausgeprägteste Interesse an der Verhütung weiterer Schwangerschaften und oft auch ein großes Interesse an irreversiblen Methoden.

5.8.3
Abtreibungen

In der Vergangenheit und auch heute spielen Abtreibungen eine große Rolle, wenn es darum geht, eine unerwünschte Schwangerschaft zu beenden. Im Grunde kann man die meisten Abtreibungen als Folge einer mißlungenen Verhütung interpretieren. Mit einem zugänglichen und akzeptierten Angebot an Verhütungsmethoden kann der Anteil an Abtreibungen enorm reduziert werden, wenn auch immer ein Restbedarf bestehen bleibt. Eindrückliche Beispiele hierfür sind einerseits die ehemalige Sowjetunion, in der Abtreibung die am besten zugängliche Methode der Familienplanung war und in der 1985 auf 100 Geburten mehr als 150 Abtreibungen kamen; andererseits die Niederlande, in denen dank eines exzellenten Systems von Aufklärung und Familienplanungsdiensten nur 9 Abtreibungen auf 100 Geburten kamen.

Man schätzt, daß weltweit jährlich 50 Mio. Abtreibungen stattfinden, die Hälfte davon in Entwicklungsländern und hiervon wiederum die Hälfte außerhalb der Gesundheitsdienste. Da Abtreibungen in vielen Entwicklungsländern illegal sind, finden sie oft unter medizinisch bedenklichen Bedingungen statt. Man schätzt, daß 20–40% aller mütterlichen Todesfälle durch nicht fachgerecht durchgeführte Abtreibungen verursacht werden. Jede Entwicklungshelferin wird im Gesundheitsdienst mit den Folgen solcher Abtreibungen konfrontiert werden. Der Kampf um eine Legalisierung der Abtreibung und um Gesundheitsdienste, die sichere Abtreibungen anbieten können, ist ein entscheidender Beitrag, um das Leid der betroffenen Frauen und Mädchen zu verringern. Leider sind viele Industrieländer, allen voran die USA, aber auch die Bundesrepublik – im wesentlichen aus innenpolitischen Rücksichtnahmen – nicht bereit, sichere Abtreibung zum Gegenstand der Entwicklungszusammenarbeit zu machen.

5.8.4
Familienplanung als Aufgabe der Gesundheits- und Sozialdienste

Geht man von den oben dargestellten Überlegungen aus, dann sollten Gesundheitsdienste einen Beitrag dazu leisten, daß

- Jugendschwangerschaften verhindert werden,
- ausreichende Geburtenabstände erreicht werden,
- Frauen, die die erwünschte Kinderzahl erreicht haben, bzw. ältere Frauen weitere Schwangerschaften erfolgreich verhüten können.

Die Familienplanungsprogramme sind in den meisten Ländern an die Mutter-Kind-Dienste (MCH/FP) angebunden. Hier sollte auch in Zukunft ein wichtiger Schwerpunkt der Arbeit liegen, da die Beratung schwangerer Frauen oder stillender Mütter eine gute Gelegenheit ist, um für ausreichende Geburtenabstände zu werben und auf das Risiko zu vieler Schwangerschaften aufmerksam zu machen. Das Angebot von Familienplanung ausschließlich im Rahmen der Mutter-Kind-Sprechstunde reicht aber nicht aus, da weder junge Menschen ohne Kinder noch die Männer angesprochen werden.

Jugendliche werden in aller Regel im Routinebetrieb eines Gesundheitsdienstes nicht erreicht, da sie kaum zu den Nutzern der Dienste gehören. Kommen sie dann mit einer Frühschwangerschaft, ist es für die Vermeidung dieses Risikos zu spät. Hier muß aktiv die Zusammenarbeit mit Schulen und Jugendorganisationen gesucht werden. Es gibt auch positive Erfahrungen mit speziellen Jugendsprechstunden, in denen Jugendliche zu Fragen des Sexuallebens, der Verhütung von Schwangerschaft und Geschlechtskrankheiten Information und Verhütungsmittel erhalten können. Der wesentliche Widerstand ist auf seiten der verantwortlichen Eltern, Erzieher und Politiker zu erwarten, die beim Angebot von Verhütungsmitteln an Jugendliche einen Verfall der Sitten befürchten. Durch die AIDS-Pandemie hat sich aber in den letzten Jahren in vielen Ländern das Klima bezüglich Aufklärung und Dienstleistung für Jugendliche verbessert. Entgegen der landläufigen Befürchtung führt rechtzeitige Aufklärung nicht zu früherem oder häufigerem Geschlechtsverkehr. Dies konnte die WHO in einer vergleichenden Studie nachweisen (Grunseit et al. 1997).

Die Anwendung von Kontrazeptiva setzt häufig die Zustimmung oder Duldung des männlichen Partners voraus. Die ausschließliche Anbindung von Familienplanungsprogrammen an Mutter-Kind-Dienste greift hier nicht. Heute werden in vielen Ländern Angebote an Paare zur verantwortlichen Partnerschaft gemacht (dies aber v.a., wenn es um die Anwendung natürlicher Methoden der Familienplanung geht), oder Männer werden in „*male motivation*"-Kampagnen gezielt angesprochen.

5.8.5
Methoden der Familienplanung
Traditionelle Methoden

Traditionell spielten neben der Abtreibung unerwünschter Schwangerschaften der relative Empfängnisschutz durch das Stillen, zeitweilige Abstinenz und in geringerem Maße der Coitus interruptus die wesentliche Rolle bei der Verhütung. Die naturwissenschaftlichen Erkenntnisse zur Zuverlässigkeit dieser Methoden, dargestellt als *Pearl Index*, haben diese Methoden zu Unrecht in Mißkredit gebracht, besonders unter Bedingungen, wo moderne Methoden nicht akzeptiert werden, nicht vorhanden, nicht erreichbar oder nicht bezahlbar sind. Eine neuere Untersuchung über den Fruchtbarkeitsrückgang in der Türkei konnte zeigen, daß 50% der verhütenden Paare dies mit zeitweiliger Abstinenz und dem Coitus interruptus tun, da ihnen diese Methoden kulturell und religiös eher akzeptabel erscheinen. Auch muß darauf hingewiesen werden, daß der Fruchtbarkeitsrückgang in Europa zu Beginn dieses Jahrhunderts ohne moderne Kontrazeptiva stattfand.

Moderne naturwissenschaftliche Methoden

An dieser Stelle kann nicht im Detail auf die verschiedenen Verhütungsmethoden, ihre Vor- und Nachteile, Indikationen und Kontraindikationen eingegangen werden (hierfür sei auf die einschlägige Literatur verwiesen, die in der Bibliographie aufgeführt ist). Für die Arbeit im Gesundheitsdienst ist es sinnvoll, Kontrazeptiva nach ihrem Bedarf an medizinischer Kontrolle in nicht-klinische, semi-klinische und klinische Methoden einzuteilen.

- *Nicht-klinische Methoden* sind alle sog. natürlichen Methoden (Knaus-Ogino, Billings, Symptothermalmethode) sowie Kondome und Spermizide. Hier ist keine Verschreibung oder medizinische Überwachung notwendig. Diese Methoden sind für Zielgruppen geeignet, für die hohe Zuverlässigkeit nicht das wichtigste Kriterium ist (z. B. feste Partnerschaft oder Ehe); es ist Aufgabe der Gesundheitsberatung, der Aufklärung und des Marketing, sie zu verbreiten und eine wirkungsvolle Anwendung zu fördern.
- *Semi-klinische Methoden* bedürfen des medizinischen Sachverstandes zur Verschreibung und zur Kontrolle. Hierzu gehören die oralen und injizierbaren hormonalen Kontrazeptiva, die Hormonimplantate, die Intrauterinspiralen und das Scheidendiaphragma bzw. die Portiokappe. Kontrovers diskutiert wird hierbei v. a. die Zuordnung der Pille. Es gibt viele Argumente, die dafür sprechen, die Pille ohne Verschreibungspflicht frei zugänglich zu machen, v. a., weil der hierdurch zu erwartende (volksgesundheitliche) Nutzen den möglichen Schaden aufwiegt. In einigen Entwicklungsländern sind orale Kontrazeptiva ebenso wie Kondome und Spermizide frei zugänglich. Je mehr semi-klinische Methoden genutzt werden, um so größer sind die Anforderungen an den Gesundheitsdienst.
- *Klinische Methoden* sind solche, die spezialisierte medizinische Kenntnisse und eine entwickelte Technologie erfordern. Hierzu gehören die Sterilisation des Mannes und der Frau. Die Tubenligatur ist weltweit die meist genutzte Methode der Familienplanung. 18% der Frauen im fortpflanzungsfähigen Alter in Entwicklungsländern und 8% der Frauen in Industrieländern sind sterilisiert (Population Report 1990 a). Die Vasektomie, wenn auch technisch einfacher und risikoärmer als die Tubenligatur, ist weit weniger genutzt. 5% der Paare in Entwicklungsländern verhüten durch Vasektomie; diese Zahl kommt durch einige wenige asiatische Staaten zustande (Südkorea, China, Indien, Thailand). In Afrika und Lateinamerika sind es unter 1%. Auch in den Industrieländern sind es im Schnitt nur 5%, und auch hier ragen einige Länder heraus, wie die USA mit 13% und Neuseeland mit 23%. Die Anwenderzahlen zu den klinischen Methoden zeigen, daß die Verbreitung kontrazeptiver Technologie weniger von den Eigenschaften der technischen Neuerung (wie Sicherheit, Risiko, Kosten) als von ihrer sozialen, politischen und kulturellen Akzeptanz abhängt.

Risiken moderner Kontrazeptiva

Besonders in entwicklungspolitisch engagierten Kreisen wird viel über die Risiken der in Entwicklungsländern angebotenen Verhütungsmittel diskutiert. Diese Diskussion ist notwendig im Sinne einer kritischen Öffentlichkeit, ganz besonders bei den neuen Methoden und den Bedingungen, unter denen sie getestet und verbreitet werden. Jede Betrachtung der mit der Anwendung von Verhütungsmitteln verbundenen Risiken muß aber im Sinne der *Risikoabwägung* den Vergleich mit den Risiken von Schwangerschaft und Geburt in Entwicklungsländern führen. Betrachten wir z. B. die Pille, dann gilt in Industrieländern für Frauen unter 40 Jahren, daß das Mortalitätsrisiko durch die Pille kleiner ist als das von Schwangerschaft und Geburt. In Entwicklungsländern fällt dieser Vergleich noch viel dramatischer zugunsten der Pille aus.

Zur Risikoabwägung in Entwicklungsländern gehört aber auch die Frage nach den iatrogenen Schäden durch unsachgemäße Anwendung moderner Verhütungsmittel. Wenn z. B. nicht die Möglichkeit besteht, eine akute Gonorrhöe zu erkennen und zu behandeln, oder wenn die Arbeitsbedingungen eine routinemäßig sterile Applikation eher unwahrscheinlich machen, sollte man von der Einführung der Spirale Abstand nehmen. Am Beispiel des Hormonimplantates Norplant soll die Problematik der Risikoabwägung deutlich gemacht werden.

Beispiel: Norplant (neuer Name: Jadelle) ist ein Langzeitkontrazeptivum. Es besteht aus Silikonstäbchen, die Progestion-Levonorgestrel enthalten. Diese Stäbchen werden subkutan in den Oberarm implantiert und geben über einen Zeitraum von 5 Jahren ausreichend Hormon ab, um eine Empfängnis zu verhindern. 1999 hatten weltweit 4 Mio. Frauen Norplant-Implantate. Die kontrazeptive Sicherheit nimmt im Laufe der Jahre geringfügig ab, von 0,2 Schwangerschaften pro 100 Frauen im ersten auf 1,6 im fünften Jahr. Nach Entfernung des Implantats setzt umgehend die normale Empfänglichkeit wieder ein. Bei den Nebenwirkungen sind – vergleichbar denen der anderen Depothormone (Dreimonatsspritze) – die verschiedenen Zyklusstörungen vorherrschend wie Schmierblutungen (Spotting), Ausbleiben der Regel und verlängerte Regelblutungen.

Der große Vorteil von Norplant ist – falls es gut vertragen wird –, daß über Jahre keine weiteren Aktionen zu Empfängnisverhütung notwendig sind und daß dennoch die Wiederaufnahme der Fertilität gesichert ist. Norplant ist auch da von großem Vorteil, wo Frauen die Zustimmung ihrer Männer zur Verhütung nicht erhalten können. So manchem Planer von Familienplanungsprogrammen erscheint es als ein ideales Kontrazeptivum für Länder, wo Gesundheitsdienste weit entfernt sind und wo Frauen durch fehlende formale Bildung mit anderen Methoden „überfordert" sind. Gerade hier liegt aber die Gefahr: Norplant ist ein *modernes gesundheitsdienstabhängiges* Verhütungsmittel; Voraussetzung für seine Einführung ist ausreichend qualifiziertes und trainiertes Personal, einschließlich des hierfür nötigen Geldes und des technischen Wissens. Das Personal muß die Klientinnen umfassend informieren, damit sie sich in freier Wahl für dieses langjährig wirkende Produkt entscheiden können. Noch wichtiger als bei den kurz wirkenden Hormonen ist die Kenntnis möglicher Nebenwirkungen bei Beraterin und Klientin. Der Gesundheitsdienst muß auf jeden Fall auch nach der Implantation erreichbar sein, damit das Entfernen auch vor Ablauf der 5 Jahre möglich ist, falls Nebenwirkungen oder ein anders motivierter Wunsch der Klientin dies erforderlich machen.

Nicht nur die Implantation muß hygienisch korrekt erfolgen, auch die Entfernung muß technisch einwandfrei durchgeführt werden; dies ist oft aufgrund von Verwachsungen schwierig. Es muß sichergestellt werden können, daß der Wunsch der Klientin entscheidet und daß nicht im Sinne des Programmerfolges (hohe Akzeptorenzahlen) eine vorzeitige Entfernung verweigert wird. Um unter gesundheitlich und ethisch vertretbaren Bedingungen angeboten werden zu können, erfordert Norplant also ein gut funktionierendes modernes Gesundheitssystem. Es ist nicht die Lösung für die ganz armen Länder, da dort die oben aufgeführten Bedingungen in der Regel nicht gegeben sind.

Zuverlässigkeit der verschiedenen Methoden

Wie zuverlässig sind die verschiedenen Methoden? Wir müssen die Wirksamkeit der Methode (*method effectiveness*) von der Wirksamkeit ihrer Nutzung (*use effectiveness*) unterscheiden. In Studien mit einer kleinen Zahl von hochmotivierten, intensiv betreuten Studienteilnehmern kann man eine Situation schaffen, in der eine Methode zu fast 100% korrekt genutzt wird, und so die Effektivität der Methode messen. So konnte z.B. bei Paaren, die Kondome als Mittel der Schwangerschaftsverhütung einsetzten, in einer kleinen Studie in England gezeigt werden, daß der *Pearl Index* bei 1 liegt, d.h., daß nur bei einem von 100 Paaren, die ein Jahr lang diese Methode nutzten, eine Schwangerschaft auftrat (vergleichbar der Zuverlässigkeit der Pille).

Der Wirklichkeit gerechter werden Studien, die die Wirksamkeit innerhalb einer großen Studiengruppe ohne intensive Betreuung messen. Große Studien über Nutzer von Kondomen in den Philippinen und in Südkorea fanden *Pearl Indices* von 15–60. Somit muß man Angaben zum *Pearl Index* eine gewisse Skepsis entgegenbringen. In Entwicklungsländern kann die Zuverlässigkeit einer Methode deutlich geringer sein, als es der *Pearl Index* angibt.

5.8.6
Strategien der Familienplanung

Die Strategien der Familienplanung lassen sich in drei Kategorien einteilen: die klassisch-passive, die promotive und die agressiv-autoritäre.

Bei der *klassisch-passiven* Strategie bieten Gesundheitsdienste auf Wunsch Sprechstunden zur Familienplanung an, wie bei uns, wo die Frauenärztin der hieran interessierten Patientin ein Verhütungsmittel verschreibt. Ist der angebotene Dienst von hoher Qualität und fühlen sich die Frauen angenommen und gut behandelt, so wird nach und nach die Zahl der interessierten Klientinnen zunehmen. Zur klassischen Strategie gehört auch, daß die behandelnde Ärztin oder Schwester im Falle eines vorliegenden Risikos (zu jung, zu alt, viele vorangegangene Geburten) von sich aus auf die Notwendigkeit der Kontrazeption hinweist. Die klassisch-passive Strategie richtet sich per definitionem nur an die Nutzer der Dienste und erreicht andere Gruppen der Bevölkerung (z. B. die Jugendlichen, die Männer) nicht. Die klassisch-passive Strategie bedient diejenigen, die ein kontrazeptives Bedürfnis haben und sich trauen, dieses in einer öffentlichen Institution vorzubringen. Sie trägt kaum dazu bei, dieses Bedürfnis zu wecken.

Die *promotive* Strategie hat zum einen das Ziel, ein Bedürfnis an Familienplanung zu wecken, indem die ökonomischen, sozialen und gesundheitlichen Vorteile aufgezeigt werden, zum anderen, den Zugang zu Kontrazeptiva über eine große Zahl von Verteilungsstellen zu erleichtern. Diese Strategie wird u. a. damit begründet, daß es einen enormen ungedeckten Bedarf an Kontrazeptiva gibt. Es ist nicht verwunderlich, daß bei dieser Strategie die professionellen „Bedürfniswecker" eine wichtige Rolle spielen. Unter der Bezeichnung *social marketing* erarbeiten Werbefachleute Strategien zur Verbreitung des Familienplanungsgedankens und der entsprechenden Produkte. Ähnliche Ansätze gibt es in der AIDS-Prävention und in kombinierten Programmen. Die Zusammenarbeit mit Werbefachleuten hat dafür gesorgt, daß nicht der mahnende Zeigefinger des Gesundheitserziehers zu weniger Kindern und ehelicher Treue aufruft, sondern daß die Träume vom Glück, angstfreien Sex und Wohlstand akzeptiert und aktiviert werden. Die Kritik an dieser Strategie entspricht der Kritik an der kommerziellen Werbung: Die Strategen legen fest, welches Verhaltensziel erreicht werden soll und versuchen, die Menschen entsprechend zu beeinflussen.

Die *promotive Strategie* richtet sich v. a. auf die Verbreitung nicht-klinischer moderner Kontrazeptiva (einschließlich der Pille), weckt aber auch ein Interesse an den semi-klinischen und klinischen Methoden und führt somit schlußendlich zu einer Steigerung der Nachfrage nach allen Methoden. Sie trägt zu einer Demedikalisierung der Familienplanung bei, indem Verteiler außerhalb des Gesundheitsdienstes eine wichtige Rolle spielen. Hier sind der Phantasie keine Grenzen gesetzt: der Schuhputzer, der auch Kondome verkauft, der Gemüsehändler, der auch die Pille anbietet, Schülerinnen und Schüler, die ihre Mitschüler mit Kondomen und Spermiziden versorgen, der Unternehmer, der in die Lohntüte auch 10 Kondome packt, usw. Die angewandten Methoden sind vielfältig: Traditionelle und moderne Medien aller Art werden mit Erfolg eingesetzt.

Die *agressiv-autoritäre* Strategie versucht mit allen Mitteln, staatlich festgelegte Planzahlen von Akzeptoren zu erreichen. Neben Mitteln der Werbung werden Anreiz- und Zwangssysteme entwickelt. Der Anreiz oder Zwang gilt dem Familienplanungsagenten, damit er möglichst viele Menschen „überzeugt". Die Grenzen zwischen Anreiz und Zwang sind unter Bedingungen der Armut fließend. Ein Sack Reis für eine Sterilisation ist mit knurrendem Magen eher eine Erpressung denn ein Angebot. Indien und China sind mit ihren autoritären Programmen zur Reduzierung der Kinderzahl zu trauriger Berühmtheit gelangt, ebenso wie Rumänien mit seinem Programm zur Förderung der Fruchtbarkeit der Frauen. Für die deutsche Entwicklungshilfe wurde im Konzept zur Familienplanung eindeutig festgeschrieben, daß Zwangsmaßnahmen und Anreizsysteme für Arme nicht gefördert werden dürfen (auf den Ausschluß von Abtreibungen wurde oben schon eingegangen): *„Maßnahmen, welche die Bundesregierung fördert, müssen auf Freiwilligkeit der Betroffenen beruhen und die Menschenwürde wahren. Das bedeutet den Ausschluß von Abtreibungen als Mittel der Familienplanung, von Zwangssterilisierungen und u. U. auch von materiellen Anreizen für Familienplanung, z. B. Geldprämien, soweit sie bei existentieller Not der Zielgruppe deren Entscheidungsfreiheit beeinträchtigen"* (BMZ 1991).

Diese drei beschriebenen Strategien kommen in der Wirklichkeit oft nicht in reiner Form vor. So wurde z. B. in Thailand sehr erfolgreich und originell mit Methoden des modernen Marketing für Kondome und Sterilisation geworben. Der Hauptpromotor dieses Ansatzes, Dr. Mechai, ist mit seinen Ideen weltberühmt geworden. Aber es wurden auch Anreizssysteme geschaffen, die Kreditvergabe an Individuen oder ganze Dörfer an die Anwendung moderner Kontrazeptiva knüpften. Einen Kredit für Schweinehaltung bekommt die Frau also erst nach der Sterilisation; Geld für einen Trinkwassertank gibt es erst, wenn die Mehrzahl der Dorfbewohner verhütet.

5.8.7
Kosten von Familienplanung

Die weltweiten Ausgaben für Familienplanungsprogramme sind hoch. Es wird geschätzt, daß 1–1,25 US$ pro Kopf und Jahr in Entwicklungsländern für Familienplanung ausgegeben werden. Diese Kosten teilen sich die verschiedenen Geberorganisationen und die Regierungen, wobei die Regierungen oft den Löwenanteil zahlen. Vergleichende Studien kommen zu dem Ergebnis, daß in einigen Ländern die Regierungen ebensoviel wie die Geber, in anderen Ländern aber das Vierfache des Geberbeitrags aufbringen müssen. Hinzu kommen die Kosten, die die Nutzer tragen müssen. Je ärmer eine Bevölkerung, um so mehr fallen diese Kosten ins Gewicht. Im subsaharischen Afrika müssen durchschnittlich 9% des jährlichen Pro-Kopf-Einkommens für eine Jahresration Pillen oder Kondome ausgegeben werden. In Industrieländern sind es weniger als 1%. Angesichts dieser Kosten muß man sich fragen, warum Methoden wie die Billings-Methode und Coitus interruptus so wenig propagiert werden. Für bestimmte Zielgruppen (z. B. Ehe oder feste Partnerschaft) kann der Nachteil einer geringeren Zuverlässigkeit durchaus akzeptabel sein; die Methoden bieten dann den enormen Vorteil geringerer Kosten für die Nutzer und auch für die Dienste.

5.8.8
Familienplanung in Zeiten von AIDS

Die Beratung zur Familienplanung klammert häufig alle Fragen des Sexuallebens aus. Es wird so getan, als sei es selbstverständlich, daß die verheiratete Frau (die ja die normale Klientin darstellt) ihrem Manne treu ist (und dieser ihr), und als sei die Planung des nächsten Kindes die einzig denkbare Sorge. Familienplanungsprogramme haben sich bis vor wenigen Jahren vehement gegen die Integration der Kontrolle von Geschlechtskrankheiten gesträubt. Man befürchtete, die heile Welt der Mutter-Kind-Betreuung durch die „schmutzige" Welt der Geschlechtskrankheiten, der Prostituierten, der Lebemänner und Homosexuellen in Mißkredit zu bringen. Zudem hatte man ja in vielen Ländern hart darum kämpfen müssen, Kontrazeptiva anbieten zu dürfen, aber eben nur für das Wohl von Mutter und Kind.

Diese Trennung von Sex und Fortpflanzung ist v.a. gesundheitspolitisch zu erklären: Eine breite nationale und internationale Akzeptanz von Familienplanung war unter dem Banner der gesunden und glücklichen Familie problemloser und schneller zu erreichen als mit dem erklärten Ziel, einen Beitrag zu einem glücklichen, gesunden und erfüllten Sexualleben leisten zu wollen. Erst mit der allgegenwärtigen Bedrohung durch die AIDS-Pandemie ist hier einiges in Bewegung gekommen. Beratung zum Thema Familienplanung kann nicht mehr die Augen vor der Gefahr einer HIV-Infektion verschließen. Professionelle Beratung muß heute auch nach der Zahl und Art der Partner, den Sexualpraktiken und der Häufigkeit des Verkehrs fragen. Die Pille kann nicht mehr das Mittel der Wahl bei einer jungen Frau mit wechselnden Partnern sein. Hinzu kommt das Problem der HIV-Übertragung von der Mutter aufs Kind. Verhütung und Abtreibung bekommen in diesem Zusammenhang eine besondere Bedeutung (Dehne u. Snow 1999).

Organisationen, die Kondome zur Verhütung von AIDS verteilen, und Familienplanungsprogramme, die Kondome zur Schwangerschaftsverhütung anbieten, arbeiten häufig unkoordiniert nebeneinander. Die Notwendigkeit, sowohl inhaltlich als auch strukturell Angebote zu machen, die auf die verschiedenen Aspekte gesunden Sexuallebens eingehen, wird immer stärker erkannt und diskutiert. Familienplanung sollte heute als *Sexual and Reproductive Health* neben der Unterstützung bei der Kontrazeption auch Diagnose und Therapie von Geschlechtskrankheiten, Infertilitätsbehandlung, sichere Abtreibungen und AIDS-Prävention einbeziehen. Es gibt noch viele Widerstände zu überwinden. Sie kommen v.a. aus konservativen, häufig religiös motivierten, patriarchalischen Kreisen.

5.8.9
Die Qualität der Dienste, eine Herausforderung für Entwicklungshelfer

Die Rolle der Entwicklungshelfer sehe ich vorrangig in *der Verbesserung der Qualität* der angebotenen Familienplanungsdienste. Hierzu zählen v.a. die folgenden Aspekte:

- Diskretion,
- einfühlende und technisch kompetente Beratung,
- Interesse für verwandte Probleme wie Geschlechtskrankheiten,
- Zuverlässigkeit und Breite des Angebots.

Diskretion

Eine diskrete Beratungssituation ist oft nicht gegeben. Die Klientin, die gerne Verhütungsmittel oder einen Rat möchte, muß ihr Begehren oft in einem Raum vorbringen, in dem Personal, Hilfspersonal, andere Patientinnen und Besucherinnen zugegen sind. Es versteht sich von selbst, das dies nicht der

Rahmen ist, in dem Probleme in der Partnerbeziehung oder negative Erfahrungen mit bisher angewandten Verhütungsmitteln angesprochen werden können.

Einfühlende und technisch kompetente Beratung

Nur wenn die Klientin weiß, welche Optionen sie hat, welches die Vor- und Nachteile der verschiedenen Methoden sind, kann sie eine informierte Wahl treffen und wird auch im Falle von Problemen wiederkommen. Die Haltung des medizinischen Personals gegenüber den Klientinnen ist oft arrogant und verachtend. Besonders illiteraten Patientinnen wird abgesprochen, daß sie eine begründete Wahl treffen können; so wird ihnen ohne weitere Diskussion eine Methode verschrieben. Die hohen Abbrecherquoten in vielen Ländern sind ein Indiz für die schlechte Qualität der Beratung. Gerade dort, wo moderne Kontrazeptiva noch wenig verbreitet sind, gibt es viele Ängste und Gerüchte bezüglich ihrer Anwendung. Eine klientenzentrierte Beratung und eine freie Wahl der geeigneten Methode können Vertrauen zu den modernen Methoden schaffen.

Interesse für verwandte Probleme wie Geschlechtskrankheiten

Familienplanung ist v.a. ein Kommunikationsproblem zwischen Sexualpartnern, aber auch zwischen Familienplanungsdienst und Nutzern. Häufig gibt es keinerlei Aussprache zwischen den Partnern über die Frage der Verhütung oder Empfängnis. Viele Ängste und Unsicherheiten bestehen. Häufig ist ein Verhütungsproblem der Vorwand, um über andere Probleme im Sexualbereich, z.B. Schmerzen beim Geschlechtsverkehr, zu sprechen. In der Familienplanungssprechstunde gibt es oft eine weibliche Ansprechpartnerin, während die kurative Sprechstunde von einem Pfleger abgehalten wird. Also hofft die Klientin, daß sie neben der Erneuerung der Dreimonatsspritze auch ihre anderen Sorgen ansprechen kann. Personal im Familienplanungsdienst sollte dafür ausgebildet werden, in einem weiteren Verständnis von sexueller und reproduktiver Gesundheit zu agieren. Dies bedeutet aber auch, daß das Personal lernt, über Sex zu sprechen.

Zuverlässigkeit und Breite des Angebotes

Die beste Programmplanung und Individualberatung nützt nichts, wenn immer wieder Produkte fehlen. Besonders bei den hormonalen Kontrazeptiva ist dies unverantwortlich. Die Umstellung auf ein Hormonprodukt dauert einige Wochen bis Monate. Wenn dies dann beim nächsten Besuch nicht vorhanden ist und statt dessen ein anderes Produkt verschrieben wird, werden unnötig Nebenwirkungen provoziert und das Vertrauen in den Dienst untergraben.

Literatur

BMZ (1991) Förderkonzept Bevölkerungspolitik und Familienplanung. BMZ aktuell, Juni-Heft

Dehne K, Snow R (1999) Integrating STI management into family planning services: What are the benefits? WHO Occasional Paper, WHO/RHR/99.10, Geneva

Grunseit A et al. (1997b) Sexuality education and young people's sexual behavior: A review of studies. J Adolesc Res 12(4):421–453

Hatcher RA, Rinehart W, Blackburn R, Geller S, Shelton JD (1998) The essentials of contraceptive technology. Population Information Program. Johns Hopkins Univ School of Public Health, Baltimore

6 Prinzipien der Organisation von Gesundheitsdiensten

6.1
Der Gesundheitsdistrikt – Aufbau und Aufgaben

RAINER KÜLKER

6.1.1
Einleitung

Neu an ihrem Einsatzort eintreffende Ärztinnen und Ärzte werden mit zahlreichen Aufgaben konfrontiert sein, die im Verlauf der bisherigen Aus- und Weiterbildung keine Rolle spielten. Stand bisher der einzelne Patient mit seiner psychosomatischen Pathologie, deren Diagnose und Behandlung nur in seltenen Fällen ökonomische Überlegungen erforderten, im Mittelpunkt des Interesses, sehen die neu Angekommenen sich jetzt in erster Linie konfrontiert mit einem chronischen Mangel an Personal und Arbeitsmitteln. Zwangsläufig sind Kosten-Nutzen-Überlegungen anzustellen und in Einklang zu bringen mit den objektiven und subjektiven Bedürfnissen der Menschen im neuen Arbeitsbereich. Solche Überlegungen führen zu Fragen nach einer optimalen Organisation des Gesamtsystems, mit dem Ziel, den Menschen Gesundheitseinrichtungen anzubieten, die in der Lage sind, eine bedarfsgerechte Versorgung sowohl im kurativen als auch präventiven Bereich zu gewährleisten.

In der Regel werden die Ärztin oder der Arzt in einer Einrichtung arbeiten, die Teil eines Gesundheitsdistriktes ist. Dabei kann es sich um ein Krankenhaus oder ein Gesundheitszentrum handeln. Möglicherweise arbeiten sie als Counterpart des Distriktverantwortlichen, oder ihnen wird sogar – unter der Aufsicht der Regional- oder Provinzverwaltung – selbst die Leitung eines Distriktes anvertraut. Somit ist es unabdingbar, sich mit Aufgaben des Distriktes und seines Leitungsteams vertraut zu machen. Dieser Beitrag soll dabei Orientierungshilfe geben. Die angestellten Überlegungen beziehen sich im wesentlichen auf die Situation in Afrika.

6.1.2
Historischer Überblick

Die Organisation des Gesundheitswesens in Distrikte hat lange Tradition. Zumindest im anglophonen Afrika sind der Distrikt und der District Medical

Officer (DMO) wohlbekannt. Dennoch fand die Distriktidee und die damit verbundene Dezentralisierung in den entwicklungspolitschen Diskussionen der letzten Jahre neue Beachtung.

Verschiedene Konzepte sind in den letzten Jahrzehnten ausprobiert worden, um der oft verarmten, vorwiegend in ländlichen Bereichen lebenden Bevölkerung ein bedarfsgerechtes Gesundheitsversorgungssystem zu bieten. Die von den Kolonialmächten aufgebauten Einrichtungen zielten auf die Versorgung des Militärs, der zivilen Verwaltungsbediensteten und deren Angehörigen ab. Folglich entstanden moderne Krankenhäuser oder gut ausgestattete Gesundheitszentren in den großen Städten und an Standorten des Militärs im Landesinneren. Die Versorgung der einheimischen Bevölkerung lag v. a. in den Händen der christlichen Missionen. Neben den im wesentlichen kurativ und auf den individuellen Patienten ausgerichteten Strukturen entwickelten die Kolonialmächte in dieser Zeit auch vertikale Programme, deren Aufgabe die Bekämpfung der großen Tropenkrankheiten (Malaria, Tuberkulose, Lepra, Bilharziose, Schlafkrankheit) war. Präventivmedizin hingegen fand kaum Beachtung.

Nach der Unabhängigkeit fanden die wenigsten Länder zu einer Gesundheitspolitik, die auf die Bedürfnisse der eigenen Bevölkerung zugeschnitten war. Fast ausnahmslos übernahmen die Regierungen die von der Kolonialadministration vorgegebenen Strukturen oder kopierten die in den Mutterländern entwickelten Konzepte. Die erwähnten vertikalen Programme fanden oft ausländische Geldgeber, mit der Folge, daß für jedes Programm voneinander unabhängige Verwaltungsapparate entstanden, die jeweils eine eigene Logistik aufbauten. Umfang, Bedeutung und Einfluß des einzelnen Programms waren und sind auch heute noch abhängig von den zur Verfügung gestellten Geldmitteln.

Immer mehr zeigten sich die Nachteile dieses zentral organisierten, meist in den Büros der Gesundheitsministerien geplanten Gesundheitssystems. Die oft schwerfällige Administration ging kaum auf die Bedürfnisse der Bevölkerung ein. Budgetmittel flossen in den Bau und Unterhalt von städtischen Großkrankenhäusern, deren Angebot naturgemäß die ländliche Bevölkerung kaum erreichte. Diese blieb oft von jeder modernen medizinischen Versorgung abgeschnitten.

Wenig beachtet wurde zunächst die Bedeutung der Lebensumstände für die Gesundheit der Menschen. Mangel an ausreichender, ausgewogener Nahrung und sauberem Trinkwasser, auch fehlende Kenntnisse über krankmachende Faktoren führten zum klassischen Spektrum der „Armutskrankheiten", zu deren Bekämpfung präventivmedizinische Maßnahmen unerläßlich sind.

In den Entwicklungsländern selbst, aber auch bei Sachkennern in den Industriestaaten erfolgte ein Umdenken, das nach vielen Debatten zur Festschreibung des PHC-Konzeptes 1978 in Alma Ata führte (s. Abschn. 1.3). Das neue Konzept forderte u. a. die Gemeindebeteiligung, die Integration der Aktivitäten sowohl in das nationale Gesundheitswesen als auch in die ländliche Entwicklung sowie die Dezentralisierung auf gemeindenahe Einrichtungen. Präventivmedizin stand ganz im Vordergrund. Die neue Strategie zielte u. a. darauf ab, medizinische Versorgung bis in entlegene Winkel des betreffenden

Landes zu tragen. Oft geschah dies unter bewußter Vernachlässigung der oben beschriebenen klassischen Strukturen, mit denen man ja vorwiegend schlechte Erfahrungen gemacht hatte.

Auch die Umsetzung des PHC-Konzeptes blieb nicht frei von Enttäuschungen, deren Ursachen vielschichtig sind. Die oft nur kurzfristig und mangelhaft ausgebildeten Dorfgesundheitshelfer erfüllten selten die Erwartungen der Bevölkerung, die primär interessiert ist an qualitativ akzeptablen Einrichtungen, in denen Akutkrankheiten behandelt und wichtige Präventivmaßnahmen wie Schwangerenvorsorge und Impfungen angeboten werden. Enttäuschungen stellten sich auch häufig auf seiten der Gemeindehelfer ein, denen manchmal die versprochenen Lohnzahlungen vorenthalten wurden und deren Hoffnung auf eine Anstellung durch den Staat sich selten erfüllte.

Parallel zu der beschriebenen horizontalen PHC-Strategie, die auf Bewußtseinsänderung und langen Atem setzte, versuchte man mit vertikalen Ansätzen, rasch sichtbare Erfolge zu erzielen. In diesem Zusammenhang ist die sog. selektive PHC-Strategie zu nennen, die große Geberorganisationen wie z. B. UNICEF verfolgen, um prioritäre Gesundheitsprobleme in den Griff zu bekommen. Das unter dem Kürzel GOBI-FFF bekannt gewordene Maßnahmenbündel zielte auf eine rasche Senkung der Kinder- und Müttersterblichkeit, war aber wenig um die Gemeindebeteiligung bemüht. Wenngleich es gelang, beeindruckende Erfolge in Einzelbereichen zu erzielen (Anhebung der Impfrate, Bekämpfung von Durchfallerkrankungen), waren die Erfolge der Maßnahmen selten dauerhaft und nachhaltig, die Kosten-Nutzen-Relation sehr ungünstig und die aufgebauten Strukturen von außen abhängig. So mußten einige Länder erleben, daß einmal erreichte Impfraten drastisch abfielen, nachdem Geberorganisationen die Kosten nicht mehr übernahmen.

Ab der Mitte der 80er Jahre kam es im Rahmen der Weltwirtschaftskrise zu einer zunehmenden Verarmung der Länder des Südens, insbesondere der afrikanischen Länder. Die in den 70er Jahren aufgelegten Industrialisierungsprogramme großer Geberorganisationen zeigten in kaum einem Land den gewünschten Erfolg, sondern endeten oft in einer hoffnungslosen Verschuldung. Die Kosten der im Vergleich zur schmalen ökonomischen Basis aufgeblähten öffentlichen Verwaltungen erdrückten die Haushalte und ließen keinerlei gestalterische Politik mehr zu. Die Weltbank und der Internationale Währungsfonds (IWF) erlegten den Entwicklungsländern Strukturanpassungsprogramme auf, die neue Kredite an die Erfüllung der gemachten Auflagen banden. In diesem Zusammenhang verlangten die Geber und die Weltbank, öffentliche Leistungen und Dienste sowie den Personalbestand zu reduzieren. Außerdem forderte man eine Privatisierung der staatlichen Industrie und eine Dezentralisierung der Entscheidungsgewalt und der verfügbaren Mittel.

Im Gesundheitsbereich hatten die Strukturanpassungsmaßnahmen im wesentlichen nachteilige Folgen. Die Pro-Kopf-Ausgaben für Gesundheit verringerten sich zunehmend, der größte Teil der Budgets floß in die Lohnzahlungen der Bediensteten, die ihrerseits aber mangels Betriebsmitteln ihrer Arbeit nur unzureichend nachkommen konnten. In vielen Ländern kam es zu Unregelmäßigkeiten bei den Gehaltszahlungen, so daß Ärzte und Pflegekräfte über Monate ohne Verdienst oder mit so geringem Einkommen dastanden, daß Nebeneinkünfte gesucht werden mußten. Schlimmer noch wirkte sich der Vertrauensverlust der Bevölkerung in die Gesundheitsstrukturen aus. Anfangs hatten die Menschen durchaus positive Erfahrungen gemacht und die Wirksamkeit moderner Medizin bei den Impfkampagnen und der Bekämpfung der großen Epidemien gesehen. Später konnte der Staat angesichts der leeren Kassen die bislang praktizierte freie Gesundheitsversorgung nicht mehr gewährleisten. Die Patienten erlebten heruntergekommene Einrichtungen, in denen oft demotivierte, manchmal unfreundliche Mitarbeiter saßen. Medikamente fehlten oder mußten teuer eingekauft werden.

Somit kann man feststellen, daß in der bisher praktizierten Form weder zentral geplante und vertikal ausgerichtete Strukturen oder Programme noch das als Alternativlösung gesehene gemeindegestützte PHC-Konzept allein befriedigende Lösungen brachten. Immer mehr trat die Forderung nach Strukturreformen, nach Verbesserung des Managements und damit nach Dezentralisierung von Entscheidungsbefugnis über Geld- und Personaleinsatz auf untere Verwaltungsebenen in den Vordergrund.

6.1.3
Die Definition des Distriktes

1987 propagierte die WHO auf einer Konferenz in Harare den Gesundheitsdistrikt als die adäquate Verwaltungseinheit, von der aus das Gesundheitssystem idealerweise geplant und organisiert wird. In der verabschiedeten Deklaration heißt es: „Wir sind überzeugt, daß eine wirkungsvolle Intensivierung von primärer Gesundheitspflege von gemeinsamen Aktionen ausgeht, die ihre Wurzeln in einem gut organisierten Distrikt haben... Wir sind überzeugt, daß der Distrikt die besten Voraussetzungen bietet, um die Menschen zu identifizieren, die keinen Zugang zu einer Gesundheitsversorgung haben, und um alle Gesundheitsaktivitäten zu integrieren, die notwendig sind, um die Gesundheit der gesamten Bevölkerung zu verbessern."

Die WHO hatte schon 1986 das System der Gesundheitsdistrikte folgendermaßen definiert:

Der Gesundheitsdistrikt gründet sich auf den PHC-Gedanken und ist ein mehr oder weniger autonomes Element des nationalen Gesundheitswesens. Er besteht aus einer klar definierten Bevölkerung, die in einem administrativ und geographisch genau begrenzten städtischen oder ländlichen Gebiet lebt. Das System umfaßt alle Gesundheitseinrichtungen und alle Personen, die Gesundheitsdienste im Distrikt anbieten, seien es der Staat, Sozialversicherungssysteme, NGOs, private Organisationen oder traditionelle Heiler... Das System schließt ein Referenzhospital, bedarfsgerechte Laboreinrichtungen, Diagnoseverfahren und entsprechend notwendige logistische Strukturen mit ein...

Trotz dieser recht eindeutigen Aussagen besteht immer noch keine Klarheit darüber, welche politisch-administrative oder geographische Struktur als der ideale Distrikt anzusehen ist. In einigen Ländern, wie in Zaire oder in der Zentralafrikanischen Republik, sind eigens Gesundheitszonen definiert worden, die nicht den politischen Verwaltungseinheiten entsprechen. In anderen Ländern decken sich die politisch-administrativen Strukturen mit den Gesundheitsdistrikten. Es bestehen noch zu wenig Erfahrungen über die Idealgröße des Distriktes, und allgemeingültige Aussagen sind schwer zu treffen, da die unterschiedlichsten Faktoren Einfluß nehmen. Dennoch bietet der Distrikt nach den bisherigen Erfahrungen Vorteile gegenüber zentral organisierten Systemen:

- Der Distrikt ist groß genug, um die nicht unerheblichen Investitionskosten eines Gesundheitsversorgungssystems zu rechtfertigen (z.B. Bau und Ausstattung eines Krankenhauses).
- Der Distrikt ist klein genug, um überschaubar zu bleiben. Die Beteiligung der Zielbevölkerung ist leichter zu erreichen, weil die Menschen das Gesamtsystem übersehen und verstehen können.
- Der Distrikt ist also eine operationale Einheit, in der Planungsansätze von oben und unten aufeinander abgestimmt werden können.
- Der Distrikt erleichtert außerdem die intersektorielle Zusammenarbeit, die für die Entwicklung aller Lebensbereiche der Menschen unabdingbar ist.

6.1.4
Die politischen Voraussetzungen für den Aufbau des Distriktes

Nur da, wo der politische Wille einer Regierung vorhanden ist, das Distriktkonzept zu unterstützen, hat dieses Konzept Aussicht auf Erfolg. Nicht selten finden sich Interessenskonstellationen, die sich wechselseitig in dem Sinne paralysieren, daß offiziell zwar dem PHC- und dem Distriktkonzept zugestimmt wird, die tatsächliche Umsetzung aber bewußt verzögert wird. Eine konsequente Distrikt- und Dezentralisierungspolitik macht sich an folgenden Einzelschritten fest:

Schaffung der legislativen und administrativen Voraussetzungen

Nur da, wo die Zentrale bereit ist, die Dezentralisierung ernst zu nehmen und Entscheidungsbefugnis auf Distriktebene zu delegieren, kann der Distrikt sinnvoll arbeiten. Ein Distriktdirektor und sein Team müssen das Recht (und die Pflicht) haben, alle Aktivitäten im Gesundheitsbereich dezentral zu planen und durchzuführen.

Die Organisationsstruktur des Gesundheitsministeriums muß in sich schlüssig sein. Kompetenzüberschneidungen müssen weitgehend vermieden werden. Zentraldirektionen vertikaler Programme, die oft großzügig bemessene Budgets von ausländischen Hilfsorganisationen erhalten, befördern die Integration vertikaler Programme in die Aktivitäten der auf Distriktebene arbeitenden Gesundheitseinrichtungen oft nur halbherzig. Der entscheidende politische Wille fehlt.

> **Beispiel:** In vielen Ländern werden Impfkampagnen weiter zentral organisiert. Zuständig ist eine meist in der Hauptstadt ansässige Zentraldirektion. Nebenher finden auch auf Distriktebene Impfaktivitäten statt. Die Abstimmung mit der Distriktebene ist oft schlecht. Ergebnis: Zwei parallele Impfprogramme bestehen nebeneinander und führen zu Konfusion.

Budgethoheit

Der Distrikt muß über ein eigenes Budget verfügen, das zumindest die Gehälter und die großen Investitionen abdeckt. In den Gesundheitseinrichtungen erwirtschaftete Gelder müssen vor Ort verbleiben und zur Deckung der laufenden Ausgaben herangezogen werden können.

> **Beispiel:** Nicht selten zwingen gesetzliche Bestimmungen die Einrichtungen dazu, Patientenbeiträge, die eigentlich zur Deckung laufender Kosten bestimmt sind, in die öffentlichen Kassen abzuführen. Solche Bestimmungen machen alle Versuche zunichte, sich selbst tragende Gesundheitsstrukturen aufzubauen.

Auch in diesem Punkt sind politische Absichtserklärung und Realität weit voneinander entfernt. Eigenständige Budgets, die die Voraussetzung sind für sinnvolles Umsetzen der geplanten Maßnahmen, fehlen fast ausnahmslos oder sind vernachlässigbar gering.

Versorgung mit essentiellen Medikamenten

Die Politik der „essentiellen Medikamente" (s. Abschn. 6.5) muß von der Regierung unterstützt und gefördert werden. Der Distrikt muß die Möglichkeit haben, sich entweder zentral mit essentiellen Medikamenten zu versorgen oder eine eigene Versorgungsstruktur mit essentiellen Medikamenten aufzubauen.

> **Beispiel:** Die Preisunterschiede zwischen essentiellen Medikamenten und Markenprodukten sind enorm und können das Budget des Distriktes oder auch den Geldbeutel des Patienten und seiner Familie sehr unterschiedlich belasten. Nach einer Studie im Kongo kosten Markenmedikamente für einen Kaiserschnitt in der privaten Apotheke, die nur Spezialitäten vorrätig hält, fünfmal soviel wie bei der Verwendung von essentiellen Medikamenten.

Es gibt kaum positive Beispiele für eine zentral organisierte, funktionierende Versorgung mit essentiellen Medikamenten. Dies ist häufig den Industriestaaten anzulasten, deren Pharmaindustrien natürlich keinerlei Interesse daran haben, daß nur preiswerte essentielle Medikamente auf dem Markt sind. Die Vertreter dieser Industrien scheuen sich nicht, gezielten politischen Druck auszuüben, um Marktchancen für die gewinnbringenden Arzneimittelspezialitäten zu wahren. Um den aktuellen Bedarf an preiswerten Medikamenten zu decken, werden häufig von westlichen NGOs, den vor Ort tätigen Projekten oder den Kirchen – parallel zu den staatlichen Strukturen – Versorgungsnetze aufgebaut, die aber sofort nach Abzug der externen Unterstützung wieder zusammenbrechen und damit der Forderung nach Nachhaltigkeit nicht genügen.

Personalpolitik

Je nach Land und Landesteilen stellt sich die Personalsituation unterschiedlich dar: Die Bandbreite reicht vom absoluten Personalmangel über ein fehlendes Angebot an qualifiziertem Personal (bei ausreichender Zahl ungelernter Kräfte) bis hin zum – im Hinblick auf wirtschaftliche Ressourcen und Arbeitsbelastung – unangemessen aufgeblähten öffentlichen Dienst mit deutlichem Personalüberangebot.

> **Beispiel:** Krasse Verzerrungen im Personalbereich, z. B. die Konzentration von 90% aller Hebammen eines Landes in der Hauptstadt, sind keine Seltenheit.

In den Distrikten können leistungsfähige Gesundheitseinrichtungen nicht betrieben werden, wenn ausreichend ausgebildetes und motiviertes Personal nicht zur Verfügung steht. Zur erfolgreichen Umsetzung des Distriktkonzepts braucht es daher Personalhoheit auf Distriktebene. Gleichzeitig müssen auf Ministerialebene die gesetzlichen Voraussetzungen für eine bedarfsgerechte Verteilung des Personals zwischen Stadt und Land geschaffen werden.

6.1.5
Die Organisation des Distriktes

Wie aus der oben gegebenen Definition hervorgeht, ist der Gesundheitsdistrikt die geeignete operationale Einheit, in der Gesundheitsdienste geplant und implementiert werden können. Politische, epidemiologische, soziologische, geographische und ökonomische Faktoren geben vor, welche Distriktorganisation im Detail sinnvoll ist.

Grundsätzlich sind die peripheren (primären) Einrichtungen von einer (sekundären) Referenzstruktur zu unterscheiden. In Afrika umfaßt der Distrikt in der Regel ein Verwaltungsgebiet, in dem 50 000 bis 500 000 Menschen leben. Ein *Referenzkrankenhaus*, das sich oft in der Hauptstadt des Distriktes befindet, ist von einem Netz von peripheren *Gesundheitszentren* umgeben. Nach sehr groben Erfahrungswerten sollte ein effektiv arbeitendes Distriktkrankenhaus zwischen 100 und 200 Betten haben, während die Zielgrößen für die Gesundheitszentren mit ca. 3000 bis 8000 Menschen auf dem Lande und mit 7000 bis 12 000 Menschen in der Stadt angegeben werden. Sind *Dorfgesundheitsposten* historisch gewachsen und von der Bevölkerung akzeptiert oder lebt die Bevölkerung so zerstreut, daß ein Gesundheitszentrum erst nach stundenlangem Fußmarsch zu erreichen ist, sind solche Posten als zweite Säule der primären Versorgungsstruktur nicht zu vernachlässigen. In einem Distrikt können unterschiedlich viele Akteure im Gesundheitsbereich auftreten. Neben den staatlichen Diensten finden sich kirchliche und privat getragene Einrichtungen.

Dem Distrikt steht ein Leitungsteam (*District Health Management Team, DHMT*) vor. Im Idealfall handelt es sich dabei um ein Team, an dessen Spitze der leitende Distriktarzt steht und in dem alle Bereiche repräsentiert sind (Arzneimittelversorgung, Krankenpflege, Gesundheitsberatung, Umwelthygiene, technischer Wartungsdienst).

6.1.6
Die Aufgaben der Distriktleitung

Die Distriktleitung ist verantwortlich für die Organisation und Koordination aller medizinischen Aktivitäten, mit dem Ziel, eine leistungsfähige und bedarfsgerechte Versorgungsstruktur aufzubauen, zu der möglichst viele Menschen des Distriktes Zugang haben. Um dieses Ziel zu erreichen, muß die Distriktleitung zwei unterschiedliche Interventionsebenen (Peripherie/Krankenhaus) planen und organisieren. Dafür muß sie die epidemiologische, geographische und demographische Situation im Distrikt kennen, wofür der Aufbau eines Gesundheits-Informationssystems (s. Abschn. 2.11) notwendig ist, das die notwendigen Informationen in angemessenen Abständen zu liefern und auszuwerten vermag (Monitoring). Sie muß dafür Sorge tragen, daß zahlenmäßig ausreichendes und qualifiziertes Personal zur Verfügung steht und sich um dessen Supervision und Fortbildung kümmern. Alle Einrichtungen müssen regelmäßig mit Verbrauchsmaterialien und Medikamenten versorgt werden. Es muß ein Budget erstellt werden, aus dem hervorgeht, welchen Finanzierungsanteil die Bevölkerung leisten muß. Bei der Tarifgestaltung hat sie darauf zu achten, daß die angebotenen Dienste auch für mittellose Nutzer bezahlbar bleiben. Ebenfalls muß die Distriktleitung dafür Sorge tragen, daß technisches Gerät regelmäßig gewartet wird. Bei all diesen Aktivitäten soll so weit wie eben möglich die Bevölkerung bei der Planung, Implementierung und Verwaltung mit einbezogen werden, damit sie Vertrauen zu den Einrichtungen faßt und das Konzept aktiv mitträgt.

Die hier angesprochenen Aufgaben gibt die folgende Übersicht (aus GTZ 1993) nochmals detaillierter wieder.

A. Planung und Management
1. Ermittlung der Gesundheitsprobleme
2. Informationssystem
3. Konzeption des DHS
4. Entwicklungsplan des Distrikts
5. Organisation der Verwaltung
6. Supervisionssystem
7. Studien und operationale Forschung
8. Intersektorale Zusammenarbeit
9. Einbeziehung des Privatsektors

B. Rationalisierung der Gesundheitsdienste (Primärebene)
1. Arbeitsplanung
2. Infrastruktur und Ausstattung
3. Personaleinsatz
4. Überweisungssystem

C. Das Distrikt-Hospital
1. Konzeption und Aufgabenbestimmung
2. Infrastruktur und Ausstattung
3. Personaleinsatz und -qualifikation
4. Organisation und Verwaltung
5. Finanzierung
6. Referenzsystem

D. Personalentwicklung
1. Einsatzplanung
2. Aus- und Fortbildung
3. Motivationssteigerung

E. Finanzierungssystem
1. Konzeptionelle Grundlagen
2. Sozioökonomische Bedingungen
3. Gesundheitsdienst und Gemeinde
4. Arzneimittelversorgung
5. Aufgaben der Distriktleitung

F. Arzneimittelversorgung
1. Strategie der essentiellen Medikamente
2. Rationelle Arzneimittelverschreibung
3. Organisation und Verwaltung
4. Preisfestsetzung
5. Einbeziehung des Privatsektors

G. Gemeindebeteiligung an der Gesundheitsversorgung
1. Regelung der Mitbestimmung
2. Gemeindeaktivitäten
3. Selbsthilfe-Organisationen

H. Technischer Betrieb und Instandhaltung
1. Konzeptionelle Grundlagen
2. Instandhaltungssystem
3. Personaltraining
4. Supervision
5. Kosten und Finanzierung

Es sei nicht verschwiegen, daß die Distriktleitung bei der Bewältigung dieser Aufgaben mit vielen Problemen zu kämpfen hat. Dabei erweisen sich andere im Gesundheitsbereich tätige Organisationen, die oft ihre eigene Infrastruktur im Distrikt aufgebaut haben, nicht immer als hilfreich. Da sie aufgrund massiver externer Unterstützung oft über mehr Mittel verfügen als der Distrikt, sind Schwierigkeiten und Konflikte vorprogrammiert.

6.1.7
Die primäre Versorgungsstufe: das Gesundheitszentrum

Wir unterscheiden im Gesundheitsdistrikt die primäre von der sekundären Versorgungsstufe. Die primäre Ebene besteht in der Regel aus einem Netz von Gesundheitszentren (GZ), die idealerweise sowohl in der Stadt als auch auf dem Lande zu finden sind. Wünschenswert ist auch, daß die GZ für eine definierte Bevölkerung Verantwortung tragen, weil sich nur so zwischen dem Personal des Zentrums und der Bevölkerung ein Vertrauensverhältnis ausbilden kann, das Voraussetzung für eine gute Arbeit ist. Die Festlegung der Zahl der Bewohner, für die ein GZ die Verantwortung übernimmt, kann auf unterschiedliche Weise erfolgen:

- Patienten aus unterschiedlichen Stadtbezirken schreiben sich und ihre Familienmitglieder innerhalb einer festgelegten Frist bei einem GZ ein.
- Das Personal des GZ macht vor Eröffnung des Zentrums systematische Hausbesuche in der Umgebung des Zentrums und registriert die Familien, die dies wünschen, in einem Familienblatt.
- Es werden nur Bewohner eines bestimmten Stadtteils oder einer geographischen Region als Patienten vom GZ akzeptiert und als Nutzer motiviert.

Egal, wie ein GZ die Zahl der Menschen ermittelt, für die es zuständig ist, wichtig ist, daß diese Maßnahme erfolgt. Nur so können Bezugsgrößen ermittelt werden, die unabdingbar sind, um die Arbeitsbelastung, aber auch um die Qualität und Akzeptanz eines Zentrums durch die Bevölkerung einschätzen zu können. Tabelle 6.1 zeigt Rechenbeispiele, die nur dann möglich sind, wenn die Gesamtzahl der zu betreuenden Menschen bekannt ist.

Das gut organisierte GZ sollte der Bevölkerung seines Einzugbereiches eine Leistungspalette anbieten, die möglichst umfassend die gesundheitlichen Probleme der Menschen abdeckt, dabei die artikulierten Bedürfnisse der Bevölkerung – wo medizinisch sinnvoll – berücksichtigt und insbesondere Risi-

Tabelle 6.1. Modellbeispiel für Planzahlen eines Gesundheitszentrums (GZ) (Annahme: 10 000 Einwohner leben im Einzugsbereich des GZ)

	gesetzte Norm/ Berechnungsgrundlage	erwartete Arbeitsbelastung
Zahl der erwarteten Patienten	1 Besuch/Einwohner/Jahr	10 000 Konsultationen/Jahr
Zahl der zu betreuenden Schwangeren	erwartete Geburtenrate: 50/1000 Einw./Jahr, 3 Konsultationen vorgesehen	1500 Vorsorgen/Jahr
Zahl der FP-Aktivitäten	10% der Frauen zwischen 15–45 Jahren (= 21% der Gesamtbevölkerung) nehmen die „Pille"	2100 × 12 Pack. der „Pille" müssen pro Jahr zur Verfügung stehen
Zahl der Tbc Kranken	Inzidenz 1‰	10 Tbc-Kranke werden pro Jahr neu entdeckt

kogruppen wie Frauen und Kinder zwischen 0 und 5 Jahren im Auge behält. Wie Erfahrungen zeigen, können mit dem folgenden Leistungsangebot ca. 90% der Allgemeinerkrankungen geheilt und ein Großteil der Präventivmaßnahmen abgedeckt werden:

Aufgabenspektrum eines Gesundheitszentrums:
Allgemeinsprechstunde,
Betreuung chronisch Kranker (TBC, Lepra, AIDS, Bluthochdruck, Diabetes etc.),
Schwangerenvorsorge,
Betreuung unkomplizierter Geburten,
Familienplanung,
Kindervorsorge (einschließlich Impfprogramm),
Gesundheitsberatung,
Supervision von Dorfgesundheitsposten (falls solche existieren).

Fünf verschiedene Faktoren beeinflussen sehr wesentlich die Qualität der Arbeit eines GZ. Dabei handelt es sich um:

- die Gemeindebeteiligung,
- die innere Organisation des GZ,
- Finanzierung und Finanzverwaltung,
- die Ausbildung und Supervision der Mitarbeiter,
- die Verfügbarkeit von essentiellen Medikamenten.

Im folgenden soll näher auf die einzelnen Faktoren und ihre Bedeutung für die Qualität der Arbeit der GZ eingegangen werden.

Die Gemeindebeteiligung

War die Forderung nach Gemeindebeteiligung immer schon ein wesentliches Element der PHC-Strategie, gebietet es die Ehrlichkeit zu sagen, daß sie in seltenen Fällen nachgefragt oder gefördert wurde. Die Beteiligung bekam neue Aktualität, als mehr und mehr absehbar wurde, daß der Staat die oft versprochene freie Gesundheitsversorgung in keiner Weise mehr leisten konnte und damit die finanzielle Beteiligung der Nutzer von Gesundheitsdiensten notwendig wurde, um das Funktionieren der GZ zu gewährleisten. Nun begannen sich häufig auch die Nutzer dafür zu interessieren, welche Leistung sie für ihr Geld bekamen.

In zahlreichen Beispielen hat sich jedoch gezeigt, daß eine über die Zahlung von Nutzergebühren hinausgehende Beteiligung für GZ sehr wertvoll sein kann. In vielen GZ arbeiten Gesundheitskomitees, die den Mitarbeitern des Zentrums bei der Verwaltung zur Hand gehen. Da, wo ein gutes Einvernehmen zwischen den Mitarbeitern und dem Gesundheitskomitee besteht, greift zunehmend das Verständnis Raum, daß Gesundheit das Anliegen der ganzen Gemeinde ist, dem man durch aktive Mitarbeit am besten dienen kann. Gut organisierte Gesundheitskomitees haben sich selbst Satzungen gegeben, die ihre Aufgaben festschreiben. So kümmern sich solche Komitees um den Unterhalt der Einrichtung, sie zeigen sich aktiv bei Gemeinschaftsaufgaben wie Fassen von Wasserquellen und Latrinenbau. Ihre Mitglieder sind Multiplikatoren bei der Gesundheitsberatung, sie helfen mit bei Vorsorgeaktionen wie Impfungen, oder sie dienen als Anrufungsinstanz im Falle von Konflikten zwischen einzelnen Patienten und Mitarbeitern.

Beim Neubau eines Zentrums sollte die Bevölkerung von Anfang an an der Planung, dem Bau und – wenn nötig – auch an der Finanzierung der neuen Einrichtung beteiligt sein. Ein solches Vorhaben bietet reichlich Möglichkeiten, mit der Bevölkerung in einen engen Dialog zu treten und ein Wir-Gefühl zu schaffen, das der neuen Einrichtung einen guten Start verspricht.

Beispiel: Beim Bau von GZ in einem Distrikt im Kongo wurde von der Distriktleitung mit der Bevölkerung eine Art Vertrag geschlossen, der die Aufgaben und Verpflichtungen beider Seiten regelte. Die Bevölkerung steuerte zum Neubau die Steine, Zement und die Arbeitskräfte bei. Außerdem erklärte sie sich zur Zahlung von Nutzergebühren bereit, deren Höhe von Gesundheitskomitee und Distriktleitung festgelegt wurde. Die Distriktleitung übernahm die Kosten für das fehlende Baumaterial, die Einrichtung des Zentrums und zeichnete verantwortlich für die Entsendung und Supervision des Personals.

Probleme der Gemeindebeteiligung seien nicht verschwiegen. Die Zusammensetzung von Gesundheitskomitees spiegelt in seltenen Fällen alle wichtigen sozialen Gruppen der Bevölkerung wider. Oft versuchen politische Parteien oder Repräsentanten einflußreicher Ethnien Einfluß auf die Komitees zu nehmen und sie für ihre persönlichen Zwecke umzufunktionieren. Trägt das Komitee Verantwortung für die Finanzen des Zentrums, setzt das eine Schulung in Buchführung voraus, ohne die böse Überraschungen mit beabsichtigten oder unbeabsichtigten Unregelmäßigkeiten nicht ausgeschlossen sind. Ferner fällt immer wieder auf, daß Frauen und Jugendliche, die einen großen Anteil an den Nutzern des Zentrums stellen, in den Komitees deutlich unterrepräsentiert sind.

Die innere Organisation des Gesundheitszentrums

Ein Patient, der sich im GZ vorstellt, hat oft schon mehrere Versuche unternommen, eine Lösung für sein Problem zu finden. Nicht selten wird zunächst der traditionelle Heiler aufgesucht, der Dorfapotheker oder ein befreundeter Pfleger um Rat gefragt, bevor sich der Patient ins GZ begibt. Das GZ steht also in einer Konkurrenzsituation, in der es sich mit den Angeboten und Leistungen anderer Anbieter messen muß. Diese Sichtweise ist dem Personal meist fremd. So sieht sich die Bevölkerung häufig mit heruntergekommenen Einrichtungen konfrontiert und mit einem Personal, das den Patienten mangels Kompetenz und mangels Medikamenten nicht helfen kann. Oft ihrem eigenen Schicksal in abgelegenen Gesundheitszentren überlassen, ist das Personal auch kaum motiviert, diesen Zustand zu ändern.

Patienten jedoch setzen mehr und mehr auf Qualität. Das Scheitern von Dorfgesundheitsposten in vielen Staaten Afrikas hat nicht zuletzt mit der Tatsache zu tun, daß den Patienten die Qualität des kurativen Angebotes zu gering war. Folglich ist die Qualität der angebotenen Leistungen ein wesentlicher Grund für die Patienten, ein GZ aufzusuchen oder lieber Alternativen zu wählen. Gute Qualität setzt eine effektive Organisation des Zentrums voraus.

In vielen Ländern ist eine effektive Organisation bereits durch einen chronischen Mangel an Personal in Frage gestellt. Ein einzelner Pfleger ist zweifellos überfordert, 10 000 Menschen eine bedarfsgerechte Versorgung anzubieten. Nicht selten jedoch beobachten wir andererseits in den Einrichtungen ein Überangebot an Personal, zumindest, wenn man die Zahl des Personals mit dem Patientenaufkommen ins Verhältnis setzt. Erfahrungen haben gezeigt, daß für das beschriebene GZ drei bis fünf Personen ausreichend sind, um eine gute Arbeit zu leisten. Diese Zahl muß sich entsprechend erhöhen, wenn im GZ auch Entbindungen betreut werden, wie es in ländlichen Zentren fast ausnahmslos geschieht. Neben dem Chef des Zentrums, bei dem es sich je nach Personalsituation um einen Arzt, einen erfahrenen Pfleger oder einen Medical Assistant handeln kann, sollten ein erfahrener Stellvertreter, eine weitere medizinisch geschulte Hilfskraft und eine Verwaltungskraft zum Mindestbestand gehören. Inwieweit noch Personal mit Spezialkenntnissen, wie Laborfachkräfte und Sozialarbeiter, notwendig ist, hängt von der gegebenen Situation ab. Wünschenswert ist jedoch in erster Linie eine Vielseitigkeit der Mitarbeiter in dem Sinn, daß jeder die Aufgaben des anderen in seiner Bedeutung versteht und – wo immer möglich – auch ausüben kann.

Hilfreich sind von der Distriktleitung erarbeitete Arbeitsplatzbeschreibungen, die jeden Mitarbeiter mit seinem Aufgabenbereich vertraut machen und Kompetenzüberschneidungen vermeiden helfen. Idealerweise sollten alle Dienstleistungen ständig angeboten werden (s. auch Kap. 5). Wo das nicht möglich ist, sollten die Mitarbeiter in Abstimmung mit der Distriktleitung und dem Gesundheitskomitee Wochenarbeitspläne erstellen, die Zeiten für verschiedene Aktivitäten genau festlegen (Tabelle 6.2).

Eine weitere wesentliche Voraussetzung für eine qualitative gute Arbeit ist das Vorhandensein eines Dokumentationssystems, das mehreren Ansprüchen gleichzeitig genügen muß (vgl. Abschn. 2.11):

- Es muß möglichst einfach sein und von allen Mitarbeitern beherrscht werden.
- Es muß die wesentlichen Informationen enthalten und das Erheben überflüssiger Daten vermeiden.

Tabelle 6.2. Wochenarbeitsplan aus einem Distrikt im Kongo

	Montag	Dienstag	Mittwoch	Donnerstag	Freitag
8–12°° 15–17°°	Sprechstunde Labor	Sprechstunde Schwangerenvorsorge, Kindervorsorge	Sprechstunde Hausbesuche	Sprechstunde Schwangerenvorsorge, Kindervorsorge	Sprechstunde Teambesprechung, Labor

- Die erfaßten Angaben müssen als Entscheidungsgrundlage für weitere Maßnahmen dienen.
- Die Informationen der verwendeten Arbeitsblätter und Register müssen rasch in einem Monats- oder Vierteljahresbericht zusammenzufassen sein.
- Die verwendeten Arbeitsblätter müssen so angelegt sein, daß sie die Durchlässigkeit zwischen den einzelnen Angeboten im GZ fördern (Beispiel: Multipara bekommt automatisch FP-Beratung angeboten).
- Arbeitsblätter müssen eine Betreuung chronisch Kranker oder von Risikopatienten erleichtern.
- Patienten, die eine Kontrolluntersuchung oder die Einnahme wichtiger Medikamente versäumen, müssen durch das System ausfindig gemacht werden können.
- Alle Arbeitsblätter und Formulare sollten von eindeutigen und ausführlichen Instruktionen begleitet sein, die dem Mitarbeiter klare Kriterien für das jeweilige Vorgehen geben.

Klingen diese Forderungen auch banal, werden sie selten respektiert. In vielen Gesundheitszentren findet man eine Fülle verschiedener Arbeitsblätter und Formulare, die wenig aufeinander abgestimmt sind und deren Informationen meist ungenutzt bleiben. Die Distriktleitung ist gut beraten, sich zusammen mit Vertretern der Zentrumsmitarbeiter das Dokumentationssystem anzusehen und gegebenenfalls zu modifizieren. Eine Orientierungshilfe bietet Tabelle 6.3.

Durch effizientes Monitoring kann die Kontinuität einer Betreuung von chronisch Kranken und Risikopatienten und die Integration kurativer und präventiver Dienstleistungen gewährleistet und die Qualität der Dienste verbessert werden.

Tabelle 6.3. Zusammenstellung der in einem Gesundheitszentrum notwendigen Arbeitsblätter und Register (Auswahl)

Bezeichnung	Verbleib
– Krankenheft	beim Patienten
– Krankenblatt für TBC-Kranke	im Zentrum
– Krankenblatt für Lepra-Kranke	im Zentrum
– Krankenblatt für Diabetiker	im Zentrum
– Schwangerenvorsorgekarte/Mutterpaß	im Zentrum/Durchschrift bei der Schwangeren
– Familienplanungsblatt	im Zentrum
– Wiege-/Impfkarte für Kinder	im Zentrum und bei der Mutter
– Register für Allgemeinsprechstunde	im Zentrum
– Schwangerenregister	im Zentrum
– Kindervorsorgeregister	im Zentrum
– Impfregister	im Zentrum
– Familieneinschreibeblatt	im Zentrum
– Kassenbuch	im Zentrum
– Belegordner	im Zentrum
– Bestellformular für Medikamente	im Zentrum
– Monatsberichtsformular	im Zentrum

Klassische Fallbeispiele, die die Bedeutung eines leistungsfähigen Dokumentationssystems aufzeigen:
- Das Nichterscheinen eines Tbc-Kranken, der nach zwei Monaten seine Behandlung abbricht, weil es ihm subjektiv besser geht, wird von seinem Zentrum bemerkt, und es erfolgt ein Hausbesuch, bei dem er zur Fortführung der Behandlung motiviert wird.
- Die Patientin, die das 8. Kind geboren hat, das Zentrum wegen eines Malariaanfalles aufsucht und nicht auf die Möglichkeit von Familienplanung hingewiesen wird, ist nicht umfassend behandelt worden.
- Bei einem Kleinkind, das wegen Durchfall in die Sprechstunde gebracht wird, bemerkt die Schwester dank der routinemäßigen Kontrolle der Impfkarte eine fehlende Impfung und kann diese sofort verabreichen.
- Das unterernährte Kind, das wegen Malaria in der Allgemeinsprechstunde vorgestellt wird, bisher aber nicht an der Kindervorsorge teilnahm, sollte umgehend in das Vorsorgeprogramm eingeschrieben werden.
- Die regelmäßige Dokumentation des Gewichts eines Kleinkindes kann eine beginnende Mangelernährung frühzeitig erkennen lassen, allerdings nur dann, wenn das Personal die Gewichtskurve zu interpretieren weiß.

Für die Diagnose und Behandlung der Patienten der Allgemeinsprechstunde hat sich die Einführung von *Diagnose-Therapie-Schemata* bewährt. Oft sind diese Schemata symptomorientiert und erleichtern v. a. dem medizinischen Hilfspersonal, die richtige Diagnose zu stellen und eine angepaßte Therapie einzuleiten. Ist es anfangs oft nicht leicht, die Mitarbeiter von der Nützlichkeit dieser Instrumente zu überzeugen, da sie sich nicht selten in ihrer therapeutischen Freiheit eingeschränkt fühlen, erweisen sich später die Schemata doch als sehr hilfreich. Gute und korrekt angewandte Schemata haben dabei vier unschätzbare Vorteile:

- Sie verhindern gravierende Fehldiagnosen (z. B. nicht erkannte Extrauteringravidität).
- Sie veranlassen den Mitarbeiter zur rechtzeitigen Überweisung bei ernsthaften Erkrankungen und in Zweifelsfällen.
- Sie helfen, Medikamente rationeller einzusetzen, und verhindern die noch oft geübte Polypragmasie.
- Sie helfen, überflüssige Laboruntersuchungen zu vermeiden (z. B. routinemäßige Stuhl- oder Malariauntersuchungen in Hochendemiegebieten) und damit Zeit und Kosten zu sparen.

Weitere Maßnahmen können noch zur Verbesserung der inneren Organisation des Zentrums beitragen. Patientenströme müssen geplant, lange Wartezeiten besonders für Schwerkranke und Mütter mit kranken Kindern vermieden werden. Patienten erwarten mit Recht, daß sie auch im Notfall Hilfe bekommen können, so daß immer ein Mitarbeiter verfügbar sein sollte. Leicht kann dieses Ziel erreicht werden, wenn der Chef des Zentrums oder sein Vertreter im oder in der Nähe des GZ wohnt. Auf Wahrung der Intimität sollte geachtet werden; die oft geübte Praxis, zwei oder drei Patienten gleichzeitig zu behandeln, ist zu ändern. Frauen meiden das Zentrum häufig, wenn sie sich mit ihren gynäkologischen oder geburtshilflichen Problemen nur an männliche Mitarbeiter wenden können.

Aber selbst ein straffer, gut organisierter Ablauf der Aktivitäten ist keine Gewähr, daß die Patienten das GZ aufsuchen. Wesentlich ist, ob sie Vertrauen in das Zentrum und seine Mitarbeiter haben. Nur Kranke, die auf freundliche und verständnisvolle Mitarbeiter stoßen, denen Vorwürfe und Belehrungen erspart bleiben und die die Erfahrung machen, daß ihnen kompetent und rasch geholfen wird, werden auf die Dauer das Zentrum akzeptieren und sich für seine weitere Entwicklung stark machen. Sind diese Voraussetzungen allerdings geschaffen, kann ein solches Zentrum umfassende, integrierte und dauerhafte Gesundheitsversorgung für die Menschen anbieten, für die es Verantwortung trägt.

Die Finanzierung und Finanzverwaltung

Eine qualitativ akzeptable medizinische Versorgung hat ihren Preis. In einer Zeit, in der der Staat sich seiner Verantwortung für die Gesundheitsdienste mehr und mehr entzieht, müssen deshalb von den Nutzern der Dienste Gebühren erhoben werden. Dies ist der Erfahrungswelt der Menschen in der Regel auch nicht fremd, denn dem traditionellen Heiler wird seit altersher seine Leistung entgolten.

Die wichtigsten Gebühren-Modelle:

- Bezahlung der Einzelleistung,
- Pauschalbeitrag pro Krankheitsepisode,
- Vorauszahlungssysteme.

Die Implementierung der finanziellen Beteiligung der Nutzer erfordert viel Fingerspitzengefühl seitens der Distriktleitung. Dabei dürfen finanzielle Hürden den Patienten den Zugang zum GZ nicht versperren. Sind die Malariamedikamente oder das Antibiotikum zur Behandlung einer Geschlechtskrankheit auf dem Markt billiger zu haben als im Zentrum, verliert das GZ Patienten, die professionelle Hilfe brauchen. Andererseits muß den Verantwortlichen klar sein, daß das Ziel, selbstfinanzierte und damit sich selbst tragende Strukturen aufzubauen, in Konflikt mit dem Ziel geraten kann, allen Patienten Zugang zum GZ zu verschaffen. Hier muß mit viel Phantasie nach brauchbaren Lösungen gesucht werden. In erster Linie sind alle Rationalisierungsmöglichkeiten auszuschöpfen. Hierher gehören die Verwendung von essentiellen Medikamenten, der Abbau überflüssigen Personals und die Vermeidung unnötiger Laboruntersuchungen. Genauso wichtig sind jedoch auch ökonomische Überlegungen und Untersuchungen, die die Frage nach der Kaufkraft der zu betreuenden Bevölkerung und die Frage danach beantworten, wieviel die Patienten für welche Leistung zu bezahlen bereit sind. Außerdem sind Kostenrechnungen anzustellen, die Auskunft darüber geben, bei welcher Nutzerrate das Zentrum rentabel arbeitet. Solche Analysen verlangen der Distriktleitung einige Arbeit ab, da sie verwertbare Antworten auf folgende Fragen geben müssen:

- Wie hoch ist das monetäre und nicht monetäre Einkommen der Haushalte?
- Welcher Anteil des Einkommens wird für Gesundheit/Krankheit ausgegeben?
- Für welche Art der Gesundheitsversorgung wird Geld ausgegeben?
- Wieviele Haushalte können das Geld nicht aufbringen und aus welchen Gründen?
- Wie hoch ist der Medikamentenkonsum bei einer bestimmten Nutzerrate?
- Wie hoch sind die fixen und variablen Kosten?
- Wie hoch ist der Eigenfinanzierungsanteil der Einrichtung?
- Sind die externen Finanzierungsquellen dauerhaft?

Die Suche nach Antworten auf diese Fragen scheint komplex. Erfahrungen jedoch zeigen, daß dort, wo es eine gute Zusammenarbeit zwischen Bevölkerung und Gesundheitskomitees einerseits und Personal des GZ und der Distriktleitung andererseits gibt, viele dieser Fragen durch gezielten Dialog zumindest Teilantworten finden, die Hypothesen erlauben. Diese Hypothesen können in der konkreten Arbeit des Zentrums getestet werden und müssen dann gegebenenfalls den Verhältnissen angepaßt werden.

Aufgrund solcher Hypothesen müssen Finanzierungsmodalitäten erarbeitet werden. Hierzu ist die Zusammenarbeit mit der Bevölkerung und den Gesundheitskomitees unerläßlich, weil nur so gewährleistet ist, daß sie die Zahlungsmodi akzeptiert und versteht. Beispielhaft seien einige Varianten genannt:

Bezahlung der Einzelleistung
Wie in der deutschen Kassensprechstunde wird der einzelne medizinische Akt bezahlt: Konsultation, Laboruntersuchung, Verband etc. Zusätzlich müssen die Medikamente mit Gewinnmarge im GZ selbst, in einer privaten oder in einer Gemeinschaftsapotheke gekauft werden.

Vorteil:
- Der Kranke akzeptiert dieses Verfahren am ehesten, weil er die Gegenleistung sieht.

Nachteile:
- Fördert Medikalisierung, da das GZ sich über den Verkauf von Medikamenten mitfinanziert.
- Die Solidarität unter den Patienten wird nicht gefördert.
- Die Verwaltung und Kontrolle ist relativ komplex.
- Steht der Kontinuität der Behandlung im Wege, da der Patient bei Komplikationen oder Chronizität eines Leidens mehrfach bezahlen muß.

Pauschalbeitrag pro Krankheitsepisode
Der Kranke bezahlt einen festen Betrag, der die gesamten Kosten für die Dauer einer Krankheitsepisode abdeckt. Dabei kann eine Episode sich über einen Tag (Verband bei leichter Verletzung) bis zu mehreren Jahren (Tuberkulose- oder Leprabehandlung) erstrecken.

Vorteile:
- Realisiert den Solidaritätsgedanken: Die leichter Erkrankten zahlen für die, die schwer erkranken oder einer langen und teuren Behandlung bedürfen, mit.
- Unterstützt eine konsequente Behandlung, da Patienten die Kosten bei Komplikationen oder Rezidiven nicht scheuen müssen.
- Fördert den rationellen Gebrauch von Medikamenten.

Nachteile:
- Kommen nur Kranke, die teurer Behandlungen bedürfen, ist die wirtschaftliche Basis eines Zentrums gefährdet.
- Die Definition einer Episode ist nicht immer eindeutig und führt manchmal zu Mißverständnissen.

Vorauszahlungssysteme
Patienten zahlen gewisse Beträge im voraus und sind dann berechtigt, im Krankheitsfall das GZ völlig kostenlos oder zu deutlich verminderten Gebühren in Anspruch zu nehmen.

Vorteil:
- Sollte im Krankheitsfall akut Geldmangel herrschen, braucht der Patient trotzdem auf Hilfe nicht zu verzichten.

Nachteile:
- Geringe Neigung, für etwas zu zahlen, für das man keinen Gegenwert bekommt, v. a. dann, wenn Geldmittel ohnehin extrem knapp sind.
- Neigung zu einer Überinanspruchnahme des GZ, weil man ja bereits bezahlt hat.

Es ist Aufgabe der Distriktleitung, den am besten angepaßten Modus zu finden und dafür zu werben. Nur wenn die Bevölkerung die festgesetzten Tarife bezahlen kann und wenn sie den Gegenwert an Leistungen des Zentrums zu schätzen lernt, wird die Einführung von Nutzergebühren erfolgreich sein. Eine transparente Buchführung, am besten vom Gesundheitskomitee kontrolliert oder gar von ihm verwaltet, ist ein zusätzliches Instrument, um der Bevölkerung das oft verlorene Vertrauen in die peripheren Strukturen zurückzugeben.

Es muß allen Beteiligten klar sein, daß die vollständige Finanzierung der GZ, geschweige denn der Krankenhäuser, durch Nutzergebühren unrealistisch ist. In der derzeitigen Situation Afrikas kann allein eine Partnerschaft zwischen dem Staat, der in der Regel die Personalkosten trägt, der Bevölkerung sowie privaten wie ausländischen Gebern gewährleisten, daß bedarfsgerechte Versorgungstrukturen zur Verfügung stehen.

Ausbildung und Supervision

Das beschriebene GZ ist mit seinem Leistungsangebot, das kurative, präventive und gesundheitsberatende Elemente enthält, ein komplexes Gebilde, welches nur dann die erforderliche Qualität produziert, wenn es über ein gut ausgebildetes, motiviertes Personal verfügt. Leider sind die Curricula vieler afrikanischer Universitäten und Pflegerschulen immer noch stark kurativ ausgerichtet und lassen die Betonung des integrierten Angebots an Kurativ- und Präventivmedizin vermissen. Um so wichtiger ist die Ausbildung des in den Zentren eingesetzten Personals vor Ort. Neben einer gezielten Ausbildung der einzelnen Zentrumsmitarbeiter, die am besten in mehrwöchigen theoretischen und praktischen Kursen stattfindet, ist eine regelmäßige Supervision der Zentren von entscheidender Bedeutung.

Regeln für gute Supervision:

- Der Supervisor ist in erster Linie Partner und Berater, Vertrauen ist die Voraussetzung für eine gute Zusammenarbeit. Kontrollaufgaben sind nachrangig, wenngleich nicht völlig überflüssig.
- Die Supervision ist als eine fortlaufende Weiterbildung zu verstehen, bei der der Erfahrene seine Kenntnisse an den weniger Erfahrenen weitergibt.
- Wenn möglich, soll die Supervision von den Distrikt- und Krankenhausärzten durchgeführt werden. Unschätzbarer Vorteil bei diesem Vorgehen ist, daß die verantwortlichen Planer und Organisatoren des Distriktes immer mit der Realität der Peripherie konfrontiert werden.
- Supervisionsbesuche sollen regelmäßig stattfinden, ca. einmal im Monat. Nur so verlieren die oft in entlegenen Winkeln arbeitenden Mitarbeiter das Gefühl, von der Distriktleitung vergessen worden zu sein.
- Wünschenswert ist, daß ein und derselbe Supervisor alle Aktivitäten des Zentrums betreut. Man kann beim Personal schlecht Verständnis für die Forderung nach Integration präventiver und kurativer Maßnahmen in den Alltag eines Zentrums erwarten, wenn der eine Supervisor sich für die allgemeine Sprechstunde, der zweite für die Präventivmaßnahmen und der dritte für die Buchhaltung verantwortlich fühlt.
- Bei der Supervision sollte das Gesundheitskomitee beteiligt sein, v.a. bei Kassenprüfungen und Kontrollen des Medikamentenbestandes.
- Ergebnisse der Supervision sollten schriftlich festgehalten und Schwachstellen sowie Verantwortliche für deren Abhilfe benannt werden.
- Supervision ist eine wichtige Leistung für die GZ und damit auch für die Bevölkerung. Die Kosten sind ins Budget mitaufzunehmen und nach Möglichkeit von den Zentrumseinkünften mitzufinanzieren.

Supervision, die diesen Leitlinien folgt, kann entscheidend zur Besserung der Qualität der Leistungen eines GZ, zur Motivation der Mitarbeiter und damit zur Akzeptanz der Einrichtung durch die Bevölkerung beitragen.

Die hier dargestellten ausführlicher behandelten Faktoren sind nicht die einzigen, die die Organisation eines Zentrums beeinflussen. Ebenso wichtig sind die Verfügbarkeit essentieller Medikamente, die kluge Wahl des Standortes eines Zentrums oder die Harmonisierung divergierender Interessen, wie z.B. eine Konsensfindung mit den privaten Apothekern, die ihr Geschäftsinteresse durch essentielle Medikamente bedroht sehen.

Aus dem Dargestellten wird ersichtlich, wie komplex die Organisation eines Distriktes werden kann. Viele Fragen sind noch offen, Antworten kann u. a. auch eine gezielte anwendungsorientierte Forschung geben, zu der Sie, die Leser(innen), ausdrücklich ermutigt werden sollen!

6.1.8
Die sekundäre Versorgungsstufe: das Referenzhospital

Das Ziel, einer zahlenmäßig definierten Bevölkerung eine möglichst umfassende Gesundheitsversorgung anzubieten, setzt die Existenz eines gut funktionierenden Referenzkrankenhauses voraus. Das GZ oder der Dorfgesundheitsposten ist die Ebene des ersten Kontaktes mit der Bevölkerung. Ihr unschätzbarer Vorteil besteht darin, nah am einzelnen Patienten eine Basisversorgung gewährleisten zu können, die neben den rein medizinischen Aspekten aufgrund der intimen Kenntnisse der Lebensumstände der Bevölkerung auch das ganze soziokulturelle Umfeld mit einbeziehen kann. Dagegen sind ohne Frage die technischen Kompetenzen der ersten Ebene begrenzt. Ein Krankenhaus für nur 10 000 Menschen organisieren zu wollen, ist unter wirtschaftlichen und fachlichen Aspekten abwegig. Es fehlte die sog. kritische Masse an Patienten, die erforderlich wäre, um die bereitzuhaltende Technik (z. B. OP, Röntgen) rentabel zu nutzen, aber auch, um die professionellen Fähigkeiten des Personals durch ständige Übung zu erhalten.

Beispiel: Bei einer Bevölkerung von 10 000 Menschen erwartet man in Afrika zwischen 300 und 500 Geburten pro Jahr. Die Kaiserschnittrate bewegt sich zwischen 1–5%. Danach müßten ca. 3 bis 25 Kaiserschnitte pro Jahr ausgeführt werden. Diese Zahl ist zu klein, um den Eingriff optimal ausführen zu können und die technischen Fertigkeiten des Personals zu erhalten.

Solche Überlegungen führen zur Forderung nach einer funktionierenden zweiten Versorgungsstufe, nämlich dem Distriktkrankenhaus, das aber immer als Teil eines Gesamtsystems zu betrachten ist. Die zweite Versorgungsstufe hat sehr spezifische Aufgaben. Diese Tatsache muß der Distriktleitung bewußt sein und ihr Handeln bestimmen. Nicht selten nämlich finden wir Krankenhäuser, die in der Routinearbeit der allgemeinen Patientenversorgung ersticken. Von der Bevölkerung häufig als die einzige Einrichtung akzeptiert, die ihren Qualitätsansprüchen genügt, sind die Krankenhäuser gezwungen, alle Kranken zu behandeln. Somit sind die Hospitäler oft organisiert wie riesige Gesundheitszentren, ohne deren Vorteile der intimen Kenntnis des Lebensumfeldes des Kranken nutzen zu können. Ärzte und Personal mit Spezialausbildungen verbringen einen Großteil ihrer Zeit mit der Betreuung von Patienten, die schneller und kostengünstiger in GZ behandelt werden könnten.

Die WHO fordert angesichts dieses Problems eine genau definierte Verteilung der Aufgaben zwischen den zwei Ebenen eines Distriktes und formuliert dazu folgende Prinzipien:

- Das, was nicht an Leistungen im Dorf oder im Gesundheitszentrum erbracht werden kann, soll im Krankenhaus erfolgen und umgekehrt. Das System muß Kontinuität in der Behandlung der Kranken gewährleisten.
- Jede Überschneidung des Leistungsangebotes sowie Konkurrenz zwischen den Ebenen sollte vermieden werden, um eine Verschwendung von Ressourcen zu verhindern, die sowohl für das GZ als auch für das Hospital nachteilig wäre.
- Das Gesundheitszentrum sollte die Erstdiagnose stellen. Es übernimmt die Verantwortung dafür, daß die Behandlung des Patienten vollständig und umfassend ist. Das Krankenhaus soll bei der Behandlung die Maßnahmen durchführen, die aus verschiedenen Gründen nicht weiter dezentralisiert werden können.
- Jede Krankheit und ihre Behandlung enthält auch psychologische Aspekte und wirft die Frage nach der Beziehung zwischen Behandler und Kranken auf. Als Regel sollte gelten, daß das GZ um so eher für die Behandlung geeignet ist, je mehr der psychologische Aspekt einer Erkrankung im Vordergrund steht.

Es ist Aufgabe der Distriktleitung, das System nach diesen Prinzipien so zu organisieren, daß die beiden Ebenen aufeinander abgestimmt arbeiten. Dabei sind beide Ebenen voneinander abhängig. Die eine kann ihr Potential ohne die andere nicht voll entfalten. Wenn das Netz der GZ z. B. infolge mangelnder Kompetenz nicht in der Lage ist, Risikoschwangerschaften, Verdachtsfälle einer Bauchhöhlenschwangerschaft oder andere operationswürdige Erkrankungen zu erkennen und zu überweisen, hilft auch ein leistungsfähiges Krankenhaus nicht weiter. Ist umgekehrt ein Krankenhaus nicht fähig, die überwiesenen Patienten bedarfsgerecht zu behandeln, besteht eine ernste Versorgungslücke, selbst wenn die Arbeit der GZ gut organisiert ist. Diese Zusammenhänge und ihre Bedeutung der Bevölkerung, aber auch den Mitarbeitern deutlich zu machen, ist eine Aufgabe, die viel Geduld und die Fähigkeit zum Dialog verlangt. Immer noch haben Hospitäler ein vergleichsweise hohes Prestige, und es ist nur zu natürlich, daß jeder Kranke da um Behandlung nachsucht, wo ihm die größte Kompetenz vorhanden zu sein scheint. Das Personal unterstützt diesen Trend insofern, als es häufig als attraktiver angesehen wird, in einem Hospital als in einem abgelegenen GZ zu arbeiten.

Sehr konkret müssen folgende Punkte bei der Planung mitberücksichtigt werden:

- Verantwortlich für die Leitung eines Krankenhaus ist in der Regel die Krankenhausverwaltung mit dem Krankenhausdirektor an der Spitze. Da aber das Krankenhaus Teil des Distriktes ist, sollte die Krankenhausleitung unter der Autorität der Distriktleitung arbeiten, die alle Planungsmaßnahmen mittragen und mitverantworten muß. Der Krankenhausdirektor ist in der Regel Mitglied des Distriktleitungsteams.
- Das Referenzsystem zwischen Peripherie und Krankenhaus muß in beide Richtungen durchlässig sein. Es muß sich nachvollziehen lassen, ob ein

überwiesener Patient das Krankenhaus erreicht, warum und wann die Überweisung erfolgte. Nach erfolgter Krankenhausbehandlung muß eine Rücküberweisung erfolgen, die den Mitarbeitern des Zentrums präzise Verhaltensmaßregeln für die Weiterbetreuung an die Hand gibt. Das System muß es möglich machen, die Qualität der Überweisungen zu evaluieren, um bei Auffälligkeiten (zu viele Überweisungen, zu wenig Überweisungen, gehäufte Fehldiagnosen) reagieren zu können.

- Am Krankenhaus muß eine Referenzsprechstunde organisiert werden, in der der Überwiesene – möglichst ohne Mehrkosten – von einem Arzt oder einem Mitarbeiter betreut wird, dessen Kompetenz größer ist als die des überweisenden Pflegers.
- Die Distriktleitung, der in der Regel die Probleme am Krankenhaus bestens bekannt sind, muß durch regelmäßige Kontakte mit der Peripherie auch deren spezielle Probleme kennen. Die oben beschriebene Supervision der Zentren sollte also, wo immer möglich, Aufgabe der Ärzte oder erfahrener Mitglieder des Leitungsteams sein. Dabei ist es wünschenswert, daß auch überwiegend am Krankenhaus klinisch tätige Ärzte in die Supervisionsaufgaben miteinbezogen werden, um so den Kontakt zur Peripherie zu behalten.
- Das Durchführen von Vorsorgemaßnahmen am Krankenhaus ist nur dann gerechtfertigt, wenn für die Bevölkerung erreichbare GZ fehlen. Normale Vorsorgemaßnahmen können mit gleicher Effektivität an Zentren durchgeführt werden, ohne die Kapazitäten von Personal mit Spezialkenntnissen zu binden. Die Fähigkeiten dieses Personals können wesentlich besser in besonderen Sprechstunden genutzt werden, in denen sich Risikopatienten vorstellen.
- Das Krankenhaus ist immer auch Ausbildungsplatz. Es sollten regelmäßige Weiterbildungen für das gesamte Personal organisiert werden, ohne das in den GZ arbeitende Personal zu vergessen.
- Auch das Krankenhaus muß darauf achten, daß die Patienten die Dienste bezahlen können. Im Idealfall kämen keinerlei Mehrkosten auf den Patienten zu, da der Patient, der ja in der Regel an der Peripherie in das System eintritt, dort bereits für die Erstbehandlung bezahlt hat. Dieser Idealfall existiert jedoch kaum. Im Gegenteil: Die Patienten fürchten Krankenhauseinweisungen, weil sie die extremen finanziellen Belastungen kennen, die in der Regel auf sie zukommen. Oft verschlingen die Kosten für mittlere chirurgische Eingriffe das gesamte Familieneinkommen eines Monats. Insofern obliegt es der Distriktleitung, auch hier Finanzanalysen durchzuführen, die finanzielle Belastbarkeit der Patienten abzuschätzen und Modalitäten festzulegen, die in lebensbedrohenden Situation Verzögerungen der Behandlung vermeiden.

Beispiel: Eine Patientin mit Wehen und gesprungener Fruchtblase ist seit 16 Stunden im Kreißsaal. Es kommt zu keinem Geburtsfortschritt. Die Patientin bekommt Fieber. Die Indikation zur Sectio wird gestellt. Es stehen keinerlei Medikamente oder Verbandsmaterial in der Krankenhausapotheke zur Verfügung. Der verantwortliche Arzt stellt ein Rezept für Narkosemittel, Antibiotika, Infusionen und Verbandsmaterial aus. Die Gesamtkosten belaufen sich auf ca. 180 DM. Das Geld ist nicht verfügbar. Der Ehemann wird beauftragt, die Summe zu besorgen. Insgesamt kommt es zu einer Verzögerung von ca. 10 Stunden mit dem Ergebnis, daß sich die Risiken für die Patientin erheblich erhöhen.

Die Reorganisation eines Krankenhaus zu einer leistungsfähigen Referenzstruktur wird nicht ohne Schwierigkeiten ablaufen. Oft werden dabei Partikularinteressen des Personals betroffen, die nicht ohne weiteres zu ignorieren sind. Der Arzt, der möglicherweise sein Gehalt durch Konsultationen zahlungskräftiger Patienten aufbessert, wird sich nicht dafür einsetzen, nur noch überwiesene Patienten zu betreuen. Die Hebammen, die bislang die Abteilungskasse durch Einnahmen aus der Schwangerenberatung aufbessern konnten, werden darauf nicht verzichten wollen. Die Einführung essentieller Medikamente im Krankenhaus wird auf den geschlossenen Widerstand der privaten Apotheken stoßen. Somit wird der Distriktleitung auch hier viel diplomatisches Geschick, Beharrlichkeit und Überzeugungskraft abverlangt, um dem Ziel näher zu kommen, mit einer funktionierenden Referenzstruktur den zweiten Pfeiler des Distriktgesundheitssystems zu stärken.

6.1.9
Praktische Hinweise beim Eintreffen am Arbeitsplatz

Unabhängig davon, wie umfangreich und ausführlich das in der Vorbereitung zum Einsatz zur Verfügung stehende Informationsmaterial auch war, werden die neu eintreffende Ärztin oder Arzt noch zahllose Fragen haben. Möglicherweise stechen ihnen aber gleich auch gravierende Mißstände ins Auge, die sie so rasch wie möglich abstellen möchten. Hier sei der oft gegebene Rat wiederholt, erst einmal abzuwarten, die ersten 6 Monate des Aufenthaltes vornehmlich zu beobachten, Informationen zu sammeln und Hintergründe zu verstehen versuchen.

Die gezielte Informationssammlung beginnt möglicherweise beim Vorgänger, der noch einige Wochen zur Verfügung steht. Sie sollte möglichst rasch den Counterpart, die anderen einheimischen Kollegen, die Hebammen, Schwestern und Pfleger einschließen. Die in den Einrichtungen benutzten Arbeitsblätter, Register, Monats- und Jahresberichte sind weitere wichtige Quellen. Demographische Daten finden sich oft unbenutzt in den Meldeämtern der Gemeinden und Distrikte, wobei deren Verläßlichkeit allerdings oft zweifelhaft ist. Es hat sich als nützlich erwiesen, möglichst viele dieser Informationen in eine große Karte des Distriktes aufzunehmen und sie damit zu visualisieren. Sehr aufschlußreich ist auch die Teilnahme bei Versammlungen des Pflegepersonals und der Gesundheitskomitees. Sehr rasch sind so Konfliktfelder und Interessenskonstellationen in Erfahrung zu bringen, die für das weitere Verhalten oft wichtiger sind als reine Sachinformation. Es braucht wohl nicht darauf hingewiesen werden, daß man viele wichtige Zusammenhänge eher bei einem zwanglosen Zusammensein beim Bier erfährt als in organisierten Treffen.

Oft fällt es schwer, Informationen systematisch zu suchen und auszuwerten. Der Wunsch, möglichst genaue Kenntnis seines Arbeitsumfeldes zu haben, führt nicht selten dazu, daß aufwendige Studien initiiert und manchmal auch durchgeführt werden. Häufig werden dabei der erforderliche Zeitaufwand und auch die Kosten unterschätzt. Als sehr hilfreich hat sich dagegen das sog. „rapid assessment" erwiesen. Das von Kielmann et al. (1991) entwickelte Handbuch kann dabei sehr hilfreich sein. In diesem Handbuch finden sich für die unterschiedlichen Interventionsebenen (GZ, Hospital, Distrikt) Fragebögen, deren Beantwortung eine Fülle wertvoller Informationen bietet. Darüber hinaus gibt das Buch Hilfestellung bei der Interpretation der Daten und den daraus zu ziehenden Konsequenzen.

Was ist nun zu tun mit den gesammelten Informationen? Es können sich unterschiedliche Situationen präsentieren: Der eine Arzt findet einen genau definierten Arbeitsplatz in einem durchorganisierten Distrikt vor. Es existiert ein Entwicklungsplan des Gesamtdistriktes mit genauen Zielvorstellungen, in welcher zeitlichen Abfolge die Abdeckung mit Gesundheitseinrichtungen sich vollziehen soll und wann die ausländische Fachkraft von einem einheimischen Mitarbeiter abgelöst werden kann. Ein detaillierter Operationsplan weist aus, welche Aktivitäten in welchem Zeitraum unter wessen Verantwortung durchgeführt werden. Der Budgetplan legt die dazu benötigten Geldmittel und ihre Quellen fest. In dieser Situation dienen die gesammelten Informationen vornehmlich dem neuen Arzt, sich in sein neues berufliches Umfeld besser hineinzufinden.

Häufiger jedoch haben wir es mit deutlichen Planungsdefiziten zu tun. Genaue Vorstellungen darüber, wie die verschiedenen Ebenen des Distriktes organisiert werden können, wie die meist begrenzten Mittel optimal zum Nutzen der Bevölkerung eingesetzt werden können, wie der Distrikt in 10 Jahren aussehen sollen, fehlen. Die tägliche Routine und die tägliche Verwaltung des Mangels hat die Distriktleitung nicht dazu kommen lassen, einen Entwicklungsplan für den Distrikt zu erstellen. Oft liegt nicht einmal eine Jahresplanung vor. Unter diesen Umständen sind die gesammelten Informationen für alle Beteiligten im Distrikt wertvoll, weil sie als Planungsgrundlage dienen können.

Prinzipien guter Planung werden in Kap. 2 dieses Buches beschrieben. Die gewählte Methode sollte in jedem Fall eine möglichst breite Beteiligung der Betroffenen ermöglichen. Die angestrebten Ergebnisse, die dazu notwendigen Aktivitäten und die Indikatoren müssen schriftlich festgehalten werden und sollten in einen Operationsplan einfließen, der die einzelnen Schritte weiter spezifiziert. Ein Beispiel für einen Operationsplan findet sich in Abschn. 2.8.

Zuletzt sei nochmals der Hinweis gegeben, daß die Planung und Entwicklung eines Distriktes eine Aufgabe voller Unwägbarkeiten und Unsicherheiten ist. Hier ist ein breites Feld für Operationsforschung. Wo immer möglich, sollte man die Hochschulen des Landes und ihre entsprechenden Fakultäten in diese Arbeit miteinbinden. Oft ist man erstaunt, wieviel Fachkompetenz im Land vorhanden ist, die aber aufgrund fehlender Fragestellung nicht genutzt wird.

Literatur

GTZ, Abteilung Gesundheit, Bevölkerung, Ernährung (1993) Das Distriktgesundheitssystem. Erfahrungen und Perspektiven für Afrika. Eschborn
Kielmann AA, Janovsky K, Annett H (1991) Assessing district health needs, services and systems. Protocols for rapid data collection and analysis. Hong Kong

6.2
Krankenhausmanagement

Bernd Köhler

6.2.1
Einführung

Bei der Vorbereitung auf eine medizinische Tätigkeit in Entwicklungsländern, z. B. die (Mit-)Arbeit in einem ländlichen Krankenhaus, befallen angehende Entwicklungshelfer oft Ängste, ob sie den Anforderungen bei der täglichen medizinischen Arbeit gewachsen sein werden. Die Angst vor der chirurgischen Aufgabe und vor schwierigen geburtshilflichen Problemen steht häufig im Vordergrund und scheint besonders wichtig für Erfolg oder Mißerfolg ihrer Arbeit.

Der praktische Erfolg bei der Behandlung von Patienten hängt ohne Zweifel zunächst von einer kompetenten medizinischen Arbeit ab. Sehr bald nach Beginn ihrer Tätigkeit bemerken ärztlich tätige Entwicklungshelfer jedoch, daß sich Probleme und Aufgaben ganz in den Vordergrund schieben, mit denen sie bei ihrer Arbeit in Europa praktisch nicht konfrontiert waren und für die sie meist nicht entsprechend ausgebildet sind. Es sind Probleme, die letztlich über das Funktionieren einer Gesundheitseinrichtung mehr entscheiden als die tägliche medizinische Arbeit des einzelnen Mitarbeiters und auch von ihnen selbst. Aus eigener Erfahrung: Nicht Mängel in der medizinischen Arbeit führten fast zur Schließung des Hospitals, für das ich drei Jahre verantwortlich war, sondern die endgültig leeren Wassertanks, die nicht rechtzeitig reparierte Wasserpumpe, der nicht verfügbare Zement zum Bau neuer Latrinen bei randvollen alten Toiletten, eine plötzliche Nahrungsmittelknappheit, der defekte Generator oder Dieselmangel und eine dadurch nicht mehr arbeitende Sterilisation. Nicht die praktische medizinische Arbeit verursachte mir nach der Phase der Einarbeitung das meiste Kopfzerbrechen, sondern Probleme der Verwaltung, Finanz- und Personalplanung, disziplinarische Fragen und der nicht organisierte technische Service.

Besucht man ländliche Krankenhäuser in verschiedenen Ländern und hinterfragt die letztlich immer wieder sehr ähnlichen Probleme, wird man als Ursache in den allermeisten Fällen Mängel oder Fehler im *Management* finden: nicht rechtzeitig organisierter Nachschub von Medikamenten und Verbrauchsmaterialien, Energie- oder Wasserprobleme bei falsch gewählter Technik, defekte Technik bei nicht rechtzeitigem Service, Hygieneprobleme bei falscher baulicher Planung oder mangelnder Ausbildung, fehlende Aktivitäten in der Prävention bei Überschätzung kurativer Maßnahmen usw. Hinter dem Begriff Krankenhausmanagement verbergen sich somit verschiedenste Ebenen der Gesundheitsarbeit, um die man sich – neben der gewohnten medizinischen Tätigkeit – bewußt und intensiv kümmern muß, um das Funktionieren des Gesamtorganismus Krankenhaus gerade unter den schwierigen Verhältnissen des Mangels zu gewährleisten.

Es ist im Rahmen dieses Buches nicht möglich, umfassende Kenntnisse in Krankenhausmanagement zu vermitteln. Daher sollen im folgenden nur die wichtigsten Problembereiche schlaglichtartig beleuchtet werden.

6.2.2
Wer ist für das Hospitalmanagement verantwortlich?

Sehr häufig sind Verantwortlichkeiten an Mitarbeiter übertragen, die für organisatorische Aufgaben entweder nicht geeignet oder nicht ausreichend ausgebildet sind.

Beispiel: Im Rahmen kirchlicher Gesundheitsprojekte ist häufig ein Bischof oder Priester für die übergreifende Planung verantwortlich. Er wird Akzente anders setzen als ein in Gesundheitsversorgung Ausgebildeter, z.B. nach einem *Master of Public Health* (MPH)-Studium. Auch der leitende Arzt muß häufig Verwaltungs- und Managementaufgaben übernehmen, ohne hierfür primäres Interesse zu haben oder über entsprechende Kenntnisse zu verfügen.

Die Veränderung solcher Verantwortungsstrukturen ist häufig sehr schwierig. Jedoch werden die Bedeutung ausreichender Kenntnisse im Krankenhausmanagement und gleichzeitig die bestehenden großen Defizite auf allen Organisationsebenen zunehmend erkannt. Die Teilnahme an entsprechenden Trainingsmaßnahmen, die in begrenztem Umfang auch in Entwicklungsländern angeboten werden, sollte gefördert werden.

6.2.3
Verwaltung

Von einer arbeits- und entscheidungsfähigen Verwaltungsstruktur wird es abhängen, ob wesentliche Fragen der Finanz- und Personalplanung adäquat gelöst werden. Ein vorhandener Verwalter beschränkt sich häufig auf Fragen der Buchführung. Mittel- wie langfristige Planungen unterliegen nicht selten dem medizinischen Leiter. Gerade im Verwaltungsbereich gilt es, wenn irgend möglich, Mitarbeiter auf entsprechende Fortbildungen im Hospitalmanagement zu schicken. Häufig vorhandene hierarchische Verwaltungsstrukturen sind zu hinterfragen, ein „management-board" mit Einbeziehung verschiedener Mitarbeiter des Hospitals sei als Alternative genannt. Die Diskussion des Krankenhausbudgets in einem solchen Gremium hilft, Fehlplanungen, sei es bei der Personalplanung oder bei Baumaßnahmen, zu vermeiden.

6.2.4
Arbeitsstrukturen/Abläufe im Hospital

Die sinnvolle zeitliche und personelle Organisation des ambulanten und stationären Betriebs sowie aller Funktionseinrichtungen wird entscheiden, ob mit personell und finanziell begrenzten Ressourcen die meist große Zahl von Patienten adäquat versorgt werden kann. Der Arzt in der Ambulanz als erste Anlaufstation für alle Patienten verbraucht seine Energie an banalen Erkrankungen, die ein Medical Assistant oder eine gut trainierte Krankenschwester ohne weiteres behandeln können. Bei der stationären Visite ist es sinnvoll, Problemfälle zu identifizieren und diese nach der Visite dann konzentriert, z.B. in einem speziellen Untersuchungsraum, aufzuarbeiten. Sowohl räumlich wie zeitlich muß gewährleistet sein, daß vom Arzt Problemfälle gesehen werden können, z. B. zwischen zwei Operationen. Zeiten für Besprechungen mit den Mitarbeitern, Fortbildungsveranstaltungen, Gesundheitsberatung für Patienten und Angehörige müssen eingeplant werden.

Das Arbeits- und Aufgabenspektrum der Mitarbeiter, z. B. Pfleger oder Krankenschwestern, unterscheidet sich wesentlich von der praktizierten Aufgabentrennung in Deutschland: Die erfahrene Krankenschwester wird u. U. die Rolle einer Stationsärztin wahrnehmen, praktische Tätigkeiten wie Infusion oder Transfusion selbständig durchführen und bei gut funktionierendem Arbeitssystem die Problemfälle identifizieren und dem Erfahreneren (Medical Assistant oder Arzt) vorstellen.

6.2.5
Personalstruktur

Häufig stehen nur wenige ausgebildete Kräfte vielen angelernten Hilfskräften gegenüber. Wichtige Managementaufgabe ist es, das vorhandene Personal nach Möglichkeit zu fördern (z. B. durch die Teilnahme an Ausbildungskursen) und sich damit einen konstanten Personalstamm aufzubauen. Manchmal kann eine langfristige Stabilität eher durch eigene Kräfte – nach entsprechender Fortbildung – gewährleistet werden als durch kurzfristig angeworbene Mitarbeiter. Bei Änderungen der Personalstruktur und Neueinstellungen gilt es, zunächst die finanziellen Ressourcen und Möglichkeiten zu überprüfen.

6.2.6
Bauliche Planung

Bauvorhaben gilt es kritisch zu hinterfragen, insbesondere im Blick auf die allgemeine Aufgabenstellung eines Hospitals. Nicht selten wird versucht, relativ große Gesundheitseinrichtungen baulich zu erhalten oder gar zu erweitern, während Anstrengungen der primären Versorgung in den Dörfern unzureichend funktionieren oder zwischenzeitlich neue Gesundheitszentren ein ehemals großes Hospital teilweise überflüssig machen. Die Sorge für ausreichenden Wohnraum für die Mitarbeiter gehört ebenso zum Aufgabengebiet wie weiterblickende Baumaßnahmen im Hospital (z. B. Abwassersystem) oder Bauaktivitäten im weiteren Verantwortungsbereich (z. B. bessere Wasserversorgung der Dörfer, Brunnenbau).

6.2.7
Technische Planung

Gerade in diesem Bereich werden bereits bei der Anschaffung technischer Geräte sehr häufig Fehlentscheidungen getroffen, die ein Funktionieren der angeschafften Technologie von vornherein in Frage stellen oder unmöglich machen. Ein komplexes Röntgengerät ohne Möglichkeit einer regelmäßigen Wartung wird, wenn überhaupt, nur kurzzeitig funktionieren, der zu groß gekaufte Generator zu viel Diesel verbrauchen, der zu klein bestellte Generator überlastet sein, der elektronisch gesteuerte Autoklav bei der geringsten Störung nicht mehr bedienbar oder kontrollierbar sein. Technische Geräte müssen den schwierigen Arbeitsbedingungen angepaßt sein, von höchster

Qualität, aber ohne komplexe Bedienungsautomatik, robust und gut reparierbar. Während man in Industrieländern die Kontrolle technischer Geräte nur noch ungern den Menschen überläßt und dafür Computersysteme einsetzt, muß Technologie unter Bedingungen der Armut vom Menschen kontrollierbar sein und bleiben. Voraussetzung ist die entsprechende Ausbildung und Motivation der Mitarbeiter.

Besondere Aufmerksamkeit muß Fragen der Energie- und Wasserversorgung und der Abwasserbeseitigung gewidmet werden (s. Abschn. 3.1). Bei mangelnder Erfahrung, z. B. mit Solarenergie, sollte vor Neuanschaffungen unbedingt fachmännischer Rat eingeholt werden. Nach wie vor ist bei größerem Stromverbrauch ein Dieselgenerator wesentlich effektiver und billiger als eine photovoltaische Anlage mit hohen Folgekosten. Lediglich für essentielle Bedürfnisse, z. B. Kühlschrank für Impfstoffe oder Notlicht im OP, mag eine Solaranlage eine realistische Lösungsmöglichkeit sein. Die Erwärmung von Wasser durch die Sonne dagegen hilft Energie sparen; entsprechende Anlagen sind billig und langlebig. Heißes Wasser ist z. B. in der Wäscherei unverzichtbar.

6.2.8
Organisation wichtiger Funktionseinheiten

Ambulanz

Der sinnvoll organisierte „Patientenfluß" garantiert ein optimiertes und schnelles Arbeiten (Aufnahme/Untersuchung/Diagnostik/Behandlung). Ambulante und stationäre Bereiche sollten räumlich getrennt arbeiten.

Zur Finanzierung eines Hospitals sind Einnahmen durch *„patient fees"* (s. Abschn. 6.1.7) oft unverzichtbar; bei sinkender staatlicher Unterstützung übersteigen diese Geldforderungen häufig die Möglichkeiten der Kranken. Was tun mit einem Notfall ohne finanzielle Möglichkeiten? Wird nur behandelt, wer zahlen kann? Die Aufarbeitung dieses Problems in entsprechenden Entscheidungsgremien, möglichst mit Schaffung eines finanziellen Reservepools für arme Menschen, ist eine ganz besondere Herausforderung, die uns häufig vor kaum lösbare Probleme stellt. Wird die Einführung einer Gemeindefinanzierung oder einer Versicherung erwogen, so ist die Hilfe eines erfahrenen Experten unverzichtbar.

Apotheke

Eine gut organisierte Hospitalapotheke ist für die medizinische Arbeit entscheidend. Ein System, das Transparenz gibt über den Vorrat und wöchentlichen bzw. monatlichen Verbrauch, hilft uns, den richtigen Zeitpunkt für nötige Neuanschaffungen zu erkennen oder starke Verbrauchsschwankungen wahrzunehmen (Fehlverschreibung ?). Selbstherstellung oder Aufbereitung v. a. von großvolumigen Pharmazeutika kann den Gesundheitsbetrieb wesentlich stabilisieren (z. B. Augentropfen, Mixturen, Hauttherapeutika, Infusionslösungen). Zum Konzept der essentiellen Medikamente s. Kap. 7.

Labor

Die durchgeführten Untersuchungen sollten folgenden Kriterien standhalten:

- wichtig (d.h. therapieentscheidend),
- einfach (und trotzdem ausreichend genau),
- billig,
- schnell.

Eine Vielzahl von Untersuchungen, die man aus der Arbeit in Europa gewohnt ist, sind verzichtbar oder bei eingeschränkten technischen Möglichkeiten (Mangel an Strom und Wasser, Stromschwankungen etc.) nicht sinnvoll durchführbar. Die Qualität der Ergebnisse sollte man regelmäßig überprüfen (selbst ins Mikroskop schauen).

Wäscherei

Wichtigste Maßnahme für die anfallende Wäsche aus den Stationen und dem operativen Bereich ist die Hitzedesinfektion. Die Arbeit der Wäscherei, einschließlich Wäschetrocknen, muß im Hygienegesamtkonzept eines Hospitals überdacht und organisiert sein. Fragen des Infektionsschutzes, der Entsorgung und richtigen Sterilisation müssen Thema regelmäßiger Fortbildungen sein, inhaltlich korrekte und praktisch durchführbare Schemata dafür ausgearbeitet werden. Der Schutz der Mitarbeiter (Schürzen, Handschuhe, Stiefel) hat hohe Priorität.

Technischer Dienst

Fundiert ausgebildete Hospitaltechniker mit einer gut eingerichteten Werkstatt und ausreichenden Ersatzteilen stellen in der Wirklichkeit ländlicher Hospitäler die Ausnahme dar. Mangelnder technischer Service oder Reparaturversuche ohne entsprechende Kenntnisse bedingen schwerwiegende Schäden oder das Zusammenbrechen essentieller Einrichtungen (Transport, Wasserversorgung, Generator, etc.). Die Auswahl geeigneter Mitarbeiter, die langfristig am Hospital bleiben werden, und deren entsprechende Fortbildung sollte maximal unterstützt werden.

Küche

Die Versorgung der Patienten geschieht meist durch Angehörige, entsprechend sollten Koch- und Unterbringungsmöglichkeiten vorhanden sein oder geschaffen werden. Die Hospitalküche kann häufig nur für sozial besonders schwache Patienten sorgen. Solarerhitztes Wasser hilft auch in diesem Bereich, Energie einzusparen. Sinnvoll konstruierte Herde helfen, das oft rare Feuerholz bestmöglich zu nutzen. Der Einkauf von ausreichenden Nahrungsmitteln für die Patienten kann sowohl das Krankenhaus als auch die Angehörigen vor erhebliche finanzielle Probleme stellen. Die Verknappung von Lebensmitteln mit unbezahlbaren Preisen führte in meinem Erfahrungsbereich fast zur Schließung des Hospitals. Wir entschlossen uns daraufhin, eine eigene Farm mit Bananen und Maisanbau zu gründen, gleichzeitig wurden Milchkühe angeschafft zur besseren Versorgung der fehlernährten Kinder.

Lager/Einkauf

In der häufigen Situation des allgemeinen Mangels und der Armut ist die Vorratshaltung von unverzichtbaren Verbrauchsmaterialien, Treibstoff und Nahrungsmitteln sowie deren Verwaltung und Sicherung gegenüber Fehlverwendung von besonderer Bedeutung und von besonderer Schwierigkeit. Wer hat den Schlüssel? Wer hat die Verantwortung?

6.2.9
Sensibilität im Management

Die Sorge um das Funktionieren sämtlicher angesprochener Bereiche läßt sich zusammenfassen unter dem Begriff *Management*. Jeder Bereich hängt vom anderen ab. Dieses Funktionieren ist man aus Europa selbstverständlich gewohnt, plötzlich muß dieses Zusammenwirken mühsam organisiert und aufrechterhalten werden. Viel Aufmerksamkeit für all diese Bereiche ist notwendig, außerdem positive Motivation, auch für die Mitarbeiter in der Wäscherei und auf der Hospitalfarm. In Deutschland häufig als kleines Zahnrad arbeitend, ist man im Gastland nicht selten in eine Verantwortung gestellt, die einem Leitungsfunktionen abfordert. Statt auf Lob und Anerkennung zu warten, muß man diese anderen geben.

Gerade Managementfragen bedürfen besonderer Sensibilität, um nicht – auch wenn man nur das Beste will – letztlich nur Verwirrung und Destabilität zu erzeugen. Sowohl im Managementbereich als auch im medizinischen Bereich im engeren Sinne gilt der Grundsatz:

Sechs Monate, besser ein Jahr lang nichts ändern!

Jedem wird v.a. in der Anfangsphase eine Vielzahl von scheinbar änderungswürdigen Dingen auffallen. Viele Methoden erscheinen fremd, überholt, verbesserungswürdig. Man hat eine Vielzahl von neuen Ideen, nicht zuletzt aus der Vorbereitung, und eigene Erfahrungen. Trotzdem sollte man eigene Vorschläge und Ideen, auch wenn scheinbar noch so gut und wichtig, im Kopf behalten, aber zunächst nicht verwirklichen. Vielmehr sollte man mit Respekt fragen: „Warum macht ihr das so?" und sensibel beobachten: Wie funktioniert denn die Arbeit bisher? Wie sind z.B. die postoperativen Resultate trotz vielleicht veralteter Methoden?

Von den vielen Änderungen, die mir in den ersten Monaten meiner Arbeit wichtig und oft unausweichlich erschienen, blieben nach sorgfältiger Beobachtung nach einem Jahr nur noch ein paar kleine Änderungen übrig.

Beim Einbringen von neuen Ideen, Vorschlägen und Änderungen muß gelten:
1. Mit den Leuten, die betroffen sind, alle Änderungen besprechen.
2. Dabei die bestehende Rangordnung einhalten.
3. Lange genug abwarten, ob Gegenargumente geäußert werden.
4. Zeigen, daß man bereit ist, auf eine Neuerung zu verzichten, wenn sie nicht gewünscht wird oder die Betroffenen davon überfordert sind. Nur wenn die Mitarbeiter fühlen, daß man auf seiner Meinung nicht beharrt, werden sie auch Gegenargumente liefern.

Hat man sich zusammen mit den Mitarbeitern entschlossen, Änderungen einzuführen, sollte man weiter beachten:
1. Einführen der Neuerung durch die Betroffenen selbst (Rangordnung!).
2. Langes und oft wiederholtes Erklären der Neuerung.
3. Vorgeben von festen Schemen und einer klaren Routine.

Bei Neuerungen sollte man dem einheimischen Mitarbeiter die „Ehre" überlassen, sie allgemein vorzustellen. Immer wieder sollte man sich bewußt machen, daß pro Zeit nur wenige Neuerungen möglich sind, ansonsten entsteht Verwirrung und Dysfunktion. Die häufig nur angelernten und nicht breit ausgebildeten Arbeitskräfte im Krankenhaus brauchen ein festes, lange eingeübtes Schema und verkraften keine häufigen, raschen Änderungen.

Exemplarisch wird im folgenden auf die Besonderheiten der Organisation der operativen (Abschn. 6.3) und der geburtshilflichen (Abschn. 6.4) Abteilung eines ländlichen Krankenhauses eingegangen.

6.3
Organisation der operativen Abteilung

BERND KÖHLER

6.3.1
Wertigkeit der Chirurgie

Die chirurgische Arbeit im Operationssaal ist sicher der zeitaufwendigste und teuerste Teil einer kurativen medizinischen Betreuung in einem ländlichen Krankenhaus eines Entwicklungslandes. Zentriert auf einige wenige Patienten werden pro Tag leicht viele Stunden der Arbeitskraft des vielleicht einzigen Arztes oder anderer ausgebildeter Fachkräfte verbraucht. Diese Zeit steht für andere Aktivitäten, die vielen Patienten zugute kommen (z.B. Managementaufgaben) nicht mehr zur Verfügung. Die Wertigkeit der Chirurgie in einem Hospital muß sich daher nach der Struktur der medizinischen Versorgung der Umgebung richten.

Steht ein ländliches Krankenhaus an der Spitze eines einigermaßen funktionierenden Referenzsystems (Primärversorgung im Dorf, Behandlung von Problemfällen in Gesundheitszentren, Überweisung von Schwerkranken von dort in das zuständige Krankenhaus) und werden in diesem System auch die im Rahmen des PHC-Konzepts vorgesehenen präventiven Aufgaben wahrgenommen, wird die chirurgische Arbeit im Tagesablauf des Krankenhausarztes eine wichtige Rolle spielen dürfen und müssen. Das Vertrauen der Menschen in ein System der primären Gesundheitsversorgung wird durch die ausreichende (gegebenenfalls auch elektiv chirurgische) Behandlung im Krankheitsfall gestärkt.

Anders stellt sich die Situation dar in einem Krankenhaus ohne funktionierende primäre Gesundheitsversorgung in der Umgebung. Hier kommt ein vielstündiges Operieren pro Tag einem Verstecken vor den vielseitigen Problemen gleich. Die operative Tätigkeit muß sich auf ein Minimum an Notfallversorgung beschränken; Aufgaben mit allgemeiner Wirkung auf die Gesundheit der Menschen müssen absolute Priorität bekommen.

6.3.2
Angst vor der chirurgischen Aufgabe!?

Während der Vorbereitung auf die Arbeit in einem ländlichen Krankenhaus bedrückt viele der Ausreisenden v. a. die Frage: „Werde ich mit den chirurgischen Problemen fertig werden?" Wie kann man sich auf Notfallsituationen vorbereiten, denen man sich nach einer mehr oder weniger ausreichenden chirurgischen Vorbildung nicht gewachsen fühlt?

Informationen über die im Krankenhaus vorkommenden Probleme
Durch Kontaktaufnahme mit Vorgängern oder Rückkehrern, Durchsicht von Jahresberichten des Projektes oder ähnlicher Gesundheitseinrichtungen (Nachbarhospitäler) bekommt man Einblick in die medizinische Infrastruktur des Hospitals und seiner Umgebung. Bezogen auf die Chirurgie lernt man das Spektrum der vorkommenden Erkrankungen und bisher durchgeführten Operationen kennen. Dadurch wird eine gezielte Vorbereitung möglich (z.B. Hospitation zum Erlernen einer speziellen Operation, gezielte Information während der Vorbereitungskurse).

Einarbeitung durch den Vorgänger
Ganz wesentlich für die erfolgreiche Arbeit ist eine genügend lange Einarbeitungszeit. Ein Optimum von 6 bis 12 Monaten läßt sich jedoch leider häufig nicht erreichen. Während einer solchen Zeit lassen sich im chirurgischen Bereich alle wichtigen (zumindest Notfall-)Operationen vor Ort auffrischen oder erlernen.

Bei der Arbeit in einem Hospital ohne Vorgänger oder ohne überlappende gemeinsame Arbeit mit einem chirurgisch erfahrenen Kollegen empfiehlt sich – sofern chirurgisches Arbeiten überhaupt sinnvoll erscheint (s. oben) – eine zumindest ein- bis zweimonatige Einarbeitung in einem regionalen Nachbarhospital. Auch spätere regelmäßige Besuche in allen Hospitälern der Umgebung sind für eine erfolgreiche Arbeit nicht nur im chirurgischen Bereich vorteilhaft. Dabei können eigene Erfahrungen (z.B. Operationsmethoden) weitergegeben, Erfahrungen der anderen erlernt werden.

6.3.3
Grundsätze (nicht nur) für die chirurgische Arbeit

- Erster Grundsatz: Sechs Monate, besser ein Jahr lang nichts ändern (vgl. Abschn. 6.2.9).
- Zweiter Grundsatz: Wiederverwenden, einsparen, im Land kaufen.
- Dritter Grundsatz: Mitarbeiter ausbilden.

Wiederverwenden

Allgemein im Hospital, aber besonders im Operationssaal gilt es, alle dafür geeigneten Materialien wieder aufzuarbeiten und damit die Kosten niedrig zu halten. Einmalmaterialien sind nur in Ausnahmesituationen vertretbar, langfristig aber nicht zu finanzieren.

Zu empfehlen sind beispielsweise:

- Injektionsnadeln aus Stahl, die immer wieder geschärft werden können.
- Nylonspritzen (z.B. Kiglis) mit auswechselbarer Gummidichtung am Stempel, autoklavierbar und jahrelang haltbar (besser als Glasspritzen, die leicht zerbrechen). Normale Einmalspritzen verziehen sich beim Auskochen und sind bald nicht mehr verwendbar.
- Wiederverwendbare chirurgische Nadeln.
- Glasflaschen mit Gummistopfen und Metallkappe für Infusionen und Transfusionen.
- Gummischläuche und Drainagen nach Reinigen und Autoklavierung wiederverwenden, Bauchtücher aus z.B. Babybaumwollwindeln (halten jahrelang).
- OP-Handschuhe reinigen und sterilisieren für anschließenden Gebrauch, z.B. im Labor (Infektionsschutz).

Auch im Hinblick auf HIV reichen die üblichen Sterilisationsverfahren völlig aus, sofern sie korrekt durchgeführt werden.

Einsparen

Alle Materialien müssen äußerst sparsam verwendet werden, z.B. statt langem Knoten mit den Fingern unbedingt kurzes Knoten mit dem Nadelhalter, Faden vom zentralen Tisch Stück für Stück (s. unten), immer nur das minimal benötigte Material auf den Instrumentiertisch, um nicht unnötig viel unsteril zu machen, sparsamer Umgang mit Wasser und Strom.

Im Land kaufen

Auch wenn sich eine Unterstützung aus dem Ausland anbietet, sollte diese nur im Ausnahmefall in Anspruch genommen werden. Was immer im Land zu bekommen ist, sollte dort gekauft werden, auch wenn dies oft zeitaufwendiger, mühsamer und eventuell sogar teurer ist: Wesentlich ist, keine Abhängigkeit zu erzeugen.

Mitarbeiter ausbilden

Bei der gesamten Arbeit im Hospital, gerade aber auch im OP-Bereich, muß ein Hauptanliegen sein, Wissen an einheimische Mitarbeiter weiterzugeben. Sinnvoll sind nur solche Operationsmethoden anzuwenden, die auch nach unserem Weggehen weiter durchgeführt werden können. Bei unserer Tätigkeit dürfen wir uns nicht wichtig, sondern müssen uns entbehrlich machen.

6.3.4
Der OP-Bereich

Räumliche Gegebenheiten

Eine bauliche Struktur wird man in der Regel bereits vorfinden. Soweit eine Einflußnahme, Änderungen oder neue Baumaßnahmen gewünscht und sinnvoll sind, sollte man folgende Gesichtspunkte berücksichtigen: Die Größe der Gesundheitseinrichtung und die Aufgabenstellung werden über die Größe des Operationsbereiches entscheiden. Im Gesundheitszentrum genügt ein kleiner OP. Im Hospital sind ein Operationssaal zur Durchführung der größeren chirurgischen Eingriffe (Laparotomien usw.) und ein davon getrennter zweiter Operationsraum (septische OP, Wundversorgung, Inzision, urologische Eingriffe usw.) sinnvoll (Abb. 6.1 und 6.2).

Wichtig ist ein – z.B. zwischen diesen Räumen gelegener – Untersuchungs- und Vorbereitungsraum (prä-OP, post-OP, Untersuchung von unklaren Fällen oder Notfällen). Ist man als einziger Arzt oder Medical Assistant im Krankenhaus anwesend, kann man es sich nicht leisten, ohne Unterbrechung zu operieren. In den Pausen beim Umlagern der Patienten muß man ambulante und unklare Patienten untersuchen, damit diese nicht stundenlang warten müssen. Die räumliche Zuordnung eines entsprechenden Untersuchungsplatzes zu den Operationsräumen ist deshalb wichtig.

Von großer Bedeutung ist ein entsprechender Raum zur Vorbereitung der Instrumente, Packen der Trommeln mit Tüchern etc., Sterilisation und Um-

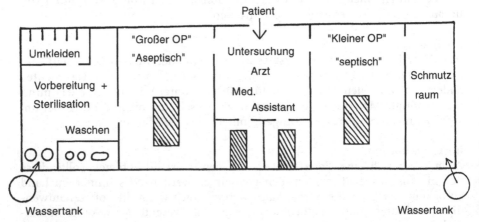

Abb. 6.1. Funktionelle Raumaufteilung im OP-Bereich. [Aus Diesfeld HJ; Wolter S (Hrsg) (1989) Medizin in Entwicklungsländern. Lang, Frankfurt Bern]

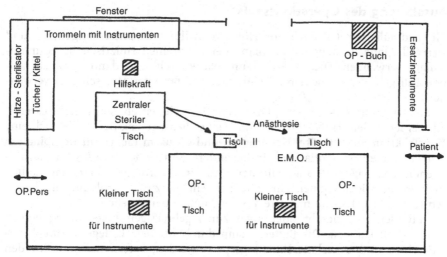

Abb. 6.2. Sinnvolle Raumaufteilung: Beispiel „Großer OP". [Aus Diesfeld HJ; Wolter S (Hrsg) (1989) Medizin in Entwicklungsländern. Lang, Frankfurt Bern]

kleidemöglichkeiten für die Mitarbeiter. Angegliedert an den septischen OP sollte es einen Schmutzraum geben, wo getrennt von den übrigen Räumlichkeiten kontaminierte Gegenstände, Tücher usw. entsorgt und gereinigt werden können, bevor sie sterilisiert werden.

Eine Vielzahl von europäischen Ausstattungsnormen erweisen sich für eine sinnvolle und erfolgreiche Arbeit als nicht essentiell. Wirklich wichtig sind einige wenige wesentliche bauliche Gegebenheiten; so muß der OP hell, gut belüftbar und leicht zu säubern sein. Eine große Fensterfront ermöglicht das Operieren bei Tageslicht bei meist knapper Stromversorgung. Einzelne Fenster können, mit Fliegengitter versehen, eine gute Frischluftzufuhr garantieren. Nicht gekachelte Wände, sondern regelmäßiges, gewissenhaftes Säubern mit Wasser und Seife sind für eine gute Hygiene entscheidend. Ein abwaschbarer Ölanstrich an den Wänden, ein glatter Betonboden sind ausreichend, Desinfektionsmittel bei der Reinigung nicht essentiell.

Sämtliches Inventar, das am Boden steht, muß zur Reinigung aus dem Operationssaal wegräumbar sein. Trommeln mit Instrumenten oder andere Geräte müssen an der Wand befestigt sein, so daß der Fußboden ausreichend zu reinigen ist. Es sind möglichst keine festen Einbauten zu verwenden, die immer ein Reservoir für Keime oder auch größere Lebewesen darstellen. Die regelmäßige komplette Reinigung des OP-Bereiches, sofortige Reparatur von z. B. Rissen im Fußboden oder Schäden an der Decke sind Voraussetzungen für ein hygienisch einwandfreies Arbeiten.

Ausstattung des Operationssaals

Ein hydraulischer *OP-Tisch* zur Höhenverstellung ist sicher angenehm und wertvoll. Ohne Probleme kann man aber auch einen Holztisch mit Gummiauflage verwenden. Dieser muß dann relativ hoch sein, damit man auf keinen Fall gebückt arbeiten muß (für kleine Mitarbeiter Holzschemel verwenden).

Eine typische *OP-Lampe* mit zentriertem Licht ist ebenfalls nicht essentiell. Bei fehlendem Hilfspersonal zum Nachstellen der Lampe erweist sich eine Konstruktion mit z. B. drei Neonröhren und diffusem Licht – in Kombination mit einer kleinen Spotlampe für besondere Situationen – als völlig ausreichende, angepaßte Lösung. Für den Fall einer Stromunterbrechung sollten mehrere Petroleumlampen einschließlich ein bis zwei Petroleumdruckleuchten (helles Licht) sowie mehrere Taschenlampen bereitstehen.

Entweder als Notlicht oder auch zur regelmäßigen Beleuchtung eignen sich 12-Volt-Lampen. Die Batterie kann durch ein Netz-Ladegerät (mit Überladeschutz und Unterladeschutz!) gespeist werden, sofern mehrere Stunden pro Tag 220 Volt Strom zur Verfügung steht (Generator), oder sie kann über Solarpanele geladen werden.

Wichtiger als ein elektrischer *OP-Sauger* ist eine vom Strom unabhängige Hand- oder Fußpumpe mit Vakuumflasche.

Eine *Elektrokoagulation* ist in der Regel nicht vorhanden und auch problemlos zu entbehren. Bei Verwendung einer Äthernarkose besteht in Verbindung mit Sauerstoff sogar Explosionsgefahr.

Als *Narkosegerät* ist ein einfaches, robustes Modell zu bevorzugen, das leicht zu bedienen und möglichst wartungsfrei sein sollte. Diesen Forderungen kommen beispielsweise das im anglophonen Afrika weitverbreitete Modell „Epstein Macintosh Oxford" – kurz EMO – und das Modell AFYA von Dräger nahe. Beides sind Ätherverdampfer. Einzelheiten zu diesen Geräten und zur Wahl angepaßter Narkoseverfahren siehe King (1986) oder Kamm (1989).

Spezielle *Händedesinfektionsmittel* sind gut, jedoch teuer und nicht notwendig. Ausreichendes Waschen und Bürsten der Hände (kurze Fingernägel) mit Wasser und Seife (5–10 Minuten) reicht völlig aus.

OP-Kleidung: Kittel, Mützen und Mundschutz aus Stoff können im Hospital selbst genäht und in Trommeln autoklaviert werden. Dringend zu empfehlen sind Schutzbrille, Plastikschürze und Gummistiefel zum Selbstschutz.

OP-Handschuhe sind häufig nicht in ausreichenden Mengen vorhanden, so daß sie autoklaviert und wiederverwendet werden müssen. Eventuell zwei Paar Handschuhe übereinanderziehen, da häufig kleine Undichtigkeiten der gebrauchten Handschuhe präoperativ nicht bemerkt werden.

Sterilisation

Es sollte immer an die besondere Gefährdung der Reinigungskräfte durch HIV, Hepatitis und andere Erreger gedacht werden. Deshalb ist der Schärfung des Risikobewußtseins dieser Personengruppe durch entsprechende Aufklärungsmaßnahmen eine besondere Bedeutung beizumessen. Für die Reini-

gung der kontaminierten Instrumente müssen unbedingt dicke Haushaltsgummihandschuhe zur Verfügung stehen. Falls ausreichend Desinfektionsmittel vorhanden sind, sollten die Instrumente zum Schutz des Personals vor
der mechanischen Reinigung vordesinfiziert werden.

Folgende Sterilisationsverfahren können verwendet werden:

Auskochen

Einfachste Methode, aber keine echte Sterilisation, da Sporen (praktisch
wichtig: Tetanus, Gasbrand) nicht abgetötet werden. Benötigt wird nur ein
Topf mit Kocher (Petroleum, Gas, elektrisch). Anzuwenden für Spritzen,
Gummischläuche, Katheter; Dauer 20 Minuten. Häufige Fehler: Instrumente
sind nicht vollständig mit Wasser bedeckt oder schwimmen auf dem Wasser
(Kunststoffspritzen), Zeit wird nicht eingehalten.

Heißluft

$180°/30$ min, $200°/10$ min oder $160°/200$ min. Zu verwenden für alle Metallin-
strumente, Glasartikel, Metallnadeln usw. Häufige Fehler: Das eingepackte
Material ist nicht trocken oder zu dicht gepackt, Wärmeverluste durch defekte Türdichtungen, Thermostat oder Zeituhr ungenau.

Dampfsterilisation (Autoklavieren)

Die Größe des Autoklaven richtet sich nach der Menge der täglich zu sterili-
sierenden Gegenstände (ein Dampfkochtopf ist der kleinstmögliche Autoklav!). Sterilisationszeiten: 20 min bei $121°C/1$ bar oder 10 min bei $134°C/2$
bar über Umgebungsdruck (Angaben gelten für Meereshöhe). Zu verwenden
für sämtliche Trommeln mit Tüchern, rostfeste Instrumente, Glasartikel, Nylonspritzen, Infusionsflaschen. Vorsicht bei Infusionsflaschen, langsames Ab-
lassen des Druckes, sonst platzen die Flaschen. Energie sparen doppelwandi-
ge Autoklaven, bei denen zwischen den Sterilisationszyklen nur der Druck in
der Innenkammer abgelassen wird. Häufige Fehler: zu dichtes Packen des
Sterilgutes (Dampf gelangt nicht überall hin), zu frühes Schließen des Luft-
auslaßventils, schadhafte Dichtung, zu viel oder zu wenig Wasser im Dampfkochtopf, zu schwache Wärmequelle (Elektroplatte).

Anzustreben im Hospital ist eine zentrale Sterilisation, d.h., sämtliche
Spritzen, Nadeln und Instrumente von Ambulanz, Stationen, Labor und
Kreißsaal werden in den Vorbereitungsraum am OP gebracht und dort zentral sterilisiert. Dadurch erreicht man Energieersparnis, größere Sicherheit
und bessere Kontrollmöglichkeiten.

Der gesamte Bereich der Hospitalhygiene bedarf genauer Beachtung und
fortlaufender Ausbildung sämtlicher Mitarbeiter, insbesondere der mit Reini-
gungsarbeiten Beschäftigten. Wichtig ist die Erfassung von Sekundärheilun-
gen, also eine Hygienestatistik, die auf mögliche Hygienemängel hinweist
und ggf. eine kritische Überprüfung des gesamten OP-Bereichs nötig macht,
z.B. Durchsterilisieren sämtlicher Trommeln, Kontrolle von Hitzesterilisator
und Autoklav, Beobachtung des Verhaltens des OP-Personals.

6.3.5
Besonderheiten im organisatorischen Ablauf
Präoperativ

Die Erstuntersuchung ambulanter Patienten wird meist in den Händen eines Medical Assistants oder einer erfahrenen Krankenschwester liegen. Nur unklare, schwerwiegende Erkrankungsfälle, häufig v. a. gynäkologische Probleme, werden dem Arzt vorgestellt. Wichtig ist, im Hospital ein System zu organisieren, bei dem Notfälle rasch erkannt und direkt in den OP-Bereich oder eine Überwachungseinheit (*Intensive Care Unit, ICU*) gebracht werden. Es gilt den Blick der Mitarbeiter in der Ambulanz zu schärfen, damit Notfälle sofort beim Eintreffen des Patienten erkannt und ohne Verzögerung und Wartezeit eindeutig festgelegte Maßnahmen ergriffen werden.

> **Beispiel:** Bei einer schwer anämischen Frau mit starken abdominellen Schmerzen muß sofort an die Möglichkeit einer rupturierten Eileiterschwangerschaft gedacht werden. Sofortmaßnahmen: Anlegen einer Infusion, Bestimmung von Hb und Blutgruppe, Benachrichtigung des Arztes, Suche nach Blutkonserven bzw. geeigneten Blutspendern.

Die Qualität der Organisation der operativen Abteilung zeigt sich in der Schnelligkeit, mit der eine Notfall-OP begonnen werden kann. Dabei geht es nicht nur um das schnelle Händewaschen oder Auspacken der nötigen OP-Instrumente; in der Nacht ist die Bereitstellung zuverlässiger Beleuchtung die primäre Maßnahme.

> **Beispiel:** Notfall-Sectio in der Nacht.

Fest eingeübter, standardisierter Ablauf:

1. Licht: Eine Person wirft den Generator an und überprüft die Petroleumlampen für den Fall einer Stromunterbrechung.
2. Instrumententisch vorbereiten (häufig selbst), Patientin selbst mitauflegen, evtl. selbst Anästhesie einleiten (z. B. Spinalanästhesie).
3. Waschen und Anziehen.
4. Beginn der OP mit einer Hilfskraft, zur Not allein mit Hilfe eines Rahmens, während sich die Hilfskraft noch wäscht.

Intraoperativ

Bei größeren Eingriffen (Laparotomien) hat man im Regelfall eine(n) sterile(n) Schwester/Pfleger, die/der gleichzeitig assistiert und instrumentiert. Bei kleineren Eingriffen wäscht man sich allein und nimmt sich die Instrumente von einem kleinen Tisch selbst. Dadurch lassen sich Kittel und Handschuhe einsparen.

Stehen mehrere OPs auf der Liste, ist eine Hilfskraft sinnvoll, die, ebenfalls steril bekleidet, benötigte Instrumente und Material zunächst auf einem zentralen sterilen Tisch aufbewahrt und je nach Bedarf diese auf den Instrumentiertisch am Patienten abwirft. So kann sie z. B. Faden für Faden nach Bedarf zureichen, wodurch die unbenötigten Fäden aus einem Päckchen für eine weitere OP steril bleiben und nicht verlorengehen. Auch werden pro Operation nur die unbedingt notwendigen Instrumente unsteril, da bei Bedarf jederzeit aus den Instrumentiertrommeln Geräte zugereicht werden können.

Postoperativ

Die Einrichtung einer kleinen Intensivüberwachungseinheit im Hospital *(ICU)* für alle Problemfälle und Patienten zur postoperativen Überwachung ist auch im ländlichen Krankenhaus sinnvoll. Erfahrene Krankenschwestern/ Pfleger können hier leichter eine qualifizierte Überwachung garantieren als bei im Hospital verstreuten Problemfällen. Falls eine ICU nicht möglich ist, kann die Markierung von Problempatienten (z.B. roter Punkt am Bett) hilfreich sein.

Postoperative Therapieschemata müssen sich nach dem Erfolg richten, weniger nach scheinbar unumstößlichen europäischen chirurgischen Regeln.

Beispiel: Bei Mangel an Infusionslösungen legten wir auch nach z.B. Dünndarmresektionen keinen Magenschlauch (hohe Elektrolytverluste) und erlaubten den Patienten, schon am Abend des OP-Tages in kleinen Mengen zu trinken. Trotzdem sahen wir kaum Probleme durch paralytischen Ileus.

Beispiel: Auch ohne Heparin (nicht verfügbar oder zu teuer) sieht man so gut wie nie postoperative Thrombosen.

Im Regelfall kommt ein Patient nicht alleine zur Aufnahme, immer bleiben ein bis zwei Familienangehörige bei ihm. Viele pflegerische Maßnahmen, auch postoperativ, in Europa von Krankenschwestern ausgeführt, werden von Familienangehörigen übernommen: Halten, Beruhigen des Patienten beim Aufwachen aus der Narkose, Beobachten der Infusion, Reinigen, Waschen, Wadenwickel, Füttern, Trinken, eventuell sogar Registrieren von Einfuhr/Ausfuhr. Die ausgebildeten Kräfte im Hospital konzentrieren sich auf das Messen von Blutdruck, Puls, Temperatur, Anlegen von Infusionen, Verabreichen von Medikamenten, Injektionen, Laboruntersuchungen.

6.3.6
Mitarbeiterfortbildung

Auch wenn man häufig sehr gut qualifizierte Krankenschwestern, Pfleger, „rural medical aids" oder „medical assistants" als Mitarbeiter, Assistenten oder Anästhesisten im OP vorfindet, ist man in vielen Projekten auf die Hilfe angelernter Kräfte ohne spezielle Ausbildung angewiesen. Man muß sich die völlig anderen Voraussetzungen, Erfahrungen und Grundlagen dieser Mitarbeiter immer wieder bewußt machen: Während in unserer Gesellschaft Kinder meist schon mit technischem Spielzeug aufwachsen und Grundkenntnisse der Physik und der Chemie erwerben, fehlen diese Grundlagen dem angelernten Pfleger oder der assistierenden Pflegerin.

Oft muß man auch scheinbar Selbstverständliches mit Geduld langsam und wiederholt erklären, immer wieder Fortbildung betreiben. Gerade beim Operieren fällt es häufig besonders schwer, einen Eingriff nicht selber schnell und scheinbar sicher durchzuführen, sondern *ausbildend zu assistieren*. Der momentane, scheinbare Zeitverlust darf angesichts des Hauptzieles, der Ausbildung und Fortbildung von einheimischen Kräften, keine Rolle spielen, selbstverständlich nur so lange, wie dies für den Patienten keine negativen Auswirkungen hat.

Häufig bestehen Ausbildungssysteme, in denen ein Aufsteigen Begabter möglich ist: Reinigungshilfe – Hilfspfleger – OP-Hilfe – Krankenpfleger/Krankenschwester – Rural Medical Aid – Medical Assistent – Assistent Medical Officer (Beispiel Tansania). An uns liegt es, geeignete, begabte Mitarbeiter ausfindig zu machen und sie zu entsprechenden Weiterbildungskursen zu schicken, auch wenn dies im Hospital bzw. im Gesundheitszentrum personelle Engpässe verursacht.

Literatur

Kamm G (1989) Anaesthesia notebook for medical auxilaries. Lang, Frankfurt Bern New York Paris
King M (1986) Primary anaesthesia. OUP, Oxford Delhi Kuala Lumpur

6.4
Organisation der geburtshilflichen Abteilung

ALBRECHT JAHN

6.4.1
Besondere Bedingungen für Geburtshilfe in Entwicklungsländern

In den meisten Entwicklungsländern liegt die Geburtenrate bei um 40 Geburten im Jahr je 1000 Einwohner gegenüber 10 je 1000 in Deutschland. Schwangerschaften und Geburten sind also häufige Ereignisse. Dementsprechend nimmt auch die Geburtshilfe einen großen Raum innerhalb der Arbeit am Distrikthospital ein. Im folgenden einige Hintergrundinformationen zur geburtshilflichen Situation in Entwicklungsländern:

Der Mangel an Ressourcen

Dieses Problem betrifft sowohl die Gesundheitsdienste wie auch die potentiellen Nutzerinnen. In vielen Ländern liegen die Pro-Kopf-Aufwendungen für Gesundheitsdienste wesentlich unter dem von der Weltbank für eine Basisversorgung ermittelten Minimum von 12 US$/Jahr. Für die alltägliche Arbeitssituation im Krankenhaus bedeutet diese permanente Mangelsituation den Zwang, wichtige Aktivitäten zugunsten anderer, als noch dringender erachteter Maßnahmen zurückzustellen.

Familien sind von diesem Dilemma ebenso betroffen. Gerade die mit geburtshilflichen Einweisungen und operativen Maßnahmen verbundenen Kosten können meistens nur durch Schulden machen und/oder Verkauf vorhandenen Besitzes aufgebracht werden. Deshalb unterbleiben oder verzögern sich häufig notwendige Verlegungen.

Das soziokulturelle Umfeld

Verhalten und Entscheidungen von Schwangeren und ihren Familien sind nur im kulturellen Kontext zu verstehen. Unmittelbar bedeutsam für geburtshilfliche Dienste sind lokale Verhaltensregeln und Tabus für Schwangere sowie die kulturelle Interpretation pathologischer Ereignisse wie z.B. Beckenendlage und Mehrlinge. Diese werden in einzelnen Gesellschaften als „böses Omen" gewertet; medizinische Interventionen zur „Rettung" der Kinder werden dann abgelehnt bzw. durch bewußte Vermeidung moderner Gesundheitsdienste verhindert.

Auch an die kulturelle Akzeptanz der Dienste ist zu denken. So ist in vielen islamischen Ländern die Anwesenheit männlichen Personals im Krankenhaus eine Barriere; unterschiedliche religiöse und ethnische Zugehörigkeiten von potentiellen Nutzerinnen und Gesundheitsarbeitern können eine Rolle spielen.

Die Organisationskultur im Krankenhaus

Abhängig vom Land und dem jeweiligen Krankenhausträger (Staat, Mission, privater Träger) ist der Entscheidungsprozeß im Krankenhaus sehr unterschiedlich organisiert. Zuständigkeiten und Verwaltungsstrukturen am eigenen Arbeitsplatz sollten möglichst frühzeitig in Erfahrung gebracht werden. Besonders im staatlichen Gesundheitswesen arbeitende Entwicklungshelfer vermissen oft konsequente Disziplinarmaßnahmen im Falle von Verfehlungen oder ungenügender Arbeitsleistung von Mitarbeitern. Abgesehen davon, daß diese Beobachtung nicht auf Entwicklungsländer beschränkt ist und z.B. auch die Entwicklungsdienste selbst betrifft, ist zu berücksichtigen, daß in vielen afrikanischen und asiatischen Kulturen eine offene Austragung von Konflikten vermieden und statt dessen eine Einigung im Vorfeld gesucht wird. Es lassen sich also in der Regel Änderungen wie z.B. Einführung des Partogrammes nicht durch „Dienstvorschriften" erzwingen; diese sind längerfristig nur durch beharrliche Aufklärungs- und Überzeugungsarbeit zu erreichen. Für in Deutschland ausgebildete Ärzte ist weiterhin wichtig zu wissen, daß besonders in anglophonen Ländern das Pflegepersonal im allgemeinen und die Hebammen im besonderen dem Arzt gegenüber gleichwertige Berufsgruppen darstellen und nicht als Zuarbeiter für Ärzte behandelt werden wollen.

Der Gesundheitszustand von Schwangeren

Für den Schwangerschaftsverlauf bedeutsame Infektionskrankheiten sind häufig. An erster Stelle ist hier die Malaria zu nennen. In vielen Ländern im Zunehmen begriffen sind Tbc und AIDS; in Zentral- und Ostafrika finden sich unter Schwangeren HIV-Seroprävalenzen zwischen 3 und über 30%. Eine

Rolle spielen auch die klassischen sexuell übertragbaren Krankheiten wie Lues und Gonorrhö, lokal endemische Krankheiten wie Schistosomiasis, Cholera und Dysentrie sowie Mangelerscheinungen wie Untergewichtigkeit und die Schwangerschaftsanämie.

Kindliche vs. mütterliche Indikationen zur operativen Entbindung

Die inzwischen in Industrieländern erreichte niedrige Sectiomortalität (0,03–0,08%) hat hier eine Ausweitung der kindlichen Sectioindikationen ermöglicht und damit zum Anstieg der Sectioraten beigetragen (in Deutschland zur Zeit ca. 20%). In Entwicklungsländern wird eine 10- bis 100fach höhere Sectiomortalität von 0,5–5% beobachtet; eine landesweite Studie in Senegal ergab einen Wert von 4,4% (Bouillin et al. 1994). Dieses hohe Operationsrisiko erfordert – neben Anstrengungen zur Senkung – eine sorgfältige und eher zurückhaltende Indikationstellung besonders bei kindlichen Indikationen. Andererseits ist die Sectio eine wichtige und zu wenig genutzte Intervention zur Senkung der mütterlichen Mortalität. Die WHO schätzt den Bedarf an operativen Entbindungen aus mütterlicher Indikation auf mindestens 5%, die Hälfte davon Sectiones. Dem stehen in vielen afrikanischen Ländern tatsächliche Sectioraten von unter 1% gegenüber. So ergab die bereits erwähnte Senegal-Studie bezogen auf alle Geburten eine Sectiorate von 0,68%; bei eigenen Untersuchungen in Madagaskar, Nigeria und Tansania fanden sich Werte von 0,21–1,6%.

Die Erreichbarkeit der Referenzebene

Für viele Entwicklungsländer gilt, daß nur ein Bruchteil der Schwangeren, die einer Behandlung im Referenzkrankenhaus bedürfen, dort tatsächlich auftaucht. Neben den schon erwähnten kulturellen Barrieren spielen dabei finanzielle Barrieren (z.B. Nigeria: drei Lehrergehälter für eine Sectio) und die geographische Erreichbarkeit der Referenzebene eine entscheidende Rolle. In ländlichen Gebieten von Flächenstaaten mit wenig entwickelter Infrastruktur kann der Transport zum Referenzkrankenhaus Tage dauern; entsprechend häufig sind durch Verzögerungen mitverursachte schwerwiegende Komplikationen und mütterliche und kindliche Mortalität im Referenzkrankenhaus. So fanden wir in einem Regionalkrankenhaus in Madagaskar eine perinatale Mortalität von 300/1000 und eine Müttersterblichkeit von 20/1000. Darüber hinaus ist damit zu rechnen, daß ein Teil der Schwangeren bzw. ihre Angehörigen den Transport ins Krankenhaus unterwegs aufgaben oder angesichts der mit dem Transport verbundenen Gefahren trotz Schwangerschafts- oder Geburtskomplikationen erst gar keinen Verlegungsversuch unternahmen.

6.4.2
Aufgaben der geburtshilflichen Abteilung des Distrikthospitals

Als Ergebnis einer Serie von Fachkonferenzen hat die WHO einen Standard für die geburtshilfliche Versorgung am Distrikthospital als der ersten Referenzebene definiert und in Form der folgenden acht essentiellen Elemente beschrieben (WHO 1991):

1) *Operative Geburtshilfe*: Sectio, Laparotomie bei Uterusruptur; Hysterektomie, Versorgung von Geburtsverletzungen, Entfernung einer Extrauteringravidität, Kürettage.
2) *Anästhesie*: Allgemein-, Regional- und Lokalanästhesie, Analgesie.
3) *Medizinische Behandlung incl. essentielle Medikamente*: Schock, Sepsis, Präeklampsie, Eklampsie, Anämie, interkurrente Erkrankungen (z. B. Malaria, Tbc).
4) *Blutersatz*: Labor inclusive Kreuzprobe, HIV-Testung, Blutbank, Transfusion von Vollblut oder Erythrozytenkonzentrat, Plasmaexpander, Infusionstherapie.
5) *Überwachung des Geburtsverlaufs und manuelle Hilfen*: Partogramm, Vakuumextraktion, Manualhilfe bei Beckenendlage, manuelle Plazentalösung.
6) *Management von Risikoschwangerschaften*: Unterstützung und Supervision der Schwangerenvorsorge, Überweisungsrichtlinien, Schwangerenheime in Krankenhausnähe für Risikoschwangere aus entlegenen Gebieten.
7) *Unterstützung von Familienplanung*: Informationen und Bereitstellung von Familienplanungsdiensten einschließlich operativer Maßnahmen wie Tubenligatur und Vasektomie.
8) *Versorgung von Neugeborenen*: Neugeborenenreanimation, Wärmebett, Sauerstoff.

6.4.3
Betreuung während der Schwangerschaft

Komplikationen der Frühschwangerschaft wie drohender, inkompletter und septischer Abort sowie die extrauterine Gravidität treten in der Regel vor der ersten Inanspruchnahme der Schwangerenvorsorge auf, welche in den meisten Ländern zwischen 4. und 6. Monat liegt. Die Schwangere selbst und ihre Angehörigen entscheiden aufgrund der Art und Schwere der Symptomatik (Blutung, Schmerzen, Fieber) über das Aufsuchen des Hospitals.

Bei weitem häufigstes Problem sind inkomplette Aborte, die angesichts der Abtreibungsverbote in vielen Ländern manchmal das Ergebnis eines illegalen Abbruchversuches sind. Die klinische Diagnose (geöffneter Zervikalkanal, Blutung mit Gewebeanteilen) ist bis auf wenige Ausnahmen unproblematisch und wird oft schon von der Patientin selbst vermutet; die Therapie besteht in einer Kürettage oder, wenn möglich, der schonenderen manuellen Vakuumaspiration (WHO-Empfehlung), die bei Infektionszeichen und Hinweisen auf einen vorausgegangen instrumentellen Abbruchversuch durch eine Antibiose ergänzt werden muß. Im Gegensatz zum Abort tritt die extrauterine Gravidität als akute abdominale Symptomatik auf, welche häufig von der Patientin nicht mit einer Schwangerschaft in Zusammenhang gebracht wird. Zyklusanamnese, Schwangerschaftstest (falls vorhanden), vaginale menstruationsähnliche Blutung und eine Anämie mit Schockzeichen weisen auf die Diagnose hin, die durch die Aspiration von Blut bei einer Douglaspunktion erhärtet werden kann. Die Therapie besteht in der sofortigen Laparotomie, eventuell mit Autotransfusion.

In der zweiten Schwangerschaftshälfte wird die Betreuung von Risikoschwangeren zur wesentlichen Aufgabe. Bei eigenen Untersuchungen in Tansania war die eine Hälfte der antepartal aufgenommenen Schwangeren im Rahmen der Schwangerenvorsorge überwiesen worden; die andere Hälfte waren Selbsteinweisungen. Häufige Gründe für die institutionellen Überweisungen waren EPH-Gestose, Anämie, pathologische Kindslage, Zustand nach Sectio und interkurrente Erkrankungen (Tbc); Gründe für Selbsteinweisungen waren vorwiegend Fieber und vaginale Blutung.

Im Rahmen einer individuellen Beurteilung der Art und Schwere des Risikos, der Entfernung des Wohnortes der Schwangeren vom Hospital und der Präferenzen der Schwangeren kommen verschiedene Optionen für die Betreuung durch das Distrikthospital in Betracht:

- Ambulante Überwachung mit kurzen Untersuchungsintervallen, falls die Patientin nahe am Hospital wohnt oder dort bei Verwandten unterkommen kann. Eine solche Lösung kommt z. B. bei einer mittelgradigen EPH-Gestose in Betracht.
- Schwangerenheime (*Maternity waiting homes*) nahe beim Hospital bieten Schwangeren aus abgelegenen Gebieten die Möglichkeit, den Geburtsbeginn in Reichweite des Krankenhauses abzuwarten. In diesen Häusern organisieren die Schwangeren ihren Alltag weitgehend selbständig und nutzen die ambulanten Dienste des Hospitals. Diese Einrichtung richtet sich in erster Linie an Schwangere, bei denen mit einer komplizierten Entbindung zu rechnen ist wie z. B. bei Zustand nach Sectio, Mehrlingen, Kleinwuchs und vorausgegangen Geburtskomplikationen. Allerdings werden die Mütterheime trotz WHO-Empfehlung häufig von der eigentlichen Zielgruppe der Risikoschwangeren nur unzureichend genutzt.
- Die stationäre Aufnahme im Krankenhaus. Vielerorts hat die geburtshilfliche Station einen separaten Raum für Schwangere, die hier z. B. bei Blutungen, bei schwerer EPH-Gestose, bei hochgradiger Anämie und bei drohender Frühgeburt überwacht und behandelt werden.

Im folgenden werden stichwortartig Abklärung und Therapie der wichtigsten Schwangerschaftsprobleme beschrieben.

Präeklampsie (EPH-Gestose)

Die Patientin fällt im Rahmen der Schwangerenvorsorge wegen Hypertonie (RR>140/90), Proteinurie und rascher Gewichtszunahme auf oder kommt selbst wegen Symptomen wie Kopfschmerzen, Unruhe, Augenflimmern und exzessiven Ödemen. Bei diesen Symptomen, bei einem diastolischen Blutdruck>100 mmHg und bei einer Proteinurie über 5 g/Tag (Urin-stix +++) liegt eine schwere Form vor mit der Gefahr des Übergangs in einen eklamptischen Krampfanfall. Kurzfristige Kontrolle von Blutdruck, Ausscheidung und

Krampfbereitschaft (PSR). Antihypertensive Therapie, Infusionstherapie, bei Krampfbereitschaft Diazepam i. v. (fast überall verfügbar) oder besser Magnesiuminfusion. Baldige Entbindung abhängig von Geburtsbereitschaft und mütterlichem und kindlichem Zustand per Sectio oder vaginal.

Anämie in der Schwangerschaft

An der Mehrzahl mütterlicher Todesfälle ist eine vorbestehende Schwangerschaftsanämie mitbeteiligt; sie ist auch eine häufige Ursache von kindlicher Mangelentwicklung und Frühgeburtlichkeit. In der Regel liegt eine Kombination verschiedener Ursachen zugrunde, u. a. mütterliche Mangelernährung, Eisenmangel, relativer Folsäuremangel, interkurrente Erkrankungen (Malaria, Hakenwürmer). Fast alle Schwangerenvorsorgeprogramme beinhalten eine medikamentöse Anämieprophylaxe (z. B. mit Chloroquin, Fe, Folsäure). Oft sind jedoch die Medikamente nicht verfügbar; bei Eisen ist darüber hinaus die Compliance u. a. wegen gastrointestinaler Begleiterscheinungen niedrig. Bei leichteren Anämien wird eine ambulante orale Therapie versucht. Im Hospital finden sich überwiegend Patientinnen mit ausgeprägter Symptomatik (bis hin zur kardialen Insuffizienz). Neben der Behandlung vorhandener Infektionen kommen nach vergeblichem oralem Behandlungsversuch abhängig von aktuellem Hb, klinischem Bild und Schwangerschaftswoche eine Transfusion (möglichst Ery-Konzentrat statt Vollblut) oder eine parenterale Eisengabe in Betracht. Letztere hat sich, obwohl hierzulande verpönt, in vielen Entwicklungsländern als Alternative zur Transfusion bewährt. Ein Eisen-Dextran-Komplex (Imferon) wird langsam (cave anaphylaktische Reaktionen) über mehrere Stunden hinweg infundiert. Pro gewünschter Erhöhung des Hb um 1 g % werden 250 mg Eisen gegeben. Bei niedrigem Hb (Richtwert <6 g %) besonders in Terminnähe und bei schweren akuten Blutverlusten gibt es trotz des Risikos der HIV-Übertragung auch bei getestetem Blut kaum eine Alternative zur Transfusion. Transfusionen bei schwerer chronischer Anämie bergen das Risiko einer durch Volumenüberladung ausgelösten Herzinsuffizienz; daher Furosemid geben und langsam transfundieren.

Blutungen

Eine vaginale Blutung im letzten Trimenon ist in jedem Fall eine ernste Gefährdung von Mutter und Kind. Als wichtigste Ursachen müssen eine Placenta praevia und eine vorzeitige Plazentalösung erkannt bzw. von anderen Blutungsursachen wie Zeichenblutung bei vorzeitiger Wehentätigkeit oder blutender Portioerosion (Zervixkarzinom?) abgegrenzt werden. Dies gelingt meist mit einer Spekulum-Untersuchung, jede digitale Untersuchung ist kontraindiziert. Abhängig vom Ausmaß der Blutung, der Schwangerschaftswoche und dem mütterlichen und kindlichen Befinden muß die Schwangerschaft entweder sofort beendet werden, oder es kann ein konservativer Behandlungsversuch mit Bettruhe und Schonung unternommen werden, um eine Entbindung nach der 37. SSW zu erreichen.

Interkurrente Krankheiten

Das ganze Krankheitsspektrum des Erwachsenenalters kann auch in der Schwangerschaft auftreten. Von besonderer Bedeutung ist, wie bereits erwähnt, die Malaria, die bei Schwangeren wegen einer verminderten Immunresistenz häufiger auftritt und schwerer verläuft als bei Nicht-Schwangeren der gleichen Altersgruppe. Neben einer akuten Gefährdung der Schwangeren führt Malaria auch zu Fehl-, Früh- und Mangelgeburten und trägt wesentlich zur Schwangerschaftsanämie bei. Zerebrale Malariaanfälle sind häufig klinisch schwer von einer Eklampsie abzugrenzen (Hypertonie und Proteinurie können auch bei Malaria auftreten). Aufgrund der zunehmenden Resistenz wird die Chemoprophylaxe mit Chloroquin in einigen Ländern wie Tansania, Kenia und Malawi durch die intermittierende Routinetherapie während der Schwangerschaft mit Sulfadioxin/Pyrimethamin ersetzt. Die Therapie einer Malaria sollte sich an den jeweiligen regionalen Richtlinien orientieren.

Tuberkulose nimmt weltweit zu. Chronischer Husten über zwei Wochen sollte (auch) bei Schwangeren Anlaß für eine Sputumuntersuchung sein. Schwangere mit Tbc müssen behandelt werden, Streptomycin ist kontraindiziert, Rifampizin sollte im ersten Trimenon vermieden werden. Mutter und Kind sollten nicht getrennt werden; ist die Mutter zum Zeitpunkt der Entbindung noch Sputum-positiv, muß das Neugeborene prophylaktisch Isoniazid erhalten.

Nach bisherigen Untersuchungen hat eine Schwangerschaft keine negativen Auswirkungen auf den Verlauf einer asymptomatischen HIV-Infektion; bei bereits bestehender Symptomatik wird jedoch ein Verschlechterung der Prognose diskutiert. In ca. 30% der Schwangerschaften findet eine Übertragung der Infektion auf das Kind statt. In vielen Studien konnte gezeigt werden, daß die prä-, peri- und postpartale Behandlung der Mutter mit Virostatika die vertikale HIV-Transmission vermindert. Entsprechende Programme sind in mehreren Ländern in Vorbereitung (zur Durchführung und ethischen Problematik s. Abschn. 4.3).

Pathologische Befunde in der Schwangerenvorsorge

Abweichungen zwischen dem nach Schwangerschaftsalter erwarteten und dem tatsächlichen Fundusstand können am besten durch die wiederholte Messung des Symphysen-Fundus-Abstandes ermittelt werden. Ein zu niedriger Fundus bzw. eine zu geringe Zunahme des Fundusstandes ist ein Hinweis auf eine intrauterine Mangelentwicklung; im Einzelfall verbirgt sich dahinter auch ein von der Schwangeren nicht bemerkter intrauteriner Fruchttod. Ist der Zeitpunkt des Fruchttodes nicht bekannt, sollte möglichst bald die Geburt eingeleitet werden, da Zerfallsprodukte 4–6 Wochen nach dem Fruchttod zu Gerinnungsstörungen bei der Mutter führen. Liegt das Ereignis erst kurz zurück, kann zunächst ein spontaner Wehenbeginn abgewartet werden.

Mögliche Ursachen eines zu hohen Fundusstandes sind Blasenmole, Hydramnion, Mehrlingsschwangerschaft und Makrosomie. Alle diese Zustände sind mit einem erheblichen mütterlichen Risiko verbunden, u. a. durch ante- und postpartale Blutungen sowie im Falle der Blasenmole durch eine spätere maligne Entartung.

Zervixinsuffizienz

Eine echte Zervixinsuffizienz, die symptomlose vorzeitige Verkürzung und Öffnung der Zervix, führt zu einer Serie von Frühgeburten bzw. Aborten, die zu einem immer früheren Zeitpunkt stattfinden. Die Zervix ist weich und verkürzt, teilweise wölbt sich die Fruchtblase bereits in den Zervikalkanal vor. Hier kann ein chirurgischer Verschluß der Zervix, die Cerclage, die Schwangerschaftsdauer verlängern und den betroffenen, durch die vorausgegangenen Fehlgeburten oft stigmatisierten Frauen zu einer erfolgreichen Schwangerschaft verhelfen. Möglichst bald nach der 14. SSW wird die Zervix in Höhe des inneren Muttermundes durch eine Tabaksbeutelnaht (nach McDonald) verschlossen. Auf jeden Fall muß die Schwangere in Reichweite einer Gesundheitseinrichtung bleiben, da bei Wehenbeginn die Cerclage unbedingt entfernt werden muß. Sonst reißt die Naht aus, was zu schweren Blutungen führen kann. Dies muß mit der Patientin schon vorab ausführlich besprochen werden. Ist dies nicht gewährleistet, kann die Cerclage mit einem resorbierbaren Chromcat-Faden gelegt werden, da die von diesem Nahtmaterial ausgelöste starke Bindegewebsreaktion auch einen gewissen Verschluß der Zervix bewirkt.

6.4.4
Betreuung unter der Geburt

Die Schwangere sollte eine freundliche und entspannte Atmosphäre vorfinden. Dazu gehört eine entsprechende Gestaltung der Entbindungsabteilung (räumliche Voraussetzungen zur Wahrung der Intimsphäre, Sauberkeit, Übersichtlichkeit). Entscheidend ist aber das Verhalten und die Einstellung des Personals. Zahlreiche Studien zeigen, daß erlebte Unfreundlichkeit und Ablehnung ein wesentlicher Grund für die Nicht-Nutzung von Gesundheitsdiensten sind. Im Bereich der Geburtshilfe hat Verhalten, welches die Schwangere verunsichert und ihre Ängste verstärkt, einen unmittelbaren negativen Einfluß auf das Geburtsergebnis. Daher sollten folgende Regeln beachtet werden:

- freundliche und unaufgeregte Kommunikation, Erklären einzelner Maßnahmen und Befunde sowie des verwendeten Instrumentariums;
- Verständnis für Ängste und Berücksichtigung von Wünschen der Schwangeren, z. B. bei der Wahl der Entbindungsposition und eventueller Begleitpersonen;
- Schwangere unter der Geburt nicht allein lassen;
- falls während der Geburt ein Schichtwechsel nicht zu vermeiden ist, gemeinsame Übergabe im Kreißsaal und Vorstellung der übernehmenden Hebamme.

Geburtsleitung und Erkennung von Komplikationen unter der Geburt

Schwangere, die im Distrikthospital entbinden, lassen sich in die folgenden Gruppen einteilen:

- Schwangere, die im nahen Umkreis des Hospitals wohnen und überwiegend keine besonderen Risiken aufweisen. Zu dieser Gruppe gehört die Mehrzahl der Entbindungen im Distrikthospital.
- Überwiesene Risikoschwangere, bei denen trotz Geburtsrisiken wie Verdacht auf relatives Mißverhältnis bei Kleinwuchs und bei Zustand nach Sectio eine vaginale Entbindung angestrebt wird („trial of labour") oder bei denen aufgrund der Anamnese Komplikationen in der Nachgeburtsperiode zu befürchten sind.
- Schwangere, bei denen eine elektive Sectio geplant ist, wie bei absolutem Mißverhältnis bei Beckenmißbildungen (oft Folge von Polio) und Placenta praevia.
- Geburtshilfliche Notfälle wie Blutung, Eklampsie, Uterusruptur, verschleppte protrahierte Geburt mit drohender Uterusruptur, Querlage mit Armvorfall und Nabelschnurvorfall, die eine sofortige operative Intervention erfordern.

Während für letztere die Möglichkeit zum raschen operativen Eingreifen rund um die Uhr mit den schon genannten Voraussetzungen (Anästhesie, Blutersatz, essentielle Medikamente) entscheidend ist, steht für ca. 95% aller Entbindungen zunächst die Begleitung und Überwachung des Geburtsverlaufes im Vordergrund. Diese Aufgabe, einschließlich der Geburtsleitung und Versorgung des Neugeborenen, ist im Normalfall Aufgabe der Hebamme. Die Arbeitsteilung zwischen Arzt und Hebamme variiert je nach lokaler Tradition und Ausbildungsstand; es muß jedoch Regeln geben, die festlegen, in welchem Fall ein Arzt eingeschaltet wird und welche Interventionen die Hebamme selbst durchführen kann (Vakuumextraktion? Manualhilfe bei Beckenendlage?).

Bei Aufnahme im Kreißsaal wird die Schwangere über bisherige Schwangerschaften, den jetzigen Schwangerschaftsverlauf und die unmittelbare Vorgeschichte (Fruchtwasserabgang, Wehentätigkeit) befragt, die Dokumentation im Mutterpaß durchgesehen und ein Ausgangsbefund erhoben. Anhand der folgenden Parameter wird dann der Geburtsfortschritt beurteilt:

- *Eröffnung des Muttermundes*: Bei regelmäßigen, guten Wehen sollte die Eröffnung mindestens 1 cm pro Stunde betragen.
- *Tiefertreten des Köpfchens*: Der Höhenstand des Köpfchens läßt sich sowohl abdominal (3. und 4. Leopold-Handgriff) als auch vaginal beurteilen. Die abdominale Untersuchung ist bei schlanken Schwangeren zuverlässiger, da eine Geburtsgeschwulst bei der vaginalen Untersuchung ein zu tiefes Eintreten vortäuschen kann. Im anglophonen Bereich wird der Höhenstand des Kopfes nach dem noch abdominal zu tastenden Anteil des Kopfes beurteilt und in Fünfteln angegeben (Abb. 6.3).

Tiefertreten des Kopfes
in Fünfteln

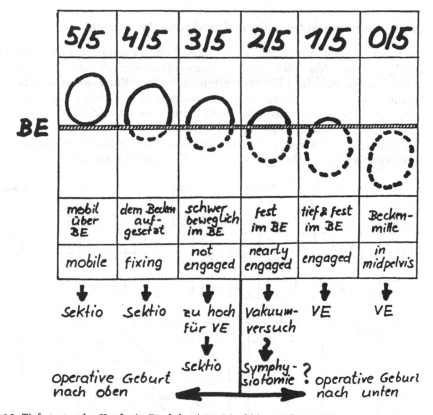

Abb. 6.3. Tiefertreten des Kopfes in Fünfteln. (Aus Diesfeld u. Wolter 1989)

- *Frequenz und Dauer der Wehen*: Dies wird mit der (Stop-)Uhr gemessen, zusätzlich soll eine eher subjektive Beurteilung der Wehenstärke durch Handauflegen und Befragung Schwangeren erfolgen.

Anhand der folgenden Parameter wird der mütterliche und kindliche Zustand beurteilt:

- *Kreislaufkontrolle*: Blutdruck- und Pulsmessungen geben Hinweise auf eine beginnende Schocksymptomatik, Volumenmangel (Exsikkose), Fieber und Eklampsie. Letztere entwickelt sich in bis zu einem Drittel aller Fälle aus heiterem Himmel erst sub partu.
- *Körpertemperatur*: erhöht bei Amnioninfekt, Durstfieber, Malaria.
- *Wehenschwäche*: Erschöpfungszeichen (bessert sich oft auf Zuckergabe).
- *Kindliche Herztöne*: Im Normalfall Messung der Herzfrequenz nach der Wehe mit dem Pinard-Stethoskop. Mit Erfahrung lassen sich auch diskre-

tere Veränderungen wie frühe und späte Dezelerationen und silente Verläufe erhören.

- *Beschaffenheit des Fruchtwassers*: Grünes Fruchtwasser ist ein Hinweis auf fetalen Streß und sollte Anlaß sein, eine baldige Entbindung anzustreben.

Die Dokumentation des Geburtsverlaufs, Partogramm

Die oben genannten mütterlichen und kindlichen Parameter müssen in regelmäßigen Abständen erhoben und dokumentiert werden, denn erst aus dem Verlauf lassen sich die adäquaten geburtshilflichen Konsequenzen ziehen. Allerdings ist die Dokumentation ein Schwachpunkt in vielen Entbindungsabteilungen. Das Partogramm (Abb. 6.4) bietet eine übersichtliche Dokumentation und graphische Darstellung des Geburtsverlaufes und verbindet dies mit einer Handlungsanweisung. Ist der Geburtsverlauf verzögert, wird dies durch Überschreiten der „Achtungslinie" oder „Aktionslinie" signalisiert.

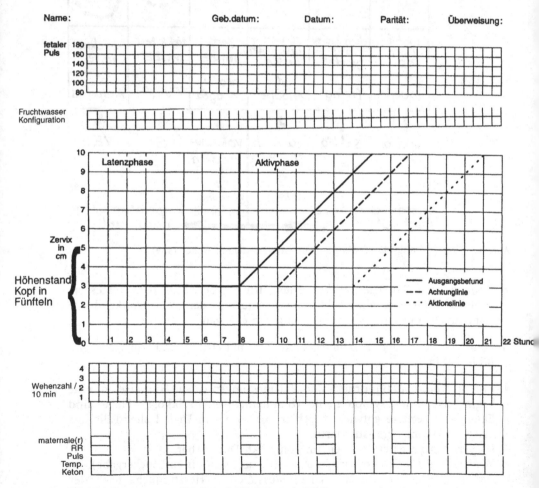

Abb. 6.4. Partogramm. (Mod. nach Wacker et al. 1994)

Gebrauchsanweisung für das Partogramm (nach Hegenscheidt, 1989): Mit Hilfe des Partogrammes kann die zeitliche Dynamik des Geburtsverlaufes so erfaßt werden, daß diejenigen Komplikationen frühzeitig erkannt werden können, die sich durch mangelnden Geburtsfortschritt äußern. Das betrifft v. a. das relative Mißverhältnis, ungünstige Kopfeinstellungen, zervikale Dystokie und Wehenschwäche. Es erlaubt damit eine frühzeitige Prognose über den weiteren Geburtsverlauf und die rechtzeitige Einleitung von geeigneten therapeutischen Maßnahmen. Elektronische Hilfsmittel sind nicht notwendig. Man braucht lediglich ein Stethoskop, eine Uhr, das Partogrammformular und das Verständnis für seinen Gebrauch. Gleichzeitig ist das Partogramm auch die Dokumentation des Geburtsverlaufs.

Folgende Parameter werden simultan erfaßt: kindliche Herzfrequenz, Fruchtwasser bzw. Fruchtblase, Konfiguration des Kopfes, zervikale Dilatation, Tiefertreten des Kopfes, Häufigkeit und Qualität der Wehen, Blutdruck, Puls, Temperatur und Urinbefund der Mutter. Therapeutische Maßnahmen und die Gabe von Medikamenten können in der richtigen zeitlichen Einordnung zum Geburtsverlauf registriert werden. Die Eintragung erfolgt größtenteils graphisch, so daß die Erfassung der Gesamtsituation mit einem Blick möglich wird.

Das Partogramm wurde von Prof. Philpott in Harare/Zimbabwe in dieser Form entwickelt. Im Zentrum steht die graphische Darstellung der Zervixdilatation („Zervikograph"). Hier liegt die Beobachtung zugrunde, daß bei normalem Geburtsverlauf und guten Wehen die Zervix sich stets schneller als 1 cm/h öffnet. Geht die Zervixdilatation langsamer als 1 cm pro Stunde voran, muß dem nachgegangen werden. Häufige Ursachen sind: Mißverhältnis zwischen Kopf und Becken, ungünstige Kopfeinstellung, Zervixspastik und Wehenschwäche; alles Umstände, die therapeutisches Eingreifen erfordern.

Im Partogramm dargestellt wird dies folgendermaßen: Die Dokumentation beginnt dann, wenn die Geburt in ihre aktive Phase eingetreten ist, also meist bei einer Zervixweite von 3–4 cm und guten Wehen. Bei der ersten Befunderhebung wird die Zervixweite in cm am linken Rand des Partogrammes eingetragen. Gleichzeitig beginnt die Zeitskala in Stunden. Zum Beispiel würde eine Zervixweite von 3 cm um 10 Uhr mit einem X bei 3 markiert und die Zeitskala darüber mit 10 Uhr begonnen werden. Dann wird durch den Punkt im Koordinatensystem, der 2 Stunden später liegt (d.h. 2 Kästchen rechts vom ersten Zervixbefund), eine Linie gezeichnet, die mit einer Steigung von 1 cm pro Stunde (also 45°) nach rechts oben verläuft und als Achtunglinie bezeichnet wird. Wieder 4 Kästchen später wird die Aktionslinie parallel dazu eingezeichnet. Wenn jetzt, meist nach 2–4 Stunden, der nächste Zervixbefund vorliegt, wird dieser entsprechend z. B. bei 12 Uhr eingetragen. Findet er sich links von der Achtunglinie, dann ist die Geburt bisher normal schnell vorangegangen. Kreuzt die Kurve der Zervixdilatation jedoch irgendwann die Achtunglinie, dann ist die Geburt nicht normal schnell vorangegangen und erfordert erhöhte Aufmerksamkeit bzw. schon einige unterstützende Maßnahmen. Gefahr für Mutter oder Kind pflegt zu diesem Zeitpunkt noch nicht zu bestehen. Falls jedoch die Kurve der Zervixdilatation auf die Aktionskurve zuläuft, dann sollte so geplant werden, daß die Kreißende beim Kreuzen der Aktionslinie an einem Ort ist, wo operativ eingegriffen werden kann (in der Regel Krankenhaus). Auf diese Weise kündigen sich oft schon bei einer Zervixweite von 5–6 cm die Probleme an, die den Kompetenzbereich einfacher Geburtshilfe (Hebammengeburt, Hausgeburt, ambulante Geburt) im allgemeinen überschreiten.

Weiterhin wird das Tiefertreten des Kopfes in Fünfteln, die abdominal beurteilt werden, im Partogramm dokumentiert. Dafür werden die Zahlen 1–5 der Skala für die Zervixdilatation verwendet. Ist z. B. der kindliche Kopf beweglich über dem Beckeneingang, also abdominal noch vollständig tastbar, dann werden 5/5 dokumentiert. Ist der größte Kopfdurchmesser gerade eben in den Beckeneingang eingetreten, wären also nur noch 2/5 zu tasten, dann würde die Markierung (o) bei 2/5 gesetzt. Ist der Kopf gar nicht mehr abdominal fühlbar, dann wäre das 0/5. Die geburtshilflich wichtigste Veränderung liegt zwischen 3/5 (noch nicht eingetreten) und 2/5 (eingetreten). Man kann sie meist recht gut fühlen, weil beim 4. Leopold-Handgriff die Finger sich nur bei 3/5 noch zwischen Kopf und Becken schieben lassen. Die abdominale Abschätzung des Tiefertretens des Kopfes ist deshalb so wichtig, weil bei einem Mißverhältnis der Kopf so stark verformt sein kann, daß die Kopfgeschwulst schon in der Vulva sichtbar, aber der größte Kopfdurchmesser noch nicht in das kleine Becken eingetreten sein kann. Dann täuscht die vaginale Untersuchung, und nur die abdominale enthüllt den wahren Sachverhalt (3/5).

Ein weiteres Element des Partogrammes ist die optische Darstellung der Wehentätigkeit: Alle halbe Stunde werden für 10 Minuten Anzahl und Qualität der Wehen kontrolliert. Entsprechend der Wehenzahl werden die bis zu 4 vorgesehenen Kästchen ausgefüllt, eins für jede Wehe. Wie stark die Wehen sind, läßt sich weniger gut durch die Härte des Bauches als durch die Dauer der einzelnen Wehen beurteilen, die durch Handauflegen erfaßt und je nach Dauer dokumentiert wird. Eine schwache Wehe bis 20 Sekunden Dauer wird gepunktet, eine mittelstarke zwischen 20 und 40 Sekunden wird gestrichelt, und eine starke von über 40 Sekunden Dauer wird durch ein voll ausgefülltes Wehenfeld gekennzeichnet. Auch hier läßt sich auf einen Blick erfassen, wie die Wehentätigkeit seit Beginn der aktiven Geburtsphase war.

Am unteren Rand des Partogramms sind Felder für die 4stündliche Erfassung von RR, Puls, Temperatur und gegebenenfalls Urin (Eiweiß, Azeton) vorgesehen. Dazwischen ist Platz zum Eintragen von Medikamentengaben und anderen Maßnahmen.

Der Zustand des Kindes wird erfaßt durch die Registrierung der Herztonfrequenz, durch Beobachtung des Fruchtwassers (I = Fruchtblase intakt, K = klar, M = Mekonium) und durch die Konfiguration des kindlichen Kopfes. Sie wird von ∅ bis +++ angegeben und ist ebenfalls ein wichtiger Hinweis für eine kindliche Gefahrensituation.

Sein wichtigstes Anwendungsgebiet hat das Partogramm bei der Geburtsüberwachung von Erstgebärenden. Keine vorgeburtliche Untersuchung erlaubt eine sichere Prognose darüber, ob *dieser* Kopf durch *dieses* Becken passen wird. Erst der funktionelle Test der Geburt selbst, die sog. „Probegeburt", im englischen Sprachgebrauch treffender als „*trial of labour*" bezeichnet, bringt die Entscheidung. Demjenigen, der damit richtig umgehen kann, liefert das Partogramm durch die Möglichkeit zur Früherfassung von geburtshilflichen Problemen das Rüstzeug, auch mit Erstgeburten kompetent und relativ sicher umzugehen.

Unter der Voraussetzung, daß es dem Kind immer gutgeht, kann man bei der Erstgebärenden im allgemeinen das Erreichen der Aktionslinie in Ruhe abwarten, ohne daß Gefahr für die Mutter besteht. Eine Uterusruptur gibt es bei ihr ja praktisch nie. Bei der Mehrgebärenden ist das anders. Hier muß man besonders auf der Hut und bereit sein, gegebenenfalls schon vor Erreichen der Aktionslinie operativ einzugreifen.

Anmerkung zur Einführung des Partogrammes

Obwohl von der WHO propagiert und den meisten Ländern auch auf nationaler Ebene empfohlen und den Gesundheitsarbeitern bekannt, wird das Partogramm in vielen Hospitälern und Gesundheitszentren nicht angewandt. Wo von engagierten Entwicklungshelfern eingeführt, überdauert es oft nicht deren Vertragsende. Die Gründe hierfür sind bislang wenig untersucht; aus Einzelgesprächen ergibt sich, daß der Zeitaufwand insbesondere bei zunächst als unkompliziert eingeschätzen Geburten unangemessen hoch erscheint, daß das Ausfüllen technische Probleme bereitet und daß erfahrene Hebammen meinen, die Geburt auch ohne das Partogramm „im Griff" zu haben. Vor einer Einführung des Partogrammes, die nur im Konsens mit den Hebammen Erfolg verspricht, sollten diese Punkte innerhalb des Entbindungsteams besprochen sein. Vorgehensweisen wie die Beschränkung des Partogramms auf bestimmte Schwangere (Verdacht auf Mißverhältnis, Erstgebärende) können erwogen werden.

Es sind Partogramme mit unterschiedlichen zeitlichen Vorgaben für die Achtungslinie und Aktionslinie in Gebrauch; so ist die „WHO-Achtungslinie" nicht wie in unserem Beispiel um 2 Stunden nach rechts versetzt, sondern beginnt direkt beim Aufnahmebefund. Andere Partogramme sehen vor, daß die Aktionslinie nicht wie in unserem Beispiel um 4 Stunden, sondern nur um 3 Stunden zeitversetzt zur Achtungsline verläuft. Diese Unterschiede kommen u.a. dadurch zustande, daß das Partogramm ursprünglich entwickelt wurde, um Hebammen in Gesundheitsstationen eine Entscheidungshilfe zur peripartalen Verlegung ins Krankenhaus zu geben. Dabei mußte auch die jeweilige Dauer der Verlegung berücksichtigt werden. In jedem Fall sollte vor eigenen Initiativen das im Land gebräuchliche Partogrammformat in Erfahrung gebracht werden.

6.4.5
Operative Geburtshilfe

Die wichtigsten geburtshilflichen Eingriffe sind die Sectio caesarea, die Vakuumextraktion und die Symphysiotomie. Im folgenden werden die jeweiligen Indikationsbereiche dargestellt und eine Übersicht über die operative Geburtshilfe gegeben (Tabelle 6.4). Zur technischen Durchführung einzelner Eingriffe wird auf die in der Bibliographie genannte Fachliteratur verwiesen.

Tabelle 6.4. Synopsis der operativen Geburtshilfe

Krankheitsbild	operative Therapie
Deflektionslagen (Vorderhaupt, Stirn, Gesicht)	Versuch der spontanen Entbindung, evtl. mit Episiotomie; falls erfolglos, abhängig vom Höhenstand des Kopfes vaginal operativ (Forzeps oder Vakuum) oder Sectio; außer bei Stirnlage gelingt meist vaginale Entbindung.
Beckenendlage	eventuell Versuch der äußeren Wendung 37./38. SSW, sonst Manualhilfe (Bracht), verschiedene Methoden zur Armlösung bei hochgeschlagenen Armen (Lövset, Müller, klassisch), Entwicklung des Kopfes nach Veith-Smellie. Primäre Sectio bei zusätzlichen Geburtsrisiken. Sekundäre Sectio bei protrahiertem Geburtsverlauf.
Querlage	eventuell Versuch der äußeren Wendung 37./38. SSW, falls die Querlage auch bei Geburtsbeginn bestehen bleibt, ist dies eine geburtsunmögliche Situation: Sectio. Operativ schwierig: verschleppte Querlage mit Armvorfall; da sich der Uterus schon dem verkleinerten Inhalt angepaßt hat, läßt sich das Kind oft nur schwer entwickeln, dann eventuell klassische Sectio oder Erweiterung der Uterotomie lateral nach oben.
Protrahierte Geburt, Geburtsstillstand	Versuch mit Lagerung, evtl .Wehenstimulation; falls kein Fortschritt oder kindliche Herztöne schlecht, je nach Höhenstand des Kopfes vaginal-operativ oder Sectio.
Mißverhältnis (CPD)	erscheint klinisch als Geburtsstillstand; Sectio, bei ausgewählten Fällen (Kopf 2/5, MM mindestens 8 cm) evtl. Symphysiotomie (vgl. Abb. 6.3 und S. 367).
Placenta praevia	bei lebendem Kind sofort Sectio; falls Kind tot oder Sectio nicht möglich, Wehentropf und schnellste vaginale Entbindung mit Perforation der Plazenta (Kompression der Plazenta durch den Kopf vermindert die Blutung).
Nabelschnurvorfall	bei lebendem Kind: Beckenhochlagerung, Tokolyse und schnellstmöglich Sectio.
drohende kindliche Asphyxie (Abfall der Herztöne)	schnelle Entbindung anstreben; je nach Höhenstand des Kopfes vaginal-operativ oder Sectio. Falls vorhanden, evtl. vorübergehend Tokolyse.
Uterusruptur	lebensbedrohlich für die Mutter; häufig Patientin im Schock und Kind tot. Operation: sofortige Hysterektomie; in der Regel subtotal, da es der kleinere und schnellere Eingriff ist.
Blutung bei unvollständiger Plazenta	Kürrettage mit großer stumpfer Kürette, Uterotonika.
verzögerte/fehlende Plazentalösung	zunächst Versuch mit Wehentropf und Créde-Handgriff, falls erfolglos oder starke Blutung: manuelle Plazentalösung (mit langen Handschuhen).

- *Sectio caesarea:* In Distrikthospitälern ist die Sectio in der Regel mit einem Anteil von 20–50% die häufigste große Operation insgesamt. Sie ist immer indiziert, wenn eine Geburt beendet werden muß und die Voraussetzungen für eine vaginal-operative Entbindung (Kopf abdominal maximal zu 2/5 tastbar, Muttermund vollständig) noch nicht gegeben sind. Sie kann in lokaler, regionaler und allgemeiner Anästhesie erfolgen; häufig gewählte Verfahren sind Spinalanästhesie (Kontraindikation: Volumenmangel, Blutung) und Allgemeinanästhesie mit Ketamin. Größere Blutverluste sind nicht immer zu verhindern, daher gilt, daß insbesondere angesichts der häufig vorbestehenden Anämie, gekreuztes Blut verfügbar sein sollte.

- *Vakuumextraktion*: In vielen Distriktkrankenhäusern ein zu selten ausgeführter Eingriff (bei eigenen Untersuchungen zwischen 0 und 2% aller Klinikentbindungen). Wenn der Kopf wie oben beschrieben „vakuumgerecht" ins Becken eingetreten ist und die Geburtsbeendigung indiziert ist, wird die größtmögliche Saugglocke über dem Hinterhaupt (kleine Fontanelle) angelegt, langsam mit der Handpumpe das Vakuum aufgebaut und wehensynchron nach unten gezogen, bis der Kopf auf Beckenboden ist und unter der Symphyse noch oben rotiert. Als Alternative zur Vakuumextraktion kommt für den Geübten auch die vaginal-operative Entbindung durch Zange in Frage.
- *Symphysiotomie*: Der Stellenwert der Symphysiotomie wird unterschiedlich eingeschätzt. Während ihre Bedeutung als Notfallmaßnahme bei der Entwicklung des Kindes bei einer Schulterdystokie oder des nicht nachfolgenden Kopfes bei Beckenendlage unbestritten ist, wird ihre Bedeutung als Alternative zur Sectio wegen zephalopelvinem Mißverhältnis kontrovers diskutiert. Wenn eine Sectio am Distrikthospital nicht ausreichend risikoarm oder zeitgerecht durchführbar ist, kann die durch die Symphysiotomie geschaffene Erweiterung des Beckenrings eine vaginale Entbindung ermöglichen. Voraussetzung ist ein fast vollständig eröffneter Muttermund und ein Tiefenstand des Kopfes von 2/5 (vgl. Abb. 6.3).

6.4.6
Was ist angemessene Technologie in Entwicklungsländern?

Die Prinzipien von Primary Health Care beinhalten die folgenden Kriterien für einen Technologietransfer:

- wissenschaftlich gesicherte Effektivität,
- Angepaßtheit an die lokalen Bedingungen,
- Wirtschaftlichkeit,
- soziale Akzeptanz,
- Förderung von Selbständigkeit und Selbstbestimmung.

Die WHO geht davon aus, daß die in den acht Elementen der geburtshilflichen Versorgung beinhalteten Technologien (z. B. operative Geburtshilfe bei richtiger Indikationsstellung, Partogramm) für die Mehrheit der Entwicklungsländer angemessen („appropriate") sind. Aktuell wird die Frage, wenn es um die Einführung neuer Techniken geht. Dies soll am Beispiel des geburtshilflichen Ultraschalls dargestellt werden.

Nachdem kontrollierte Studien über die routinemäßige Ultraschalluntersuchung aller Schwangeren in Industrieländern keine Verbesserung der Geburtsergebnisse zeigen konnten (Enkin et al. 1995), wird diese Praxis von der Safe-Motherhood-Initiative der WHO als ungeeignet bezeichnet und abgelehnt (WHO 1995). Die selektive Ultraschalluntersuchung erscheint dagegen hilfreich in Situationen, in denen klinische Untersuchung und Anamneseerhebung nicht zur Diagnosestellung ausreichen (z.B. bei Verdacht auf extrauterine Gravidität, Verdacht auf intrauterinen Fruchttod, bei vaginaler Blutung, Mehrlingsdiagnose). Voraussetzung ist allerdings ein qualifizierter Untersucher und die Möglichkeit, eventuelle therapeutische Konsequenzen umzusetzen. Die Akzeptanz des Ultraschalls durch Nutzerinnen ist (wie meist bei bildgebenden Verfahren) gut (Tautz 1995); in gewisser Weise sogar zu gut, denn die Faszination des „Baby-TVs" führt zu einer Nachfrage jenseits jeglicher medizinischer Indikationsstellung und ist in vielen Städten in Entwicklungsländern ein großes Geschäft, für welches mit Slogans wie „meet your baby" geworben wird. Aus Indien ist bekannt, daß mobile Ultraschallteams von Dorf zu Dorf ziehen. Dabei spielt auch der Mißbrauch von Ultraschall zur vorgeburtlichen Geschlechtsbestimmung zum Zweck des selektiven Abbruchs weiblicher Schwangerschaften eine Rolle; dies hat z.B. in China dazu geführt, daß inzwischen auf 100 lebendgeborene Mädchen 120 Jungen kommen.

Ultraschall gehört nach Ansicht der WHO nicht zur Standardausstattung der geburtshilflichen Abteilung (WHO 1991, 1994). Andererseits ist die Beschaffung von Ultraschallgeräten ein häufig geäußertes (und teilweise auch in privater Initiative erfülltes) Bedürfnis von ärztlichen Entwicklungshelfern. Dies kann im Einzelfall nach Prüfung der lokalen Situation auch sinnvoll sein. Allerdings sind zuvor die folgenden Fragen zu prüfen:

- Welcher Beitrag ist von Ultraschall zu erwarten, wieviel kindliche und mütterliche Mortalität könnte dadurch verhindert werden?

  Diese Frage muß im Rahmen der Bestandsaufnahme der lokalen geburtshilflichen Situation geklärt werden (s. nachfolgende Checkliste). Allgemein ist zu sagen, daß bei hoher kindlicher und mütterlicher Mortalität die relative Bedeutung von Ultraschall gering ist.

- Wie sind unbeabsichtigte Effekte, z.B. häufige nicht indizierte Untersuchungen und die Abwertung klinischer Untersuchungsmethoden, zu verhindern?
- Ist der finanzielle und zeitliche Aufwand vertretbar gegenüber anderen Optionen?

  Beispiel: Nach eigenen Untersuchungen in mehreren afrikanischen Ländern waren in mehr als der Hälfte der Gesundheitszentren keine oder defekte Blutdruckmeßgeräte vorhanden. Eine Intervention zur Verbesserung der Blutdruckkontrolle bei Schwangeren hätte daher Priorität.

- Sind die technischen Voraussetzungen vorhanden (Elektrizität, Instandhaltung)?
  Eine Bestandsaufnahme der vorhandenen Geräte (z.B. Röntgen, Photometer) und deren Nutzung gibt Anhaltspunkte.
- Wer untersucht?
  Gibt es einheimische Gesundheitsarbeiter, welche die Methode beherrschen, oder sind die Voraussetzungen vorhanden, diese einzuarbeiten? Ultraschall sollte nicht zum Monopol des Entwicklungshelfers werden.

6.4.7
Management der geburtshilflichen Versorgung im Distrikt

Über den unmittelbaren Hospitalbereich hinaus hat das geburtshilfliche Team am Distrikthospital als Bestandteil des Distriktgesundheitssytems auch Mitverantwortung für die Zugänglichkeit und Qualität der geburtshilflichen Versorgung im gesamten Distrikt.

Voraussetzung für die Beurteilung der geburtshilflichen Versorgung ist die Erfassung (oder zumindest Abschätzung) des Bedarfs an geburtshilflichen Dienstleistungen im Vergleich zur tatsächlichen Versorgung (Soll-Ist-Vergleich). Als Anhaltspunkt dazu folgendes Modell eines „typischen" Distrikts (WHO 1991): Ausgehend von einer angenommenen Bevölkerung von 100 000 sind pro Jahr 4000 Geburten im Distrikt zu erwarten. Bei einem Anteil von ca. 25% (1000 Geburten) ist mit Risikoschwangerschaften und mit einer Indikation für die Entbindung im Hospital zu rechnen. Bei ca. 5% aller Schwangerschaften ist ein manuelles/operatives Eingreifen erforderlich (200 Geburten), davon zur Hälfte Kaiserschnitte (100 Geburten), also ca. zwei Sectiones pro Woche. Im folgenden findet sich eine Checkliste zur Erfassung der geburtshilflichen Versorgung:

---

1. Epidemiologische Situation:

- Abschätzung der zu erwarteten Geburten im Einzugsgebiet anhand der nationalen Geburtenrate (als Faustregel in Entwicklungsländern: Geburten/Jahr = 4% der Gesamtbevölkerung);
- Abschätzung der Reichweite („coverage") der SSV aus der Anzahl der Teilnehmerinnen der SSV und der erwarteten Anzahl der Geburten im Einzugsbereich;
- Tetanus-Impfabdeckungsrate bei Schwangeren;
- Häufigkeit von Risikoschwangerschaften;
- Krankenhausdaten: Rate von Totgeburten, peripartale Todesfälle („fresh stillbirth"), neonatale Mortalität, mütterliche Mortalität, Sectiorate, Sectiomortalität;
- Umrechnung der Sectiorate auf die erwartete Anzahl der Geburten im Distrikt oder Einzugsbereich (nach WHO ist in mindestens 2% aller Geburten damit zu rechnen, daß ohne Sectio lebensbedrohliche mütterliche Komplikationen eintreten);
- Kartierung des Heimatortes von geburtshilflichen Patientinnen, gesondert für Selbsteinweisungen und Überweisungen durch die Gesundheitsdienste;
- Prozentsatz der Geburten, die in Institutionen der Gesundheitsdienste stattfinden.

2. Organisation und Management:

- Wie wird der Geburtsverlauf dokumentiert? (Partogramm?)
- Überweisungsrichtlinien für periphere Gesundheitszentren vorhanden und angewandt?
- Personalstellen in Krankenhaus und peripheren Stationen mit qualifiziertem Personal besetzt?

- Blutbank vorhanden und funktionsfähig?
- Welche Anästhesieformen sind verfügbar?
- Wieviel Zeit vergeht im Referenzhospital im Notfall bis zur Sectiobereitschaft (tags, nachts)?
- Wieviel Stunden am Tag, wieviel Tage im Jahr ist der OP einsatzbereit?
- Wie lange dauert der Transport von den peripheren Stationen ins Referenzhospital?
- Gibt es regelmäßige Weiterbildung?
- Existiert eine Zusammenarbeit mit traditionellen Hebammen (TBAs)?

3. *Material und Medikamente im Referenzhospital:*

- OP-Ausstattung für abdominale Eingriffe und Kürettagen vorhanden?
- Einrichtung zur Operationsbereitschaft bei Nacht?
- Ausrüstung für Sterilisation?
- Ambu-Beutel für Erwachsene und Neugeborene, Absauger vorhanden?
- Vakuumextraktor vorhanden und intakt?
- Blutdruckapparate und Fieberthermometer im Kreißsaal;
- wichtigste Medikamente: Oxytocin, Ergometrin, Diazepam, Ketamin, Antihypertensiva (Nepresol), Lokalanästhetika, Augentropfen zur Gonoblennorrhoe-Prophylaxe, Antiseptika, Infusionen, Sauerstoff;
- Blutbeutel, Reagenzien für Kreuzprobe, HIV-Check.

4. *Material und Medikamente im Gesundheitszentrum:*

- Waage, Blutdruckmeßgerät, Maßband, Stethoskop, Thermometer;
- Vorsorgekarten oder Ersatz zur Dokumentation;
- antiseptische Lösung, Ergometrin, Oxytocin, Diazepam, Tetanus-Vaccine, Augentropfen.

Basierend auf einer solchen Erhebung sollten gemeinsam von allen Beteiligten (z.B. Hebammen in Gesundheitszentren, lokale Gesundheitsverwaltung, Hebammen und Ärzte des Hospitals, sofern vorhanden lokales Gesundheitskomitee) Schwachstellen identifiziert, entsprechende Maßnahmen und Handlungsanweisungen erarbeitet und in der Distriktplanung berücksichtigt werden. Im Rahmen der Qualitätssicherung der Schwangerenbetreuung und Geburtshilfe im Distrikt ist die geburtshilfliche Abteilung besonders in den Bereichen Dokumentation, Supervision, Weiterbildung und der Koordination verschiedener Anbieter von Gesundheitsdienstleistungen gefordert:

Dokumentation

Eine korrekte Dokumentation ist Voraussetzung für qualitätssichernde Maßnahmen und die Erhebung der im Distriktplanungsprozeß benutzten Indikatoren (s. Übersicht). Darüber hinaus führt die Dokumentation oft auch direkt zu besseren Geburtsergebnissen durch die bewußtere Wahrnehmung der eigenen Leistung und Verantwortung. So beschreibt Bergström (1994) eine 30%ige Abnahme peripartaler Todesfälle durch eine verbesserte Dokumentation im Kreißsaal. Die Dokumentation beginnt bei der individuellen

Geburt (Partogramm) und setzt sich fort im Geburtenbuch („Visitenkarte des Kreißsaals"), in dem alle Geburten mit den wesentlichen Daten aufgeführt sind: persönliche Daten der Mutter, Entbindungsmodus, Indikationen für operatives Eingreifen und mütterliches sowie kindliches Geburtsergebnis (u.a. Apgar, Gewicht, Reife, evtl. Fehlbildungen und Krankheitszeichen). Die Angaben im Geburtenbuch dienen einerseits der Erstellung monatlicher und jährlicher Berichte für das Gesundheitsinformationssystem; andererseits sollen sie eine retrospektive Fallbetrachtung und die Analyse ungünstiger Geburtsverläufe ermöglichen. Dazu dient auch eine „Veröffentlichung" der Monats und Jahresstatistiken auf einem Poster im Kreißsaal.

Supervision

Moderne Supervisionskonzepte betonen die Aspekte Unterstützung und Anleitung zur Selbstevaluierung sowie eine umfassende Betrachtungsweise aller Funktionen der supervidierten Gesundheitsstation. Anstatt der immer noch vorherrschenden sektoralen Supervision, bei der in separaten Besuchen mal der Kühlschrank, mal die Tbc-Behandlung und mal der Mutter-Kind-Bereich kontrolliert wird, betrachtet ein Supervisionsteam das gesamte Dienstleistungsspektrum sowie die Infrastruktur und die Interaktion mit der Bevölkerung. Mitglieder des Geburtshilfeteams des Distrikthospitals sollten sich an solchen Supervisionsteams beteiligen und damit auch zur Verbesserung der Kommunikation zwischen erster und zweiter Versorgungsebene beitragen. Dabei ist ein wichtiger Aspekt die Verständigung auf lokal angepaßte und praktikable Überweisungskriterien.

Weiterbildung

Weiterbildung sollte als regelmäßige Veranstaltung in Form von themen- oder fallbezogenen klinischen Konferenzen in die Krankenhausroutine eingeplant werden. Dabei können im Rahmen der Dokumentation und Supervision identifizierte Probleme vertieft diskutiert werden. Mehr noch als im Krankenhaus sind Gesundheitsarbeiter in peripheren Gesundheitsstationen aufgrund ihrer in fachlicher Hinsicht isolierten Situation auf Weiterbildungsaktivitäten angewiesen, um ihre berufliche Kompetenz aufrecht zu erhalten. Eigenen Untersuchungen zufolge wird diesem Bedarf nur selten entsprochen. Wenn Seminare für diesen Personenkreis stattfinden, so geschieht dies so gut wie immer, um ein neues Programm oder eine neue Aktivität einzuführen, und nicht mit dem Ziel einer Qualifikation in den Kernbereichen der Alltagsarbeit. Somit kommt der fachlichen Betreuung durch das Distriktteam eine besondere Bedeutung zu. Der erste Schritt dazu wird, wie bereits beschrieben, im Rahmen der Supervision getan. Ein weiterer Schritt ist die Ermittlung der Lernbedürfnisse und die Organisation entsprechender Veranstaltungen. Dabei ist an „Refresher"-Kurse und an Praktika im Distrikthospital zu denken (z.B. als kurzfristiger Wechsel von Gesundheitsarbeitern zwischen Gesundheitszentrum und Hospital).

Integration der Gesundheitdienste

Über die Qualität der geburtshilflichen Versorgung entscheidet nicht zuletzt die Leistungsfähigkeit des Distriktgesundheitssystems als ganzes (s. auch Abschn. 6.1). Schon die oben erwähnten acht essentiellen Elemente der Geburtshilfe beschreiben Funktionen, die für jede Akut- und Notfallversorgung erforderlich sind (Anästhesie, OP, Blutersatz, Labor, essentielle Medikamente). Zur Stärkung des Gesundheitsdistrikts bedarf es der Integration der angebotenen Dienste auf allen Ebenen. Im Dorf soll Schwangerenvorsorge und Geburtshilfe nicht als isolierte Aktivität organisiert werden, sondern als Teil der Familiengesundheit (s. Kap. 5). Ferner sollte eine Kooperation mit traditionellen Hebammen angestrebt werden. Im Distrikt ist Kontaktaufnahme und Absprache mit allen Anbietern von Gesundheitsdienstleistungen (z.B. Missionseinrichtungen, private Arztpraxen und Kliniken) über eine Kooperation und Arbeitsteilung erforderlich. Dies kann die folgenden Bereiche betreffen: Zuordnung von Gesundheitszentren zu Referenzeinrichtungen und entsprechende Supervision, gemeinsame Weiterbildung, Beteiligung am Gesundheitsinformationssystem, Qualitätssicherung, gemeinsame Nutzung technischer Einrichtungen und Beteiligung an der Gesundheitsplanung im Distrikt.

Literatur

Bergström S (1994) Perinatal health. In: Lankinen KS, Bergström S, Mäkelä PH, Peltomaa M (Eds) Health and disease in developing countries. Macmillan, London

Bouillin D, Fournier G, Gueye A, Diadhiou F, Cissé CD (1994) Surveillance épidémiologique et couverture chirurgicale des dystocies obstétricales au Senegal. Cahiers Santé 4:399

Diesfeld HJ, Wolter S (Hrsg) (1989) Medizin in Entwicklungsländern. Lang, Frankfurt, Bern

Miller A, Callander R (eds) (1989) Obstetrics illustrated. Churchill Livingstone, London

Hegenscheidt P (1989) Geburtshilfe und Familienplanung. In: Diesfeld HJ, Wolter S (Hrsg) Medizin in Entwicklungsländern. Peter Lang, Frankfurt am Main

Tautz S (1995) Perception of ultrasound by pregnant women and health professionals in a Botswana district hospital. M. Sc. Thesis, University of Heidelberg

Tautz S, Jahn et al (2000) Between fear and relief: how rural pregnant women experience foetal ultrasound in a Botswana district hospital. Social Sci Med 50:689–701

Wacker J, Baldé MD, Bastert G (1994) Geburtshilfe unter einfachen Bedingungen. Springer, Berlin Heidelberg New York Tokio

Wacker J, Baldé MD, Bastert G (2000) Obstetrics unplugged: Manual for conditions of limitted resources. Urban & Fischer

World Health Organisation (1991) Essential elements of obstetric care at first referral level. WHO, Geneva

World Health Organisation (1994) The mother-baby package. WHO, Geneva

World Health Organisation (1995) Technologies – appropriate and inappropriate. Safe Motherhood Newsletter 18

7 Arzneimittelversorgung und Arzneimittelgebrauch in Entwicklungsländern

CHRISTOPHER KNAUTH

Im vorigen Jahrhundert war das Krankheits- und Sterblichkeitsmuster in Europa ähnlich dem, wie es heute in den meisten Entwicklungsländern angetroffen wird: eine hohe Säuglings- und Kindersterblichkeit, eine hohe Inzidenz akuter infektiöser Erkrankungen wie Durchfall, respiratorische oder parasitäre Erkrankungen. Bei den chronischen Erkrankungen spielte die Tuberkulose eine herausragende Rolle. Die Lebensbedingungen der Menschen in Hamburg oder Liverpool waren in den Zeiten der industriellen Revolution gekennzeichnet von Armut und ungünstigen hygienischen Bedingungen, z. B. bei der Wasserversorgung, der Abwasserentsorgung und den Wohnverhältnissen. Die entscheidenden Verbesserungen in Gesundheitsstatus und Lebenserwartung traten ein, *bevor* die klinische Medizin die wichtigsten Infektionskrankheiten erfolgreich zu behandeln gelernt hatte und *bevor* wirksame Arzneimittel (z. B. Antibiotika seit den 40er Jahren) zur Verfügung standen. Dies hat McKewon u. a. anhand der Entwicklung der Tuberkulosesterblichkeit in England und Wales zwischen 1838 und 1960 deutlich gemacht: Diese war schon fast auf die heutigen Werte gesunken, lange bevor die ersten Tuberkulostatika verfügbar waren und die BCG-Impfung eingeführt wurde (McKewon 1976).

Auch in den Entwicklungsländern können heutzutage moderne Arzneimittel nur einen begrenzten Beitrag zur Lösung der Gesundheitsprobleme leisten. Die hohe Inzidenz verschiedener Infektionskrankheiten (z. B. Durchfall, Pneumonie) ist armutsbedingt und erfordert langfristige Maßnahmen im Sinne der primären oder sekundären Prävention (s. Kap. 3 und 5). Unter den Elementen von Primary Health Care wird die Versorgung mit unentbehrlichen Arzneimitteln deshalb an letzter Stelle *nach* promotiven und präventiven Maßnahmen genannt. Gleichwohl ist eine adäquate Versorgung mit Arzneimitteln wichtig für das Funktionieren eines Gesundheitssystems:

• Das richtige Arzneimittel zur rechten Zeit angewandt kann Leben retten und das Individuum vor akuten Folgen armuts- und umweltbedingter Exposition bewahren (z. B. ORS bei Durchfall, Penicillin bei einer Pneumonie).
• Die Verfügbarkeit von Arzneimitteln fördert die Nutzung von öffentlichen Gesundheitseinrichtungen durch die Bevölkerung und schafft Vertrauen in das Gesundheitswesen. Dieses Vertrauen kommt letztlich auch präventiven und promotiven Angeboten dieser Dienste zugute.

Was hier positiv formuliert ist, mag bei genauerer Betrachtung als Umkehrung tatsächlicher Verhältnisse in vielen Entwicklungsländern erscheinen.

Schlaglichter auf die aktuelle Situation

- In Land X führen die Berichte über Engpässe in der Arzneimittelversorgung zu der Entdeckung, daß der Halbjahresbedarf an Arzneimitteln, der im Großeinkauf bei einem Non-profit-Anbieter bestellt worden war, sich noch im Hafen befindet. Es gibt Streit mit dem Finanzministerium wegen Zöllen und Hafengebühren. Kleinere Diebstähle im Hafen haben währenddessen den Bestand der gelieferten Arzneimittel dezimiert. Nachdem endlich die Zollformalitäten abgewickelt sind, fallen beim Abtransport während eines Gewitters einige Behälter mit Tetrazyklinpulver von einem Lastwagen des zentralen Medikamentenlagers herunter. Einige dieser Verpackungen werden später wiedergefunden (völlig durchweicht), andere tauchen auf Basaren wieder auf, wo sie als *„Pulver gegen Durchfall"* verkauft werden. Beim Weitertransport in die regionalen Medikamentenlager treten innerhalb der Lastwagen Temperaturen von bis zu 82°C auf. Niemand kümmert sich darum, ob sich das Tetrazyklinpulver unter diesen Bedingungen nicht in eine giftige Substanz verwandelt hat.
- In Land Y bekommt die zentrale Uniklinik genauso viele Medikamente, wie alle ländlichen Gesundheitseinrichtungen zusammen. Orale Rehydratationssalze sind seit Monaten wegen Benzinknappheit nicht mehr an die Medical Assistants in der Peripherie ausgeliefert worden. Auf der anderen Seite sind Pepsi Cola und ein Cotrimoxazol-Markenpräparat in den Kramläden auch kleiner Ortschaften durchaus erhältlich. Die Medical Assistants kaufen das Antibiotikum zur Behandlung des akuten wäßrigen Durchfalls bei Kindern, um das Vertrauen ihrer Patienten nicht zu verlieren.
- Eine Schwangere geht in ein ländliches Dispensary und klagt über Müdigkeit. Wegen Arzneimittelknappheit bekommt sie nur 15 Eisentabletten, 5 Folsäuretabletten und eine Kalziuminjektion. Diese Dosierung ist unzureichend. Da ihr diese Behandlung wenig geholfen hat, geht sie später zu einem privaten Arzt, der ein Multivitamin-Markenpräparat, eisenhaltige Tonics, Kalziumtabletten und Injektionen verschreibt. In der Apotheke muß sie dafür 20% des Monatseinkommens der Familie bezahlen.
- In einem städtischen Gesundheitszentrum in einem afrikanischen Land gibt es keine Versorgungsprobleme. Die Ärzte dort verschreiben im Schnitt 5,5 Arzneimittel pro Patient. Malariapatienten bekommen routinemäßig Chloroquin, Paracetamol, ein Multivitamin, Vitamin B-Komplex und „Valium" (Diazepam) verschrieben (Knauth, 1990).
- Ein traditioneller Heiler in einem afrikanischen Land, der regelmäßig von einem Pharmavertreter besucht wird, ordnet den Arzneispezialitäten (Kapseln) nach Farbe und Größe bestimmte Wirkungen zu. Entsprechend verschreibt er sie an seine Patienten. Die roten Kapseln gibt er zur Stärkung des Blutes, die rotgelben helfen bei Potenzproblemen.

- Ein lateinamerikanischer Dorfbewohner geht zu einem Kiosk, an dem ansonsten Zucker, Kerzen, Batterien usw. verkauft werden. Außen an dem Kiosk befindet sich ein handgemaltes Schild „hier werden Spritzen gegeben". Er hat eine Ampulle mit einem Antibiotikum dabei und läßt sie sich dort spritzen. Er weiß, es handelt sich um ein *„starkes* Medikament". Seit einiger Zeit hat er *starke* Kopfschmerzen. Durch das Gefühl in seinen Venen bei der Injektion merkt er gleich, daß das Medikament wirkt.

(In Anlehnung an Fabricant u. Hirschhorn 1987, eigene Übersetzung, erweitert und modifiziert.)

Dieses Kapitel behandelt das Konzept unentbehrlicher Arzneimittel (*Essential drugs*) der Weltgesundheitsorganisation (WHO), das eine bedarfsgerechte Auswahl (Selektion) und einen rationalen Gebrauch von Arzneimitteln vorsieht. Seine Gliederung folgt in den konzeptionellen Schritten, die bei Planung und Implementierung einer adäquaten Arzneimittelversorgung notwendig sind, dem *Drug Supply Management Circle* (Management Sciences for Health 1982) (Abb. 7.1):

- Probleme des Arzneimittelgebrauchs in Entwicklungsländern (Abschn. 7.1),
- Selektion unentbehrlicher Arzneimittel (*Essential drugs*) (Abschn. 7.2),
- Bedarfsberechnung und Beschaffung von *Essential drugs* (Abschn. 7.3),
- Lagerung und Verteilung von Arzneimitteln (Abschn. 7.4),
- rationaler Arzneimittelgebrauch (Abschn. 7.5).

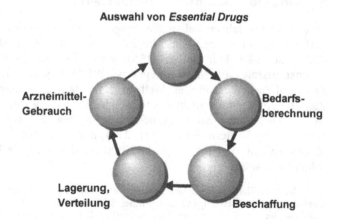

Abb. 7.1. Der *Drug Supply Management Circle*

7.1
Probleme von Arzneimittelversorgung
und Arzneimittelgebrauch in Entwicklungsländern

In den meisten Entwicklungsländern ist die Arzneimittelversorgung gekennzeichnet durch ein gleichzeitiges Nebeneinander von Mangel und Überfluß: Die große Mehrheit der armen Menschen hat keinen Zugang zu dringend benötigten Arzneimitteln. Die Arzneimittelversorgung in den öffentlichen Gesundheitseinrichtungen leidet unter knappen Ressourcen, einer unzulänglichen Logistik und inadäquater Verschreibung. Auf der anderen Seite ist der private Markt überschwemmt mit einer häufig unkontrollierten Vielzahl von überteuerten Markenmedikamenten. Dabei handelt es sich vielfach um Produkte von zweifelhafter Wirksamkeit, wie irrationale Kombinationspräparate, oder gar um im Herkunftsland schon vom Markt genommene, gefährliche Altpräparate. Industriell gefertigte Arzneispezialitäten sind weltweit die Speerspitze unserer „westlichen Medizin". Wie Coca Cola sind sie auch dort noch zu kaufen, wo andere Elemente unseres Medizinsystems (Krankenhaus, Arzt, Krankenschwester, Apotheker) nicht hinkommen. Ihr heilbringendes Image und ihre kommerzielle Verfügbarkeit sind dem konkreten Wissen um ihre jeweilige Indikation und richtige Anwendung weit vorausgeeilt. Häufig ordnen die Menschen diese Arzneispezialitäten in ihr traditionelles Verständnis von Krankheit und Heilung ein, mit der Folge eines „irrationalen Gebrauchs" im Sinne der klinischen Pharmakologie.

7.1.1
Mangel: Die Mehrheit der Menschen hat keinen Zugang
zu dringend benötigten Arzneimitteln

In den letzten Jahren haben die Ausgaben für Arzneimittel weltweit stark zugenommen. Sie stiegen allein im Zeitraum von 1978–1988 von 43 Mrd. Dollar (USA) auf 94,1 Mrd. Dollar (USA), was einer durchschnittlichen jährlichen Wachstumsrate von 9,1% entsprach (WHO 1988b). Damit hatten sich die Pro-Kopf-Ausgaben in der Welt in zehn Jahren beinahe verdoppelt. Diese Zahlen geben jedoch nicht die ungleiche Verteilung des Arzneimittelkonsums in der Welt wider. So verbrauchten 1985 75% der Weltbevölkerung, die in Entwicklungsländern leben, nur 21% der Weltarzneimittelproduktion. Die diesen Zahlen zugrundeliegende Situation des Mangels beschreibt die WHO folgendermaßen:

„Von den 5 Milliarden Menschen auf der Welt haben zwischen 1,3 und 2,5 Milliarden wenig oder keinen regulären Zugang zu unentbehrlichen Arzneimitteln..." Und: „Die wirtschaftliche Krise hat das Problem verschärft, unentbehrliche Arzneimittel zur Verfügung zu stellen, indem auf der einen Seite die ... Ressourcen immer weniger wurden und auf der anderen Seite die Gesundheits- und anderen Probleme der Bevölkerung zunahmen" (WHO 1988b).

Fehlender Zugang zu dringend benötigten Arzneimitteln in den Einrichtungen des öffentlichen Gesundheitsdienstes ist aber nicht nur die Folge insgesamt knapper Ressourcen. Logistische Probleme bei Lagerung und Verteilung spielen ebenfalls eine wichtige Rolle. So schätzen die Autoren von *Ma-*

nagement Sciences for Health, daß in vielen Entwicklungsländern von einer Budgetzuweisung von 1 Mio. Dollar (USA) für Arzneimittel unter gegenwärtigen Verhältnissen letztendlich nur ein therapeutischer Nutzen für die Patienten im Wert von 300 000 Dollar (USA) geschaffen wird (Management Sciences for Health 1982). Für die Differenz verantwortlich sind:

- zu teuer eingekaufte Medikamente,
- schlechte Qualität der Arzneimittel,
- Diebstahl,
- unsachgemäßer Transport und Lagerung,
- abgelaufenes Verfallsdatum,
- irrationale Verschreibung,
- unsachgemäßer Gebrauch.

Nach Ansicht der Autoren kann allein durch Verbesserung des Managements der Arzneimittelversorgung der therapeutischen Nutzen für die Patienten auf 700 000 Dollar gesteigert werden.

Zugang zu unentbehrlichen Arzneimitteln in den Dispensarios, Gesundheitszentren, Distriktkrankenhäusern und tertiären Einrichtungen des öffentlichen Gesundheitswesens ist aber letztlich auch eine Frage der geographischen, ökonomischen und kulturellen Zugänglichkeit dieser Einrichtungen selbst.

7.1.2
Überfluß: Vermarktung von Markenmedikamenten

Während in den öffentlichen Gesundheitseinrichtungen in Entwicklungsländern häufig ein chronischer Mangel an dringend benötigten Arzneimitteln herrscht, ist der private Markt überschwemmt von einer unüberschaubaren Vielfalt von Arzneispezialitäten. Abbildung 7.2 zeigt die Anzahl der in verschiedenen Ländern gehandelten Markenprodukte. So sind auf den Philippinen mit 12 000 Produkten 10mal so viele unterschiedliche Produkte auf dem Markt wie in Norwegen, in Brasilien (23 500) fast 3mal so viele wie in Frankreich, in Indien (45 000) 4- bis 5mal so viele wie in Großbritannien (Chetley 1990).

Was die umsatzstärksten Medikamente auf dem Markt von Industrie- und Entwicklungsländern anbetrifft, so gibt es deutliche Unterschiede. In Europa sind mit einem Marktanteil von fast 25% Herz-Kreislauf-Präparate die wichtigste therapeutische Gruppe, gefolgt von antiinfektiösen Mitteln und Schmerzmitteln mit je ca. 14% Marktanteil. In Entwicklungsländern sind Antibiotika mit rund einem Fünftel des Umsatzes die wichtigste Gruppe, häufig gefolgt von Erkältungsmitteln oder Vitaminen und Stärkungssäften (WHO 1988b).

Dabei findet sich unter den meistverkauften Medikamenten eine ganze Reihe von Produkten, die aus klinisch-pharmakologischer Sicht problematisch sind. So bezeichnet der englische Pharmakologe Andrew Herxheimer nicht nur solche Arzneimittel als Problemmedikamente, die ein ungünstiges Nutzen-Risiko-Verhältnis aufweisen, also gefährlich sind. Problematisch sind auch solche, die ganz offensichtlich überflüssig (*„useless or trivial,*) sind

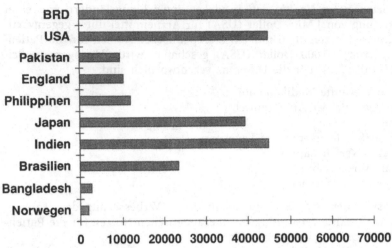

Abb. 7.2. Anzahl pharmazeutischer Produkte auf den Märkten ausgewählter Länder. (Chetley 1990)

(Herxheimer 1983). Chetley hat im Auftrag der internationalen Verbraucherschutzorganisation Health Action International eine Arbeitsmappe mit Problemmedikamenten zusammengestellt (Chetley 1993). Folgende Gruppen sind dabei von besonderer Bedeutung:

Anti-Durchfall-Medikamente

Wasser- und Elektrolytverlust aufgrund eines akuten wäßrigen Durchfalls ist immer noch in vielen Entwicklungsländern die Haupttodesursache von Kindern unter 5 Jahren. Die einzig wirksame Therapie ist der Ersatz der verlorenen Flüssigkeit und Salze. Antidiarrhoika sind in der Regel Kombinationspräparate, die für Kleinkinder gefährliche Beimischungen (Clioquinol, Loperamid) enthalten können. In vielen Fällen beinhalten sie auch (Kombinationen verschiedener) Antibiotika und leisten damit einer unerwünschten Resistenzentwicklung Vorschub. Obwohl die WHO sagt, Antidiarrhoika sollen *niemals* angewandt werden (WHO 1990 b; WHO 1993 a), waren in einigen Ländern bis zu 72 Produkte dieser Art auf dem Markt. Nachdem seit den 70er Jahren Ärzte und Verbraucherschutzorganisationen auf die Risiken dieser Mittel hingewiesen hatten, haben in den letzten Jahren die Arzneimittelbehörden verschiedener Entwicklungsländer einige Zulassungen dieser Produkte zurückgezogen. So wurde in Pakistan die Anwendung von Loperamid bei Kindern verboten, nachdem es zu Todesfällen aufgrund eines paralytischen Ileus gekommen war.

Erkältungsmittel

In der Regel handelt es sich um Kombinationspräparate, die u. a. Analgetika, Antihistaminika, Antitussiva, Expektorantien, u. U. auch Antibiotika enthalten können. Häufig sind die Inhaltsstoffe in subtherapeutischen Dosen beigemischt, manchmal vereinen sie einander widersprechende Wirkprinzipien wie im Falle der Kombination von Antitussiva mit Expektorantien. Nach Ansicht der British Medical Association und der Royal Pharmaceutical Society of Great Britain sind diese Kombinationspräparate sämtlich „zu mißbilligen, da sie irrational sind und dazu führen, daß Patienten ungeeignete Medikamente erhalten" (British Medical Association und The Royal Pharmaceutical Society of Great Britain 1992). Dennoch sind derartige Präparate in Entwicklungsländern weit verbreitet.

Multivitamine, Stärkungsmittel, Appetitstimulantien, Hirntonica, Potenzmittel

Ein Beispiel für diese Gruppe ist das Cyproheptadine. Cyproheptadine ist ein Antihistaminikum, das in den USA als Mittel gegen allergische Reaktionen vermarktet wird. Dort enthalten die Beipackzettel auch den Hinweis, daß als Nebenwirkung eine Steigerung des Appetits auftreten kann. In zahlreichen Entwicklungsländern wird Cyproheptadine in Kombination mit Vitaminen als Appetitstimulans für Kinder angeboten.

Beispiel: In Peru waren 1989 16 verschiedene Markenpräparate aus der Gruppe der cyproheptadinhaltigen Appetitstimulantien auf dem Markt. Eine Flasche Hemotrofin der Firma Warner Lambert kostete im Februar 1989 in einer Apotheke in Chimbote (Peru) 1650 Intis. Hätte sich die Wirkung des Mittels eingestellt und ihr Kind Appetit bekommen, wäre die Mutter u. U. nach dem Erwerb von Hemotrofin in Schwierigkeiten geraten, die nun benötigten Lebensmittel zu erwerben. Dabei hätte sie für 1650 Intis auf dem lokalen Markt einen ganzen Korb voller Lebensmittel einkaufen können: 1 kg Fisch, 1 kg Zwiebeln, 1 kg Tomaten, 1 kg Möhren, ½ kg Kartoffeln plus 4 Eier. Eine Haushaltsbefragung in Chimbote zeigte, daß der Gebrauch dieser Mittel auch bei Bewohnern städtischer Elendsviertel weit verbreitet war (Knauth 1991).

Antibiotika

Obwohl ihr zielgerichteter Einsatz die eindrucksvollsten Erfolge moderner medikamentöser Therapie ermöglicht hat, müssen heute Antibiotika mit zu den Problemmedikamenten in Entwicklungsländern gerechnet werden. Typhusepidemien mit Tausenden von Toten bei Multiresistenzen u. a. gegen Chloramphenicol müssen im Zusammenhang mit der Vermarktung und kritiklosen Beimischung dieser Antibiotika z. B. zu Durchfallmedikamenten gesehen werden. Dieses in Entwicklungsländern gehäufte Auftreten von Antibiotikaresistenzen führt auch zu zunehmenden Problemen in der Kontrolle wichtiger Gesundheitsprobleme wie Lungenentzündungen (H. influenzae) oder sexuell übertragener Erkrankungen (N. gonorrhoeae). Experten sprechen deshalb heute von einer *Krise der Antibiotika in Entwicklungsländern*.

Hartog u. Schulte-Sasse hatten 1988 das Gesamtangebot deutscher Pharmaunternehmen aufgrund klinisch-pharmakologischer Kriterien einer Bewertung unterzogen und waren zu dem Ergebnis gekommen, daß nur 12% der aus der Bundesrepublik exportierten Produkte unentbehrliche Arzneimittel sind. Insgesamt 60% der aus der Bundesrepublik exportierten Arzneimittel hielten einer klinisch-pharmakologischen Bewertung nicht stand (Hartog u.

Schulte-Sasse 1990). Schröder hat unter Anwendung der gleichen Methode das deutsche Exportsortiment 1991 erneut untersucht und konnte dabei einen leichten Trend zum Besseren im Sinne einer Sortimentsbereinigung des deutschen Arzneimittelangebots in Entwicklungsländern feststellen. Diese Verbesserung ist eine Folge der Marktbereinigung in der Bundesrepublik und nicht das Ergebnis einer verstärkten Kontrolle des Marktes durch die Arzneimittelbehörden der Entwicklungsländer selbst (Schröder u. Witt 1994).

7.1.3
Arzneimittelzulassung und Marktkontrolle

In den Industrieländern spielt die staatliche Arzneimittelbehörde eine wichtige Rolle bei der Sicherstellung der Qualität der Arzneimittelversorgung. In der Bundesrepublik Deutschland sieht das Arzneimittelgesetz von 1978 vor, daß nur solche Arzneimittel eine Zulassung erhalten, für die ein Wirksamkeitsnachweis erbracht wurde. Nachdem am 1.1.1993 die letzte Frist abgelaufen war, den Wirksamkeitsnachweis für Altpräparate nachzureichen, reduzierte sich die Anzahl der bei uns zugelassenen Produkte von 140 000 auf 50 000. Darüber hinaus müssen Arzneimittel unbedenklich, korrekt beschriftet und dokumentiert und von ausreichender pharmazeutischer Qualität sein. In der Bundesrepublik hat die Arzneimittelkontrollbehörde, das Bundesinstitut für Arzneimittel und Medizinalprodukte, die Aufgabe, Pharmazeutika auch nach ihrer Zulassung hinsichtlich des Auftretens unerwünschter Wirkungen zu überwachen und die Nutzen-Risiko-Abwägung laufend fortzuschreiben. Im Falle neuer Erkenntnisse muß sie dafür sorgen, daß die Fach- und Gebrauchsinformation geändert wird oder, falls nötig, Maßnahmen zur Risikoabwehr ergriffen werden, bis hin zur Rücknahme des Präparates vom Markt.

Angesichts der Tatsache, daß die Entwicklungsländer einen hohen Anteil ihres Gesundheitsetats für Arzneimittel ausgeben und auf der anderen Seite die Selbstmedikation mit modernen Arzneimitteln in vielen Ländern das häufigste Verhalten im Krankheitsfall ist, kommt einer effektiven Kontrolle des Arzneimittelmarktes gerade hier eine wichtige Bedeutung zu. Leider sind auch in Entwicklungsländern, in denen ein Arzneimittelgesetz und eine Arzneimittelbehörde existieren, diese häufig schwach und werden ihrer Aufgabe nicht gerecht. Der wohl wichtigste Grund dafür ist die unzureichende Ausstattung der Behörden mit qualifiziertem und ausreichend bezahltem Personal. Ein weiteres Problem stellt aufgrund der niedrigen Bezahlung der Beamten in vielen Ländern ihre Anfälligkeit für Korruption dar (Hartog u. Schulte-Sasse 1993).

Die WHO hatte bereits vor 20 Jahren mit dem *WHO Certification Scheme* für Arzneimittel im internationalen Handel ein Instrument geschaffen, das nationale Arzneimittelbehörden v.a. in Entwicklungsländern in die Lage versetzen sollte, bei der Zulassung von importierten Arzneimitteln über ein standardisiertes Format von Bescheinigungen Informationen über die Zulassung von Arzneimitteln im Herkunftsland und ihre Herstellung entsprechend internationaler Standards (*GMP, Good Manufacturing Practices*) einzuholen. Aufgrund einer Evaluierung dieses Instrumentes muß von einem weitgehenden Scheitern dieser langjährigen Bemühungen ausgegangen werden: Weder von importierenden noch von exportierenden Ländern wird dieses Instrumentarium ausreichend genutzt (WHO 1995).

Die schwache Position der Arzneimittelbehörden der meisten Entwicklungsländer bei dem Versuch, den privaten Arzneimittelmarkt Normen und Regeln zu unterwerfen, wirft Fragen von grundsätzlicher Bedeutung auf. Weltbank und andere Geber (z. B. die Interamerikanische Entwicklungsbank BID oder USAID) beraten Entwicklungsländer zunehmend dahingehend, sich völlig aus der Bereitstellung kurativer Dienste zurückzuziehen, diese völlig privaten Anbietern zu überlassen und sich auf eine *normative und regulative Rolle* zu beschränken (z. B. Anonym 1994). Nach den bisherigen Erfahrungen muß die Fähigkeit dieser schwachen Staaten, eine solche Rolle zu übernehmen, bezweifelt werden.

7.1.4
Vermarktung von Arzneimitteln in Entwicklungsländern

In der Bundesrepublik Deutschland dürfen Arzneimittel mit Ausnahme von Tees, Heilerden, Mineralwässern und Pflastern nur in Apotheken abgegeben werden. Neue Arzneimittel, solche, die auch bei bestimmungsmäßigem Gebrauch ohne ärztliche Aufsicht die Gesundheit gefährden können, oder andere, die häufig mißbräuchlich angewendet werden, unterliegen der Rezeptpflicht. Es handelt sich hierbei um gesetzliche Vorschriften, die bei uns auch zur Anwendung kommen.

Obwohl es auch in Entwicklungsländern gesetzliche Regelungen über die Vermarktung von Arzneimitteln gibt, die durchaus denen bei uns vergleichbar sind, ist die Situation in den Ländern Afrikas, Asiens und Lateinamerikas dadurch gekennzeichnet, daß auch rezeptpflichtige Medikamente in und außerhalb von Apotheken frei erhältlich sind.

Beispiel: Die „illegale Distribution" von Arzneimitteln in Südkamerun Arzneimittel werden verkauft von:

- Besitzern von Kramläden, in denen allerlei für den Bedarf des täglichen Lebens verkauft wird,
- Marktfrauen und Händlern,
- Hausierern, die nach der Kakaoernte, wenn die Bauern über Bargeld verfügen, über die Dörfer ziehen,
- Händlern, die sich auf Arzneimittel spezialisieren und 20–50 Medikamente anbieten,
- Mitarbeitern von Gesundheitseinrichtungen, die die gelieferten Medikamente weiterverkaufen,
- Apothekern, die van der Geest auch unter den „illegalen" Arzneimittelverkäufern aufführt, da sie rezeptpflichtige Medikamente ohne Rezept abgeben.

(van der Geest 1987)

Auch in den großen Städten ist „informelle" oder „illegale" Vermarktung von Arzneimitteln anzutreffen: der fliegende Händler oder das Kaufhaus als Anbieter von Arzneimitteln, die große hauptstädtische Apotheke, die mit dem Spruch wirbt „schneller Verkauf ohne Rezept". In den meisten Ländern gibt es eine gesetzliche Vorschrift, wonach nur ein ausgebildeter Pharmazeut eine Apotheke eröffnen und betreiben darf. In Wirklichkeit ist es jedoch häufig unqualifiziertes Personal, das dort täglich arbeitet und die Beratung der Kunden übernimmt.

Neben der „illegalen Vermarktung" von der Herstellungsqualität her an sich einwandfreier Produkte gibt es in einigen Ländern zunehmend das Problem gefälschter Arzneimittel. Unter anderem in Indonesien, Indien, Nigeria und Brasilien sind Produkte aufgetaucht, deren Verpackung ein bekanntes Markenprodukt vortäuscht, deren Inhalt den behaupteten Wirkstoff aber nicht in ausreichender Dosierung oder gar nicht enthält. Der Weltpharmaverband IFPMA schätzt sogar, daß 10% des Welthandels an Arzneimitteln mit gefälschten Präparaten bestritten wird (McGregor 1992).

7.1.5
Information oder Marketing?

Ein Arzneimittel entsteht durch die Verbindung zweier konstituierender Elemente: der Wirksubstanz plus der Information über ihren richtigen Einsatz („Hardware" und „Software").
Arzneimittel = Wirksubstanz + Information

Erst das Wissen um heilende oder lindernde Wirksamkeit eines Stoffes und die Kenntnis der Gesundheitsstörungen, bei denen er eine solche Wirksamkeit entfaltet (seine Indikation), das Wissen um Risiken und Nebenwirkungen ermöglicht seinen sinnvollen therapeutischen Gebrauch. Für die erfolgreiche Anwendung eines Arzneimittels ist also die Qualität beider Komponenten, Wirkstoff und Information, gleichermaßen von Bedeutung. Allerdings ist das korrekte Wissen um den *rationalen* Gebrauch von Arzneimitteln aufgrund objektiver Informationen zwar eine notwendige, nicht aber eine hinreichende Bedingung dafür, daß eine rationale Therapie tatsächlich erfolgt. Überall auf der Welt ist die Beziehung zwischen dem Verschreiber und dem Patienten eine komplexe, kulturell und situativ bedingte Interaktion, bei der Wissen nicht immer das tatsächliche Handeln bestimmt. Ärzte geben als Grund, warum sie wider besseres Wissen verschreiben, häufig die Erwartungshaltung des Patienten an (Schwartz et al. 1989).

Insgesamt gibt es eine Vielzahl von Trägern und Vermittlern von Informationen über moderne Arzneimittel. Allgemein lassen sie sich in drei Gruppen einteilen: die Heiler, die Hersteller/Händler und die Konsumenten/Patienten (Tabelle 7.1). Dabei ist für den Vergleich von Industrie- und Entwicklungsländern von Bedeutung, daß die Anzahl der Informationsvermittler in Entwicklungsländern größer ist und einzelne Akteure hier und dort ein ganz unterschiedliches Gewicht haben.

Tabelle 7.1. Träger und Vermittler von Information über moderne Arzneimittel

Produzenten und Händler	„Heiler"	Verbraucher und Patienten
Weltpharmaverband (International Federation of Pharmaceutical Manufacturers Associations, IFPMA)	Weltgesundheitsorganisation (WHO)	Internationale Verbraucherverbände und Konsumentenvereinigungen wie Health Action International (HAI)
nationale Pharmaverbände	Gesundheitsministerien	Verbraucherverbände und Patientenvereinigungen
	Zulassungsbehörden	
Pharmaindustrie	medizinische Fakultäten	
Pharmawerbung	medizinische Lehrbücher	
	unabhängige Fachzeitschriften und Arzneimittelbulletins	
Pharmavertreter	Ärzte	
Apotheker	Krankenschwestern	
Angestellte in der Apotheke (ohne Ausbildung)	Dorfgesundheitsheiler	
Ladenbesitzer	traditionelle Heiler	Nachbarn und Verwandte
Marktfrauen		Frau und Mutter
fliegende Händler		Patient

In Wirklichkeit sind die Grenzen zwischen den Kategorien in dieser Tabelle fließend: So stellt der Besitzer eines Kramladens, der auch Medikamente verkauft, dem Kunden, der ihm seine Beschwerden schildert, eine Diagnose und betätigt sich als „Heiler". In einer Reihe von Ländern verkaufen junge niedergelassene Ärzte zur Aufbesserung ihres Einkommens Ärztemuster an ihre Patienten („Händler"). Und in allen Gesellschaften ist die Frau und Mutter gleichzeitig der erste wichtigste „Heiler".

Ein großes Problem in Entwicklungsländern ist der mangelnde Zugang zu unabhängiger Arzneimittelinformation. Schon während des Studiums beeinträchtigen mangelnde finanzielle Ausstattung der medizinischen Fakultäten, eine unzureichende Qualifikation sowie zu geringe Bezahlung des Lehrpersonals die Qualität der Lehre (Hartog u. Schulte-Sasse 1993). Standardlehrbücher wie „Goodmans and Gilmans" sind teuer und häufig weder für den einzelnen Medizinstudenten noch für die Universitätsbibliotheken in ausreichender Zahl erschwinglich.

Während z.B. den Ärzten in Großbritannien mit dem British National Formulary eine industrieunabhängige Marktübersicht zur Verfügung steht, sind ihre Kollegen in Entwicklungsländern auf die Informationen angewiesen, die sie durch Werbung und die sog. Pharmavertreter direkt von der pharmazeutischen Industrie erhalten – und zwar reichlich: Während in Deutschland das Verhältnis Pharmavertreter zu Ärzten 1:18 beträgt, liegt es in vielen Entwicklungsländern bei 1:2–1:3 (Silverman et al. 1982; Melrose 1983a; Yudkin 1978).

Beispiel: Beeinflussung durch Pharmawerbung
1982 waren 63% einer repräsentativen Stichprobe von Ärzten in den USA der Ansicht, daß Arzneimittelwerbung nur einen minimalen Einfluß auf ihr

Verschreibungsverhalten habe. Dennoch glaubten 49% dieser Ärzte, daß Dextropropoxyphene 32 mg stärker wirksam sei als Aspirin 300 mg: Eine Fehlinformation, für die als einzige Quelle nur Pharmawerbung in Frage kam (Avorn 1982). Der gleiche Versuch in Großbritannien kam zu einem noch eindrucksvolleren Ergebnis: 91% der Ärzte hielten sich für nicht beeinflußt, aber 77% gaben die werbebedingte Fehlinformation wieder (Mansfield 1994).

Häufig üben Pharmavertreter in Entwicklungsländern eine direkte Kontrolle über das Verschreibungsverhalten der von ihnen betreuten Ärzte aus, indem sie sich Einsicht in ausgestellte Rezepte verschaffen und so im Sinne eines unmittelbaren persönlichen Feedbacks auf das Verschreibungsverhalten einwirken (Lexchin 1992). Darüber hinaus gelingt es ihnen, durch Anpassung an tradierte kulturelle Normen und Verhaltensweisen, Beziehungen gegenseitiger Abhängigkeit und Verpflichtung zu den von ihnen betreuten Ärzten aufzubauen, wie eine Untersuchung auf den Philippinen gezeigt hat (van Staa 1994).

Die Sorge um Form und Inhalt von Arzneimittelwerbung hat die WHO schon 1968 veranlaßt, ethische und wissenschaftliche Kriterien zu Pharmawerbung durch Anzeigen zu formulieren. 1981 verabschiedete die Weltgesundheitsversammlung einen Internationalen Kodex über die Vermarktung von Babymilchprodukten, nachdem die katastrophalen Folgen der Vermarktung dieser Produkte auf das Stillverhalten und damit auf die Säuglingssterblichkeit in Entwicklungsländern deutlich geworden waren.

Einem ähnlich verbindlichen Kodex zur Pharmawerbung kam 1982 der Weltpharmaverband IFPMA durch die Veröffentlichung eines eigenen Kodex zur freiwilligen Selbstkontrolle der Pharmaindustrie zuvor (neueste Fassung siehe IFPMA 1994, vgl. auch HAI 1994). Dieser legte fest, daß die Arzneimittelhersteller verantwortlich dafür sind *„to provide scientific information with objectivity and good taste, with scrupulous regard to the truth, and with clear statements with respect to indications, contra indications, tolerance and toxicity"* (Anonym 1986). Das von der IFPMA vorgesehene Verfahren sieht vor, daß man sich nach dem Erscheinen einer gegen den Kodex verstoßenden Werbung an den nationalen Pharmaverband oder die IFPMA wenden soll, woraufhin diese die verantwortliche Firma auf die Einhaltung der Normen hinweisen. Wesentliche Nachteile des Verfahrens:

- Maßnahmen werden erst ergriffen, wenn eine inkriminierte Anzeige bereits erschienen ist, der Kodex hat keine präventive Wirkung.
- Ergebnisse und Inhalt der Interaktion zwischen Pharmaverband und betroffener Firma bleiben geheim.
- Es gibt keine wirkungsvollen Sanktionen bei Verstößen (Bardelay et al. 1992).

Von 1131 untersuchten Anzeigen in 6 Zeitschriften frankophoner afrikanischer Länder entsprachen nur 29,1% dem IFPMA-Kodex; 70,9% wiesen Defizite in mindestens einem Aspekt auf (Chirac et al. 1994). Die Autoren der Studie kommen zu dem Schluß, daß sich der IFPMA-Kodex bisher als unwirksam erwiesen hat. Verlassen sich die Ärzte allein auf solche kommerziellen Informationen, so muß mit einem unnötig teuren, therapeutisch inadäquaten und u.U. sogar schädlichen Verschreibungsverhalten gerechnet werden.

In den Medien begegnet auch der Konsument in der Dritten Welt ständig einer breiten Publikumswerbung für Arzneimittel. Schenken die Konsumenten dieser Werbung Glauben, so wird das häufig zum Kauf heftig beworbener, aber hinsichtlich der tatsächlichen Gesundheitsbedürfnisse irrelevanter Produkte führen, auf Kosten guter Ernährung oder notwendiger Medizin.

Die Autoren des Essential-Drug-Programms der WHO rufen dazu auf, Verstöße gegen die ethischen Kriterien der WHO und die industrieeigenen Kodizes – wie von der Industrie gewünscht – dem Weltpharmaverband und den nationalen Pharmaverbänden zu melden. Gleichzeitig bitten sie darum, Kopien der Meldung an folgende Institutionen zu senden: die nationale Arzneimittelbehörde, MaLAM[1], internationale (HAI) oder nationale Verbraucherschutzorganisationen (Adressen im Anhang) und den Herausgeber der Zeitschrift, in der die Anzeige erschienen ist.

7.1.6
Selbstmedikation als häufigstes Verhalten im Krankheitsfall

Angesichts des häufig schwierigen Zugangs zu Einrichtungen des öffentlichen Gesundheitsdienstes auf der einen Seite und Omnipräsenz der Produkte der pharmazeutischen Industrie auf der anderen Seite kann es nicht überraschen, daß die Selbstmedikation mit modernen Arzneimitteln das häufigste Verhalten im Krankheitsfall in den Ländern des Südens ist. Eine Querschnittsuntersuchung in ländlichen Gebieten Indonesien fand, daß nur in 17% der Fälle, in denen Behandlung gesucht wurde, die Dienste des öffentlichen Gesundheitswesens in Anspruch genommen wurden. Am häufigsten war die Selbstmedikation im dörflichen Medikamentenladen (Berman et al. 1987). Auch bei Untersuchungen in El Salvador, Brasilien, Peru oder den Philippinen stellte sich die Selbstmedikation als häufigstes Verhalten im Krankheitsfall heraus (Ferguson 1981; Hardon 1987; Haak 1988; Knauth 1991).

In Nigeria hat Igun 418 Besucher von Medikamentenläden befragt. Diese nannten als Gründe dafür, daß sie den Laden aufsuchten, eine „prompte Behandlung" und die Annehmlichkeit, daß ein Laden immer in der Nähe ist (Igun 1987). Van der Geest faßt die Arbeit verschiedener Autoren so zusammen, daß die professionellen Gesundheitsarbeiter von den Verbrauchern häufig nur als unnötiges Beiwerk der begehrten pharmazeutischen Produkte gesehen werden. Darüber hinaus erspart der direkte Gang zum Händler den Menschen „viel Zeit, Unannehmlichkeiten und Peinlichkeiten" (van der Geest

---

[1] MaLAM (Medical Lobby for Appropriate Marketing) ist ein 1982 in Australien gegründetes Netzwerk zur Förderung ethischer und wissenschaftlich adäquater Pharmawerbung. Das Netzwerk, das auch über Mitglieder in Deutschland, Frankreich, England und Kanada verfügt, hat zahlreiche Erfolge in der Rücknahme von Werbung und irrationalen Produkten in seiner über 10jährigen Geschichte zu verzeichnen.

1991). Bedenkt man die Proliferation unsicherer und unwirksamer Produkte im informellen Sektor im Gegensatz zu der im öffentlichen Gesundheitswesen getroffenen Entscheidung für eine Auswahl wirksamer und sicherer *Essential drugs*, so wird deutlich, welch entscheidende Bedeutung die *Akzeptanz* der angebotenen Dienste für die Gesundheit haben kann.

7.1.7
Kulturelle Reinterpretation

Es wäre verfehlt anzunehmen, daß mit der Übernahme einzelner Produkte der sog. modernen Industriegesellschaft der kulturelle Kontext ihrer Anwendung stets „synchron" mit assimiliert würde. Es ist das Verdienst der Gruppe um den holländischen Anthropologen van der Geest, durch Untersuchungen in verschiedenen Ländern darauf hingewiesen zu haben, daß mitunter das Gegenteil der Fall ist: Die modernen Pharmazeutika werden vom traditionellen Heiler, aber auch vom Konsumenten selbst in ein traditionelles Verständnis von Krankheit und Heilung eingeordnet. Diesen Vorgang, bei dem den Tabletten, Dragees oder Kapseln aus der industriellen Produktion aufgrund von Geschmack oder Farbe eine Indikation und Wirkung im Sinne der Ethnopathologie und Ethnopharmakologie zugesprochen wird, bezeichnet Bledsoe als *kulturelle Reinterpretation moderner Arzneimittel* (Bledsoe u. Goubaud 1985). Traditionelle Heiler bedienen sich in Entwicklungsländern zunehmend pharmazeutischer Produkte, um ihre Position auf dem Gesundheitsmarkt nicht zu verlieren. Sri Lanka ist ein Land, in dem sie auch auf den Besuchslisten der Pharmavertreter stehen (Wolffers 1991).

Der Entwicklungshelfer, der Probleme der „Compliance" oder des „irrationalen Arzneimittelgebrauchs" beobachtet, sollte versuchen, den kulturellen Kontext vor Ort verstehen zu lernen, in dem Arzneimittel angewandt werden. Das heißt: Welche Vorstellungen und Erwartungen verbinden die Menschen mit der Einnahme moderner Arzneimittel? Inwiefern weichen diese von den Erkenntnissen der klinischen Pharmakologie ab?

7.1.8
Darreichungsform: Der Glaube an die Spritze

Aus allen Teilen der Welt liegen Berichte vor, daß die Menschen modernen Arzneimitteln die höchsten Heilserwartungen entgegenbringen, wenn sie injiziert werden. In vielen Ländern gibt es deshalb eine Sparte des informellen Sektors, die sich darauf spezialisiert hat, Spritzen zu verabreichen, sog. „injection doctors". Häufig erwerben die Menschen das Medikament woanders (in der Stadt, in einer Apotheke), um es sich von einem lokalen „injection doctor" applizieren zu lassen. Am häufigsten verwandt werden Vitaminspritzen, Antibiotika und Chloroquin. Auch in den Gesundheitseinrichtungen des öffentlichen Sektors ist der Anteil der mit der Spritze applizierten Medikamente zu hoch, was unnötige Kosten und Infektionsrisiken zur Folge hat.

Beispiel: „Needle men" in Uganda
Uganda hatte in den 60er Jahren eines der besten Systeme der Gesundheitsversorgung in Afrika. Im Pharmacy and Drug Act wurde 1970
festgelegt, daß der private Besitz von Spritzen durch Laien illegal ist.
Obwohl es anekdotische Hinweise auch aus dieser Zeit gibt, daß es auf
einigen Dörfern sog. „needle men" gab, spielte der informelle Sektor zu
dieser Zeit nur eine untergeordnete Rolle in der Applikation von Spritzen.
Eine 1971 beginnende 15jährige Phase von Bürgerkrieg und wirtschaftlichem Niedergang führten zu einem weitgehenden Zusammenbruch des
staatlichen Krankenversorgungssystems mit der Folge einer wachsenden
Bedeutung des informellen und privaten Sektors. Insgesamt hat sich der
Gesundheitszustand der Bevölkerung seither verschlechtert; heute ist AIDS
die Haupttodesursache von Erwachsenen in Uganda.
Im Rahmen eines weltweiten Forschungsprojekts der WHO über Injektionen
haben Birungi u. Reynolds Whyte das Ausmaß des Problems, den
kulturellen Kontext, Bezugsquellen und die hygienischen Bedingungen der
Applikation untersucht. In 28% der untersuchten Haushalte hatte in den
vergangenen zwei Wochen ein Familienangehöriger eine Spritze erhalten.
Dabei gaben 51% der Befragten an, schon einmal Komplikationen erlitten zu
haben, wie einen Abszeß oder Lähmungen. Injektionen werden auch in den
staatlichen Gesundheitseinrichtungen verabreicht: Im Süden des Landes
hatten 68% und im Norden 60% aller Patienten eine Spritze erhalten. Das
Essential-drug-Programm Ugandas geht davon aus, daß tatsächlich nur in
ca. 15% aller Fälle Injektionen angezeigt sind. Die qualitativen Methoden,
die zur Untersuchung des kulturellen Kontexts angewandt wurden, ergaben,
daß die lokalen Begriffe für „Fieber" (der wichtigste Grund für eine
Injektion in Uganda) ein weites Konzept umfassen, das auch Erkältungs-
symptome und Gelenkschmerzen einschließt. Deshalb wird auch bei diesen
Symptomen eine Spritze verlangt (Birungi u. Whyte 1994). Die Gefahr der
Übertragung von HIV durch wiederverwendete, unzureichend sterilisierte
Spritzen gibt dem Problem unnötiger Injektionen eine besondere Bedeutung. Das Beispiel macht insgesamt deutlich, wie eine Reihe unterschiedlicher politischer, sozioökonomischer und kultureller Faktoren den Arzneimittelgebrauch beeinflussen.

7.2
Auswahl unentbehrlicher Arzneimittel

7.2.1
Rückblick

Daß es grundsätzlich möglich und sinnvoll ist, den Arzneimittelmarkt aufgrund einer Selektion nach klinisch-pharmakologischen Kriterien zu beschränken, haben die skandinavischen Länder mit ihrem anerkannt hohen
Standard der medizinischen Versorgung gezeigt. So gibt es in Norwegen seit
1928 die sog. *„Need Clause"*, aufgrund derer ein Arzneimittel nur zugelassen
wird, wenn es einen *Bedarf* für dieses neue Arzneimittel gibt. Ein solcher Be-

darf ist begründet, wenn dieses Arzneimittel an Wirksamkeit, Sicherheit, Kosten-Nutzen-Verhältnis günstiger ist als bereits auf dem Markt befindliche Präparate. Die Zulassung für ein neues Arzneimittel wird nur für 5 Jahre erteilt, mit der Folge, daß es nach dieser Zeit die Zulassung wieder verlieren kann, wenn aufgrund der o.g. Kriterien ein neues Präparat zugelassen wird. So waren aufgrund der *Need Clause* in Norwegen 1988 rund 700 Wirkstoffe zugelassen, in 1100 Markenprodukten und etwa 2000 Darreichungsformen (Gadeholt 1988). Zum Vergleich: Allein die Rote Liste, die nur einen Teil des Arzneimittelmarktes der Bundesrepublik widerspiegelt, enthielt 1989 8550 Präparate mit 10 832 Darreichungsformen und über 21 500 Packungsgrößen (Fülgraff 1992). Die Erfahrung der skandinavischen Länder war eine wichtige Grundlage für die Formulierung der *Essential-drugs*-Politik der WHO.

In seinem Bericht an die Weltgesundheitsversammlung 1975 verwies der damalige Generaldirektor der WHO, Dr. Halfdan Mahler, auf die hohen Kosten von Arzneimitteln und machte auf unethische und illegale Praktiken im Zusammenhang mit der Vermarktung von Arzneimitteln in Entwicklungsländern aufmerksam (Walt u. Hernmeijer 1992). Mit der Verabschiedung von Mahlers Bericht beschloß die Weltgesundheitsversammlung eine Politik, Mitgliedsstaaten dabei zu unterstützen, eine nationale Arzneimittelpolitik zu entwickeln mit besonderer Betonung der Auswahl unentbehrlicher Arzneimittel und der Versorgung mit Arzneimitteln zu einem vernünftigen Preis. Erster Schritt der neuen Politik war die Berufung eines Expertenkomitees, das eine Modelliste unentbehrlicher Arzneimittel ausarbeiten sollte. Die Veröffentlichung der *Essential Drugs List* der WHO 1977 war der Beginn eines weltweiten Bemühens um eine Arzneimittelpolitik im Sinne von Primary Health Care.

7.2.2
Kriterien der Auswahl unentbehrlicher Arzneimittel

Folgende Kriterien hatte das Expertenkomitee der WHO bei der Auswahl unentbehrlicher Arzneimittel zugrunde gelegt:

- Sie decken den medizinischen Bedarf (*health needs*) der Bevölkerung.
- Sie sind erwiesenermaßen therapeutisch wirksam.
- Sie bieten eine akzeptable Sicherheit.
- Sie haben ein angemessenes Kosten-Nutzen-Verhältnis.

Medizinischer Bedarf der Bevölkerung

Arzneimittel müssen der epidemiologischen Situation, dem Krankheitsspektrum der Bevölkerung entsprechen. Ein medizinischer Bedarf für moderne Arzneimittel ist aber nur dann gegeben, wenn die zu behandelnde Gesundheitsstörung einer erfolgreichen medikamentösen Therapie zugänglich ist. Dieses Kriterium ist also nicht unabhängig von dem zweiten Kriterium, der klinischen Wirksamkeit. So sind Erkältungskrankheiten und Durchfall in vielen Ländern häufig, ein Bedarf an sog. Erkältungsmitteln und Antidiarrhoika wurde aber von den Experten der WHO aufgrund der fehlenden klinischen Wirksamkeit dieser Arzneimittelgruppen nicht gesehen. Darüber hinaus muß eine bedarfsgerechte Auswahl von Arzneimitteln demographische, genetische und Umweltfaktoren berücksichtigen (WHO 1992).

Die Orientierung am *Bedarf*, an Gesundheitsbedürfnissen der Bevölkerung (health needs), ist ein wesentliches Merkmal des Primary-Health-Care-Konzepts. Sie ist zu unterscheiden von einer Orientierung an *Nachfrage* im Sinne der sog. „freien Marktwirtschaft" (vgl. hierzu Green 1992). *Nachfrage* kommt zustande, wenn sich ein momentan empfundenes Bedürfnis mit Kaufkraft und der Bereitschaft verbindet, dieses Bedürfnis durch den Einsatz von Bargeld zu realisieren. Der Kleinbauer, der an Tuberkulose leidet und nur in der Erntezeit über Bargeld verfügt, hat einen *Bedarf* an Tuberkulostatika, kann diese Produkte aber nicht *am Markt nachfragen*. Umgekehrt gibt es in vielen Entwicklungsländern eine *Nachfrage* nach Arzneimitteln, für die es aus medizinischer Sicht keinen *Bedarf* gibt.

Therapeutische Wirksamkeit

„*Wirksamkeit* ist die Summe aller therapeutisch erwünschten Einzelwirkungen. Einzelne *Wirkungen* kann man sehen, messen, fühlen oder sie auf andere Weise wahrnehmen. *Wirksamkeit* [wird] bewertet am gewünschten therapeutischen Ziel und an dem Maß, in dem dieses erreicht wird. Der Nutzen einer Therapie bemißt sich ... letztendlich daran, ob diese ein längeres oder besseres Leben ermöglicht hat. ... Wirksamkeit beschreibt somit den Grad der erfahrbaren und erfaßbaren Heilung, Besserung oder Linderung von Symptomen eines Krankheitszustandes, einer körperlichen oder seelischen Beschwerde oder eines Mißbefindens oder der Verhinderung einer Krankheit oder einer Verschlimmerung, je nach Grund für die Anwendung eines Arzneimittels" (Fülgraff 1992).

Für die Auswahl unentbehrlicher Arzneimittel ist nicht der Nachweis einer *Wirkung* ausschlaggebend (z.B., daß ein Antihypertonikum meßbar nach RR den Blutdruck senkt, ein Antiarrhythmikum im Langzeit-EKG zur Verminderung der Zahl der Extrasystolen führt), sondern die *Wirksamkeit* als Maß für das Erreichen des therapeutischen Ziels (Verlängerung von Leben und/oder Verbesserung von Lebensqualität). Das Expertenkomitee der WHO verlangt deshalb: „Es sollten nur solche Arzneimittel ausgewählt werden, für die klinische Studien solide und hinreichende Daten zur Wirksamkeit und Unbedenklichkeit erbracht haben und für die eine ausreichende Erfahrung vorliegt, daß ihr allgemeiner Einsatz zu den erwünschten Ergebnissen führt" (Anonym 1993).

Akzeptable Sicherheit

Die Frage der Unbedenklichkeit eines Medikaments, einer akzeptablen Sicherheit bei Anwendung dieser Substanz, erfordert eine kritische Abwägung seines Nutzen-Risiko-Verhältnisses. (Von daher wäre es sinnvoller, statt von „akzeptabler Sicherheit" von dem „hinnehmbaren Risiko" eines Arzneimittels zu sprechen.) Diese Abwägung ist bestimmt von der Indikation: Bei einer schweren Erkrankung oder einer lebensbedrohlichen Situation sind auch Arzneimittel angezeigt und „akzeptabel", die bekanntermaßen mit einer erhöhten Rate gefährlicher Nebenwirkungen belastet sind. Umgekehrt verbietet sich der Einsatz eines solchen Medikamentes aufgrund einer banalen Gesundheitsstörung, zu deren Behandlung weniger gefährliche Alternativen zur Verfügung stehen.

Beispiel: Metamizol

Bereits 1984 war aufgrund des Agranulozytoserisikos und anderer allergischer Reaktionen das Analgetikum Metamizol in einer Reihe von Ländern nicht mehr zugelassen: USA, Großbritannien, Australien, Kanada, Neuseeland, skandinavische Länder (Anonym1984). In der Bundesrepublik ist es inzwischen rezeptpflichtig und in der Indikation eingeschränkt auf akute starke Schmerzen, wenn andere Maßnahmen kontraindiziert sind, und hohes Fieber, das auf andere Maßnahmen nicht anspricht. Der Einsatz von Metamizol als Allerweltsanalgetikum, seine Beimischung in sog. Erkältungs- und Grippemittel, wie z.B. in Peru anzutreffen (Knauth 1991), ist aufgrund der o.a. Überlegungen nicht akzeptabel.

Das Beispiel Metamizol legt nahe, bei der Auswahl unentbehrlicher Arzneimittel gleiche Sicherheitsstandards in Industrie- und Entwicklungsländern zu fordern. Dennoch kann unter der Bedingung knapper Ressourcen eine Prüfung des hinnehmbaren Risikos in Industrie- und Entwicklungsländern zu einem unterschiedlichen Ergebnis kommen.

Beispiel: Chloramphenicol

Chloramphenicol ist ein preiswertes Antibiotikum, dessen Wirkspektrum neben *S. typhi*, *N. meningitidis* u.a. auch die häufigsten Erreger von Lungenentzündungen (*Pneumokokken*, *H. influenzae*) umfaßt. Aufgrund sehr seltener, im Ernstfall aber tödlicher Nebenwirkungen (aplastische Anämie), ist seine Indikation bei uns stark eingeschränkt, im wesentlichen auf Typhus und Meningitis. Selbst bei Typhus soll Chloramphenicol nur noch eingesetzt werden, wenn Fluor-Chinolone nicht anwendbar sind (Rosin 1992). Unter der Bedingung knapper finanzieller Mittel wäre die geschätzte Häufigkeit der zu erwartenden tödlichen Nebenwirkungen jedoch abzuwägen gegen Anzahl und Prognose der Patienten, die bei Selektion eines sichereren, aber teureren Antibiotikums ohne Behandlung bleiben müßten. So empfahl 1987 die *Task Force* zu Antibiotikagebrauch und weltweiter Antibiotikaresistenz *auch* Chloramphenicol bei schweren Lungenentzündungen in Entwicklungsländern, da es oral anwendbar ist und häufig preiswert verfügbar war (Kunin et al. 1987).

Angemessenes Kosten-Nutzen-Verhältnis

Wie das Beispiel zeigt, sind die Kosten eines Arzneimittels ein wichtiges Kriterium. Dabei betonen die Autoren der WHO-Liste, daß bei einem Kostenvergleich von Arzneimitteln die jeweiligen Kosten der Gesamtbehandlung und nicht nur die Kosten je abgeteilter einzelner Darreichungsformen berücksichtigt werden müssen. Bei den Kostenüberlegungen werden auch Aspekte der lokalen Verfügbarkeit, nationaler Produktion, der Logistik, Haltbarkeit und Lagerung eine Rolle spielen.

Der Grundansatz des WHO-Expertenkomitees bei der Auswahl von Arzneimitteln war eher konservativ. Länger eingeführten Substanzen, bei denen eine Vielzahl prospektiver und kontrollierter Studien sowie langjährige klinische Erfahrungen in bezug auf Indikation, Risiken und Nebenwirkungen vorlagen, wurde der Vorzug vor den neuesten Produkten auf dem Markt gegeben. Bedeutete ein neuer Wirkstoff jedoch einen wesentlichen therapeutischen Fortschritt, z. B. Einmaldosis von Praziquantel zur Behandlung der Schistosomiasis, so wurde ein solches neues Präparat auch berücksichtigt. Fixe Kombinationspräparate wurden nur berücksichtigt, wenn die feste Kombination klare therapeutische Vorteile gegenüber einem Monopräparat bedeutet (Beispiel: Cotrimoxazol). Eine weitere Forderung der Experten war die ausschließliche Verwendung generischer Wirkstoffnamen (INN, *International Non-proprietary Names*).

7.2.3
Vorteile der Selektion

Eine Begrenzung des Arzneimittelmarktes anhand einer Liste ausgewählter Wirkstoffe hat eine Reihe von logistischen und therapeutischen Vorteilen:

- Es werden bekannte Wirksubstanzen ausgewählt, bei denen therapeutische Erfahrungen über Wirksamkeit und Sicherheit vorliegen.
- Jeder Arzt kann nur eine begrenzte Anzahl von Arzneimitteln kennen. Die Vorgabe einer einheitlichen Liste macht es für den Arzt einfacher, Sicherheit im Verschreiben zu erlangen und den Überblick zu behalten.
- Die Verwendung generischer Namen (INN) statt kommerzieller Markennamen vereinfacht Verschreibung, Lagerhaltung und Kommunikation.
- Abgelaufene Patente bekannter Wirksubstanzen ermöglichen Konkurrenz unter den Anbietern und senken die Kosten.
- Über Großeinkauf oder öffentliche Ausschreibungen können *Essential drugs* günstig eingekauft werden.

Die erste Modelliste unentbehrlicher Arzneimittel der WHO 1977 enthielt 214 Wirkstoffe. Seither ist die Liste wiederholt überarbeitet und neuen Entwicklungen angepaßt worden. Die siebte Liste (1992) enthält 296 Wirksubstanzen. Dabei ist die Feststellung wichtig, daß die WHO-Liste als *Modelliste* gedacht ist. Sie erhebt nicht den Anspruch, eine weltweit gültige Auswahl unentbehrlicher Arzneimittel getroffen zu haben, sondern soll als Modell dienen, aufgrund dessen jedes einzelne Land unter Berücksichtigung seiner epidemiologischen Situation, seiner Gesundheitsbedürfnisse und Ressourcen unter Anwendung der vorgeschlagenen Kriterien eine eigene Liste definieren soll.

Die meisten Entwicklungsländer haben inzwischen eigene Essential-drugs-Listen, die teilweise mehr, teilweise weniger Wirkstoffe enthalten als die WHO-Liste. Vielfach sehen diese Listen unterschiedlich umfangreiche Arzneimittelsortimente für die einzelnen Versorgungsebenen (Gesundheitszentren, Distriktkrankenhäuser, Provinz- und Zentralkrankenhäuser) vor und beinhalten auch Empfehlungen zur Diagnostik und Therapie häufiger Krankheitsbilder. Eine Übersicht findet sich in WHO 1994a. Das Beispiel Simbabwe (s. unten) macht deutlich, daß Essential-drugs-Listen von den Ärzten akzeptiert werden und ihnen in genügender Anzahl zur Verfügung stehen müssen, damit Voraussetzungen für einen rationalen Arzneimittelgebrauch geschaffen werden (vgl. Abschn. 7.5).

Beispiel: 14 Jahre Essential Drugs List in Simbabwe
Gehen Sie in irgendeine Gesundheitseinrichtung Simbabwes, und Sie werden sicher auf ein abgegriffenes Exemplar von Simbabwes Essential Drug List stoßen, die Gesundheitsminister Timothy Stamps auch als „Therapiebibel" bezeichnet. Die erste Proposed List of Essential Drugs (PEDLIZ) in Simbawe gab es schon 1981. Sie wurde als erster nationaler Schritt angesehen, rationale Therapie zu fördern, Arzneimittelkosten zu senken und eine gleiche Qualität der Versorgung für alle Bürger sicherzustellen (equitable quality of care). Die Liste wurde 1985 überarbeitet, als sie offiziell zur Liste unentbehrlicher Arzneimittel Simbabwes wurde (EDLIZ).

Therapierichtlinien
Dieser Teil ist kontinuierlich gewachsen: von 38 Seiten 1981 über 213 Seiten 1989 auf 350 Seiten 1994. Die neue Ausgabe enthält z.B. mehr Information zu HIV bedingten Krankheiten, Pädiatrie, Verbrennungen und anaphylaktischen Reaktionen. Alle Ausgaben enthalten auch nützliche Informationen zu normalen Laborwerten, Größe/Gewichtstabellen, Arzneimittel in der Schwangerschaft und Stillperiode, Arzneimittelwechselwirkungen und pädiatrischen Dosierungen.

Arzneimittelauswahl nach Versorgungsebene
EDLIZ ist aufgeteilt in 5 Kategorien. Insgesamt gibt es in der 94er Liste 402 Wirkstoffe (Tabelle 7.2).
Simbabwes Essential Drug List ist umfangreicher als die WHO-Liste und die vieler Entwicklungsländer. Die Verfügbarkeit von so vielen Arzneimitteln sicherzustellen ist für die Governmental Medical Stores, die für die Arzneimittelversorgung zuständig sind, nicht einfach. Um das Ziel einer 80%igen Verfügbarkeit zu erreichen, ist innerhalb der Essential Drug List noch einmal eine Prioritätensetzung vorgenommen worden. 307 von 593 Arzneimitteln haben ein Sternchen, was bedeutet, daß diese weniger häufig gebraucht werden und nicht ständig vorrätig sein müssen.

Tabelle 7.2. Die 5 Kategorien der Liste unentbehrlicher Arzeimittel Zimbabwes 1994 (insgesamt enthält die Liste 402 Wirkstoffe)

Kategorie	Anzahl Wirkstoffe
C-Level: ländliches Gesundheitszentrum	83
B-Level: Distriktkrankenhäuser	254
A-Level: Zentral- und Provinzkrankenhäuser	77
Spezialisten	154
Supplementary Drugs	25
Wirkstoffe insgesamt	402
Gesamtzahl Darreichungsformen:	593

(Alle Arzneimittel für eine untere Ebene stehen auf den höheren Ebenen auch zur Verfügung.)

Revision der EDLIZ
Ein bedeutender Gesichtspunkt im Laufe der Jahre war die zunehmende Einbeziehung der Beschäftigten im Gesundheitswesen. Um die 94er Ausgabe von EDLIZ vorzubereiten, nahmen 120 Mitarbeiter im Gesundheitswesen und 10 Industrievertreter an einem zweitägigen Workshop teil. Arzneimittel, die sich auf die Behandlung unterschiedlicher Krankheiten bezogen, wurden gruppenweise diskutiert, um dann von einer Redaktionsgruppe in den Entwurf der neuen Liste aufgenommen zu werden. Vor der endgültigen Drucklegung wurden 100 Exemplare eines Entwurfs einem Pre-Test durch die künftigen Nutzer der Liste unterzogen.

Ausreichend Exemplare
Simbabwe hat 1300 Gesundheitseinrichtungen mit 30 000 Beschäftigten im öffentlichen Sektor. Von Anfang an war man sich darüber im klaren, daß eine ausreichend hohe Auflage nötig sein würde, um sowohl den öffentlichen wie auch den privaten Sektor mit der Essential-drug-Liste zu versorgen.
(aus Anonym 1995b, gekürzt, eigene Übersetzung)

7.2.4
Reichweite einer Essential-drugs-Politik

Arzneimittel sind ein zentraler Konflikt- und Angelpunkt der Gesundheitspolitik. Das Konzept unentbehrlicher Arzneimittel der WHO hat wie kaum ein anderes Element von Primary Health Care die starken wirtschaftlichen und politischen Interessen zutage treten lassen, die bei dem Versuch einer Verbesserung der Gesundheitsversorgung in Entwicklungsländern tangiert werden. Von daher kann es nicht überraschen, daß die Entwicklung des Essential-drugs-Konzepts in der WHO, aber auch in einzelnen Ländern, keine geradlinige Entwicklung, sondern ein konfliktreicher Prozeß war und ist, dessen Ergebnis trotz zahlreicher Erfolge nach wie vor offen bleibt. So nannte der Weltpharmaverband das Essential-drugs-Konzept nach seiner Vorstellung durch die WHO „völlig unannehmbar", der Pharmaverband der USA befand, daß es „dem öffentlichen Interesse zuwiderläuft" (zit. nach Walt u. Hernmeijer 1992).

Umstritten war und ist besonders die Reichweite der Anwendung eines Essential-drugs-Konzeptes: Soll sich die Zulassungspolitik eines Landes und damit der gesamte Arzneimittelmarkt an den Kriterien der Auswahl unentbehrlicher Arzneimittel orientieren (wie etwa in Norwegen), oder handelt es sich nur um eine Mindestausstattung für Gesundheitseinrichtungen des öffentlichen Sektors? Auch fürchtet die Industrie, daß, wenn einige Arzneimittel als „unentbehrlich" eingestuft werden, andere als „entbehrlich" angesehen werden könnten. Inzwischen hat die Pharmaindustrie Unterstützung für das Essential-drugs-Konzept zugesagt unter der Voraussetzung, daß sich eine solche Politik auf den öffentlichen Sektor beschränkt und auf dem privaten Markt alles so bleibt, wie es ist. Länder, die den gesamten Arzneimittelmarkt anhand der Auswahlkriterien für Essential drugs neu geordnet haben (wie Bangladesh), sahen sich auf ihrem Weg massivem politischen und wirtschaftlichen Druck von seiten der Industrieländer ausgesetzt, die diese Politik verhindern wollten (Melrose 1983 b; Islam 1989; Sharma 1984)

7.3
Bedarfsberechnung und Beschaffung von Arzneimitteln

7.3.1
Methoden der Bedarfsberechnung

Nach der Frage, *welche* Arzneimittel man benötigt, ist die Frage zu beantworten: *In welcher Menge*? Ein etabliertes und gut funktionierendes Gesundheitszentrum oder Krankenhaus wird normalerweise über ein System der Kontrolle von Lagerbeständen verfügen, das es ihm ermöglicht, eine kontinuierliche Arzneimittelversorgung durch rechtzeitige Nachbestellungen zu gewährleisten. Wenn es aber darum geht, ein neues System der Arzneimittelversorgung aufzubauen, oder wenn Zweifel an der Wirtschaftlichkeit oder der Rationalität des Arzneimittelgebrauchs bestehen, ist es sinnvoll, sich über methodische Ansätze der Bedarfsberechnung von Arzneimitteln Klarheit zu verschaffen.

Prinzipiell stehen drei Methoden zur Berechnung des Arzneimittelbedarfs zur Verfügung:

- kosumbezogen: die adjustierte Kosummethode,
- bevölkerungsbezogen: die Bevölkerungsmorbiditäts-Standardtherapie-Methode,
- patientenbezogen: die Patientenmorbiditäts-Standardtherapie-Methode.

Die adjustierte Konsummethode

Diese Methode nimmt den bestehenden Verbrauch an Arzneimitteln zum Ausgangspunkt. Für jeden Typ von Gesundheitseinrichtung wird eine „Standard"-Einrichtung ausgewählt, die eine einigermaßen repräsentative Nutzung aufweist, eine angemessene Arzneimittelversorgung und ein rationales Verschreibungsverhalten des dort tätigen Personals. Der Arzneimittelverbrauch der ausgewählten Gesundheitseinrichtungen wird evaluiert und dort, wo er unangemessen erscheint, nach oben oder unten *adjustiert*. Die adjustierten Verbrauchsmengen werden in Standardgrößen pro 1000 Behandlungen umgerechnet und dann zur Grundlage der Schätzung des Bedarfs der übrigen Gesundheitseinrichtungen gemacht, wobei dort die jeweiligen Patientenzahlen zur Grundlage der Berechnung gemacht werden (WHO 1988 a).

Die Bevölkerungsmorbiditäts-Standardtherapie-Methode

Die Bevölkerungsmorbiditäts-Standardtherapie-Methode setzt epidemiologische Querschnittsuntersuchungen voraus, um die Prävalenz chronischer Krankheiten in der Bevölkerung zu kennen. Darüber hinaus ist es notwendig, verläßliche Angaben über die Neuerkrankungsrate an akuten Erkrankungen in der Bevölkerung für den zu berechnenden Planungszeitraum zu haben, was aufwendige prospektive Studien erforderlich macht.

Für jede Krankheit wird ein Standardtherapieschema zugrunde gelegt, aus dem der durchschnittliche Arzneimittelbedarf zur Behandlung dieser Krankheit hervorgeht. Die Berechnung des Arzneimittelbedarfs ergibt sich dann aus der Formel:

$$\text{Erkrankungshäufigkeit in der Bevölkerung} \times \text{Standardtherapie} = \text{Arzneimittelbedarf der Bevölkerung}$$

Aus zwei Gründen ist diese Methode eher von theoretischer Bedeutung als von praktischer Relevanz:

- Es ist ein erheblicher epidemiologischer Aufwand erforderlich, um den Krankenstand und die verschiedenen Neuerkrankungsraten in der Bevölkerung zu ermitteln.
- Ein Gesundheitssystem benötigt nur für diejenigen Kranken in der Bevölkerung Medikamente, die auch die Gesundheitseinrichtungen aufsuchen.

Sinnvoller und praktikabler ist es deshalb, bei der Berechnung des Arzneimittelbedarfs von der Morbidität der Patienten auszugehen, die die Gesundheitseinrichtungen aufsuchen, d.h. von den Fällen, die dort in dem entsprechenden Planungszeitraum gesehen werden.

Die Patientenmorbiditäts-Standardtherapie-Methode

Ausgangspunkt dieser Methode ist die Anzahl der Fälle, die in einer Gesundheitseinrichtung in dem zu planenden Zeitraum zur Behandlung kommen werden.

Voraussetzung für die Anwendung der Patientenmorbiditäts-Standardtherapie-Methode (WHO 1988a, Management Sciences for Health 1982) ist ein

Prozeß der Entscheidung und Auswahl, in dem festgelegt wird, welche Gesundheitsstörungen auf der Ebene der betreffenden Gesundheitseinrichtung behandelt und welche überwiesen werden sollen. Es bedarf also nicht nur einer Selektion von Arzneimitteln (vgl. Abschn. 7.2), sondern auch einer Definition des Referenzsystems (vgl. Abschn. 6.1). Daraus ergibt sich die Auswahl der Arzneimittel für die entsprechende Versorgungsebene, z. B.:

- Eisentabletten, ORS, Acetylsalicylsäure, Paracetamol, ein Antazidum für den Basisgesundheitsarbeiter (und darüber),
- Antibiotika, Antihypertensiva, Insulin ... für das Gesundheitszentrum,
- Anästhetika, Furosemid ... für das Distriktkrankenhaus,
- Zytostatika ... für Spezialkrankenhäuser, Unikliniken.

Außerdem muß man die Altersstruktur der Bevölkerung kennen (vgl. Abschn. 1.1.2), um innerhalb derselben Erkrankungen die Häufigkeit der jeweils für Erwachsene und Kinder unterschiedlichen Therapieschemata auswählen zu können. Unter Berücksichtigung von Preis-, Klima-/Umwelt- und Haltbarkeitsgesichtspunkten ist für Kinder auch die Beschaffung besonderer Darreichungsformen in Betracht zu ziehen (Sirups, Suppositorien).

Für jede Behandlung wird eine Standardtherapie zugrunde gelegt und die Zahl der Fälle mit den pro Fall benötigten Medikamenten multipliziert.

Behandlungsfälle × Standardtherapie = Arzneimittelbedarf

Da die Zahl der Patienten für eine bestimmte Erkrankung immer nur rückblickend geschätzt werden kann, muß bei Anwendung dieser Methode folgendes beachtet werden:

- Ist der Planungszeitraum oder der Zeitraum, in dem die Patientenzahlen ermittelt wurden, kürzer als ein Jahr, können saisonale Schwankungen nicht ausreichend berücksichtigt werden (z. B. Durchfallerkrankungen im Sommer, akute respiratorische Erkrankungen im Winter).
- Erfahrungsgemäß werden Akzeptanz und Nutzung von Gesundheitseinrichtungen auch von der Verfügbarkeit von Medikamenten beeinflußt. Das heißt: Spricht es sich herum, daß ein Gesundheitsposten (wieder) gut mit Arzneimitteln versorgt ist, kommen auch (wieder) mehr Patienten. Plant man den Arzneimittelbedarf in einer Situation des Mangels und mit der Absicht, die Arzneimittelversorgung zu verbessern, muß man diesen Effekt berücksichtigen.

Beispiel: Bedarfsberechnung nach der Patientenmorbiditäts-Standardtherapie-Methode
Ein Village Health Worker soll Malaria, Durchfall, Erkältungen und Gelenkschmerzen behandeln.
In 3 Monaten sieht er bei Erwachsenen: Malaria: 80 Fälle, Erkältungen: 50 Fälle, Gelenkschmerzen: 20 Fälle; bei Kindern: Durchfall: 80 Fälle, Malaria: 60 Fälle, Erkältungen: 40 Fälle. Zur Berechnung des Arzeimittelbedarfs und der Kosten s. Tabelle 7.3.

Tabelle 7.3. Berechnung des Arzneimittelbedarfs und der Kosten bei IDA[1], Amsterdam

Erkrankung	Fälle in 3 Monaten	Arzneimittel	Standardtherapie	AM/ Patient	AM- Bedarf
Erwachsene					
Malaria	80	Cloroquin 150 mg Base	4 Tbl. zu Beginn, 2 Tbl. nach 6 h, 2 Tage 2 Tbl.	10	800
Erkältung	50	Paracetamol 500 mg	2 Tbl. 4mal tägl. 2 Tage	16	800
Gelenkschmerzen	20	ASS 300 mg	2 Tbl. 4mal tägl. 5 Tage	40	800
Kinder					
Durchfall	80	ORS für 1l Wasser	orale Rehydrierung	3	240
Malaria	60	Chloroquin 150 mg Base	1 Tbl. zu Beginn, 1/2 Tbl. nach 6 h, dann 2 Tage 1/2 Tbl.	2,5	150
Erkältung	40	Paracetamol 500 mg	1/2 Tbl. 4mal tägl. 2 Tage	4	160

Medikament	Bedarf	Packungs- größe[2]	Bedarf an Packungen	Preis/ Packung[2] USD	Kosten
Chloroquin	950	1000	1	7,64	7,64
ASS	1600	1000	2	1,85	3,70
Paracetamol	960	1000	1	3,65	3,65
ORS	240	100	3	7,70	23,10
				USD	38,09
				DM[3]	57,14

[1] Non-profit-Anbieter von Generika.
[2] Preise und Packungsgrößen laut Preisvergleichsliste von Medico International (Locher 1995).
[3] 1 Dollar (USA) = 1,5 DM.

7.3.2
Beschaffung von Arzneimitteln

Die Auswahl einer begrenzten Liste unentbehrlicher Arzneimittel und die Festlegung auf Generika bietet den Vorteil, daß Regierungen Arzneimittel in großen Mengen beschaffen und öffentlich ausschreiben können. Grundsätzlich stehen dem öffentlichen Sektor 4 Methoden des Einkaufs von Arzneimitteln zur Verfügung:

• Die offene internationale Ausschreibung. Sie kann zu den niedrigsten Preisen verhelfen, benötigt aber viel Zeit und ist mit einem erheblichen Verwaltungsaufwand verbunden. Darüber hinaus sind nationale Qualitätskontrollabors erforderlich: Das preisgünstigste Angebot kann sehr teuer werden, wenn die Qualität nicht stimmt.

- Die geschlossene Ausschreibung, die sich an eine schon bekannte Auswahl von Anbietern richtet (üblicherweise bis zu 10), die eingeladen werden, Angebote für bestimmte Arzneimittel (Generika) zu machen. Bei dieser Methode können vielleicht nicht die günstigsten Preise herausgeholt werden, dafür ist die Zuverlässigkeit der Bieter und u.U. die Qualität der Erzeugnisse bekannt, was eine eigene Qualitätskontrolle aber grundsätzlich nicht ersetzen kann. Zeit- und Verwaltungsaufwand sind geringer als bei der ersten Methode.
- Der verhandelte Einkauf bei bestimmten Anbietern: Preis und Lieferbedingungen werden mit bestimmten Anbietern ausgehandelt. Das geht schneller als die Beschaffung über Ausschreibungen, bringt aber nicht die gleichen Preisvorteile.
- „Bestellen aus dem Katalog", d.h. zu den vom Hersteller vorgegebenen Preisen: die schnellste, einfachste, aber vom möglichen Preisvorteil her die im Prinzip ungünstigste Methode. Bestellt man ein Markenmedikament, für das noch Patentschutz besteht, so hat man es mit einer Monopolsituation zu tun: Dann gibt es nur einen Anbieter, der seine Preise diktieren kann. Auf der anderen Seite gibt es für Essential drugs inzwischen eine Reihe von sehr preiswerten oder Non-profit-Anbietern für unentbehrliche Arzneimittel, bei denen auch „Bestellen aus dem Katalog" günstig ist, wie: UNICEF, Supply Division, Kopenhagen; ECHO (Großbritannien); Gonoshasthaya (Bangladesch); IDA (Niederlande); Inpharma (Kap Verde); Locost (Indien) oder Action Medeor (Deutschland), Adressen s. Anhang. Sie bieten die in internationalen Pharmakopoen festgelegten Qualitätsstandards für Arzneimittel und garantieren „Good Manufacturing Practices".

7.3.3
Ration kits

Seit Beginn der 80er Jahre bedient man sich in einer Reihe von Ländern sog. Rationssets (*ration kit*), um eine regelmäßige Versorgung von Basisgesundheitseinrichtungen mit Arzneimitteln (z.B. alle drei Monate) zu gewährleisten. Es handelt sich um Kartons, die jeweils eine Standardausstattung mit Medikamenten für eine bestimmte Gesundheitseinrichtung enthalten (Basisgesundheitsarbeiter, Dispensario, Gesundheitszentrum, Distriktkrankenhaus). Ein nicht zu unterschätzender Vorteil des Verfahrens, bei dem der Endempfänger einen versiegelten Karton entgegennimmt, ist, daß er sicher sein kann, daß unterwegs keine Verluste aufgetreten sind.

Haak u. Hogerzeil haben die Erfahrungen mit *Ration kits* in Angola, Bhutan, der Demokratischen Republik Jemen, Guinea-Conakry, Kenia, Mosambik, Sudan, Tansania, Uganda und Sambia untersucht (Haak u. Hogerzeil 1995). Die Methode der Bedarfsberechnung des Arzneimittelbedarfs folgte dabei der Patientenmorbiditäts-Standardtherapie-Methode: Der Inhalt eines *Ration kit* basiert auf einer Liste von Krankheiten, die auf der entsprechenden Versorgungsebene behandelt werden sollten, in der Regel neu entwickelten Standardtherapierichtlinien und einer festen Anzahl zu erwartender Fälle jeder Krankheit innerhalb der gesamten erwarteten Patientenzahl (750–3000 pro *Ration kit*). Diese Fallzahl wird noch mit einem Sicherheitszuschlag für

Wiedereinbestellungen von Patienten und Unvorhergesehenes bedacht. Beim Vergleich der Ergebnisse dieses Verfahrens der Selektion und Bedarfsberechnung in den 10 untersuchten Ländern wurde deutlich, daß es 21 Arzneimittel gab, die zumindest in zwei Drittel aller *Ration kits* gemeinsam vorkamen, 6 Arzneimittel (ORS, Chloroquin und 4 Antibiotika) machten 60% der Gesamtkosten der *Ration kits* aus. Ein Nachteil der *Ration-kit*-Methode ist, daß individuellen Schwankungen im Krankengut einzelner Gesundheitseinrichtungen nicht genügend Rechnung getragen werden kann, so daß im günstigeren Falle Überschüsse einzelner Medikamente akkumuliert werden, im ungünstigen Falle ein lokaler Mangel entsteht. Haak u. Hogerzeil kamen insgesamt zu einer positiven Bewertung der vorliegenden Erfahrungen mit dem *Ration-kit*-System.

Ein Sonderfall von *Ration kit* ist das *New Emergency Health Kit*, das die WHO in Zusammenarbeit mit dem Flüchtlingshilfswerk der Vereinten Nationen (UNHCR), Experten der London School of Hygiene and Tropical Medicine und Médecins sans Frontières entwickelt hat. Es ist für Flüchtlingslager, Kriegs- und Katastrophenfälle bestimmt und enthält Arzneimittel und medizinische Verbrauchsgüter für 10 000 Personen für 3 Monate (WHO 1990a).

7.3.4
Arzneimittelspenden

Berichte über die Armut in Entwicklungsländern, insbesondere aber auch die Nachrichten von Krisen und Kriegen, Flüchtlingselend und Katastrophen, verbunden mit dem Hinweis, daß vor es v.a. an „Nahrungsmitteln und Medikamenten" fehlt, veranlassen hilfsbereite Einzelpersonen oder kirchliche Gruppen immer wieder, Arzneimittel zu sammeln. Allerdings ist das, was bei Sammlungen z.B. bei niedergelassenen Ärzten zusammenkommt, vor Ort größtenteils nicht zu gebrauchen:

- Die gesammelten Arzneispezialitäten (oft Ärztemuster) werden dem Bedarf der Menschen nicht gerecht: z.B. Lipidsenker, Mittel gegen Venenleiden, Mittel zur Steigerung der Hirnperfusion, Appetitzügler.
- Es handelt sich um Markenerzeugnisse in kommerziellen Kleinpackungen (z.B. Blisterpackungen), die für tropische Länder weitaus weniger geeignet sind als die Großbehälter, in denen *Essential drugs* ausgeliefert werden. In vielen Fällen ist das Haltbarkeitsdatum bei Eintreffen im Zielland schon überschritten.
- Geringe Mengen einzelner Medikamente erlauben keine Einstellung auf eine längere Therapie (chronisch Kranke).
- Die bei uns üblichen Markennamen sind u.U. im Zielland unbekannt, die Arzneimittel sind nicht zuerst generisch beschriftet.
- Beschriftung und Beipackzettel sind auf deutsch, eine Sprache, die vor Ort wahrscheinlich niemand lesen kann. Das kann zu gesundheitsschädlichen und u.U. lebensgefährlichen Fehlverordnungen führen.
- Es handelt sich meistens um ganz neue Wirkstoffe, mit denen bei uns die Ärzte wenig, im Entwicklungsland u.U. gar keine Erfahrung haben.

- Hier „Spreu von Weizen" zu trennen, der Transport und die Bearbeitung dieser Spenden erfordern einen Arbeitsaufwand und Kosten, die den Wert der Arzneimittel u. U. erheblich überschreiten (Petersen, 1994).

Der/die im Entwicklungsland tätige oder entwicklungspolitisch engagierte Arzt/Ärztin sollte es deshalb als seine Aufgabe betrachten, Einzelpersonen oder Gruppen von „Medikamentensammlungen für die Dritte Welt" abzuraten und auf sinnvolle Formen der Unterstützung hinweisen, z.B. Geldspenden für die Beschaffung unentbehrlicher Arzneimittel.

7.4
Lagerung und Verteilung von Arzneimitteln

7.4.1
Haltbarkeit von Arzneimitteln unter tropischen Bedingungen

Unter der Stabilität von Arzneimitteln versteht man einen gleichbleibenden Inhalt und eine unveränderte Galenik während Lagerung und Transport über eine bestimmte Zeit. Folgende Merkmale von Stabilität werden unterschieden:

- *chemische Stabilität*: Integrität der chemischen Verbindungen, insbesondere der Moleküle der Wirksubstanz;
- *physikalische Stabilität*: Form, Farbe, Konsistenz, Lösungsverhalten der Darreichungsformen (Tabletten, Kapseln, Zäpfchen, Infusionslösungen);
- *mikrobiologische Stabilität*: Sterilität, keine Kontamination durch Mikroorganismen;
- *therapeutische Stabilität*: unveränderte Wirksamkeit;
- *toxikologische Stabilität*: keine Zunahme unerwünschter Wirkungen.

Faktoren, die die Stabilität von Arzneimitteln beeinflussen, sind:

- *Hitze*: beschleunigte physikochemische Reaktionen;
- *Feuchtigkeit*: Hydrolyse. Feuchtigkeit kann bei Tabletten, Kapseln und Dragees zu Veränderungen von Farbe, Konsistenz, Haltbarkeit und Bioverfügbarkeit führen. Feuchtigkeit und Wärme begünstigen das mikrobielle Wachstum. Davon sind besonders parenterale Lösungen und Augensalben betroffen;
- *Licht*: Photolyse;
- *Luft*: Oxidation.

Besonders empfindlich gegen Hitze und Feuchtigkeit sind Antibiotika, Vitamine, Hormonpräparate und Impfstoffe.

Beispiel: Haltbarkeitsprobleme von Arzneimitteln bei Feuchtigkeit und Hitze

- Chloramphenicol-Gelatinekapseln werden bei 25°C und 80% Luftfeuchtigkeit elastisch und schwellen an. Sie verlieren nach 2 Wochen ihre Fähigkeit, Chloramphenicol freizusetzen.
- Tetrazyklin ist ein gelbes, geruchloses, hygroskopes, kristallines Pulver. Wird es Feuchtigkeit und Sonnenlicht ausgesetzt, so verwandelt es sich in eine braune, gummiartige Masse, die in hohem Maße nephrotoxisch ist.
- Penicilline und Cephalosporine bilden zwar keine toxischen Zerfallsprodukte, fördern durch eine erhöhte Proteinbindung aber allergische Reaktionen.
- Zäpfchen müssen in der Regel als nicht tropentauglich angesehen werden. Sie verflüssigen sich bei 35°C.

7.4.2
Lagerung von Arzneimitteln

Insgesamt ist bei der Lagerung von Arzneimitteln folgendes zu beachten:

- ausreichend große, kühle und trockene Räume;
- Trennung des Lagerbereichs von der Medikamentenausgabe;
- verschließbare, einbruchssichere Türen und vergitterte Fenster. Gefährliche Arzneimittel sind besonders zu verschließen;
- alphabetische Anordnung der Arzneimittel, unter ausschließlicher Verwendung generischer Namen als Ordnungsprinzip. Klare und übersichtliche Trennung der Regale in einzelnen Kompartimente. Nur ein Arzneimittel pro Kompartiment. Die Arzneimittelbehälter und Kompartimente müssen gut lesbar beschriftet sein;
- *„First in – first out"*: Gibt es eine regelmäßige (z.B. dreimonatige) Lieferung von Arzneimitteln, ermöglicht z.B. eine Markierung der Packungen einer jeden Lieferung mit einem andersfarbigen Filzstift die Übersicht und Abgabe der Arzneimittel nach dem Prinzip „first in – first out". Allerdings muß man darauf achten, daß auch kürzlich gelieferte Arzneimittel evtl. ein früheres Verfallsdatum haben können, insbesondere bei außerordentlichen Lieferungen. Die häßlichste Packung ist oft die, die vorne stehen muß, auch wenn das ästhetische Empfinden dazu neigt, sie hinter den anderen zu verstecken;
- bei der Lagerung in geeigneten Containern (gut verschließbare Glas- oder Plastikbehälter) sollte eine bestimmte Menge für die Medikamentenausgabe (z.B. der Bedarf für eine Woche) zusammen entnommen werden, damit diese Behälter nicht ständig geöffnet werden müssen;
- in dem Kompartiment sollte eine Kontrollkarte (*stock card*) über Zugänge und Entnahmen Auskunft geben. Darauf sollte auch der Mindestbestand erkennbar sein, bei dem nachbestellt werden soll (*re-order level*). Darüber hinaus wird empfohlen, auch einen Maximalbestand zu definieren, um nicht große Mengen von Arzneimitteln über ihr Haltbarkeitsdatum hinaus zu lagern.

7.5
Rationaler Arzneimittelgebrauch

Rationaler Arzneimittelgebrauch bedeutet, daß ein angezeigtes Medikament verschrieben wird und der Patient das benötigte Medikament in der richtigen Dosierung und zur rechten Zeit auch einnimmt.

Neben der Versorgung mit einer bedarfsorientierten Auswahl von Arzneimitteln (*Essential drugs*) bedarf es einer Reihe von Schritten und Maßnahmen, um dem Ziel rationalen Arzneimittelgebrauchs näher zu kommen:

- *Essential-drugs*-Listen,
- adäquate Aus- und Weiterbildung der Verschreiber,
- Verwendung von Standardtherapierichtlinien (*national formularies*),
- Zugang zu unabhängiger Arzneimittelinformation,
- Monitoring des Verschreibungsverhaltens und Feedback an die Verschreiber,
- Maßnahmen zur Verbesserung des Angebots des privaten und informellen Sektors,
- Gesundheitsberatung der Bevölkerung.

Irrationales Verschreibungsverhalten ist ein weltweites Problem und nicht spezifisch für die Entwicklungsländer. Umgekehrt ist rationaler Arzneimittelgebrauch weltweit ein wichtiger Aspekt der Qualität der medizinischen Versorgung und des optimalen Einsatzes der in allen Gesellschaften knappen Ressourcen im Gesundheitswesen. Ansätze, dem Ziel rationalen Arzneimittelgebrauchs näher zu kommen, gibt es in Industrie- und Entwicklungsländern. Dabei könnten, was die Implementierung einer Essential-drugs-Politik anbetrifft, viele Industrieländer von Entwicklungsländern lernen (BUKO-Pharmakampagne 1988).

7.5.1
Partizipation bei der Auswahl unentbehrlicher Arzneimittel und der Entwicklung von Standardtherapierichtlinien

Damit Essential-drugs-Listen einen Beitrag zu rationalem Arzneimittelgebrauch leisten können, müssen sie von den Verschreibern akzeptiert werden. Die Akzeptanz einer solchen Liste bei der Ärzteschaft wird um so größer sein, je stärker sie selbst am Prozeß der Selektion von Arzneimitteln und der periodischen Revision bestehender Listen beteiligt wird. Das Beispiel Simbabwes macht deutlich, welche Bedeutung ein solches partizipatives Verfahren der Auswahl unentbehrlicher Arzneimittel hat und wie es funktioniert (s. Beispiel in Abschn. 7.2.3). Das gleiche gilt für die Entwicklung von Standardtherapierichtlinien.

So hat sich das kleine Malawi entschlossen, eigene „*Standard Treatment Guidelines*" zu entwickeln. Wichtige Gründe für diese Entscheidung waren der Bezug zur nationalen Essential-drugs-Liste, die sich an den nationalen Gesundheitsbedürfnissen orientiert, sowie die Einbindung und Partizipation der Verschreiber Malawis in den Prozeß der Erarbeitung des Dokumentes (Graaff u. Forshaw 1995). Letzteres wurde als entscheidend dafür angesehen, die Akzeptanz der Therapierichtlinien zu fördern, von der schließlich abhängt, ob sie einen Beitrag zur Förderung rationalen Arzneimittelgebrauchs leisten werden. Die einzelnen Schritte, die bei der Entwicklung der Standardtherapierichtlinien befolgt wurden, hat die WHO in einer Veröffentlichung dokumentiert, und sie können als Modell für andere Länder gelten (WHO 1994b).

Beispiel: Ein neuer Ansatz in der Aus- und Weiterbildung der Verschreiber: Das P-Drug-Konzept

Das *Action Programme on Essential Drugs* der WHO hat in Zusammenarbeit mit der Universität Groningen einen problemorientierten Ansatz klinisch-pharmakologischer Lehre entwickelt, der rationales Verschreiben als eine am Problem des Patienten ansetzende Folge bewußter und logisch aufeinander aufbauender Schritte einübt. Ausgehend von der Tatsache, daß jeder Arzt im Durchschnitt 40-60 Medikamente routinemäßig verschreibt, soll jeder Arzt selbst eine *persönliche* Liste von Medikamenten erster Wahl bei bestimmten Diagnosen zusammenstellen, seine „*p(ersonal)-drugs*". Dabei bilden Essential-drugs-Listen, Standard Treatment Guidelines (wie das British National Formulary oder andere nationale Standardtherapierichtlinien) und Standardlehrbücher die Grundlage eines solchen rationalen und schrittweisen Prozesses des Anlegens eines *persönlichen* „Formulary". Da die klare Definition und Abgrenzung bestimmter Diagnosen der Ausgangspunkt dieses Prozesses sind, wird es Fälle geben, in denen eine nicht-medikamentöse Therapie zur Lösung des Problems des Patienten vorzuziehen sein wird („*P-Treatment*").

5 Schritte bei der Auswahl Ihrer P-Drugs
1) Diagnose definieren,
2) therapeutisches Ziel bestimmen,
3) wirksame Arzneimittelgruppen inventarisieren,
4) eine Arzneimittelgruppe in Anwendung bestimmter Kriterien
   (Wirksamkeit, Sicherheit, Kosten ...) auswählen,
5) P-Drug auswählen
   (de Vries et al. 1994).

Mit der Auswahl von „*P-drugs*" ist noch keine rationale Verschreibung erfolgt. Nach wie vor steht der Arzt in der Verantwortung, das Problem jedes einzelnen Patienten zu definieren (diagnostizieren) und die Anwendbarkeit seiner *P-Drug* aufgrund der individuellen Symptom- und Risikokonstellation des Patienten hinsichtlich der Auswahl, Darreichungsform und Dosierung des Arzneimittels zu überprüfen.

Das *P-Drug*-Konzept wurde in der Ausbildung von Medizinstudenten in Groningen (Niederlande), Kathmandu (Nepal), Lagos (Nigeria), Neu Delhi (Indien), Newcastle (Australien) und Yogyakarta (Indonesien) getestet. In den kontrollierten Studien bei denen das Verschreibungsverhalten der Studenten vor, unmittelbar nach und 6 Monate nach der Ausbildung gemessen wurde, zeigte sich ein solches problemorientiertes Lernen der traditionellen Lehre gegenüber als deutlich überlegen (Anonym 1995 a; de Vries et al. 1995).

7.5.2
Unabhängige Arzneimittelinformation

Bei der Festlegung und regelmäßigen Überprüfung seines persönlichen Verschreibungsspektrums benötigt der Arzt neben Standardtherapierichtlinien, Essential-drugs-Listen und Standardlehrbüchern Zugang zu aktuellen Informationen, um Antworten auf seine Fragen zu therapeutischen Problemen, Nebenwirkungen oder Wechselwirkungen von Arzneimitteln zu finden. Hier spielen unabhängige Arzneimittelbulletins eine wichtige Rolle. In den Industrieländern stehen mit dem *Drug and Therapeutics Bulletin, la revue Prescrire*, dem *Arzneitelegramm* oder dem *Arzneimittelbrief* dem Verschreiber solche Periodika zur Verfügung. In den Entwicklungsländern befinden sich unabhängige Arzneimittelbulletins häufig noch in den Anfängen, es gibt sie aber z. B. in Algerien, Bolivien, Brasilien, Kamerun, Chile, Indien, Indonesien, Kenia, Malawi, Malaysia, Mexiko, Südafrika, Tansania oder Simbabwe. Die *International Society of Drug Bulletins* hat sich zur Aufgabe gestellt, neuen Mitgliedern zu helfen, professionelle Standards zu erreichen und zum Erfahrungs- und Informationsaustausch zwischen den Mitgliedern beizutragen (Herxheimer u. Chirac 1995; Herxheimer 1995).

7.5.3
Monitoring und Feedback

Nachdem WHO, internationale Geber, v. a. aber viele Entwicklungsländer selbst große Anstrengungen unternommen hatten, die Verfügbarkeit unentbehrlicher Arzneimittel zu verbessern, richtete sich das Augenmerk zunehmend auf die Bedingungen des Arzneimittelgebrauchs, die nach wie vor unbefriedigend waren. Nicht zuletzt aufgrund des Drucks und des „Lobbying" internationaler Verbraucherverbände wie Health Action International, einiger nordischer und Entwicklungsländer, berief die WHO 1985 in Nairobi eine Konferenz zu rationalem Arzneimittelgebrauch ein. Die Vorschläge und Empfehlungen dieser Konferenz waren: eine verbesserte Arzneimittelinformation, bessere Ausbildung und eine fortlaufende Weiterbildung der Verschreiber (WHO 1985). Laing (1990) hat sich die Frage nach der Wirksamkeit bisher ergriffener Maßnahmen gestellt und kam dabei zu folgender Einschätzung:

Einige Interventionen sind *üblicherweise wirksam* zur Verbesserung des Verschreibungsverhaltens:

- unmittelbar persönliche Beratung, die sich auf wenige therapeutische Probleme bezieht,
- eindeutig vorstrukturierte Bestellformulare für Arzneimittel,
- Überwachung des Verschreibungsverhaltens mit aktivem Feedback.

Einige Interventionen *können auch wirksam* sein:

* Essential-drugs-Listen plus Training plus Partizipation der Nutzer bei der Entwicklung der Liste,
* Standardtherapieschemata verbunden mit Training.

Als *unwirksam* haben sich erwiesen:

* gedrucktes Material allein,
* nicht zielgerichtete Erziehungsmaßnahmen,
* die Veröffentlichung von Essential-drugs-Listen ohne Begleitmaßnahmen,
* die Veröffentlichung von Standardtherapierichtlinien ohne Begleitmaßnahmen.

Den größten Einfluß auf das Verschreibungsverhalten haben somit die persönliche Beratung und das unmittelbare Feedback. Keine neue Erkenntnis: Wie wir oben gesehen haben, wird sie von zahlreichen Pharmavertretern tagtäglich in die Praxis umgesetzt.

Laing war Mitbegründer von INRUD, *International Network for the Rational Use of Drugs*. Das Netzwerk, das v.a. in Ghana, Nigeria, Tansania, Uganda, Simbabwe, Sudan, Bangladesch, Indonesien, Nepal, Thailand und den Philippinen aktiv ist, bemüht sich, durch die geeignete Kombination von Trainingsmaßnahmen mit anderen Elementen des Managements einen nachhaltigen Beitrag zur Förderung rationalen Arzneimittelgebrauchs zu leisten. So hat INRUD in Zusammenarbeit mit dem Essential-drugs-Programm der WHO eine Reihe quantitativer Indikatoren zum Arzneimittelgebrauch in Einrichtungen des öffentlichen Gesundheitswesens entwickelt. Diese Indikatoren sollen im Sinne eines *Rapid appraisal* eine schnelle und doch valide Erhebung des Arzneimittelgebrauchs in einer Gesundheitseinrichtung ermöglichen. Gleichzeitig sollen sie als Monitoring-Instrument dienen, um das Verschreibungsverhalten und den Arzneimittelgebrauch bei Routinebesuchen in Gesundheitseinrichtungen supervidieren zu können.

WHO-Arzneimittelgebrauchsindikatoren

Verschreibungsindikatoren

* Durchschnittliche Anzahl verschriebener Arzneimittel pro Patientenkontakt.
* Anteil (in Prozent) der unter ihrem generischen Namen (INN) verschriebenen Arzneimittel.
* Anteil (in Prozent) der Patientenkontakte, bei denen ein Antibiotikum verschrieben wurde.
* Anteil (in Prozent) der Patientenkontakte, bei denen eine Injektion verschrieben wurde.
* Anteil (in Prozent) der verschriebenen Arzneimittel, die in der nationalen *Essential-drugs*-Liste oder *Formulary* enthalten sind.

Patientenbetreuungsindikatoren

- Durchschnittliche Zeit eines Patienten in der Sprechstunde.
- Durchschnittliche Zeit der Medikamentenausgabe.
- Anteil (in Prozent) der verschriebenen Arzneimittel, die der Patient tatsächlich erhält.
- Anteil (in Prozent) der (für den Patienten) korrekt beschrifteten Arzneimittel.
- Korrektes Wissen des Patienten über Medikamenteneinnahme

Indikatoren über die Gesundheitseinrichtung

- Verfügbarkeit der *Essential-drugs*-Liste oder des *Formulary*.
- Verfügbarkeit von Indikatormedikamenten (Tabelle 7.4).

Tabelle 7.4. Modelliste von Indikatormedikamenten. (WHO 1993b)

Erkrankung	Medikation
Durchfall	ORS
Akute respiratorische Erkrankungen	Cotrimoxazol, Procainpenicillin, Paracetamol Tbl.
Malaria	Chloroquin 150 mg Base Tbl.
Anämie	Eisen + Folsäure
Wurmerkrankungen	Mebendazol Tbl.
Konjunktivitis	Tetrazyklin Augensalbe
Hautinfektionen	Jod, Benzoesäure + Salicylsäure
Schmerzen	Acetylsalicylsäure oder Paracetamol
Prophylaxe	Retinol, Eisen + Folsäure

Die Fallzahlen, die nach Ansicht der Autoren benötigt werden, um eine gültige Aussage zu machen, sind klein, da das Verschreibungsverhalten innerhalb der gleichen Gesundheitseinrichtung relativ konstant ist. So werden die 5 Verschreibungsindikatoren an nur 30 Fällen gemessen. Das ermöglicht es, sie auf ein DIN-A4-Blatt einzutragen und dort zu berechnen.

Ein ähnlicher Satz von Indikatoren wurde als Monitoring-Instrument in Angola implementiert. Dabei haben sich nicht nur die Indikatoren als solche bewährt, sondern der Prozeß ihrer Einführung, des damit verbundenen Trainings und der Kontakt mit den Verschreibern anläßlich der Supervisionsbesuche hatten einen positiven Einfluß auf das Verschreibungsverhalten im Sinne rationalen Arzneimittelgebrauchs (Johansson et al. 1994).

7.5.4
Training für den informellen Sektor?

Angesichts der Bedeutung, die der informelle Sektor bei der Arzneimittelversorgung in den Entwicklungsländern spielt, hat man in Nepal und Nigeria Trainingskurse für Arzneimittelverkäufer des informellen Sektors durchgeführt. In

Nepal wurde den Ladenbesitzern ein 45-Stunden-Kurs mit praktischen Übungen und formalen Vorlesungsveranstaltungen zu Pharmakologie, Ethik, Lagerung von Arzneimitteln und gesetzlichen Bestimmungen angeboten. Bis zum Jahresende 1989 hatten 4096 Arzneimittelverkäufer an solchen Kursen teilgenommen (Kafle et al. 1992). In Nigeria wurden 37 Ladenbesitzer und ihre Lehrlinge in zweimonatlich stattfindenden 2stündigen Sitzungen mit der Diagnose und Therapie der häufigsten Krankheiten vertraut gemacht (Oshiname u. Brieger 1992). Die Nachhaltigkeit derartiger Maßnahmen erscheint fraglich, die Möglichkeiten des werbewirksamen Mißbrauchs eines staatlichen „Zeugnisses" für informelle Medikamentenhändler hingegen vorgegeben.

7.5.5
Gesundheitsberatung der Bevölkerung

Der Ansatz von Primary Health Care betont Mitbestimmung und Mitverantwortung des einzelnen in bezug auf seine Gesundheitsinteressen. Was den Gebrauch von Arzneimitteln anbetrifft, bedeutet das als Ziel, daß das Individuum in die Lage versetzt werden muß, informierte *Entscheidungen* bei der Selbstmedikation zu treffen, und, ähnlich wie das bei einer Operation gesetzlich vorgeschrieben ist, sein informiertes *Einverständnis* in die therapeutische Entscheidung professioneller Heiler zu geben, in Kenntnis von Risiken und Nebenwirkungen. Um diesem Ziel näher zu kommen, bedarf es der Patientenaufklärung im Sinne rationalen Arzneimittelgebrauchs. Die Möglichkeiten, jahrelang geübtes und durch die Werbung gefördertes Kosumverhalten zu ändern, dürfen jedoch nicht überschätzt werden.

Beispiel: Gesundheitsberatung in Peru
In einer einjährigen Interventionsstudie in städtischen Elendsvierteln in Peru war der Versuch unternommen worden, unter Beteiligung von hierzu ausgebildeten Basisgesundheitsarbeiterinnen (*promotoras de salud*) mit Hilfe von Schautafeln, Diashows, Theaterstücken, Radioprogrammen u. v. a. m. das Selbstmedikationsverhalten der Bevölkerung im Sinne rationalen Arzneimittelgebrauchs zu beeinflussen (López Linares et al. 1990). Das Ergebnis war, daß es viel schwieriger ist, negative Botschaften zu vermitteln als positive Handlungsaufforderungen zu verbreiten. So hatten die Beratungsmaßnahmen wenig Erfolg, die Menschen davon zu überzeugen versuchten, weit verbreitete, stark beworbene, aber bedenkliche Produkte *nicht* mehr zu nehmen. Umgekehrt war die Verbreitung positiver Handlungsaufforderungen (orale Rehydrierung bei Durchfall) erfolgreich, was beim Ausbruch der Choleraepidemie am gleichen Ort zwei Jahre nach der Intervention noch einmal bestätigt wurde.

Als Fazit bleibt festzuhalten, daß die Gesundheitsberatung nicht die Mißstände ausgleichen kann, die bei der Zulassungspolitik und Kontrolle des Arzneimittelmarktes bestehen. Überflüssige und gefährliche Arzneimittel müssen vom Markt genommen werden, und es macht wenig Sinn, jedem Elendsviertelbewohner im Wettstreit mit der Pharmawerbung erklären zu wollen, daß und weshalb er sie nicht nehmen soll.

Literatur

Anonym (1984) Nachschau – Schmerzmittel Metamizol (Novalgin) und Verschreibungspflicht. Arznei-Telegramm 4–5

Anonym (1993) Unentbehrliche Arzneimittel. Siebte Modelliste Unentbehrlicher Arzneimittel. BUKO, Medico international, Bielefeld Frankfurt

Anonym. Silva M, Solari A (Eds) (1994) La reforma de salud: Hacia su equidad y eficiencia. Síntesis Ejecutiva

Anonym (1995 a) Tried, tested and ready for use – the new guide to good prescribing. Essential Drugs Monitor 20:18–19

Anonym (1995 b) Fourteen years with an essential drugs list: Zimbabwe's experience. Essential Drugs Monitor 19: 17

Anonym A (1986) IFPMA code of pharmaceutical marketing practices (including supplementary statements), Geneva

Avorn J (1982) Scientific versus commercial sources of influence on the prescribing behaviour of physicians. Am J Med 73:4–8

Bardelay D, Guha A, Harvey K, Mansfield P (1992) Promoting health or pushing drugs? A critical examination of marketing of pharmaceuticals. Amsterdam: Health Action International (HAI) Europe

Berman P, Ormond BA, Gani A (1987) Treatment use and expenditure on curative care in rural Indonesia. Health Policy Plan 2:289–300

Birungi H, Whyte SR (1994) Injections in Uganda – cause for concern. Essential Drugs Monitor 18:11–12

Bledsoe CH, Goubaud MF (1985) The reinterpretation of western pharmaceuticals among the Mende of Sierra Leone. Soc Sci Med 21:275–282

British Medical Association und The Royal Pharmaceutical Society of Great Britain (1992) British National Formulary. 23

BUKO-Pharmakampagne (1988) Weniger Medikamente – Bessere Therapie. Von der Dritten Welt lernen? Bielefeld

Chetley A (1990) A healthy business? World health and the pharmaceutical industry. Zed Books, London New Jersey

Chetley A (1993) Problem drugs, 2nd edn. Health Action International (HAI Europe), Amsterdam

Chirac P, Pikon A, Poinsignon A, Vitry A (1994) Drug marketing in french-speaking African countries. Essential Drugs Monitor 17:20–21

Fabricant SJ, Hirschhorn N (1987) Deranged distribution, perverse prescription, unprotected use: the irrationality of pharmaceuticals in the developing world. Health Policy Plan 2:204–213

Ferguson AE (1981) Commercial pharmaceutical medicine and medicalization: a case study from El Salvador. Cult Med Pyschiatry 5:105–134

Fülgraff G (1992) Arzneimittelrecht und Arzneimittelmarkt in der Bundesrepublik Deutschland. In: Fülgraff G, Palm D (Hrsg) Pharmakotherapie und klinische Pharmakologie, 8. Aufl., S. 1–10. Fischer: Stuttgart Jena New York

Gadeholt G (1988) The Norwegian need clause: Effects on prescription practices. In: BUKO-Pharmakampagne (Ed) Fewer Drugs – Better therapy. Learning from the Third World? Conference Proceedings, pp 32–33. Bielefeld

Geest S van der (1987) Self-care and the informal sale of drugs in South Cameroon. Soc Sci Med 25:293–305

Geest S van der (1991) Pharmaceutical anthropology: Perspectives for research and application. In: Geest S van der (Ed) The context of medicines in developing countries: studies in pharmaceutical anthropology, pp 329–366. Het Spinhuis, Amsterdam

Graaff PJ, Forshaw CJ (1995) Developing standard treatment guidelines in Malawi. Essential Drugs Monitor 19:12–14

Green A (1992) An introduction to health planning in developing countries. Oxford University Press, Oxford New York Tokyo

Haak H (1988) Pharmaceuticals in two Brazilian villages: lay practices and perceptions. Soc Sci Med 27:1415–1427

Haak H, Hogerzeil HV (1995) Essential drugs for ration kits in developing countries. Health Policy Plan 10(1):40–49

HAI (1994) Self-regulation or self-deception? Commentary on the 1994 revision of the IFP-MA code of pharmaceutical marketing practices. Health Action International: Amsterdam

Hardon AP (1987) The use of modern pharmaceuticals in a Filipino village: doctors' prescription and self medication. Soc Sci Med 25:277–292

Hartog R, Schulte-Sasse H (1990) Das Bundesdeutsche Arzneimittelangebot in der Dritten Welt. BUKO-Pharmakampagne, Bielefeld

Hartog R, Schulte-Sasse H (1993) Arzneimittel in der Dritten Welt. Die Rolle der deutschen Pharmaindustrie. Mabuse-Verlag, Frankfurt am Main

Herxheimer A (1983) Problem Drugs. World Health Forum 4:244–247

Herxheimer A (1995) Independet drug bulletins: meeting a critical need. Essential Drugs Monitor 19:19

Herxheimer A, Chirac P (1995) ISDB: The International Society of Drug Bulletins. Essential Drugs Monitor 19:18–19

IFPMA, I.F. (1994) IFPMA Code of pharmaceutical marketing practices. IFPMA

Igun UA (1987) Why we seek treatment here: retail pharmacy and clinical practice in Maiduguri, Nigeria. Soc Sci Med 24:689–695

Islam N (1989) Bangladesh National Drug Policy: an assessment. Trop Doct (Jan)

Johansson R, Johansson E, Mancas A, Teca P (1994) Quantitative monitoring of quality of care in Angola. Essential Drugs Monitor 17:11–12

Kafle KK, Gartoulla RP, Pradhan YM, Shrestha AD, Karkee SB, Quick JD (1992) Drug retailer training: experiences from Nepal. Soc Sci Med 35:1015–1025

Knauth C (1990) Better service through private market supplied drugs? Experiences with revolving drug funds at two health centres in Kumasi; Ghana; up to the point of the introduction of the „Cash and Carry System". Liverpool School of Tropical Medicine: MCommH Dissertation, Liverpool

Knauth C (1991) Arzneimittelgebrauch armer Bevölkerungsschichten in städtischen Elendsvierteln Perus. Lang, Frankfurt Bern New York Paris

Kunin CM, Lipton HL, Tupasi TE, Sacks T, Scheckler WE, Jivani A, Goic A, Martin RR, Guerrant RL, Thamlikitkul V (1987) Social, behavioral, and practical factors affecting antibiotic use worldwide: report of Task Force 4. Rev Infect Dis 9:S270–S285

Laing RO (1990) Rational drug use: an unsolved problem. Trop Doct 20:101–103

Lexchin J (1992) Pharmaceutical promotion in the third world. J Drug Issues 22:417–453

Locher L (1995) Price indicator on international low-price-sources for essential drugs, 5th edn. medico international, Frankfurt

López Linares R, Knauth C, Espinoza R, Holzapfel A, Fernández O, Salazar de Philipp MF (1990) Intervención: Educación para el uso apropiado de medicamentos. In: López Linares R, Kroeger A (Eds) Morbilidad y medicamentos en Perú y Bolivia, pp. 197–216. Uni. Cayetano Heredia, Min. Salud Bolivia, Acción para la Salud, Uni Heidelberg, Lima, La Paz, Chimbote, Heidelberg

Management Sciences for Health, B. (1982) Managing drug supply. The selection, procurement, distribution and use of pharmaceuticals in primary health care. In: Quick JD (Ed) Management Sciences for Health, Boston:

Mansfield P (1994) MaLam: Encouraging trustworthy drug promotion. Essential Drugs Monitor 17:6

McGregor A (1992) WHO: counterfeit pharmaceuticals. Lancet 339:982

McKewon T (1976) The role of medicine. Dream, mirage or nemesis? Provincial Hospitals Trustm, Nuffield

Melrose D (1983a) Bitter pills: medicines and the third world poor. OXFAM Public Affairs Unit

Melrose D (1983b) Das Beispiel Bangla Desh. der überblick Nr. 4

Oshiname FO, Brieger WR (1992) Primary care training for patent medicine vendors in rural Nigeria. Soc Sci Med 35:1477–1484

Petersen A (1994) Können Arzneimittelhilfen Menschenleben gefährden? Ärzte-Info 3–5

Rosin H (1992) Antibiotika und Chemotherapeutika. Antiinfektiöse Therapie. Grundlagen und Grundbegriffe. Entwicklung der antiinfektiven Chemotherapie – historischer Überblick. In: Forth W, Henschler D, Rummel W, Starke K (Hrsg) Allgemeine und spezielle Pharmakologie und Toxikologie, 6. Aufl, S. 613. BI Wissenschaftsverlag, Mannheim Leipzig Wien Zürich

Schröder M, Witt A (1994) Zweite Wahl für die Dritte Welt. Womit die deutsche Pharmaindustrie ihr Geld verdient. BUKO-Pharmakampagne, Bielefeld

Schwartz RK, Soumerai SB, Avorn J (1989) Physician motivations for nonscientific drug prescribing. Soc Sci Med 28:577–582

Sharma Y (1984) Bangla Desh: The policy works. HAI Health Now, Geneva

Silverman M, Lee PR, Lydecker M (1982) Prescriptions for death: The drugging of the third world, 12th edn. University of California Press, Berkeley

Staa A van (1994) A mutual bond: pharmaceutical representatives and doctors in the Philippines. Essential Drugs Monitor 17:22

Vries TP de, Henning RH, Hogerzeil HV, Fresle DA (1994) Guide to good prescribing. A practical manual. WHO, DAP, Geneva

Vries TP de, Henning RH, Hogerzeil HV, Bapna JS, Bero L, Kafle KK, Santoso B, Smith AJ (1995) Impact of a short course in pharmacotherapy for undergraduate medical students. Lancet 346:1640

Walt G, Hernmeijer JW (1992) Formulating an essential drugs policy: WHO's role. In: Kanij N, Hardon A, Harnmeijer JW, Mamdani M, Walt G (Eds) Drugs policy in developing countries, pp 24–47. Zed Books, London New Jersey

WHO (1985) The rational use of drugs. Report of the Conference of Experts Nairobi, 25–29 November 1985. Geneva

WHO (1988a) Estimating drug requirements. A practical manual. WHO/DAP/88.2, Geneva

WHO (1988b) The world drug situation. WHO, Geneva

WHO (1990a) The new emergency health kit. WHO/DAP/90.1, Geneva

WHO (1990b) The rational use of drugs in the management of acute diarrhoea in children. WHO, Geneva

WHO (1992) The use of essential drugs (seventh list). Fifth report of the WHO. Expert Committee. WHO Technical Report Series 825, Geneva

WHO (1993a) The management and prevention of diarrhoea. Practical Guidelines, 3rd edn. WHO, Geneva

WHO (1993b) How to investigate drug use in health facilities. Selected drug use indicators. WHO/DAP/93.1, Geneva

WHO (1994a) National, regional and international essential drug lists, formularies and treatment guides. WHO/DAP/94.2, Geneva

WHO (1994b) Producing national drug and therapeutic information. The Malawi approach to developing standard treatment guidelines. WHO/DAP/94.14, Geneva

WHO (1995) Use of the WHO certification scheme on the quality of pharmaceutical produccts moving in international commerce. 16. WHO/DAP 94.21

Wolffers I (1991) Traditional practitioners and western pharmaceuticals in Sri Lanka. In: Geest S van der, Whyte SR (Eds) The context of medicines in developing countries. Studies in Pharmaceutical anthropology, pp. 47–57. Het Spinhuis, Amsterdam

Yudkin JS (1978) Provision of medicines in a developing country. Lancet 810–812

Anhang A: Kommentierte Bibliographie

Dieses Kapitel enthält *Literaturempfehlungen* sowie *Internet-Adressen* zu den im Buch behandelten Themengebieten sowie Hinweise auf einige tropenmedizinische Lehrbücher und allgemeine entwicklungspolitische Literatur. Die Adressen der als Bezugsquellen angegebenen Organisationen finden sich in Anhang B.

Literatur zu Kapitel 1: Gesundheit und Krankheit in Entwicklungsländern – Rahmenbedingungen und Konzepte

Zu Abschnitt 1.1: Sozioökonomische, politische und kulturelle Rahmenbedingungen von Gesundheit und Krankheit

Brundtland GH (2000) Grundrecht Gesundheit. Campus, Frankfurt, 239 S, deutsch

Die Generaldirektorin der WHO seit 1998 und 5 weitere Autor/innen stellen die aktuellen und zu erwartenden globalen Gesundheitsprobleme und die denkbaren und tatsächlichen Antworten hierauf, aber auch die konkreten politischen, ökonomischen und mentalen Barrieren gegenüber einer Problemlösung in sehr gut lesbarer Form dar. Es fehlt gelegentlich ein wünschenswertes tieferes Problembewußtsein. Doch als Einführung in die globale Gesundheitsproblematik sehr geeignet.

Diesfeld HJ (1989) Gesundheitsproblematik der Dritten Welt. Wissenschaftliche Buchgesellschaft, Darmstadt, 161 S

Im ersten Teil beschäftigt sich das Buch ausführlich mit den Rahmenbedingungen und somit den Voraussetzungen für Gesundheit und den Ursachen von Krankheit. Gesundheit wird dabei als eine Variable vielfältiger Einflußgrößen dargestellt. Im zweiten Teil des Buches stellt der Autor dar, welche Antworten die moderne Medizin auf die Herausforderungen der Gesundheitsproblematik der Dritten Welt anzubieten hat. Eine gebührend ausführliche Darstellung erfährt dabei das Konzept der Primären Gesundheitspflege (PHC). Trotz des relativen Alters (1989) ist diese seither nicht mehr neu aufgelegte Monographie nach wie vor von aktuellem Interesse als Einführung in die Problematik.

Weltbank (1993) Weltentwicklungsbericht 1993: Investitionen in die Gesundheit. Weltbank, Washington, 389 S, deutsch/engl. (Bezugsquelle: UNO-Verlag)

Die 16. Ausgabe des Weltentwicklungsberichtes untersucht weltweit die nationalen Gesundheitspolitiken unter dem Gesichtspunkt des Erfolges bei reduzierten Ausgaben. Analysiert werden die Verbindungen zwischen dem Gesundheitsstatus einer Nation, der Armut, dem Wirtschaftswachstum und der Bevölkerungsdichte. Dokumentiert werden die oft dramatischen Differenzen zwischen Gesundheits*kosten* und Gesundheits*niveau* der Länder und die

Rolle, die die ineffiziente und ungerechte Verwendung öffentlicher Fonds dabei spielt. Der Weltentwicklungsbericht durchleuchtet auch Bereiche, in denen Regierungen eine größere Rolle spielen sollten: Informationen über Gesundheitsfragen, Dienstleistungen für Arme sowie Regulierung privater Gesundheitsversicherungen. In seinem abschließenden Kapitel präsentiert der Bericht einen Aktionsplan, wie Länder auf lange Sicht trotz begrenzter Finanzmittel ihr Gesundheitswesen verbessern können.

Zu Abschnitt 1.2: Konzepte von „Gesundheit" und „Krankheit"

Im deutschsprachigen Bereich sind zwei Lehrbücher empfehlenswert:

Pfleiderer B, Greifeld K, Bichmann W (1995) Ritual und Heilung. Eine Einführung in die Ethnomedizin. Reimer, Berlin, 260 S

Dieses Buch bietet einen Überblick über die verschiedenen medizinischen Systeme in Asien, Lateinamerika und Afrika, einen Übersichtsartikel über die Medizinethnologie, einen Beitrag über Gesundheit im entwicklungspolitischen internationalen Kontext sowie einen Beitrag zur Biomedizin und ihrer kulturellen Konstruktion medizinischen Tuns und Wissens.

Sich D, Diesfeld HJ, Deigner A, Habermann M (1993) Medizin und Kultur. Eine Propädeutik für Studierende der Medizin und der Ethnologie. Lang, Bern Frankfurt New York Paris, 201 S

Basierend auf vier interdisziplinären Grundlagenseminaren der „Kulturvergleichenden Medizinischen Anthropologie" (Medizin als kulturelles System/Krankheit und Kranksein/Heiler und Heilen im kulturellen Kontext/Geburt und Childbearing) werden hier die grundlegenden Konzepte und Theorien der Ethnomedizin dargelegt, die durch zahlreiche Fallbeispiele veranschaulicht werden. Das Buch ermöglicht eine Vertiefung von praktischen interkulturellen Fragestellungen und Problemen, denen sich ein im medizinischen Sektor tätiger „Entwicklungshelfer" gegenübersieht, auf theoretischer Ebene.
Richtungsweisend bleiben jedoch im Fachgebiet die anglophonen Autoren. Es sei auf die folgenden „Klassiker" hingewiesen:

Landy D (Ed) (1977) Culture, disease, and healing. Studies in medical anthropology. Macmillan, New York

Diese Anthologie mit 57 Beiträgen meist bekannter Autoren gibt einen vorzüglichen Einblick in die wichtigsten Richtungen der Disziplin *Medical Anthropology*, wobei auch Randgebiete wie Paläoanthropologie, Epidemiologie und Gesundheitsvorsorge behandelt werden.

Kleinman A (1980) Patients and healers in the context of culture. University of California, London

Die theoretischen Überlegungen am Anfang des Buchs werden untermauert durch die konkrete Betrachtung des medizinischen Pluralismus in Taiwan. Besonders nachhaltigen Einfluß auf die ethnomedizinische Diskussion übten die im zweiten Kapitel diskutierten Grundbegriffe aus wie *health care system*, *clinical reality*, *illness* und *disease*.
Daneben gibt es zahlreiche Darstellungen einzelner Autoren und Autorinnen zu umschriebenen Themen, im deutschsprachigen Bereich z. B.

Zier U (1987) Die Gewalt der Magie, Krankheit und Heilung in der kolumbianischen Volksmedizin. Reimer, Berlin
Lux T (1991) Gespräche mit afrikanischen Krankenpflegern und Heilern. Lang, Bern Frankfurt New York Paris, 312 S

Thematisch gebündelte Publikationen finden sich in den Sonderbänden der Zeitschrift „curare", die bis 1994 von Vieweg (Braunschweig), jetzt vom Verlag für Wissenschaft und Bildung (Berlin) verlegt werden und dort erhältlich sind:

- „Sterben und Tod – Eine kulturvergleichende Analyse" (1985),
- „Traditionelle Heilkundige – Ärztliche Persönlichkeiten im Vergleich der Kulturen und medizinischen Systeme" (1986),
- „Anthropologies of Medicine" (1991),
- „Gebären – Ethnomedizinische Perspektiven und neue Wege" (1995).

Zu Abschnitt 1.3: Das „Primary Health Care"-(PHC-)Konzept

Werner D (1992) Where there is no doctor. 2nd rev. ed. Macmillan, London Basingstoke engl./engl. für Afrika/port./span. ca. 440 S (Bezugsquelle: TALC)

Die komplett überarbeitete Ausgabe dieses auch für medizinische Laien leicht verständlichen Standardwerks von David Werner ist im Mai 1992 erschienen. 1977 erschien die erste englische Ausgabe als Übersetzung des in Mexiko entstandenen spanischen Originals. Neu sind ein Kapitel über AIDS und andere sexuell übertragbare Krankheiten. Die Kapitel über Ernährung, Frauen und Schwangerschaft bzw. Verhütung, unentbehrliche Arzneimittel, die Warnung vor gefährlichen Medikamenten, aber auch, wie Latrinen zu bauen sind, wurden vollständig überarbeitet. Zielgruppe des Buches sind Dorfgesundheitshelfer und alle anderen Menschen, die sich auf der Dorfebene mit Krankenversorgung und Gesundheitsvorsorge beschäftigen, sowie diejenigen, die sie ausbilden.

Kroeger A, Luna R (1992) Atención primaria de salud: Principios y métodos. Segunda edición, Organización Panamericana de la Salud, México, 639 S, span. (Bezugsquelle: Abt. Tropenhygiene, Uni Heidelberg)

Este libro se dirige a médicos y enfermeras que planifican, organizan y desarrollan programas de Atención Primaria de Salud. Generalmente, dichos profesionales no reciben una preparación lo suficientemente amplia para ejercer su profesión en una comunidad rural o urbana marginada. El presente trabajo les ayudará a comprender mejor las condiciones de vida de este tipo de comunidades y las posibles respuestas médicas a problemas específicos. El objetivo principal es crear un manual comprensible que pueda servir para preparar al personal y después para el trabajo práctico en un establecimiento de salud.

Literatur zu Kapitel 2:
Planung (s. auch Literatur zu Abschn. 6.1)

Gesellschaft für Technische Zusammenarbeit (GTZ) (ab 1993) „District Health System": Experiences and prospects for Africa. Goergen H, Korte R, Fischer C, Halbwachs H (Hrsg), 113 S (deutsch: 1. Aufl. August 1993; englisch: 1. Aufl. August 1994, ISBN 9966-44-271-5; französisch 1. Aufl. September 1994)

Basierend auf Erfahrungen in Distrikten und übergeordneten Einheiten gibt das Buch einen Orientierungsrahmen für Planung und Management auf Distrikt- und nationaler Ebene.

McMahon R, Barton E, Piot M (1992) On being in charge: A guide to management in primary health care. 2nd rev. ed. WHO, Genf, 472 S, engl./ franz.

Das Buch stellt eine Anleitung für alle Management-Aufgaben im Bereich von Primary Health Care dar. Anhand von zahlreichen praxisnahen Fallbeispielen und Übungen erläutert es

- die Aufgaben eines Gesundheitsteams,
- die optimale Einteilung der knappen Ressourcen Zeit und Geld,
- die Bestellung und sachgerechte Lagerung von Geräten und Medikamenten,
- den Umgang mit Aktenbergen,
- die Planung und Evaluierung von Aktivitäten.

Das Buch ist klar gegliedert und in einfacher Sprache verfaßt. In einem Glossar werden schwierige Ausdrücke erklärt. Zielgruppe sind nicht nur Ärztinnen und Ärzte, sondern auch erfahrene Schwestern und Pfleger in leitenden Positionen. Als Einführung in das Management auf Distriktebene ist es sehr zu empfehlen, es geht aber (speziell bei der Problemanalyse) weniger in die Tiefe als „District Health Care" von Amonoo-Lartson et al.

Green A (1992) An introduction to health planning in developing countries. Oxford University Press, Oxford, 351 S

Eine übersichtliche, auf viel praktischer Erfahrung beruhende Einführung in Gesundheitsplanung, mit Schwerpunkt auf Gesundheitsökonomie.

Feuerstein MT (1986) Partners in evaluation: Evaluating development and community programmes with participants. Macmillan, London Basingstoke, 196 S (Bezugsquelle: TALC)

Eine Anleitung zur partizipativen Evaluation, mit guter Einführung in die Methoden der operationalen Forschung.

Management Sciences for Health. Electronic Resource Centre. Internet-Adresse: http://erc.msh.org/index.cfm

Auf den Internet-Seiten finden sich sehr übersichtliche und systematisch aufbereitete kurze Lehreinheiten zum Management von Gesundheitspolitik und -reform, gemeindebasierten Diensten, klinischen Diensten, Gesundheitsinformation, Gesundheitspersonal, Finanzen und einer wachsenden Zahl hochrelevanter Themen. Die Seiten sind auf englisch, spanisch und französisch verfügbar und sprechen sowohl Anfänger als auch Erfahrene an, da sie gleichermaßen die Probleme in der Peripherie wie auf den oberen Leitungsebenen behandeln. Da die meisten Prinzipien grundlegend dargestellt sind, ist die besondere Ausrichtung auf die Familienplanungskomponente eher beispielhaft und hilfreich als einengend.

Literatur zu Kapitel 3: Primäre Prävention

Zu Abschnitt 3.1: Wasser, Entsorgung, Umwelthygiene

Allgemein

Hardoy JE, Cairncross S, Satterthwaite D (Eds) (1990) The poor die young: Housing and health in Third World cities. Earthscan, London

In kurzen Kapiteln werden gut lesbare, technische und zugleich politische Einblicke in aktuelle Aufgaben der Wasserversorgung, Toilettenverbesserung, Regenwasserdrainage, Abfallsammlung und wohnungsbauliche Verbesserungen gegeben, neben anderen Themen der Stadtgesundheit in Entwicklungsländern.

Cairncross S, Feachem RG (1983) Environmental health engineering in the tropics: an introductory text. John Wiley, Chichester

Technisches Elementarwissen für die verschiedenen umwelthygienischen Aufgabenbereiche in Entwicklungsländern, im Zusammenhang mit nachweislich wirksamen Interventionen der Krankheitsprävention.

Latrinen

Franceys R, Pickford J, Reed R (1992) A guide to the development of on-site sanitation. WHO, Genf, engl./franz. (Bezug: UNO-Verlag)

Umfassende und maßgebliche Darstellung der verschiedenen technischen Systeme. Auswahl- und Konstruktionskriterien, mit pragmatischen Hinweisen zu Planung und Organisation einschlägiger Projekte und Programme, anschaulich und gut lesbar – auch selektiv und für Nicht-Ingenieure.

Wasserversorgung

Hofkes EH (Ed) (1988) Small community water supplies in developing countries: Technology of small water systems in developing countries. IRC, Den Haag und John Wiley, Chichester New York Brisbane Toronto Singapore (3. Nachdruck der erweiterten Auflage von 1983), 442 S, engl./franz./span. (Bezugsquelle: IRC)

Kurze Darstellungen der technischen und einiger umweltlicher Aspekte aller wichtigen Typen von Wasserversorgungsquellen, Aufbereitungstechniken und Verteilungssystemen.

Hygieneberatung

Boot MT (1991) Just stir gently: The way to mix hygiene education with water supply and sanitation. IRC, Den Haag (Technical Paper Series no. 29), 181 S, engl./franz. (Bezugsquelle: IRC)

Grundlagen und praktische Ratschläge zum Organisieren von Hygieneberatung unter Berücksichtigung der Zusammenhänge mit gleichzeitigen Projekten zur Latrinenbauförderung und verbesserten Wasserversorgung. Basiert auf den internationalen Erfahrungen während der letzten zwei Jahrzehnte.

Boot MT, Cairncross S (Eds) (1993) Actions speak: The study of hygiene behaviour in water and sanitation. IRC, Den Haag, and London School of Hygiene & Tropical Medicine, London, 150 S (Bezugsquelle: IRC)

Obwohl an Feldforscher gerichtet, eines der informativsten Bücher über Hygieneberatung. Enthält eine Beschreibung der „Domänen" des Hygieneverhaltens (Kap. 3) und eine aktuelle Übersicht der Forschungsergebnisse zur epidemiologischen Bedeutung bestimmter hygienischer Verhaltensweisen (Kap. 2). Die übrigen Teile betreffen die Methodik, mit der in aktionsnaher Forschung (z.T. auch durch Nichtspezialisten) der Bedarf an bzw. der Erfolg von Hygieneberatung eingeschätzt werden kann.

Internet-Adressen

Die folgenden drei Webseiten bieten Zugang zu allgemein einführenden und spezialisierten Volltextdokumenten sowie Literaturhinweisen und auf dem Postweg lieferbaren Publikationen in Englisch, Französisch, Spanisch und teilweise Portugiesisch; zugleich finden sich einige Links zu länderspezifischen Adressen.

IRC - International Water and Sanitation Centre:
   http://www.irc.nl/
WHO Water, Sanitaton and Health Program:
   http://www.who.int/water_sanitation_health/
   falls die Abteilungsadresse sich ändern sollte, stattdessen auf dem WHO site nach „water" und „sanitation" suchen
UNDP-Worldbank Water and Sanitation Program:
   http://www.wsp.org/

E-Mail Liste für Diskussion und Informationsaustausch betreffs Wasser und Sanitation: wer speziell am Thema Umwelthygiene interessiert ist und sich hier schwerpunktmäßig engagieren möchte, sollte sich versuchsweise in diese Liste einschreiben und ausprobieren, inwieweit die diskutierten Technologien und Praxistips interessieren; es können auch länderspezifische fachliche Kontakte angebahnt werden.

Water-And-San-Applied-Research Discussion List:
http://www.mailbase.ac.uk/lists/water-and-san-applied-research/

Für weitere Kontakt- und Quellentips und eventuell Ideenaustausch steht der Autor gerne zur Verfügung:

rolf.heinmueller@mcgill.ca

Zu Abschnitt 3.2:
Nahrungsmittelversorgung und Ernährungssicherung

Savage King F, Burgess A (1992) Nutrition in developing countries, 2nd ed. Oxford University Press, 461 S (Bezugsquelle für ELBS-Ausgabe: TALC)

Dies ist eine völlig neu bearbeitete Auflage des „Klassikers" unter den praxisorientierten Büchern über Ernährung in Entwicklungsländern. Es bietet umfassendes Grundwissen über Nährstoffe, Nahrungsmittel und ihre Verarbeitung und den Bedarf verschiedener Bevölkerungsgruppen ebenso wie einen Überblick über die wichtigsten Methoden der Ernährungsüberwachung. Die wichtigsten ernährungsbedingten Krankheiten sind gut verständlich dargestellt. Viel Raum wird der Arbeit mit der Gemeinde bzw. Bevölkerungsgruppen sowie der Ernährungsberatung eingeräumt. Im Anhang finden sich nützliche Tabellen und Anleitungen zur Berechnung von Nährstoffen. Eine gute Arbeitsgrundlage für alle, die in der Praxis mit Ernährungsfragen zu tun haben.

Cameron M, Hofvander Y (1983) Manual on feeding infants and young children, 3rd ed. Oxford University Press (Nachdruck 1992), 214 S

Dieses Buch ist ähnlich strukturiert wie „Nutrition in Developing Countries". Es ist wesentlich komprimierter und bezieht sich ausschließlich auf Säuglinge und Kleinkinder (Stillen, Abstill- bzw. Zusatznahrung). Es enthält viele Rezeptbeispiele. Obwohl es vor über zehn Jahren geschrieben wurde, ist es in seiner ausgewogenen Mischung aus Grundlagenwissen und praktischer Anwendung aktuell geblieben.

WHO (1986) Guidelines for training community health workers in nutrition. WHO, Genf, 121 S (Bezugsquelle: UNO-Verlag)

Für alle, die Unterricht zum Thema Ernährung machen wollen, bietet dieses Buch einen ausgezeichneten Leitfaden. Es ist in einzelne Trainings-Einheiten unterteilt. Neben den direkten Unterrichtsaktivitäten stehen am Ende jeder Einheit Vorschläge für praktische Übungen in der Gemeinde, um so den theoretischen Unterricht in die Praxis zu überführen.

WHO/UNICEF (1989) Promoting, protecting and supporting breastfeeding: the special role of maternity services (Bezugsquelle: UNO-Verlag, auch auf deutsch erhältlich über Aktionsgruppe Babynahrung)

Ein gute kurzgefaßte Hilfestellung für diejenigen, die als Manager oder Ausbilder mit Stillförderung zu tun haben.

Savage King F (1992) Helping mothers to breastfeed, rev. ed. AMREF, Nairobi (Bezugsquelle: TALC)

Eine sehr praxisorientiertes Buch zum Thema Stillförderung. Zielgruppe für dieses Buch ist das Gesundheitspersonal, das direkt in der Mütterberatung tätig ist. Es ist aber auch für diejenigen nützlich, die für die Ausbildung dieses Personals zuständig sind. Dieses Buch zeigt sehr genau auf, welche Faktoren zu berücksichtigen sind und wie detailliert die Unterstützung aussehen muß, wenn man Stillförderung wirklich ernst nimmt.

Médecins Sans Frontières (1995) Nutrition guidelines. Paris, 191 S (Bezugsquelle: Ärzte ohne Grenzen)

Ein kurzer, prägnanter Leitfaden zur Analyse von Ernährungsproblemen (Anleitung für schnelle Erhebung des Ernährungszustands) und zur Organisation von Ernährungsprogrammen in Katastrophensituationen.

Waterlow JC (1993) Protein energy malnutrition. Edward Arnold, London Melbourne Auckland (Bezugsquelle: TALC)

Für alle, die sich grundlegend und umfassend mit Prävention, Diagnose und Therapie von Protein-Energie-Unterernährung befassen, ist dies das geeignete Lehrbuch. Es gibt den heutigen Stand der Kenntnis über dieses Syndrom kompetent aufgearbeitet wider.

Zu Abschnitt 3.3:
Gesundheitsberatung (s. auch Literatur zu Abschn. 3.1)

Handbücher zur Beratung

Werner D, Bower B (1982) Helping health workers learn. Hesperian Foundation, Palo Alto (in Englisch, Französisch, Spanisch und Portugiesisch erhältlich über TALC)

Dieses Buch ist sicher das beste und umfangreichste, was es zu diesem Thema gibt. Es ist eine ausgezeichnete Sammlung von Methoden, Hilfsmitteln, Ideen zur Gesundheitsberatung und Ausbildung. Es vertritt einen pädagogischen Ansatz, der die Gemeindemitglieder befähigen soll, ihre eigenen Probleme zu erkennen und zu lösen. Ein spezieller Abschnitt ist dem Umgang mit dem Buch „Where There Is No Doctor" gewidmet.

Hope A, Timmel S (1991) Training for transformation (Book 1–3). Mambo Press, Harare

Basiert auf Paulo Freires Ansatz der Entwicklung und des Lernens und zeigt, wie dieser in der Praxis umgesetzt werden kann (1. Buch). Das 2. Buch geht auf die Ausbildung von Fähigkeiten ein, die für einen partizipatorischen Bildungsansatz nötig sind. Das 3. Buch beschreibt Langzeitplanung und die notwendige Sozialanalyse. Für basisorientierte Ansätze geeignet und für den Praktiker vor Ort geschrieben.

Bolliger E et al. (1990) Landwirtschaftliche Beratung. Ein Leitfaden für Beraterinnen und Berater im ländlichen Raum. Hrsg: Landwirtschaftliche Beratungszentrale Lindau (LBL). SKAT, St. Gallen

Wenn auch für die landwirtschaftliche Beratung geschrieben, so enthält das Buch auch für die Gesundheitsberaterin viele praktische Tips und Anleitungen. Es besteht aus 4 Abschnitten: 1. Übersicht und Einstieg, 2. Fragelisten und Hinweise zu verschiedenen Bereichen der Beratung, 3. Theorieblätter zu 14 Themen, 4. Hinweise auf ausgewählte Literatur und Erfahrungsberichte.

Handbücher zu Materialien und Medien

Fetter KA, Clark MH, Murphy CJ, Walters EJ (1987) Teaching and learning with visual aids. Macmillan, Intrah, London, 290 S (Bezugsquelle: TALC)

Enthält viele praktische Tips zu Auswahl, Einsatz und Selbstherstellung von Anschauungsmaterial.

Linney B (1995) Pictures, people and power. People-centred visual aids for development. Macmillan, 195 S (Bezugsquelle: TALC)

Im 1. Teil wird der autoritäre dem partizipativen (people-centred) Ansatz gegenübergestellt und ein methodologisches Umdenken auch für Planung, Erstellung und Gebrauch von Bildmaterial gefordert. Der 2. Teil gibt praktische Tips für diejenigen, die Bildmaterial kostengünstig erstellen wollen. Er enthält Hinweise für unerfahrene Zeichner und für die Beteiligung von Gemeindearbeitern bei der Selbstherstellung von Bildmaterial. Zum Abschluß wird erläutert, wie Bildmaterial eingesetzt werden kann und wie entsprechende Trainingskurse durchgeführt werden können.

Internet-Adressen für Materialien und Medien

Media/Materials Clearinghouse, John Hopkins University, Center for Communication Programs: http://www.jhuccp.org/mmc/mmc.stm

Ein internationales Ressourcenzentrum für reproduktive Gesundheit und verwandte Themenbereiche.
„Media/Materials Clearinghouse" hat CD-ROM mit Materialsammlungen erstellt. Für Mitarbeiter und Institutionen in Entwicklungsländern werden diese kostenfrei abgegeben.
Bestelladresse: John Hopkins Population Information Program, Media/Materials Clearinghouse, 111 Market Place, Suite 310, Baltimore Maryland 21202, USA

Teaching Aids at Low Cost (TALC): http://fs1.rgp.man.ac.uk/gp/talc

Stellt Lehr- und Aufklärungsmaterial weltweit zur Verfügung.

Health Education Services: http://www.hes.org

Eine nichtstaatliche Organisation, die Erziehungsmaterial, Plakate, Videos etc. zu verschiedenen Themen verteilt.

Family Care International (FCI): http://www.familycareintl.org

Produziert und verkauft Broschüren, Posters, Videos, Informationsblätter v. a. zu Themen reproduktiver Gesundheit und Jugendgesundheit.

Hesperian Foundation: http://www.hesperian.org

Veröffentlicht einfach verständliches Aufklärungsmaterial in englisch und spanisch.

INTRAH/PRIME: http://www.med.unc.edu/intrah

INTRAH stellt v. a. Trainingsmaterialien (oft kostenfrei) zur Verfügung. PRIME unterstützt nichtstaatliche Organisationen in Entwicklungsländern v. a. in Fragen reproduktiver Gesundheit.

Zu Abschnitt 3.4: Frauen und Gesundheit

Zur Situation von Frauen in Entwicklungsländern

Boserup E (1982) Die ökonomische Rolle der Frau in Afrika, Asien, Lateinamerika. Stuttgart

Ein „Klassiker", der eine fundierte Analyse der ökonomischen Lage der Frau und ihrer Auswirkungen liefert. Da sich seit Erscheinen dieses Buches die Situation der Frauen nicht wesentlich geändert oder verbessert hat, immer noch ein lesenswertes Buch.

Hanak I (1995) Frauen in Afrika: „... ohne uns geht gar nichts." Brandes & Apsel/Südwind, Frankfurt

Detaillierte Darstellung der Situation von Frauen in den verschiedenen Regionen Afrikas mit kenntnisreichen Beispielen einzelner Länder: Tansania, Kenia, Ghana, Burkina Faso, Namibia und Südafrika. Für jedes dieser Länder sind Informationen zur Lage der Frauen, aber auch zu Frauengruppen und Organisationen von Frauen und für Frauen zusammengetragen.

Frauen und Gesundheitsversorgung

Pizurki Het al. (1987) Women as providers of health care. WHO, Genf (Bezugsquelle: UNO-Verlag)

Die Rolle der Frau in den verschiedenen Bereichen professioneller Gesundheitsversorgung wird dargestellt. Die Daten stammen v.a. aus Industrieländern. Da aber die Systeme moderner Gesundheitsversorgung in Entwicklungsländer exportiert werden und mit ihnen auch die entsprechenden Hierarchien und Geschlechterrollen, ist diese Buch auch für die Arbeit in Entwicklungsländern relevant.

Literaturübersicht zu „Frauen und Gesundheit"

Simshäuser U (1994) Frauen und Gesundheitsversorgung in Entwicklungsländern (Schwerpunkt Afrika): Eine annotierte Bibliographie. Dokumentation Nr. 31, Forschungsschwerpunkt Entwicklungssoziologie der Universität Bielefeld. (Bezugsquelle: Universität Bielefeld)

Zu den verschiedenen Aspekten des Themas Frauen und Gesundheit werden Bücher und Zeitschriftenartikel kommentiert. In einem gesonderten Abschnitt wird auf relevante Periodika und Datenbanken eingegangen.

Internet-Adressen

Die UN-Organisationen, Nichtregierungsorganisationen und einige bilaterale Organisationen bieten Information zur Lage der Frau und zur Frauengesundheit und können in der Regel bei Fragen weiterhelfen.

World Health Organisation (WHO): http://www.who.ch

Website enthält Informationen über die verschiedenen Programme der WHO, neueste Presseerklärungen und Resolutionen der Vereinten Nationen.

UNIFEM-UN Development Fund for Women: http://www.unifem.undp.org

Unterstützt Frauenprojekte und hilft dabei, Fraueninteressen in der Planung von Vorhaben angemessen zu berücksichtigen.

United Nations Population Fund (UNFPA/FNUAP): http://www.unfpa.org

Gibt Zugang zu vielen Publikationen zur Frauengesundheit.

Women in Action: http://www.isiswomen.org/pub/wia/wia.html

Behandelt viele verschiedene Aspekte der Situation von Frauen in Entwicklungsländern.

Women's Studies Newsletter: http://www.fhi.org/en/wsp/wspubs/wsnewslet.html

Berichtet über Entwicklungsprojekte, die zum Ziel haben, den Status der Frauen zu verbessern, sowie über Frauenforschung.

USAID Office of Women in Development: http://www.usaid.gov

Gibt Hinweise und Beispiele zur Beteiligung von Frauen in Entwicklungsprojekten.

Literatur zu Kapitel 4: Kontrolle endemischer Krankheiten (sekundäre Prävention)

Jamison DT, Mosley WH, Measham AR, Bobadilla JL (Eds) (1993) Disease control priorities in developing countries. Published for the World Bank. Oxford University Press, New York, 746 S

Eine umfangreiche Analyse von Effektivität und Kosten präventiver und kurativer Interventionen in Entwicklungsländern. Die Kapitel behandeln jeweils eine Krankheit oder Krankheitsgruppe und sind von namhaften Experten verfaßt. Abgedeckt werden alle Bereiche, von Infektionskrankheiten über Mangelernährung, Müttergesundheit bis zu nicht-übertragbaren, chronischen Erkrankungen (Erwachsenengesundheit). Sehr zu empfehlen, wenn man sich einen Überblick über die Sinnhaftigkeit und den Kosten-Nutzen-Effekt von bestimmten Interventionen verschaffen will.

Zu Abschnitt 4.1: Malariakontrolle

Gilles HM, Warrell DA (Eds) (1993) Bruce-Chwatt's essential malariology. Edward Arnold, London

Dieses englische Standardwerk ist eine ausgezeichnete, von verschiedenen namhaften Autoren erarbeitete Zusammenstellung aller wesentlichen Aspekte der Malaria. Ein besonderer Wert für Malariakontrollprogramme liegt in der ausführlichen Beschreibung der entomologischen und epidemiologischen Zusammenhänge. Jedem zu empfehlen, der sich intensiver mit Malaria auseinandersetzen möchte.

Knell AJ (Ed) (1991) Malaria. Oxford University Press, Oxford

Ein einfach zu lesendes Werk über die wesentlichen Aspekte der Malaria aus klinischer, immunologischer, parasitologischer und epidemiologischer Sicht. Es besticht durch seine reiche Bebilderung und eignet sich als gutes Referenzwerk.

Curtis CF (Ed) (1991) Control of disease vectors in the community. Wolfe Publishing, London

Dieses Multi-Autorenwerk bietet eine aktuelle und ausführliche Übersicht über Vektorkontrollmaßnahmen auf Dorf- und Gemeindeebene. In 13 Einzelkapiteln werden alle wichtigen vektorübertragenen Krankheiten behandelt und die Wertigkeit verschiedener vektorbezogener Kontrollstrategien diskutiert. Das Schwergewicht liegt dabei auf der Sichtung und Aufarbeitung der verfügbaren wissenschaftlichen Literatur mit einem äußerst umfangreichen Quellenverzeichnis.

WHO (1993) Implementation of the global Malaria control strategy: Report of a WHO study group on the implementation of the global plan of action for malaria control 1993–2000. WHO Technical Report Series No. 839. Genf (Bezugsquelle: UNO-Verlag)

Diese WHO-Publikation ist ein Referenzwerk, das auf die Theorie des Malaria-Kontrollplans der WHO eingeht. Der Bericht wirkt ziemlich abgehoben und bleibt allgemein gehalten ohne konkrete Vorschläge. Er läßt jedoch die vielen Schwierigkeiten erahnen, die bei der Implementierung der *Global Control Strategy* entstehen können.

Stich A, Fleischer K (1999) Insektizid-imprägnierte Moskitonetze. Merkblätter des Missionsärztlichen Instituts Würzburg (Bezugsquelle: Missionsärztliches Institut, 97076 Würzburg)

Dieses vom Missionsärztlichen Institut erstellte Merkblatt liefert in leicht verständlicher Form praktische Hinweise zur Herstellung und zum Einsatz imprägnierter Moskitonetze.

Zielgruppe sind Entwicklungshelfer aller Fachrichtungen und Missionare, die einen langen Aufenthalt in einem malariaendemischen Gebiet planen.

Zu Abschnitt 4.2: Tuberkulosekontrolle

Porter JDH, McAdam KPWJ (Eds) (1994) Tuberculosis – Back to the Future. John Wiley & Sons, Chichester, 285 S (Bezugsquelle: Tropical Health Technology)

Dieses ausgezeichnete Buch enthält die Tagungsbeiträge des von der London School of Hygiene & Tropical Medicine veranstalteten „Public Health Forum 1993". Es gibt den „state of the art" in der Tuberkulosekontrolle in spannend zu lesender Form wider, ergänzt durch einen kurzen historischen Rückblick in der Einleitung. Forschungsprioritäten im Interesse einer Verbesserung der weltweiten Kontrolle der Tuberkulose werden benannt.

Enarson DA, Rieder HL, Arnadottier T, Trébucq A (2000) Management of Tuberculosis – A guide for low income countries, 5th edn. International Union Against Tuberculosis and Lung Disease (IUATLD), Paris, 65 S (kostenlos erhältlich bei IUATLD)

In sehr präziser und praxisorientierter Form werden die Richtlinien der IUATLD für Tuberkulosekontrollprogramme dargestellt. Als Anhang findet sich der früher separat publizierte „Technical Guide For Sputum Examination For Tuberculosis by Direct Microscopy" der IUATLD. Das Büchlein kann als „Kochbuch" für die praktische Durchführung der Tuberkulosekontrolle im Distrikt benutzt werden.

Crofton J, Horne N, Miller F (1992) Clinical tuberculosis. Macmillan, 210 S, engl./franz./port./span. (Bezugsquelle: TALC)

Dieses in leicht verständlichem Englisch geschriebene Buch wendet sich an klinisch tätige Ärzte, Schwestern und Medical Assistants in Entwicklungsländern. Neben der Beschreibung des klinischen Bildes und der Therapie der Tuberkulose streift es kurz die Prinzipien von Kontrollprogrammen.

Maher D et al. (1997) Treatment of tuberculosis, Guidelines for national TB programmes. Document WHO/TB/97.220, 78 S
(auch als PDF-Datei abrufbar von http://www.who.int/gtb/publications/)

Primäre Zielgruppe dieses Buchs sind leitende Mitarbeiter in Tuberkulosekontrollprogrammen in ressourcenarmen Ländern. Von der Lektüre profitiert aber jeder, der sich über die konkrete Durchführung von Tuberkulosebehandlung und -kontrolle unter Armutsbedingungen informieren möchte.

Harries AD, Maher D (1996) TB/HIV: A clinical manual. Document WHO/TB/96.200. 130 S
(auch als PDF-Datei abrufbar von http://www.who.int/gtb/publications/)

Dieses Buch bietet einen ausgezeichneten Überblick über die Diagnostik und Therapie der Tuberkulose unter besonderer Berücksichtung der Besonderheiten von TB bei AIDS-Patienten. Insbesondere für die Arbeit in HIV-Hochprävalenzländern nützlich, da dort die Mehrheit der TB-Patienten mit HIV infiziert ist.

Internet-Adressen

http://www.iuatld.org
http://www.who.int/gtb/
http://www.unaids.org
http://www.who.int/HIV_AIDS/first.html

Zu Abschnitt 4.3: AIDS- und STD-Kontrolle

Piot Pet al. (1992) AIDS in Africa – a manual for physicians. WHO, Genf, 125 S, engl./franz. (Bezugsquelle: UNO-Verlag)

Der Schwerpunkt dieses Buches sind Klinik und Therapie der in Afrika häufigen Manifestationen von AIDS. Der Veranschaulichung dienen 35 Farbfotos von dermatologischen Symptomen auf schwarzer Haut, davon allein 15 Bilder mit verschiedenen Formen des Kaposi-Sarkoms. Wer mehr zu Epidemiologie und Prävention erfahren will, ist mit diesem Buch allerdings nicht gut bedient.

WHO (1988 ff.) AIDS Series Heft 1–11, engl./franz. (Bezugsquelle: UNO-Verlag)

In dieser 1988 begonnenen Reihe erscheinen in unregelmäßigen Abständen etwa 14–40 Seiten umfassende Broschüren mit sehr konkreten Richtlinien zu einzelnen Themen aus dem Bereich HIV-Prävention. Dabei geht es v.a. um technische Fragen des Infektionsschutzes (z.B. Heft 8 *Guidelines on sterilization and high-level disinfection methods effective against HIV*), aber auch um die Planung von Aufklärungsmaßnahmen (z.B. Heft 5 *Guide to planning health promotion for AIDS prevention and control*). Sehr praxisorientiert.

IPPF (1988) Talking AIDS – A guide for community work. Macmillan, London Basingstoke, 98 S, engl./franz./arab. (Bezugsquelle: TALC)

Zielgruppe dieses Büchleins sind Gesundheitsarbeiter, die als Counsellor oder Gesundheitserzieher mit anderen Menschen über AIDS sprechen. Vorurteile und Moralvorstellungen – v.a. die eigenen – bezüglich AIDS und Sexualität werden anhand kurzer Geschichten zur Diskussion gestellt. Nützlich für die Vorbereitung von Trainingsmaßnahmen für den genannten Personenkreis.

Panos Institute (Ed) (1990) Triple Jeopardy: Women & AIDS. Panos Publications, London, 104 S (Bezugsquelle: Panos Institute)

Der Titel „dreifache Gefährdung" spricht an, daß eine Frau nicht nur dem Risiko ausgesetzt ist, sich selbst mit HIV zu infizieren, sondern daß sie auch als Schwangere mit dem Risiko leben muß, das Virus auf ihr Kind zu übertragen. Die Pflege von AIDS-kranken Angehörigen, die überwiegend durch Frauen erfolgt, ist die dritte Art der Betroffenheit durch AIDS. Diese Bereiche werden in ihrer Verflochtenheit mit der sozio-ökonomischen Situation von Frauen in verschiedenen Teilen der Welt sehr plastisch aufgearbeitet. Die Analyse wird durch Daten und Forschungsergebnisse untermauert.

Panos Institute (Ed) (1992) The hidden cost of AIDS: the challenge of HIV to development. Panos Publications, London, 168 S (Bezugsquelle: Panos Institute)

Eine fundierte Analyse der ökonomischen und sozialen Auswirkungen von AIDS mit vielen konkreten Beispielen aus verschiedenen, überwiegend afrikanischen Ländern.

Lande R (1993) Controlling sexually transmitted diseases. Population reports, Series L, No. 9. Baltimore, 30 S (Bezugsquelle: Johns Hopkins School of Public Health)

In dieser Ausgabe der *Population Reports* wird das Management von STD-Patienten anhand des *syndromic approach* dargestellt. Dem Heft ist ein großes Farbposter mit allen Untersuchungs- und Behandlungsschritten incl. Medikamentendosierungen beigelegt. Weitere wichtige Aspekte des Themas STDs werden gestreift: Epidemiologie, ökonomische Bedeutung, Prävention, Berührungspunkte zu Familienplanungsprogrammen. Sehr ausführliches Literaturverzeichnis mit 348 (!) Quellenangaben.

Internet-Adressen

http://www.unaids.org
http://www.who.int/HIV_AIDS/first.html

Literatur zu Kapitel 5: Familiengesundheit

Zu Abschnitten 5.1 und 5.2

Keine spezifischen Literaturempfehlungen

Zu Abschnitt 5.3: Kindergesundheit

Management of the child with a serious infection or severe malnutrition. Guidelines for care at the first-referral level in developing countries (WHO/FCH/CAH/00.1)

Die Abteilung „Child Health and Development" mit ihrem Ansatz „Integrated Management of the Sick Child" ersetzt die frühere „Division of Diarrhoeal and Acute Respiratory Disease Control (CDR)" bei der WHO. Das genannte Manual gibt Ärzten und Schwestern Hinweise, wie häufige und akute gesundheitliche Probleme von Kindern unter einfachen Bedingungen richtig erkannt und behandelt werden.
Weitere Informationen und aktuelle Publikationen unter: http://www.who.int/chd/

Zu Abschnitt 5.4: Impfen und Impfprogramme

WHO/EPI (1995) Immunization policy. (Document WHO/EPI/GEN/95.03 Rev. 1), engl. (Bezugsquelle: WHO/EPI, kostenlos)

Eine knappe (50 Seiten), aber ausgesprochen gut dokumentierte Darstellung der Zielkrankheiten, Impfstoffe, Strategien und Probleme in EPI. Die Lektüre erfordert medizinische Vorbildung. Das Schwergewicht liegt im technischen Bereich, der operationale Bereich von Impfprogrammen kommt etwas zu kurz. Diese Broschüre ist dennoch unverzichtbar für Ärzte und Schwestern, die Supervisions- und Managementaufgaben im Bereich EPI übernehmen werden.

WHO/EPI (1998) Immunization in practice. (Document WHO/EPI/TRAM/ 98.01–11) engl. oder franz. (Bezugsquelle: WHO/EPI, kostenlos)

Diese Serie richtet sich an Schwestern und Pfleger in Gesundheitszentren. Es werden alle Schritte zur Vorbereitung und Durchführung einer Impfsitzung beschrieben, außerdem Dokumentation von Impfungen und Bestimmung der Impfabdeckung im Einzugsbereich des Gesundheitspostens. Die Serie ist für ausreisende Ärzte und Schwestern sehr hilfreich.

Razum O (1994) Improving service quality through action research, as applied in the Expanded Programme on Immunization (EPI) (Band 38 der Reihe „Medizin in Entwicklungsländern", Hrsg. HJ Diesfeld). Lang, Bern Frankfurt New York Paris

Anhand eines praktischen Beispiels und einer ausführlichen Literaturdurchsicht werden Möglichkeiten der Evaluierung von Impfprogrammen und der Ansatz der Aktionsforschung dargestellt. Es wird aufgezeigt, wie die „Qualität" eines Gesundheitsprogrammes operationalisiert, beurteilt und in partizipativer Weise verbessert werden kann. Das Buch beleuchtet konzeptuelle Hintergründe und gibt Anregungen für eigene projektbegleitende operationale Forschung in Gesundheitsprogrammen.

Internet-Adressen

http://www.who.int/vaccines/
http://www.vaccine-alliance.org

Viel andere hilfreiche WHO-Dokumente sind als pdf-Dateien verfügbar auf der Seite:

http:/www.who.int/vaccines-documents/

Zu Abschnitt 5.5: Die Überwachung des kindlichen Ernährungszustands
(s. auch Literatur zu Abschn. 3.2)

Morley D, Woodland M (1979) See how they grow. Monitoring child growth for appropriate health care in developing countries. Macmillan, Basingstoke London, 265 S, engl./franz.

Erläutert Hintergründe der Gewichtsüberwachung und bietet Anleitung zum Wiegen, zum Ausfüllen der Wiegekarte und zu deren Interpretation. Sehr praxisbezogen, richtet sich in erster Linie an Gesundheitspersonal, das mit MCH-Programmen befaßt ist.

Zu Abschnitt 5.6: Schwangerenvorsorge (s. Literatur zu Abschn. 6.4)

Zu Abschnitt 5.7: Gesundheitsfürsorge für Erwachsene und ältere Menschen (*Adult Health*)

Feachem RGA, Kjellstrom T, Murray CJL, Over M, Phillips MA (Eds) (1992) The health of adults in the developing world. Published for the World Bank. Oxford University Press, New York

Ein „Standardwerk" zum Thema, verfaßt von einem Expertenteam der Weltbank. In jeweils eigenen Kapiteln werden die *health transition,* die daraus zu erwartenden Veränderungen im Krankheitsspektrum und der Mortalität Erwachsener in Entwicklungsländern und die ökonomischen Folgen erläutert. Die epidemiologische und ökonomische Perspektive steht stark im Vordergrund, auf soziale Veränderungen und das „Leiden" der einzelnen Betroffenen wird nur am Rande eingegangen.

Chen LC, Kleinman A, Ware NC (Eds) (1994) Health and social change in international perspective. Harvard University Press, Boston

Dieses Buch geht über die unmittelbaren demographischen und epidemiologischen Aspekte der *health transition* hinaus und befaßt sich mit den *sozialen* Ursachen und Folgen der sich verändernden Gesundheitssituation. Dabei wird auch die kulturanthropologische Perspektive berücksichtigt. Kein *how to do*-Buch, sondern vertiefende und anregende Lektüre für Leute, die sich besonders für das Thema *adult health* interessieren.

Jamison DT, Mosley WH, Measham AR, Bobadilla JL (Eds) (1993) Disease control priorities in developing countries. Published for the World Bank. Oxford University Press, New York

Empfehlung s. Literatur zu Kap. 4.

Internet-Adressen

http://www.tobacco.who.int/

Die Website der „Tobacco Free Initiative" enthält umfangreiche Informationsmaterialien.

Aktuelle wissenschaftliche Hintergrundinformationen zu Herz-Kreislauf-Erkrankungen finden sich auf der WHO-Website unter

http://www.who.int/ncd.cvd.index.htm

und zu Diabetes mellitus unter:

http://www.who.int/ncd/dia/index.htm

http://www.path.org/resources/cxca.htm

Die Website des „Program for Appropriate Technology in Health" (PATH) gibt einen aktuellen Überblick und neueste Literatur zum Zervixkarzinom in Entwicklungsländern.

Zu Abschnitt 5.8: Familienplanung

Dietz G, Brandrup-Lukanow A (1993 engl.; 1994 franz.) Santé maternelle et planification familiale. Macmillan, London Basingstoke, 131 S

Eine einfach geschriebene Einführung in praktische Fragen der Familienplanungsdienste in Entwicklungsländern. Kann auch als Lehrtext für die Ausbildung von Gesundheitspersonal vor Ort verwandt werden.

Population Reports (Ed) Population information program, Johns Hopkins School of Public Health

Die *Population Reports* bieten eine Übersicht über den Stand der wissenschaftlichen Erkenntnis zu verschiedenen Methoden, Strategien und Programmen der Familienplanung und verwandten Themen aus dem Bereich der reproduktiven Gesundheit. Die Serien A, C, D, H, K befassen sich mit den verschiedenen Methoden, Serie E mit legalen und politischen Aspekten, Serie J mit Familienplanungsprogrammen, Serie L, M mit verschiedenen Public Health-Fragen, z.B. mit Geschlechtskrankheitenkontrolle. Pro Jahr erscheinen 4 Hefte, jedes mit einem eigenen thematischen Schwerpunkt. Auch ältere Hefte sind noch erhältlich.
Population Reports sind erhältlich bei: Population Information Program, Johns Hopkins School of Public Health, 111 Market Place, Suite 310, Baltimore, Maryland 212002-4012, USA.

The World Bank (1993) Effective family planning programs. Washington (Bezugsquelle: World Bank)

Wichtige Erkenntnisse für die Planung von Familienplanungsprogrammen werden in dieser kurzen Zusammenfassung dargestellt.

BMZ aktuell (1991) Förderkonzept Bevölkerungspolitik und Familienplanung. Juni 1991 (Bezugsquelle: Bundesministerium für wirtschaftliche Zusammenarbeit und Entwicklung)

Wer die offizielle deutsche Politik zur Familienplanung in Entwicklungsländern kennen möchte, kann sich beim BMZ das *Förderkonzept* anfordern.
Wer zu einzelnen Methoden – besonders den hier weniger üblichen – Informationen haben will, kann sich bei der WHO die Broschüren zu den verschiedenen Methoden bestellen. Diese sind in englischer Sprache erschienen zu: Female sterilization, vasectomie, oral contraceptives, IUDs, barrier contraceptives and spermizides, Natural Family Planning, injectable contraceptives.

Dehne Karl, Snow R (1999) Integrating STI management info family planning services: What are the benefits? WHO Occasional Paper, WHO/RHR/99.10, Geneva

Eine Übersicht, die auf Erfahrungen aus der Praxis basiert und die wichtigsten Argumente für und gegen eine Integration diskutiert. Angesichts der fortschreitenden AIDS-Pandemie wichtig für alle Familienplanungsfachkräfte.

Hatcher RA, Rinehart W, Blackburn R, Geller S, Shelton JD, (1998) The essentials of contraceptive technology. Population Information Program. Johns Hopkins University School of Public Health, Baltimore

Ein Standardwerk für klinisches Personal. Alle Methoden werden vorgestellt und wesentliche Aspekte einer angemessenen Familienplanungsberatung und Klientenbetreuung erläutert. Für Mitarbeiter in Entwicklungsländern kann das Buch kostenlos zur Verfügung gestellt werden.

Internet-Adressen

http://www.jhuccp.org
http://www.reproline.jhu.edu
http://www.ippf.org

Literatur zu Kapitel 6:
Prinzipien der Organisation von Gesundheitsdiensten

Zu Abschnitt 6.1: Der Gesundheitsdistrikt – Aufbau und Aufgaben (s. auch Literatur zu Kap. 2)

Grodos D (2000) Le district sanitaire urbain en Afrique subsaharienne. Enjeux, pratiques et politiques. Université catholique de Louvain, Faculté de Médecine, Département de Santé publique

Anspruchsvolle Doktorarbeit, die einen sehr guten Überblick gibt über die historische Entwicklung des Konzeptes des Gesundheitsdistriktes und sich besonders mit der Rolle des städtischen Gesundheitsdistriktes befaßt.

GTZ – Abteilung Gesundheit, Bevölkerung, Ernährung (1993) Das Distriktgesundheitssystem. Erfahrungen und Perspektiven für Afrika. Eschborn, 132 S, deutsch/engl./franz. (Bezugsquelle: GTZ)

Das Buch beschreibt den Aufbau und die Funktion eines Gesundheitsdistriktes in Afrika. Hilfreich sind die reichhaltige Bibliographie sowie die praktischen Beispiele von Formblättern, standardisierten Berichtsformularen und Supervisionschecklisten.

Kielmann AA, Janovsky K, Annett H (1991) Assessing district health needs, services and systems. Protocols for rapid data collection and analysis. Macmillan, London Basingstoke, 172 S, engl./franz.

Diese Fragebogensammlung ermöglicht die rasche Sammlung der wichtigsten Daten der verschiedenen Ebenen eines Gesundheitsdistriktes und gibt wertvolle Hinweise für die Analyse der erhobenen Daten.

Pineault R, Daveloy C (1990) La planification de la santé, 5e éd. Québec

Dieses Standardlehrbuch geht auf alle wesentlichen Elemente der Planung und Umsetzung von Aktivitäten eines Gesundheitssystems in den Ländern der Dritten Welt ein. Das Buch ist für Leser geeignet, die tiefer in die Materie einsteigen wollen.

Unger JP (1992) Guide pratique de la coopération médicale. De l'analyse des systèmes de santé à l'action. Paris

Neben einer ausführlichen theoretischen Einleitung findet man in diesem Buch 19 *fiches techniques*, die die praktischen Aspekte der Distriktorganisation, wie z. B. die Organisation der verschiedenen Versorgungsebenen und die Integration vertikaler Ansätze, betreffen.

Zu Abschnitt 6.2: Krankenhausmanagement

Pearson CA (1995) Medical administration for frontline doctors. FSG Communications, 290 S (Bezugsquelle: TALC)

Das Buch ist ein praxisorientierter Leitfaden für das Management eines Krankenhauses auf Distriktebene. Ist man neu am Krankenhaus, dann stellen sich unzählige Fragen: Gibt es eine Arbeitsplatzbeschreibung für meine Position? Was sind meine administrativen Aufgaben? Gegenüber wem bin ich verantwortlich? Wie funktioniert die Buchführung, und wie werden finanzielle Mittel beantragt? Später stehen wichtige Entscheidungen an: Was muß man beim Ausbau des Krankenhauses beachten? Wie richtet man die Dienste nach den Bedürfnissen der Gemeinde aus?

Bei einem solchen breiten Themenfeld überrascht es nicht, daß einige Kapitel oberflächlich bleiben. Aber in kaum einem anderen Buch findet man so viele praktische Tips und Hinweise, wie sie der Autor während seiner 30jährigen Tätigkeit in verschiedenen Krankenhäusern Nigerias zusammengetragen hat.

Zu Abschnitt 6.3:
Organisation der operativen Abteilung (und Chirurgie allgemein)

King M et al. (Eds) Primary surgery. Vol. 1 (1990): Non-trauma; vol. 2 (1987): Trauma. Oxford University Press

King M et al. (Eds) (1986) Primary anaesthesia. Oxford University Press, 169 S (Bezugsquelle für alle drei Bücher: TALC)

Diese sehr empfehlenswerten Bücher sind sowohl wichtige Standardwerke als auch informative Nachschlagewerke für den operativ tätigen Allgemeinarzt und Chirurgen in Ländern Afrikas, Asiens und Lateinamerikas. Alle chirurgischen Probleme von Notfallmedizin bis zu selektiven Eingriffen sind in kurzer prägnanter Art beschrieben und mit anschaulichen Schwarzweißskizzen illustriert. Außer der Allgemein- und Unfallchirurgie werden auch die häufigsten chirurgischen Krankheitsbilder aus folgenden Bereichen abgehandelt: Ophthalmologie, HNO, Gynäkologie und Geburtshilfe, Zahn-Mund-Kiefer-Heilkunde, Urologie, Orthopädie und rehabilitative Chirurgie sowie chirurgische Interventionsmöglichkeiten bei AIDS, Lepra, Tuberkulose und bestimmten Tropenkrankheiten. Die Autoren haben alle selbst unter eingeschränkten Bedingungen gearbeitet und schildern aus eigener Erfahrung angepaßte Methodiken, die in einfach ausgestatteten Hospitälern anwendbar sind. Hervorgehoben wird immer wieder die Wichtigkeit, Prioritäten zu setzen und die Indikation zum chirurgischen Eingriff mittels klarer Kriterien zu stellen. Genügend Raum wird auch den Bereichen OP-Organisation, Sterilisation, Material- und Personalmanagement eingeräumt.

Zu Abschnitt 6.4: Organisation der geburtshilflichen Abteilung (und Schwangerenvorsorge und Geburtshilfe allgemein)

Enkin M, Keirse MJNC, Renfrew M, Neilson J (2000) A guide to effective care in pregnancy and childbirth, 3rd edn. Oxford University Press, Oxford

Das Buch für alle, die mehr über Sinn und Unsinn einzelner Maßnahmen rund um Schwangerschaft und Geburt wissen wollen: Basierend auf ausführlichen Analysen von Einzelstudien (Metaanalyse) wird eine Bewertung einzelner diagnostischer und therapeutischer Interventionen vorgenommen. Eine tabellarische Zusammenfassung in 6 Kategorien, von Maßnahmen mit nachgewiesenem Nutzen über solche, bei denen sich Vor- und Nachteile die Waage halten, bis zu schädlichen Maßnahmen (von welchen einige noch weit verbreitet sind), erleichtert die Übersicht.

Miller A, Hanretty KP (Eds) (1997) Obstetrics illustrated, 5th edn. Churchill Livingstone, London

Gut verständliches und weitverbreitetes englisches Standardlehrbuch. Besonders zu empfehlen für alle, die in anglophonen Ländern arbeiten. Es hilft, das Fachvokabular und das von der englischen „Schulmedizin" beeinflußte klinische Vorgehen zu verstehen.

Wacker J, Baldé MD, Bastert G (1994) Geburtshilfe unter einfachen Bedingungen. Springer, Berlin Heidelberg New York Tokyo

Dieses Buch, durch die Initiative und Mitwirkung ehemaliger Entwicklungshelfer entstanden, ist eine sehr gute Ergänzung zu den aus dem Studium bekannten geburtshilflichen Lehrbüchern: Geburtshilfe wird im Kontext des Distriktgesundheitssystems dargestellt; in den einzelnen klinischen Kapiteln sowie im Kapitel Labordiagnostik wird mit Tips auf die besondere Situation in Entwicklungsländern eingegangen.

Wacker J, Baldé MD, Bastert G (2000) Obstetrics unplugged. Urban & Fischer

Neue, komplett überarbeitete und erweiterte Auflage von „Geburtshilfe unter einfachen Bedingungen" in englischer Sprache. Die Autoren und Herausgeber sind erfahrene Geburtshelfer u.a. in Deutschland, den Niederlanden, England, Südafrika, Burkina Faso, Guinea, Ägypten.
Detaillierte Behandlung von Bluthochdruck, Anämie, tropischen Infektionskrankheiten und HIV/AIDS in der Schwangerschaft, ebenso wie geburtshilfliche Diagnose- und Labormethoden und Notfälle und deren Behandlung. Anschauliche Darstellung mit Skizzen und Fotobeispielen.

WHO (1991) Essential elements of obstetric care at first referral level. WHO, Geneva (Bezugsquelle: UNO-Verlag)

Wichtige Referenz für die Arbeit am Distrikthospital: Aufgaben und Ausstattung werden beschrieben und begründet. Als WHO-Publikation stellt es einen Standard dar, auf den man sich in der Diskussion über Organisation und Qualität der Geburtshilfe im Krankenhaus beziehen kann.

WHO (1994) Mother-baby package: Implementing safe motherhood in countries. (Document WHO/FHE/MSM/94.11) 86 S (Bezugsquelle: WHO/Division of Family Health, kostenlos)

In diesem WHO-Dokument wird die Strategie der Safe Motherhood-Initiative dargelegt mit ihren 4 Säulen Schwangerenvorsorge, sichere Entbindung, essentielle Geburtshilfe und Familienplanung. Für diese Bereiche wird auch ein Set von Interventionen vorgeschlagen und begründet. In vielen Ländern wird versucht, dieses Konzept umzusetzen; daher sollten auch Entwicklungshelfer das Mother-Baby-Package kennen. Im Anhang findet sich eine Liste mit weiteren WHO-Publikationen zu Safe Motherhood.

Literatur zu Kapitel 7: Arzneimittelversorgung und Arzneimittelgebrauch in Entwicklungsländern

Zu Abschnitt 7.1: Probleme von Arzneimittelversorgung und Arzneimittelgebrauch in Entwicklungsländern

Hartog R, Schulte-Sasse H (1993) Arzneimittel in der Dritten Welt. Die Rolle der deutschen Pharmaindustrie (mit einem Vorwort von HJ Diesfeld). Mabuse-Verlag, Frankfurt am Main

In dieser Arbeit untersuchen die Autoren das Arzneimittelangebot deutscher Firmen in Entwicklungsländern nach klinisch-pharmakologischen Kriterien. Die Arbeit ist aber nicht nur aufgrund dieser Fragestellung und der dafür angewandten Methodik von Interesse. Die Autoren haben ihrer Untersuchung einen allgemeinen und historischen Teil vorangestellt, der dem Leser nicht nur eine Vertiefung der allgemeinen Probleme der Arzneimittelversorgung in Entwicklungsländern ermöglicht, sondern auch spannende Seiten deutscher, lateinamerikanischer und afrikanischer Industriegeschichte aufschlägt.

Bardelay D, Guha A, Harvey K, Mansfield P (1992) Promoting Health or pushing drugs? A critical examination of marketing of pharmaceuticals. Health Action International (HAI) Europe, Amsterdam

Zu den Problemen der Arzneimittelwerbung gibt die Arbeit von Lexchin eine und die Broschüre von Health Action International eine Übersicht, wobei die Veröffentlichung von HAI zahlreiche Anzeigenbeispiele in Bildern dokumentiert und praktische Handlungs- und Lösungsvorschläge macht.

Van der Geest S, Whyte SR (1991) The context of medicines in developing countries. Studies in pharmaceutical anthropology. Het Spinhuis, Amsterdam

Der soziokulturelle Kontext, in dem moderne Arzneimittel in Entwicklungsländern genommen und u. U. im Sinne eines traditionellen Krankheitsverständnisses reinterpretiert werden, ist das Studienobjekt einer Wissenschaft, die van der Geest als „pharmazeutische Anthropologie" bezeichnet. Wichtig ist ihm dabei die Feststellung, daß dieser soziokulturelle Kontext in jeder Gesellschaft gegeben ist und den Gebrauch von Arzneimitteln jeweils beeinflußt. Damit grenzt er sich von den „Ethnopharmakologen" ab, denen er einen „exotischen Bias" bescheinigt bei ihrer Suche nach noch unentdeckter Medizin in möglichst unberührten Naturvölkern. Sjaak van der Geest und Susan Reynolds Whyte haben einen Reader herausgegeben, in dem sie eine Reihe von Studien aus verschiedenen Entwicklungsländern zu diesem Thema zusammengestellt haben.

Zu Abschnitt 7.2: Auswahl unentbehrlicher Arzneimittel

Kanij N, Hardon A, Harnmeijer JW, Mamdani M, Walt G (Eds) Drugs policy in developing countries. Zed Books, London New Jersey

1989 hat ein Team aus Mitarbeitern des Königlichen Tropeninstituts Amsterdam und der London School of Hygiene and Tropical Medicine das Essential-Drug-Programm der WHO evaluiert und die Umsetzung nationaler Arzneimittelpolitik in 13 Länderstudien dokumentiert. Für die Öffentlichkeit zugänglich gemacht haben sie die Ergebnisse dieser Arbeit in einem Buch, das Einblicke in die Arbeitsweise der WHO ermöglicht und auf neuere Entwicklungen hinweist.

WHO (1999) Essential Drugs WHO Model List revised December 1999

WHO drug information 13[4], 249–262. Der Artikel kann als pdf-File heruntergeladen werden unter

http://www.who.int/medicines.

Essential Drugs Monitor

Demjenigen, die sich über aktuelle Entwicklungen der Auswahl von Essential Drugs in verschiedenen Ländern, nationaler Arzneimittelpolitik und rationalen Arzneimittelgebrauch sowie Neuerscheinungen zu diesem Thema (nicht nur der WHO) auf dem laufenden halten will, sei ein Abonnement des Essential Drugs Monitor (englisch, französisch, spanisch) empfohlen. Die Zeitschrift, die inzwischen in einer Auflage von 200 000 Exemplaren erscheint, ist kostenlos und kann bei der WHO in Genf bestellt werden.

Bestelladresse Essential Drugs Monitor (kostenlos): The Editor, Essential Drugs Monitor, WHO, CH-1211 Geneva 27

Die neuesten Nummern des Essential Drugs Monitor können auch als pdf-File heruntergeladen werden unter

http://www.who.int/medicines.

E-Drug

Man kann die aktuelle laufende Diskussion über Essential drugs verfolgen und sich daran beteiligen, indem man sich bei E-Drug abonniert: Send mail for the ‚E-Drug'. Man schreibt eine e-mail mit dem Text „subscribe E-drug" an

majordomo@usa.healthnet.org

und schickt dann eigene Beiträge an die Adresse

e-drug@usa.healthnet.org

Zu Abschnitt 7.3:
Bedarfsberechnung und Beschaffung von Arzneimitteln
und zu Abschnitt 7.4:
Lagerung und Verteilung von Arzneimitteln

Management Sciences for Health Quick JD, Rankin JR, Laing RO et al. (Eds) (1997) Managing Drug Supply. The selection, procurement, distribution and use of pharmaceuticals, 2nd edn. Kumarian Press; USD 84,95 (Industrieländer), USD 22,95 (Entwicklungsländer)

Managing Drug Supply gibt Gesundheitsplanern und Managern Werkzeuge in die Hand, die Arzneimittelversorgung rationaler und ökonomischer zu gestalten. Mit solchen und Managementaufgaben, insbesondere auch logistischen Problemen der Arzneimittelversorgung, sehen sich auch in Deutschland ausgebildeter Ärzte in Entwicklungsländern konfrontiert, obwohl sie von ihrer rein klinisch orientierten Ausbildung her darauf nicht vorbereitet sind. Die 1. Auflage des Handbuchs erschien 1981 und wurde seither ins Englische, Französische und Spanische übersetzt. Das 600 Seiten starke Buch ist seither zum Standardhandbuch für internationale Organisationen wie UNICEF, Gesundheitsministerien, Nicht-Regierungsorganisationen und private Consultings geworden. Die Neuauflage wurde in Zusammenarbeit mit dem Action Programme on Essential Drugs der Weltgesundheitsorganisation gründlich überarbeitet. Es gibt einen Überblick über die Methoden der Auswahl unentbehrlicher Arzneimittel, ihrer Beschaffung, ihrer Lagerung und Verteilung sowie über Probleme und Methoden zur Erreichung eines rationalen Umgangs mit Arzneimitteln. Fragen der Arzneimittelzulassung und Politik, des Managements sowie der Finanzierung der Arzneimittelversorgung nehmen in der neuen Auflage einen breiteren Raum ein, wobei auf die Erfahrungen der vergangenen 15 Jahre durch zahlreiche Beispiele zurückgegriffen wird. Mit über 300 Abbildungen, zahlreichen Tabellen und Kästen mit konkreten Beispielen aus der Praxis sowie Schritt-für-Schritt Handlungsanleitungen zu den einzelnen Themen und Formularvorlagen ist das Buch von praktischem Nutzen für alle, die sich in ihrer beruflichen Praxis mit der Auswahl, Beschaffung, Lagerung, Verteilung, rationaler Verschreibung oder Finanzierung der Arzneimittelversorgung befassen.

Management Sciences for Health, The international drug price indicator guide

Die Preisvergleichsliste für unentbehrliche Arzneimittel kann genutzt oder heruntergeladen werden unter
http://www.msh.org
oder
http://erc.msh.org/index.cfm

Zu Abschnitt 7.5: Rationaler Arzneimittelgebrauch

British Medical Association & The Royal Pharmaceutical Society of Great Britain (2001) British National Formulary [41]. London

Unabhängige Arzneimittelinformation im Kitteltaschenformat (wird halbjährlich aktualisiert) oder einfach für einzelne Arzneimittel nachschauen im Internet unter
http:/bnf.org

De Vries TP, Henning RH, Hogerzeil HV, Fresle DA (1994) Guide to good prescribing. A practical manual. WHO/Drug Action Programme, Geneva

Das Buch gibt eine praktische Anleitung in problemorientiertem rationalen Verschreiben von Arzneimitteln. Das Konzept sog. P(ersonal)-Drugs wird vorgestellt und eine Methodik der Auswahl von P-Drugs erarbeitet.

Desenclos JC (Ed) (1990) Clinical guidelines – Diagnostic and treatment manual. 2nd edn. Médecins Sans Frontières, Paris, engl./franz./span. (Bezugsquelle: Ärzte ohne Grenzen)

Dem medizinischen Entwicklungshelfer, der in ein Entwicklungsland geht, kann die Benutzung von Standardtherapierichtlinien nur empfohlen werden. Am besten geeignet sind natürlich die nationalen Richtlinien oder *Formularies* von dem Land, in das man geht, da diese therapeutische Besonderheiten berücksichtigen: Das gilt für pharmakogenetische Unterschiede (z. B. unterschiedliches Ansprechen eines Bluthochdrucks auf Betablocker von Weißen und Schwarzen) ebenso wie für z. B. die aktuelle Resistenzsituation in der Malariabehandlung, wo es inzwischen unmöglich ist, allgemein gültige Therapieempfehlungen zu geben. Wer schon vor der Ausreise einen entwicklungslandbezogenen Leitfaden auf der Grundlage der Essential-Drug-Liste der WHO erwerben möchte, kann auf die *Clinical Guidelines* von Médecins Sans Frontières zurückgreifen. Sie können aber die nationalen Therapierichtlinien aus den genannten Gründen nicht ersetzen.
Das Abonnement eines unabhängigen Arzneimittelbulletins ist für den klinisch tätigen Arzt sinnvoll. Die *International Society of Drug Bulletins* gibt gerne Auskunft über die Zeitschriften in Entwicklungsländern. Wer sich für die Förderung rationalen Arzneimittelgebrauchs interessiert, sollte mit INRUD Kontakt aufnehmen, insbesondere, wenn er oder sie in die Länder geht, in denen INRUD aktiv ist. In jedem Fall lohnt es sich, *INRUD NEWS* zu beziehen, um über Aktivitäten des Netzwerkes informiert zu sein. INRUD ist im Internet zu finden unter
http://www.msh.org

Allgemeine entwicklungspolitische Literatur

Nohlen D, Nuscheler F (Hrsg) (1993) Handbuch der Dritten Welt, Band 1:
Grundprobleme – Theorien – Strategien. J.H.W. Dietz Nachf., Bonn, 508 S

Das „Handbuch der Dritten Welt" gilt seit seiner ersten Auflage (dies ist die 3. völlig neu
bearbeitete Auflage) bei allen, die sich mit Fragestellungen und Problemen der Dritten Welt
beschäftigen, als ein wichtiges und sehr fundiertes Standardwerk. Dieser völlig neu konzi-
pierte Einführungsband führt in die entwicklungspolitische Theorie- und Strategiediskussi-
on ein. Problemorientiert und offen für theoretische Kontroversen behandeln prominente
Dritte-Welt-Autoren entwicklungspolitische Kernprobleme und zentrale Fragen der entwicklungspolitischen theoretischen Diskussion.
Die 7 Länderbände sind so geschrieben, wie ein sozialwissenschaftliches Handbuch es erwarten läßt: übersichtlich, informativ, zahlenlastig, in gediegenem Soziologendeutsch. (Es
bestehen einzelne Bände zu Südamerika, Mittelamerika und Karibik, Westafrika und Zen-
tralafrika, Ostafrika und Südafrika, Nordafrika und Naher Osten, Südasien und Südostasien
sowie Ostasien und Ozeanien).

Sachs W (1992) Zur Archäologie der Entwicklungsidee. Acht Essays. Verlag
für interkulturelle Kommunikation, Frankfurt, 120 S (DIN A4)

„Die Idee der ‚Entwicklung' steht heute als geistige Ruine in der intellektuellen Landschaft.
Es ist an der Zeit, sich an eine Archäologie dieser Idee zu machen." So definiert W. Sachs
seine Ausgrabungsarbeiten an der Entwicklungspolitik und ihrer Idee. Stück für Stück, mit
äußerster fachlicher Präzision und zugleich mit sprachlicher Leichtigkeit legt er die Grund-
mauern dieses „Denkmals einer vergangenen Epoche" frei. Ein konstruktiver provozieren-
der Beitrag zur Entwicklungsdiskussion.

Stiftung Entwicklung und Frieden (Hrsg) (2000) Globale Trends 2000 – Daten zur Weltentwicklung. Fischer Taschenbuchverlag, Frankfurt

Dieses jährlich erscheinende Buch bietet eine gute, aktuelle Einführung in verschiedene
Themenbereiche, ohne in Daten und Fakten zu versinken. In leicht lesbaren Texten, die
auch ein selektives Lesen erlauben, werden u. a. folgende Stichworte behandelt: Weltbilder,
Lebenschancen, Bevölkerung, Flüchtlinge, Handel, Finanzmärkte, Verschuldung, Rüstung,
regionale Kriege, Umwelt, Ressourcen, Kommunikation, Bildung, Menschenrechte. Jedes dieser Kapitel analysiert kurz und griffig die Problemlage und endet jeweils mit einem Be-
schreibungsversuch der Perspektiven und Optionen. Am Ende befindet sich ein Dokumenta-
tionsteil, der wichtige politische Dokumente der jüngsten Vergangenheit enthält. Dieses Material bildet die Grundlage für „globale Trends", die in Form vorangestellter Thesen die
wichtigsten Grundlinien der Weltentwicklung beschreiben.

Deutsches Übersee-Institut (Hrsg) Jahrbuch Dritte Welt. Daten – Übersichten
– Analysen. Beck, München

Das jährlich erscheinende Jahrbuch informiert in Übersichten und Einzelbeiträgen über die
wichtigsten Ereignisse, Tendenzen und Probleme der „Entwicklungsländer" im jeweiligen
Berichtsjahr. Zusammenhänge werden aufgezeigt, Ursachen analysiert und auf Folgeprobleme hingewiesen. Die (Hintergrund-)Informationen werden durch Tabellen, Chroniken,
Schaubilder und Karten veranschaulicht. Diese Jahrbücher geben einen von Fachleuten erar-
beiteten soliden Überblick über wichtige Geschehnisse des betreffenden Jahres.

UNDP (Ed) Human development report. Bericht über die menschliche Entwicklung. UNO-Verlag, Bonn (Bezug: UNO-Verlag)

Dieser jährlich vom Entwicklungsprogramm der Vereinten Nationen (UNDP) erstellte „Bericht über menschliche Entwicklung" wird immer mehr zu einer der wichtigsten jährlichen
Untersuchungen darüber, wie in den Ländern der Welt die Bevölkerungen behandelt wer-

den. Er wird von führenden Entwicklungsexperten erstellt und ist eine ergiebige Nachrichten-, Feature- und Auskunftsquelle.

Dritte Welt Haus Bielefeld (Hrsg) (2001) Atlas der Weltverwicklungen. Peter Hammer, Wuppertal, 208 S

Dieses Schaubilderbuch über weltweite Armut, globale Ökologie und lokales Engagement macht an zahlreichen Indikatoren (wie Weltwirtschaft, Verschuldung, Flüchtlingsströme, Regenwaldzerstörung etc.) durch hundert graphische Darstellungen und entsprechende Kommentierungen die weltweite Entwicklung deutlich. Gleichzeitig werden Bereiche hier bei uns aufgezeigt (Flüchtlingspolitik, Entwicklungshilfe, Autogesellschaft, Fleischkonsum, Recycling etc.), in denen lokales Engagement in Richtung auf eine menschen- und umweltgerechte Entwicklung wirksam werden kann.

Nuscheler F (1995) Lern- und Arbeitsbuch Entwicklungspolitik, 4. völlig neu bearbeitete Aufl. J.H.W. Dietz Nachf., Bonn, 560 S

Der Autor beschreibt das Nord-Süd-Verhältnis in der „neuen Weltordnung", die vielfältigen Dimensionen von Armut und Unterentwicklung und die differenzierten Inhalte des Begriffs „Entwicklung". Er skizziert gravierende Welt- und Entwicklungsprobleme, stellt Institutionen, Instrumente und Wirkungen von Entwicklungspolitik vor und porträtiert ihre multilateralen, multinationalen und privaten Akteure. Jedes Kapitel schließt mit einem aktuellen und nützlichen Literaturverzeichnis. Übersichtliche Graphiken und Tabellen wie ein umfangreiches Glossar entwicklungspolitischer Termini erleichtern das Verständnis.

Eine besondere Stärke des Lehrbuches ist seine engagierte Parteilichkeit oder, wie Nuscheler es selbst nennt, „Provokationsdidaktik". Sie spiegelt nicht eine unanfechtbare wissenschaftliche Objektivität vor, sondern orientiert sich an den gesellschaftspolitisch-humanen Leitideen der Gerechtigkeit und Solidarität. Dabei vermeidet er es wohltuend, moralisierend zu mahnen oder mit verzerrter Wahrnehmung zu ideologisieren.

Nohlen D (Hrsg) (2000) Lexikon Dritte Welt. Rowohlt Taschenbuchverlag, Reinbek, 871 S

Ein umfangreiches Nachschlagewerk über die Staaten der sogenannten Dritten Welt, die nationale und internationale Entwicklungspolitik und die Nord-Süd-Problematik. Länder, Organisationen, Theorien, Begriffe und Personen, kompakt von A bis Z. 11. vollständig überarbeitete Neuauflage

Klemp L (2000) Entwicklungspolitik im Wandel. Von der Entwicklungshilfe zur globalen Strukturpolitik. Deutsche Stiftung für Internationale Entwicklung, Themendienst Nr. 11, Bonn, 222 S

In 5 Kapiteln begründet die Autorin die Notwendigkeit eines Wandels der bisherigen Entwicklungspolitik. Im 1. Kapitel bilanziert sie die entwicklungspolitische Praxis der vergangenen Jahrzehnte und die Kritik an ihr. Im 2. Kapitel skizziert L. Klemp die Erkenntnisse des entwicklungspolitischen Diskurses des letzten Jahrzehntes. Im 3. Kapitel beschreibt die Autorin aktuelle Tendenzen der Globalisierung und die daraus erwachsenden Herausforderungen. Im 4. Kapitel widmet sie sich den für eine Strukturpolitik notwendigen Reformen. Im 5. Kapitel stellt die Autorin dann an einem Beispiel unterschiedliche Handlungsebenen globaler Strukturpolitik und die Einflußmöglichkeiten von Entwicklungspolitik dar.

Nach den Schlußfolgerungen von L. Klemp muß die bilaterale Entwicklungszusammenarbeit stärker an der Gestaltung entwicklungsfördernder Rahmenbedingungen in den Partnerländern als auf internationaler Ebene orientiert sein; Entwicklungspolitik muß als Querschnittsaufgabe auch in anderen Ressorts verankert werden, und die institutionellen Strukturen der Entwicklungszusammenarbeit müssen reformiert werden. Bei den Ausführungen handelt es sich um eine komprimierte wie engagierte, retrospektive wie vorausschauende Bewertung der Entwicklungspolitik.

Tropenmedizinische Lehrbücher

Bell DR (Ed) (1995) Lecture notes on tropical medicine, 4th ed. Blackwell Science, Oxford, 368 S

Kurz zusammengefaßte, regelmäßig aktualisierte Darstellung der verbreitesten und häufigsten Tropenkrankheiten. Präzise, klar gegliedert; zur raschen und praxisorientierten Basisinformation.

Chin J (Hrsg) (2000) Control of Communicable Diseases Manual, American Public Health Association, Washington, 624 S

Ein Buch der Amerikanischen Public Health Association, das alle wichtigen Infektionskrankheiten beschreibt. Beeindruckend die Gliederung in 9 Punkte von der Diagnose über Inkubationszeit bis zu Kontrollmaßnahmen (individualmedizinisch und populationsbasiert), die für alle Erreger gleichermaßen angewandt wird. Ein Buch, in dem der Kliniker und Public-Health-Fachmann viele praktische Informationen übersichtlich präsentiert bekommt.

Cook GC (Ed) (1996) Manson's tropical diseases, 20th rev. ed. WB Saunders, London, 1779 S/3,6 kg (Bezugsquelle für ELBS-Ausgabe: Tropical Health Technology)

Im anglophonen Bereich ist der „Manson" *das* tropenmedizinische Standard- und Nachschlagewerk schlechthin. Sämtliche Tropenkrankheiten, aber auch alle anderen Infektionskrankheiten sowie häufig in subtropischen und tropischen Ländern vorkommende Symptome werden unter klinischen, diagnostischen, therapeutischen, präventiven und epidemiologischen Gesichtspunkten abgehandelt.

Eddleston M, Stephen P (1999) Oxford Handbook of Tropical Medicine. Oxford University Press, 646 S

?tpt=1mm>Tropenmedizin im Kitteltaschenbuchformat. Der Anspruch dieses Buchs ist nicht, ein tropenmedizinisches Lehrbuch zu ersetzen, es ist ein exzellentes Werk für den Kliniker/die Klinikerin, die schnell mal zwischendurch etwas nachschlagen will. Sehr ausführlich in eigenen Kapiteln beschrieben findet man Malaria, HIV/STDs, Tuberkulose, Diarrhö und akute respiratorische Infektionen. Alle anderen Tropenkrankheiten sind in den organbezogenen Kapiteln behandelt, z. B. Amöbenleberabszeß im Gastroenterologieteil. Während es für den im Public-Health-Bereich Tätigen wenig geeignet erscheint, ist das Buch für die Arbeit am Patienten sehr hilfreich.

Gentilini M (1993) Médecine tropicale, 5ᵉ éd. Flammarion, Paris, 928 S (Bezugsquelle: Dokumente-Verlag)

Der „Gentilini" ist das französische Pendant zum „Manson", also das Standardwerk im französischsprachigen Raum. Sämtliche Erkrankungen durch Bakterien, Viren, Pilze, Parasiten sowie tropenmedizinische Symptomenkomplexe unter Einbezug aller Aspekte werden abgehandelt.

Lang W, Löscher T (Hrsg) (2000) Tropenmedizin in Klinik und Praxis. Thieme, Stuttgart/New York, 789 S

Dies ist das umfassendste tropenmedizinische Lehrbuch in deutscher Sprache. Die ausführlichen Darstellungen der Tropenkrankheiten und relevanter Bereiche aus anderen Fachgebieten (Dermatologie, Ophthalmologie) werden durch zahlreiche Diagramme und z.T. farbige Abbildungen ergänzt. Die beschriebenen diagnostischen Methoden und Therapievorschläge entsprechen dem neuesten Stand der Forschung und Technik. Von daher eignet sich das Buch als aktuelles Nachschlagewerk für den Kliniker in Europa, aber nur bedingt für die praktische Arbeit in Entwicklungsländern.

Peters W, Gilles H (1995) Tropical medicine and parasitology. Mosby-Wolfe, London, 248 S

Fast 1000 Abbildungen, (davon 895 in Farbe) ergeben ein Bilderbuch allererster Güte. Gute Karten über die Verbreitung der einzelnen Tropenkrankheiten, Infektionszyklen der wichtigsten Parasitosen, Abbildungen von Vektoren, Blutausstrichen und anderen labordiagnostischen Untersuchungen und nicht zuletzt klinische Bilder ergeben einen schier unerschöpflichen Fundus an Bildern, der in dieser Dichte in keinem anderen Buch erreicht wird. Jedes Bild wird ergänzt durch einen knappen, aber sehr prägnanten Text, so daß man beim Lesen immer wieder erstaunt ist über die Fülle an Information, die dieser Atlas bietet. Eine Neuauflage ist für das Jahr 2001 angekündigt.

Diesfeld HJ, Krause G (1996) Praktische Tropenmedizin. Thieme, Stuttgart/ New York, 240 S

Ein kurzgefaßtes, an der klinischen Praxis orientiertes Lehrbuch v.a. für Ärztinnen, die in Deutschland in der Tropen- und Reisemedizin tätig sind. Im Anhang werden häufig gestellte Fragen aus der Reise- und Impfsprechstunde erläutert.

Krawinkel M, Renz-Polster H (1995) Medical practice in developing countries. Jungjohann, Lübeck, 760 S

Ein zweites Kitteltaschenbuch, das einen größeren Schwerpunkt auf die Organisation eines Gesundheitswesens und der Arbeitsbedingungen unter limitierten Bedingungen legt. Die ersten beiden Kapitel decken auf 130 Seiten diese Bereiche ab. Danach werden nahezu alle medizinischen Disziplinen besprochen: Pädiatrie, Gynäkologie, Traumatologie, Infektionskrankheiten, aber auch Zahngesundheit und Gifttiere sind in gut verständlicher Form beschrieben. Besonders hilfreich ist das Kapitel „Rational Drug Use", insbesondere für Länder, in denen keine eigene Essential Drug List vorhanden ist. Anzustreben wäre nach 6 Jahren eine Aktualisierung; aber auch in dieser Form ein durchaus empfehlenswertes Buch.

Anhang B: Adressen

Bezugsquellen für die empfohlene Fachliteratur

Offizielle Publikationen der WHO und anderer UN-Organisationen können in Deutschland bestellt werden bei:

- UNO-Verlag,
  Am Hofgarten 10
  D-53113 Bonn,
  Tel 0228-949020,
  Fax 0228-9490222

in Österreich:

- Gerold & Co., Graben 31, A-1011 Wien,
  Tel +43-1-5124731,
  Fax +43-1-512473129

Bestelladresse bei der WHO:

- WHO, Distribution and Sales, CH-1211
  Genève 27, Tel +41-22-7912476,
  Fax +41-22-7914857

Die als „Document WHO/..." bezeichneten Dokumente müssen bei der nach dem Schrägstrich angegebenen Abteilung der WHO angefordert werden. Adresse:

- WHO [Abt.], CH-1211 Genève 27

Bei den ELBS-Ausgaben handelt es sich um subventionierte Paperbackausgaben aktueller Fachbücher für Entwicklungsländer. An Adressen außerhalb von Entwicklungsländern können sie nur geliefert werden, wenn sie zum Gebrauch in einem Entwicklungsland bestimmt sind. Bezugsquelle unterschiedlich, für die genannten Titel entweder:

- TALC (Teaching-aids At Low Cost),
  PO Box 49, St. Albans, Hertfordshire
  AL1 5TX, England,
  Tel +44-1727-853869,
  Fax +44-1727-846852

e-Mail: talcuk@btinternet.com
Web page: www.talcuk.org

oder

- Tropical Health Technology,
  14 Bevills Close, Doddington, March,
  Cambridgeshire, PE15, OTT, England,
  Tel +44-1354-740825,
  Fax 44-1354-740013

Weitere Bezugsquellen für Fachliteratur, Informationen und didaktisches Material:

- Abteilung Tropenhygiene,
  Klinikum der Universität Heidelberg,
  Im Neuenheimer Feld 324,
  D-69120 Heidelberg,
  Tel 06221-562904,
  Fax 06221-565948,
  e-mail p85@ix.urz.uni-heidelberg,de
- AHRTAG (The Appropriate Health
  Resources and Technologies
  Action Group), Farringdon Point,
  Farringdon Road, London EC1M 3JB,
  England,
  Tel +41-171-2420606,
  Fax +41-171-2420041,
  e-mail ahrtag@gn.apc.org
  oder ahrtag@geo2.poptel.org.uk
- Aktionsgruppe Babynahrung,
  Untere Masch Str. 21,
  D-37073 Göttingen
  Tel 0551-531034,
  Fax 0551-531035
- AMREF (African Medical and Research
  Foundation), P.O.Box 30125, Nairobi,
  Kenya
- Arbeitsgemeinschaft für Entwicklungshilfe (AGEH),
  Ripuarenstr. 8,
  D-50679 Köln,
  Tel 0221-88960, Fax 0221-8896100

- Arbeitsgruppe AIDS und Internationale Gesundheit/Labor für angepaßte Technologie, Salvatorstr. 22, D-97074 Würzburg, Tel 0931-804850, Fax 0931-8048525
- Ärzte ohne Grenzen (Médecins Sans Frontières), Am Köllnischen Park 1, D-10179 Berlin, Tel 030-223377-00, Fax 030-223377-88
- BUKO-Pharmakampagne, August-Bebel-Straße 62, D-33602 Bielefeld, Fax 0521-63789
- Bundesministerium für wirtschaftliche Zusammenarbeit und Entwicklung (BMZ), Pressereferat, Friedrich-Ebert-Allee 114–116, D-53113 Bonn, Fax 0228-535861
- ENDA TM, B.P. 3370, Dakar, Sénégal, Tel +221-216027, Fax +221-222695
- EPC (Evaluation and Planning Centre for Health Care), London School of Hygiene & Tropical Medicine, Keppel Street, London WC1E 7HT, England
- Gesundheitshilfe Dritte Welt – German Pharma Health Fund e.V., Karlstraße 21, D-60329 Frankfurt/Main
- GRAAP (Groupe de recherche et d'appui pour l'autopromotion paysanne), B.P. 785, Bobo-Dioulasso, Burkina Faso
- GTZ (Deutsche Gesellschaft für Technische Zusammenarbeit), Abt. 412 – Gesundheit, Bevölkerung, Ernährung, Dag-Hammarskjöld-Weg 1, D-65760 Eschborn, Tel 06196-791224, Fax 06196-797104
- HAI-Europe (Health Action International), Jacob van Lennepkade 334 T, NL-1053 NJ Amsterdam, Tel +31-20-6833684, Fax +31-20-6855002
- INRUD Secretariat, Management Sciences for Health, 1655 Fort Myer Drive, Suite 920, Arlington, Virginia 22209, USA, Tel +1-703-524-6575, Fax +1-703-524-7898, Telex 4990154 MSHUI, e-mail INRUD@MSH-DC.ORG

- International Society of Drug Bulletins, Helen Ridley, Co-ordinating Secretary, 103 Hertford Road, London N2 9BX, Fax +44-181-8832769
- IPPF (International Planned Parenthood Federation), Inner Circle, Regent's Park, London NW1 4LQ, England
- IRC (International Water and Sanitation Centre), Postbus 93190, NL-2509 Den Haag, Tel +31-70-3314133, Fax +31-70-3814034, Telex 33296 irc nl
- IUATLD (International Union Against Tuberculosis and Lung Disease), 68 boulevard Saint-Michel, F-75006 Paris
- Johns Hopkins School of Public Health, Population Information Program, 111 Market Place, Suite 310, Baltimore, Maryland 21202-4012, USA
- Lang Verlag, Jupiterstr. 15, CH-3015 Bern, Tel +41-31-9411122, Fax +41-31-9411131
- Management Sciences for Health → INRUD
- Médecins Sans Frontières → Ärzte ohne Grenzen
- medico international, Obermainanlage 7, D-60314 Frankfurt/Main, Tel 069-944380, Fax 069-436002
- Missionsärztliches Institut, Salvatorstr. 7, D-97074 Würzburg, Tel 0931-791-0, Fax 0931-791-2453
- Panos Publications Ltd., 9 White Lion Street, London N1 9PD, England
- Universität Bielefeld, Forschungsschwerpunkt Entwicklungssoziologie, Postfach 100131, D-33501 Bielefeld, Fax 0521-1062980
- Verlag für Wissenschaft und Bildung, Markgrafenstr. 67, D-10969 Berlin, Tel 030-2510415, Fax 030-2510412
- World Bank, 1818 H Street, NW, Washington D.C. 20433, USA

Sollten französische oder englische Fachbücher in deutschen Medizin-Buchhandlungen nicht erhältlich sein, lohnt sich ein Versuch bei folgenden Adressen:

Französische Literatur:
- Dokumente-Verlag, Hildastr. 4, D-77654 Offenburg, Tel 0781-39142, Fax 0781-440414
- Librairie Erasmus, 28 Rue Basfroi, F-75011 Paris

Englische Literatur:
- Starkman Ltd., 6 Broadly Street, London NW8 8AE, Fax +44-171-7249863

Beschaffung unentbehrlicher Arzneimittel

Anbieter von Generika:

Action Medeor
St. Töniser Str. 21
D-47918 Tönisvorst
Fax +49-2156-80635

ECHO
Ullswater Crescent
Coulsdon
Surrey CR5 2HR
England
Fax +44-181-6680751

Gonoshasthaya Pharmaceuticals
House No. 14 E
Road No. 6, Dhanmondi
Residential Area
Dhaka-1205
Bangladesh
Fax +880-2-863567

IDA
Postbus 37098
NL-1030 AB Amsterdam
Niederlande
Fax +31-2903-1854

INPHARMA
LAB. INPHARMA
C.P. 472
Praia
Rep. Cabo Verde
West Africa
Fax: +238-612203

LOCOST
Low Cost Standard Therapeutics
GPO Box 134
Baroda 390001
Gujarat, India
Fax +91-265-330430

SANAVITA
Am Bahnhof 1-3
D-59368 Werne
Fax +49-2389-797259
UNICEF PLADS
Freeport
DK-2100 Kopenhagen
Dänemark
Fax +45-35-269421

Preisvergleichsliste:

medico international
Obermainanlage 7
D-60314 Frankfurt am Main
Tel 069-94438-0
Fax 069-436002

Beratung zu Arzneimittelspenden:

DIFÄM - Arzneimittelhilfe
Albert Petersen
Paul-Lechler-Str. 24
D-72076 Tübingen
Tel +49-7071-206531
Fax +49-7071-27125
Christian Medical Commission
World Council of Churches
150, route de Ferney
CH-1112 Genève 20
Schweiz

Weitere Adressen zu Kapitel 7: Arzneimittelversorgung und Arzneimittelgebrauch in Entwicklungsländern

Acción Internacional para la Salud
(HAI, Lateinamerika)
Apartado Postal 126
Chimbote, Peru
Fax +51-44-321484

Action Programme on Essential Drugs
World Health Organisation
CH-1211 Geneva 27
Fax +41-22-7910746

HAI Clearinghouse/Action for Rational
Use of Drugs in Asia
c/o IOCU
PO Box 1045
Penang, Malaysia
Fax +604-366506

International Federation of Pharmaceutical
Manufacturers Associations
IFPMA
67 Rue de Saint-Jean
CH-1201 Geneva

Medical Lobby for Appropriate Marketing
(MaLAM)
22 Renaissance Arkade
Adelaide SA 5000
Australia

Verband Forschender Arzneimittelhersteller
e.V.
Johanna-Kinkel-Straße 2–4
D-53175 Bonn
Fax +49-228-8199999

Deutsche Entsende-organisationen für medizinisches Personal

Arbeitsgemeinschaft für
Entwicklungshilfe (AGEH)
Ripuarenstr. 8
50679 Köln
Tel 0221/8896-0
Fax 0221/8896-100

Ärzte für die Dritte Welt
Elsheimer Str. 9
60322 Frankfurt/Main
Tel 069-71911456
Fax 069-71911450

Ärzte ohne Grenzen e.V.
(Médecins sans Frontières)
Am Köllnischen Park 1,
D-10179 Berlin,
Tel 030-223377-00, Fax 030-223377-88

Centrum für internationale
Migration (CIM)
Barckhausstr. 16
60325 Frankfurt/Main
Tel 069-719121-0
Fax 069-719121-19

Christliche Fachkräfte
International (CFI)
Wächterstr. 3
70182 Stuttgart
Tel 0711-21066-0
Fax 0711-21066-33

Deutscher Entwicklungs-
dienst (DED)
Tulpenfeld 7
53113 Bonn
Tel 0228-24340
Fax 0228-2434-111

Deutsches Rotes Kreuz (DRK)
Friedrich-Ebert-Allee 71
53113 Bonn
Tel 0228-541-0
Fax 0228-541-290

Dienste in Übersee (DÜ)
Nikolaus-Otto-Str. 13
70771 Leinfelden-Echterdingen
Tel 0711-7989-0
Fax 0711-7989-123

Eirene International
Engerser Str. 74b
56564 Neuwied
Tel 02631-8379-0
Fax 02631-31160

Gesellschaft für technische
Zusammenarbeit (GTZ)
Abt. 412 - Gesundheit
Postfach 5180
65726 Eschborn
Tel 06196-79-1224
Fax 06196-79-7104

Komitee Cap Anamur
Klingelpütz 25
50670 Köln
Tel 0221-122166
Fax 0221-121668

MHD - Auslandsdienst
(Malteser)
Steinfelder Gasse 9
50670 Köln
Tel 0221-1602902
Fax 0221-1602963

Ein Verzeichnis der deutschen Institutionen der Entwicklungszusammenarbeit (medizinisch und nicht-medizinisch), das die Adressen und jeweils eine kurze Beschreibung der Institution enthält, ist erhältlich bei:

- Deutsche Stiftung für internationale Entwicklung (DSE), Zentrale Dokumentation, Hans-Böckler-Str. 5, D-53225 Bonn, Tel 0228-4001-0, Fax 0228-4001-111

Über die Autoren und Herausgeber

Hans Jochen Diesfeld, Prof. Dr. med., DTPH (London), Arzt für innere Medizin, Tropenmedizin; Ordinarius für Tropenhygiene und öffentliches Gesundheitswesen, bis 1997 Leiter der Abteilung Tropenhygiene und öffentliches Gesundheitswesen am Klinikum der Universität Heidelberg (im folgenden als „Abteilung Tropenhygiene" bezeichnet) und u.a. Vorsitzender der Vereinigung der europäischen Tropenmedizinischen Institute (TropMedEurop) sowie Sprecher des Forschungsschwerpunktes Tropenmedizin Heidelberg, Mitglied des *Scientific and Technical Advisory Committee* (STAC) des UNDP/World Bank/WHO *Special Programme for Research and Training in Tropical Diseases* (TDR) und Mitglied des wissenschaftlichen Beirats des Bundesministeriums für wirtschaftliche Zusammenarbeit und Entwicklung (BMZ). Arbeitsschwerpunkt: Gesundheitssystemforschung in Entwicklungsländern. Entwicklungslanderfahrungen: zahlreiche Arbeits- und Forschungsaufenthalte in verschiedenen asiatischen und afrikanischen Ländern.

Matthias Borchert, Arzt und Epidemiologe. Arbeitet an der Abteilung für Public Health des Instituts für Tropenmedizin Antwerpen. Derzeitiger Arbeitsschwerpunkt: Epidemiologie und Public Health bei Ausbrüchen von viralem hämorrhagischem Fieber, speziell Ebola- und Marburg-Fieber. Entwicklungslanderfahrung: 1988–1993 mit dem DED in Burkina Faso seither Kurzzeiteinsätze in Guinea, Uganda und Kongo (Kinshasa).

Gerd Falkenhorst, Arzt. Arbeitet an der Abteilung Infektions- und Tropenmedizin des Universitätsklinikums Leipzig. War 1993–1998 als Verantwortlicher für den Kurs „Medizin in Entwicklungsländern" an der Abteilung Tropenhygiene in Heidelberg. Weitere Arbeitsschwerpunkte: sexuelle und reproduktive Gesundheit, Reisemedizin, Impfprogramme. Entwicklungslanderfahrungen: 1989–1992 mit dem DED in Zimbabwe, zunächst 1 Jahr an einem Zentralkrankenhaus. Ab 1990 Arzt an einem Distriktkrankenhaus und Koordinator der TB- und AIDS-Kontrollprogramme für *Mutasa District*; Kurzzeiteinsätze in verschiedenen afrikanischen Ländern.

Regina Görgen, Dipl.-Biol., MScCHHM (Heidelberg), PHD Liverpool, leitet ein GTZ-Projekt zur „Förderung der reproduktiven Gesundheit" in Tansania. Arbeitsschwerpunkte sind: sexuelle und reproduktive Gesundheit, Jugendsexualität, Gesundheitsberatung und Erwachsenenbildung. Entwicklungslanderfahrungen: 1981–1984 mit dem DED in Ruanda; Gutachtertätigkeit in zahlreichen afrikanischen Ländern und in Usbekistan, seit 1998 in Tansania.

Katarina Greifeld, Dr. phil., Ethnologin. Lehraufträge an verschiedenen Universitäten, Consultant. Arbeitsschwerpunkte: Medizinethnologie; Belange von Männern und Frauen in der Gesundheitspolitik. Entwicklungslanderfahrungen: Forschungsaufenthalte und Projektberatung in Kolumbien, Mexiko, Kirgisistan, Usbekistan und Westafrika.

Dieter Hampel, Dipl.-Sozialwissenschaftler. Leitet an der Abteilung Tropenhygiene das „Ärzteprogramm für Medizinstudent(inn)en aus Afrika, Asien und Lateinamerika". Arbeitsschwerpunkte: Entwicklungspolitik, personelle Entwicklungszusammenarbeit; Ausländerstudium in Deutschland und berufliche Reintegration im Heimatland. Entwicklungslanderfahrungen: als Universitätsdozent mit dem DED in Chile.

Rolf Heinmüller, Dr. med., Arzt für Allgemeinmedizin, cand. PhD am Department of Epidemiology and Biostatisics, McGill University, Montreal, Kanada. Arbeitsschwerpunkte: Nutzung von Gesundheitsdiensten, Sozialepidemiologie, Wasser- und Sanitationshygiene, Hygieneberatung, Aktionsfoschung. Entwicklungslanderfahrung: Beratung, Evaluierung und Feldstudien in Nord- und Westfarika für GTZ und KfW. 1994–1998 mit DED in Burkina Faso, Koordination eines Public-Health-Forschungsprojekts.

Albrecht Jahn, Dipl.-Biol., Dr. med., MScCHHM (Heidelberg), PD, Arzt für Frauenheilkunde und Geburtshilfe. Arbeitet an der Abteilung Tropenhygiene als Leiter einer Arbeitsgruppe zur Gesundheitssystemforschung mit Schwerpunkt Schwangerenvorsorge und Geburtshilfe. Entwicklungslanderfahrungen: 1980–1982 Forschung in Kenia zur viszeralen Leishmaniose. 1984–1988 mit dem DED als Arzt in Tansania. Zahlreiche Kurzzeiteinsätze in afrikanischen und asiatischen Ländern.

Christopher Knauth, Dr. med., MCommH (Liverpool). Langjähriger Mitarbeiter der Abteilung Tropenhygiene in der Planung und Evaluierung von Gesundheitsprojekten der finanziellen und technischen Zusammenarbeit, arbeitet z. Z. bei der Europäischen Union/Brüssel. Weitere Arbeitsschwerpunkte: Lehre in den Bereichen Arzneimittelversorgung, rationaler Arzneimittelgebrauch, Epidemiologie. Mitglied des Arbeitskreises Kirchen/Pharmaindustrie. Entwicklungslanderfahrungen: Forschungsaufenthalt in Peru, zahlreiche Kurzzeiteinsätze in Lateinamerika und Afrika.

Axel Kroeger, Prof. Dr. med., MScCHDC (London), Arzt für Innere Medizin/Tropenmedizin, Direktor des *International Health Department, Liverpool School of Tropical Medicine*. Arbeitsschwerpunkte: Epidemiologie und Kontrolle von Infektionskrankheiten, u. a. Tuberkulose, Malaria und Leishmaniose; Gesundheitssystemforschung, Haushaltsbefragungen, Training und Fortbildung von Gesundheitspersonal. Zahlreiche Forschungsaufenthalte in mittel- und südamerikanischen Ländern.

Bernd Köhler, Dr. med., tropenmedizinische Tätigkeit am Missionsärztlichen Institut in Würzburg, dort auch im Vorstand. Weitere Arbeitsschwerpunkte: chirurgische Versorgung in Entwicklungsländern; angepaßte Krankenhaustechnologie, u. a. dezentrale Infusions- und Pharmaherstellung. Entwicklungslanderfahrungen: 1982–1985 mit der AGEH in Tansania; seitdem technische und wissenschaftliche Beratung von Projekten zur Infusionsherstellung in Tansania und Zaire.

Rainer Külker, Dr. med., MPH (Antwerpen), Arzt für Allgemeinmedizin, Frauenheilkunde und Geburtshilfe. Zur Zeit tätig für die GTZ als Berater der regionalen Gesundheitsbehörde in Tansania, arbeitete 4 Jahre an der Abteilung Tropenhygiene in der Beratung und Evaluierung von Distrikt-Gesundheitssystemen im frankophonen Afrika. Weiterer Arbeitsschwerpunkt: Familienplanung. Entwicklungslanderfahrungen: 1980–1982 mit dem DED in Burkina Faso; 1989–1992 mit der GTZ im Kongo (Aufbau eines Gesundheitsdistriktes); zahlreiche Kurzzeiteinsätze.

Oliver Razum, Dr. med., MSc Epidemiology (London). Arbeitet an der Abteilung Tropenhygiene als Verantwortlicher für das Modul „Epidemiologie" im Heidelberger Master-Kurs (MScCHHM); Forschung zu Erwachsenengesundheit in Entwicklungsländern, zu Impfprogrammen und zu den gesundheitlichen Folgen sozialer Ungleichheit. Entwicklungslanderfahrungen: 1989–1992 mit dem DED in Zimbabwe, davon zwei Jahre als *District Medical Officer* in *Chimanimani District*. Kurzzeiteinsätze in verschiedenen Ländern.

Pitt Reitmaier, Dr. med., Arzt für Allgemeinmedizin, Tropenmedizin. Arbeitet an der Abteilung Tropenhygiene als Co-Koordinator des Heidelberger MScCHHM-Kurses. Seit 1984 Berater des Gesundheitsministeriums in Kap Verde. Forschung u. a. zur Müttersterblichkeit in Kap Verde. Weitere Arbeitsschwerpunkte: Familiengesundheit, Mutter-Kind-Vorsorge, Ernährung, Management, städtische Gesundheitsversorgung. Entwicklungslanderfahrungen: 1980–1984 Distriktarzt in Kap Verde; zahlreiche Kurzzeiteinsätze in verschiedenen afrikanischen Ländern.

Ruth Schumacher, Ärztin, DTM&H (Liverpool). Langjährige Mitarbeiterin der Abteilung Tropenhygiene, arbeitet z. Z. an der Abteilung Social Anthrophology der Yeditepe University, Istanbul. Arbeitsschwerpunkte: Medical Anthropology, Reproductive Health, Training in qualitativen Forschungsmethoden und angewandter Forschung. Entwicklungslanderfahrungen: Feldforschung in Mali; Kurzzeiteinsätze in verschiedenen afrikanischen Ländern und in Nepal.

August Stich, DTM&H (London), MSc Clin. Trop. Med. (London), Facharzt für Innere Medizin, Tropenmedizin. Wissenschaftlicher Assistent an der Abteilung für Parasitologie der Universität Heidelberg, Leiter der Projektgruppe Klinische Tropenmedizin am Missionsärztlichen Institut in Würzburg. Arbeitsschwerpunkte: Klinische Tropenmedizin und Parasitologie, Beratung von Projekten zur Malaria- und Schlafkrankheitskontrolle, Organisation und Durchführung von Ausbildungsprogrammen in Tropenmedizin und Patientenversorgung. Entwicklungslanderfahrungen: 1988 als Arzt mit der AGEH in Zimbabwe, 1993 mit MSF in Somalia, 1994–1995 mit MSF in Kambodscha, zahlreiche Forschungs- und Beratungseinsätze (Äthiopien, Tansania, Angola, Burkina Faso, China).

Sigrid Wolter, Dr. rer. nat., Ernährungswissenschaftlerin. Arbeitet an der Abteilung Tropenhygiene in der Koordination des Heidelberger MScCHHM-Kurses. Weitere Arbeitsschwerpunkte: Ernährungsbezogene Forschung. Entwicklungslanderfahrungen: 1985–1986 mit der GTZ in Sierra Leone als Leiterin eines Ernährungsprogramms im Rahmen der integrierten ländlichen Entwicklung; 1993–1995 in Ghana.

Sachverzeichnis

Printing (Computer to Film): Saladruck Berlin
Binding: Stürtz AG, Würzburg